JN258604

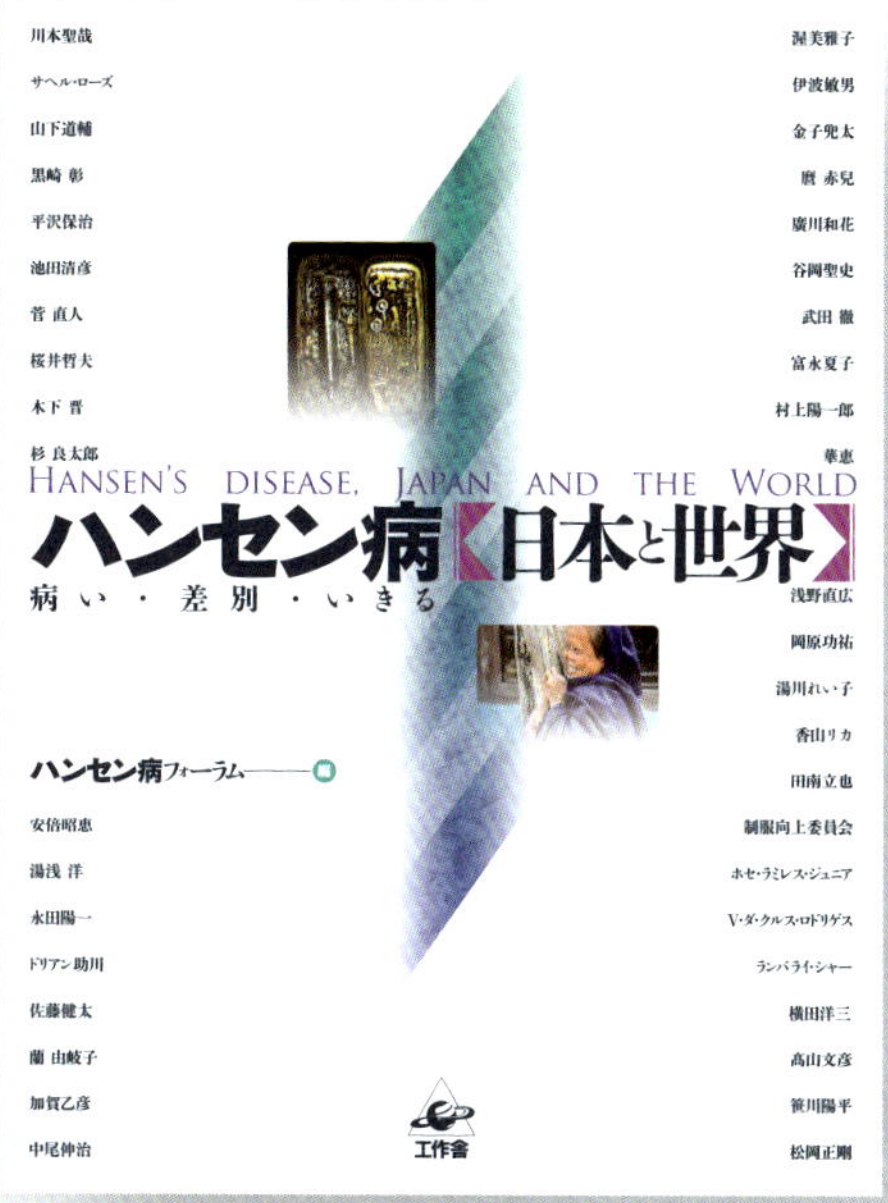
川本聖哉
サヘル・ローズ
山下道輔
黒崎 彰
平沢保治
池田清彦
菅 直人
桜井哲夫
木下 晋
杉 良太郎
渥美雅子
伊波敏男
金子兜太
鷹 赤兒
廣川和花
谷岡聖史
武田 徹
富永夏子
村上陽一郎
華恵
HANSEN'S DISEASE, JAPAN AND THE WORLD
ハンセン病【日本と世界】
病い・差別・いきる
浅野直広
岡原功祐
湯川れい子
香山リカ
田南立也
制服向上委員会
ホセ・ラミレス・ジュニア
V・ダ・クルス・ロドリゲス
ランバライ・シャー
横田洋三
髙山文彦
笹川陽平
松岡正剛
ハンセン病フォーラム——編
安倍昭恵
湯浅 洋
永田陽一
ドリアン助川
佐藤健太
蘭 由岐子
加賀乙彦
中尾伸治
工作舎

ハンセン病【日本と世界】　目次

1章 いのちの出会い

2章 語りのかたち

3章 ここと むこう

4章 世界と結ぶ

資料篇

ハンセン病とは

ハンセン病は、何世紀にもわたって医学的、社会的、二つの側面で人類を苦しめてきた病気です。この病気については、古来から世界各地の数々の文書に記載がみられ、一部は誤伝とされていますが、旧・新約聖書、中国の古文書、紀元前六世紀のインドの古書などにも記述されています。皮膚や抹消神経が侵され、四肢や顔面などにときとして著しい変形をきたすこともある病気であり、偶然に選ばれたかのように、ある人びとに病状が容赦なく進行しますが、基本的に死に至らしめるものではありません。しかし、その特徴から人びとに恐れられ、スティグマや差別の対象となりました。偶然に選ばれる人はあなたかも知れないし、私かも知れません。誰でも自分が病気になる可能性をもっています。自分が罹患したらどうするか、自らの問題として考えることが重要であるにもかかわらず、自分のことでなければ無関心でした。

ハンセン病の呼び名

日本では、かつて「白癩」「らい」、あるいは「三病」「餓鬼阿弥」などと呼ばれ、西洋では「レプラ」（語源は「鱗」）が一般的な呼称でした。いずれも強い差別意識とともに使われる言

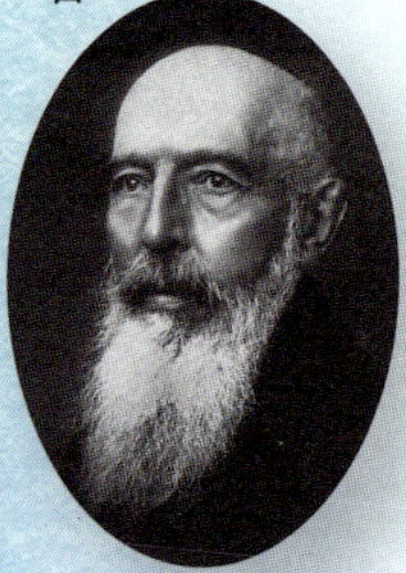

ゲルハール・ヘンリック・アルマウェル・ハンセン
（Gerhard Henrick Armauer Hansen, 1841～1912）

葉でした。本書では歴史的文脈以外では、「ハンセン病」を使用しています。ハンセン病の名は、らい菌の発見者、ハンセン博士にちなんだもので、以前はハンゼン氏病やハンセン氏病と表記されることもありました。英語ではHansen's DiseaseまたはLeprosyと呼ばれ、Leprosyの語が使われることが多いようですが、蔑称である「レプラ」を連想するため、日本ではあまり使われません。また、治癒した患者は「元患者」や「回復者」と呼ばれ、本書でも用いていますが、通常、他の病気にはこのような言い方がないように、ハンセン病を特殊視する意識がいまだにわれわれの文化の中に深く刻み込まれていることの一つのあらわれかもしれません。

ハンセン病の症状

医学的には、ハンセン病はらい菌 Mycobacterium leprae による慢性的な感染症です。らい菌は一八七三年にノルウェーのアルマウェル・ハンセン博士によって発見されました。らい菌自体の感染力はきわめて弱く、九五%以上の人が免疫を持っています。そのため、たとえ感染したとしても自然治癒し、発症することはきわめて稀です。感染する可能性があるのは、治癒をしていない人と緊密、かつ頻繁な接触をした場合のみで、このときも免疫力の不完全な乳幼児や、衰弱した人などに感染するとされています。

感染後、平均三年、長い場合には二〇～三〇年という長い時間を経過したあと、まず皮膚や神経に症状があらわれます。初期症状としては、皮膚の斑紋が知られています。この斑紋は身体のどこにでもあらわれ、白または赤・赤褐色、平らなものと、隆起したものとがあります。この斑紋には知覚（痛み、触感、温度など）がなく、このことが傷口の化膿、二次感染、身体の一部の変形、欠損などの原因にもなっています。

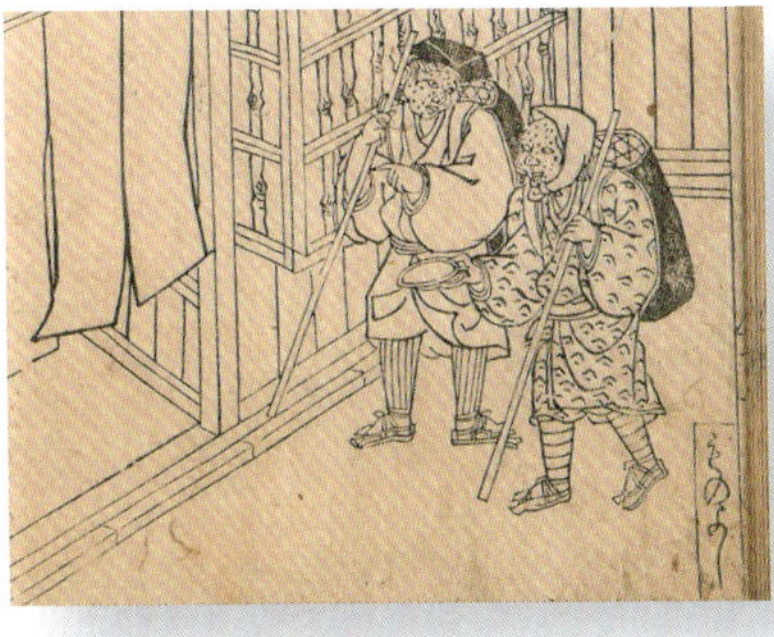

江戸時代の風俗事典『人倫訓蒙図彙』（1690）に掲載された「らい」の人びと。

ハンセン病の治療

治療は、リファンピシン、ダプソン、クロファジミンの三剤からなる多剤併用療法（ＭＤＴ）がもっとも効果的かつ安全です。斑紋の数により、ハンセン病は二種類の型（多菌型と少菌型）に分類され、治療期間も十二か月と六か月に分かれます。ＭＤＴは「多剤併用療法」の略で、一九八一年にＷＨＯ（世界保健機関）の研究班によって開発されました。ＭＤＴに必要な治療薬は、世界中どこでも無償で提供されています。

一九八五年から、三〇年あまりの間に世界中に五〇〇〇万人いた感染者を五％以下の十八万人にまで減らすことができました。この間、世界中で一六〇〇〇万人以上の人が、ＭＤＴによって完治したことになります。ＭＤＴに使われる薬剤には、少菌性（Paucibacillary＝ＰＢ）の大人用と子供用、多菌性（Multibacillary＝ＭＢ）の大人用と子供用という合計四種類があります◉。一か月分の服用量が一枚のブリスターパックに包装されており、裏面には飲み忘れや間違いを防ぐため、服用の順番を示す番号が書かれています。これらの治療薬は、全世界どの国でも無料で提供されています。

知覚のない斑紋があったら、ハンセン病の可能性を疑い、すぐに地域の保健所や医療機関に相談しましょう。ハンセン病治療においては、早期発見、早期治療がなによりも重要です。斑紋に知覚があるか

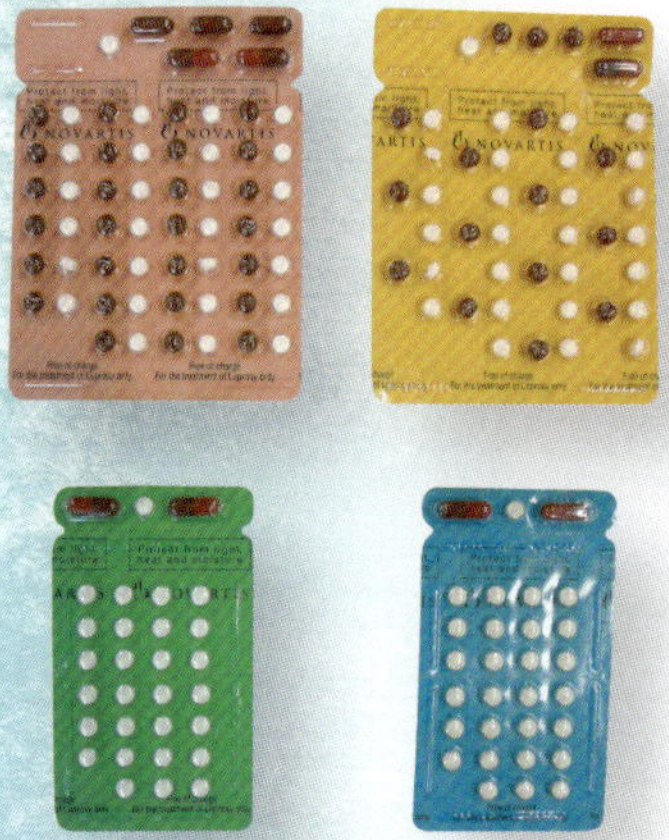

四種類のブリスターパック。

どうかは、ペンや羽などを使って確認します。入院や隔離の必要はありません。地域の一般保健所で、外来治療を受けることができます。

知覚障害が起こっている場合は、日常生活で怪我をし、それが後遺障害に発展しないよう、注意することが重要です。毎日手足のセルフケアを行います。

後遺障害と「らい反応」

早期診断とMDT治療により、現在、ハンセン病は後遺障害をまったく残さずに治癒することが可能となりました。現在むしろ問題となっているのは、偏見や差別を恐れて診断を受けることが遅れたり、治療を中断したりすることです。治療の中断によって症状が悪化すると、神経が侵されて知覚麻痺になったり、筋力が失われるなど、身体的な障害につながります。ハンセン病において早期診断、早期治療がきわめて重要だと言われる理由が、ここにあります。

ハンセン病の治療中、あるいは治療後、体内で死んだらい菌に体内の免疫システムが反応し、アレルギー反応の一種である、急激な炎症を起こすことがあります。こうした症状は「らい反応」と呼ばれ、腫れ、痛みや神経の炎症を引き起こし、手足の知覚麻痺など、身体的障害につながることがあります。「らい反応」の治療にはステロイド、クロファジミン、サリドマイドなどが有効で、ここでも早期診断、早期治療が障害を予防するための、重要な鍵を握っています。

●——少菌性（PB）は知覚麻痺の皮膚斑紋が一～五つあるもの、
多菌性（MB）は五つを超える知覚麻痺の皮膚斑紋、もしくは神経肥厚が二つ以上あるもの。
子供用とは、ここでは十歳から十四歳を意味します。

本書について

◉本書は四つの本文パートと巻末の資料篇によって構成されています。

国内の療養所情報や古代以来の世界のハンセン病の歴史などについては、資料篇を参照してください。

◉前半の三つのパートは日本国内のハンセン病をめぐる現状について、それぞれ、❶ハンセン病との出会い、❷ハンセン病をめぐる物語、❸隔離政策と療養所での暮らし、を切り口として構成されています。

◉四つ目のパートでは、日本財団によるハンセン病制圧活動を軸に、海外の現状と将来への展望がテーマとなっています。

◉現在、日本国内では、新規患者はほとんど出ておらず、「回復者」の高齢化も進み、ハンセン病とハンセン病をめぐる問題は、過去のものとなりつつあるようにも見えます。

しかし、世界ではいまなお現在進行形の「疫病」であり、国内でも問題は解決されないままにあります。

◉たとえ世界規模のハンセン病制圧が実現しても、未知の感染症の登場によって、隔離と差別の歴史が繰り返される可能性はなくなってはいません。

そして何より、人類史とともにあったハンセン病をめぐる問題は、「いじめ」や「テロリズム」などとも深く結びついた、われわれが背負った大きな負の遺産としてあり続けているのです。

永い間、施設の内側に隠され、
「見えない人びと」にされ続けていたハンセン病患者・回復者たち。
その「いのち」の声に耳を傾けると、彼らが「見えない」のではなく、
われわれが「見ようとしてこなかった」ことに気づかされる。
「らい予防法」の廃止から二〇年のときが過ぎたが、
大切なことは、いまだに見失われたままにある。

1章 いのちの出会い

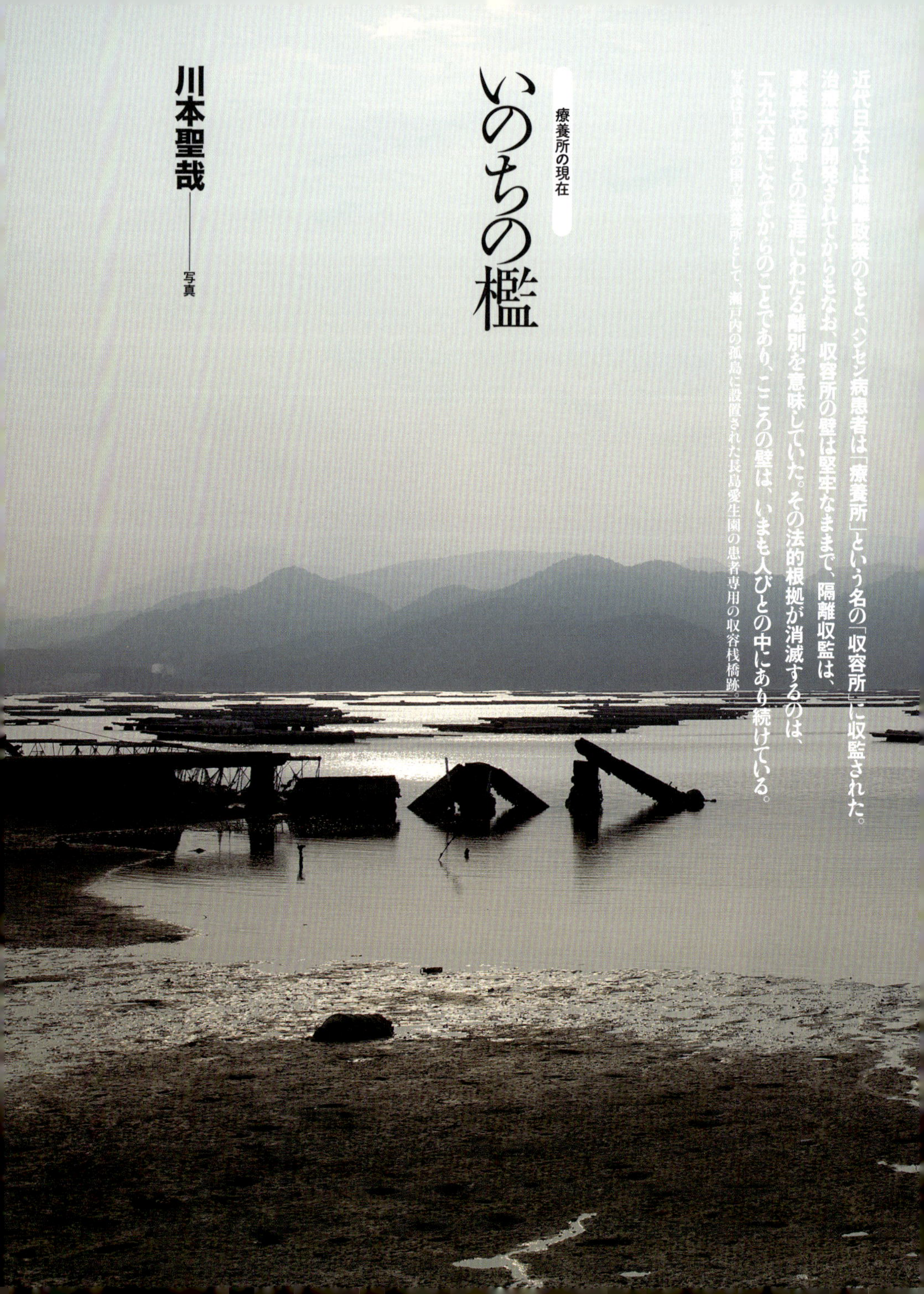

療養所の現在

いのちの檻

川本聖哉 写真

近代日本では隔離政策のもと、ハンセン病患者は「療養所」という名の「収容所」に収監された。
治療薬が開発されてからもなお、収容所の壁は堅牢なままで、隔離収監は、
家族や故郷との生涯にわたる離別を意味していた。その法的根拠が消滅するのは、
一九九六年になってからのことであり、こころの壁は、いまも人びとの中にあり続けている。

写真は日本初の国立療養所として、瀬戸内の孤島に設置された長島愛生園の患者専用の収容桟橋跡。

「まあ一生懸命に治療してごらんなさい。」
男はそう言ってにやりと笑うだけだった。

——北條民雄「いのちの初夜」

海という障壁

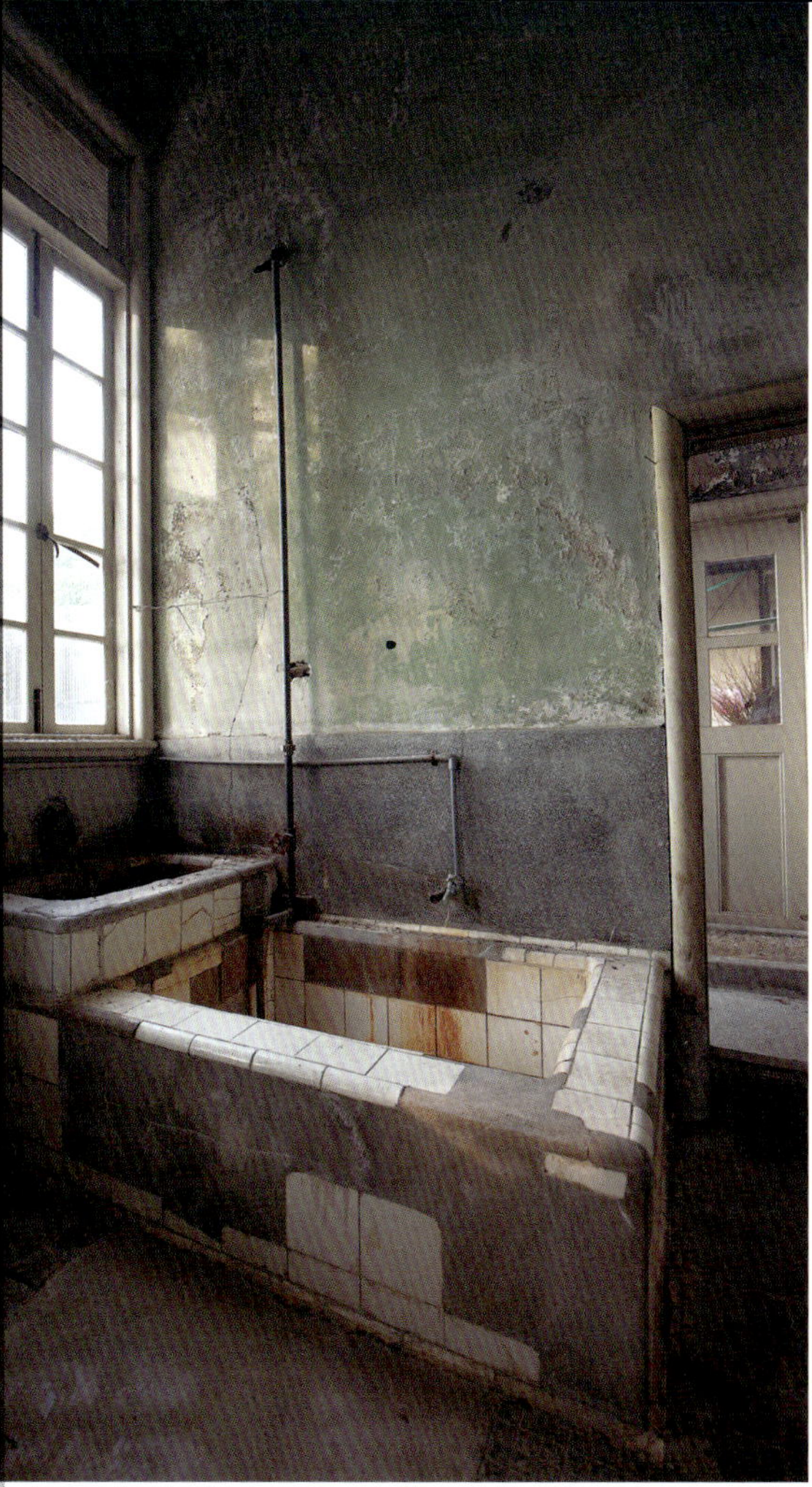

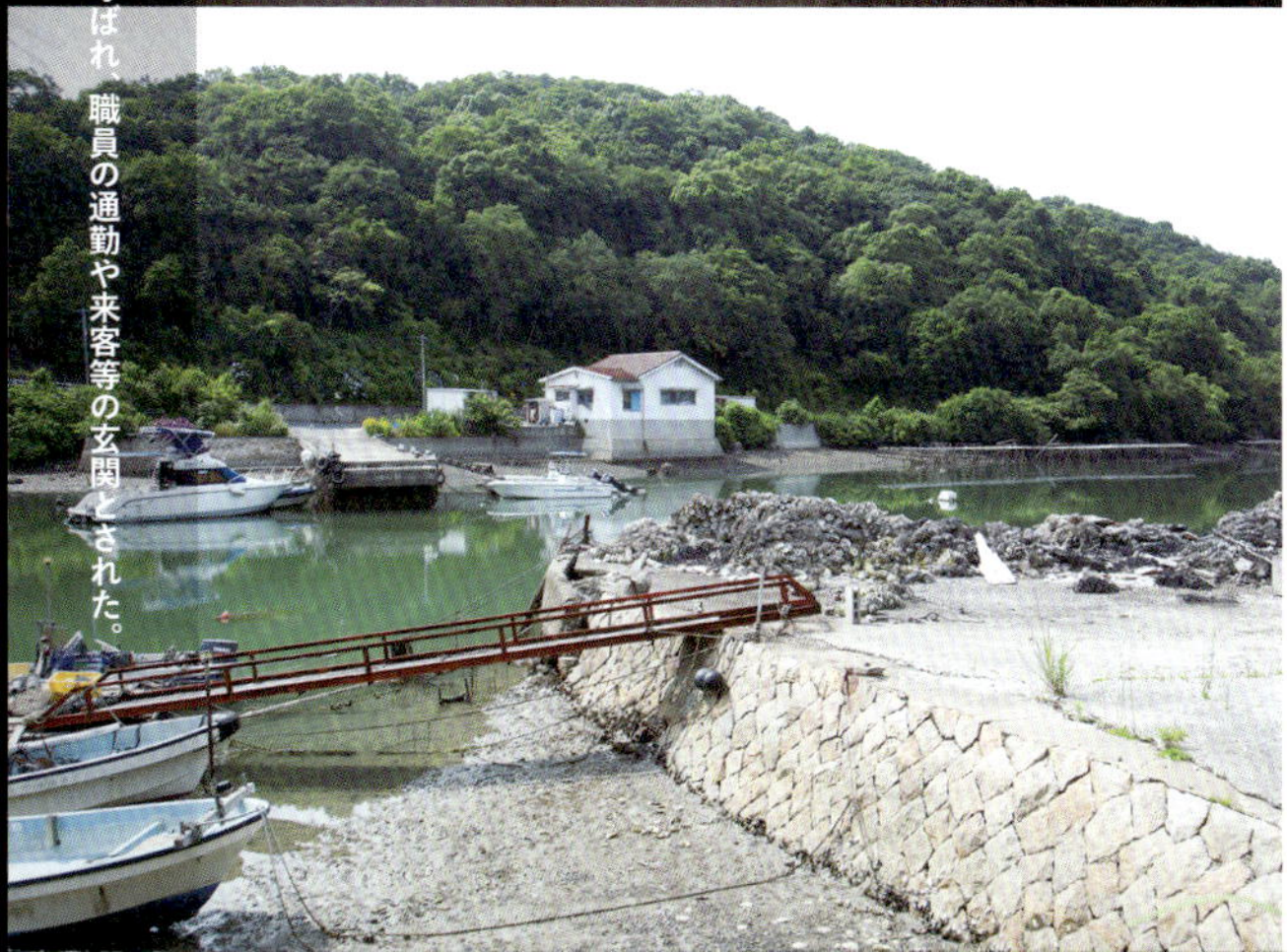

[上]長島愛生園では、患者はまず回春寮（収容所）に収容される。消毒液の風呂に入れられ、診察を受けた。

[下]愛生園と同じ長島にある邑久光明園の二つの桟橋。東側（手前）が「患者桟橋」で、入所者専用。奥（西側）は「職員桟橋」と呼ばれ、職員の通勤や来客等の玄関とされた。

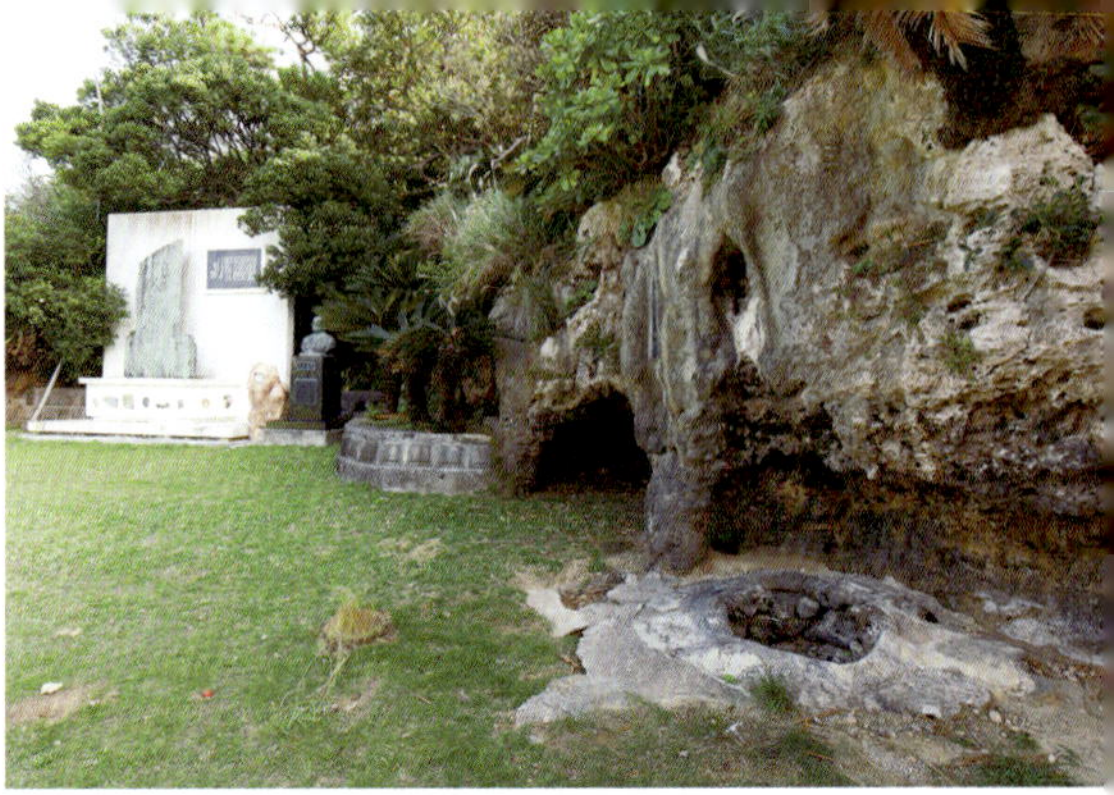

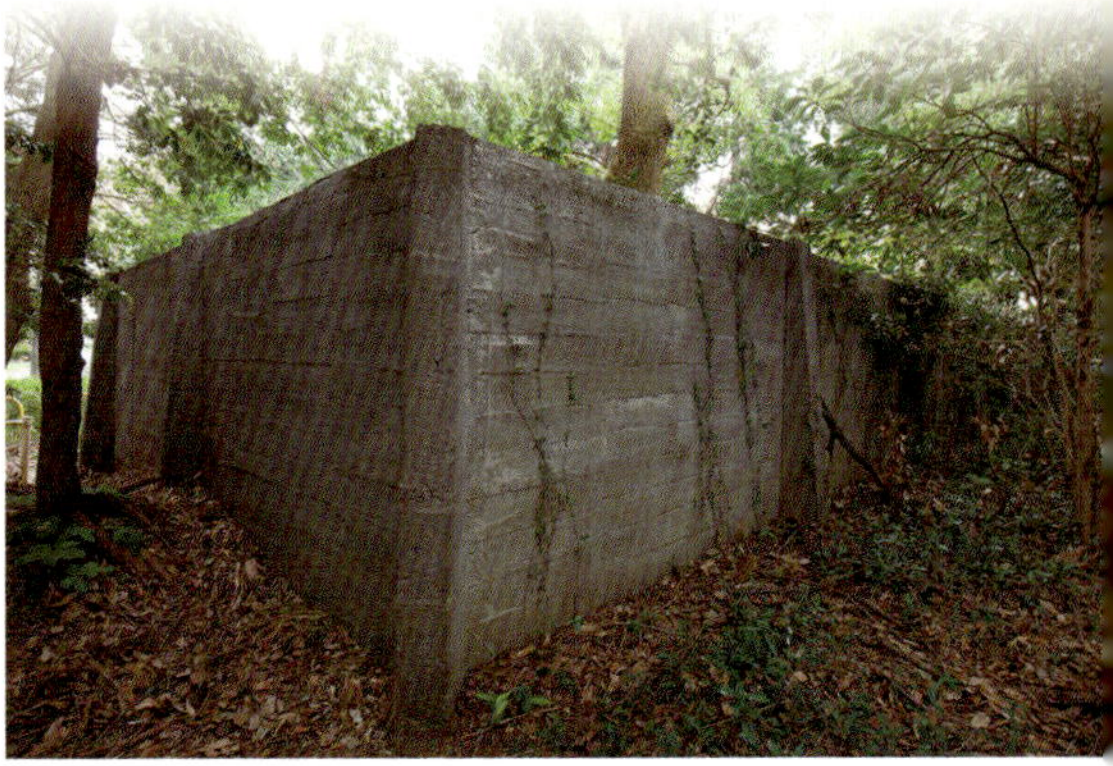

望郷と断念

［右上］本島を追われた沖縄の患者たちは、屋我地島に辿り着き沖縄愛楽園の基礎を築く。右手が患者たちが掘った井戸、左手が患者のリーダーだった青木恵哉を記念する「頌徳碑」。
［右下］熊本菊池恵楓園を外の世界と隔て続けたコンクリートの壁。

「……色茄子に面が腫れ、指はちぎれ、毛が一本もなくなっちゃ、少しぐれえよくなったって、悪くなったって、こたえねえもんだや」

――小泉孝之「不完全な人間業」

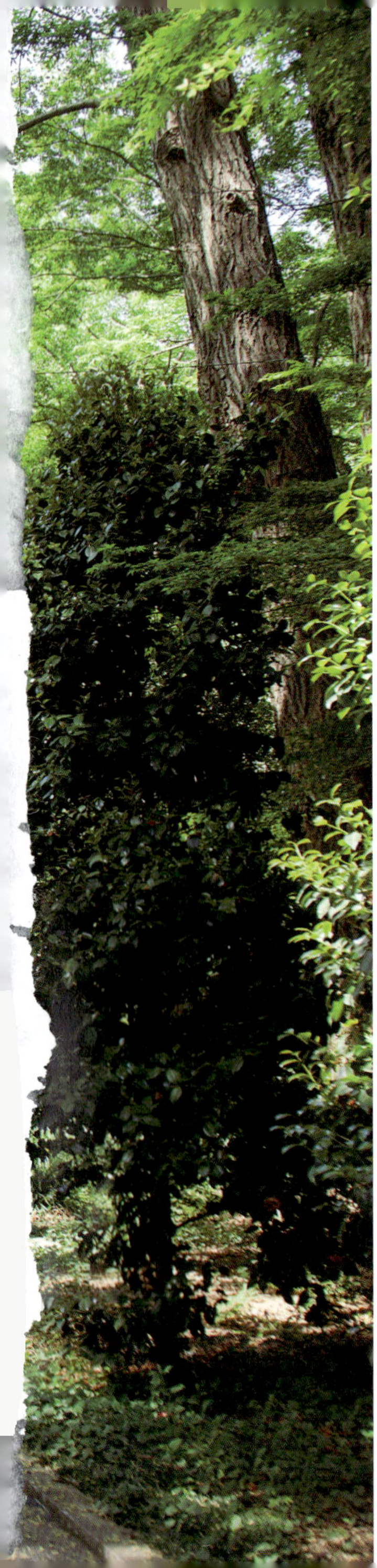

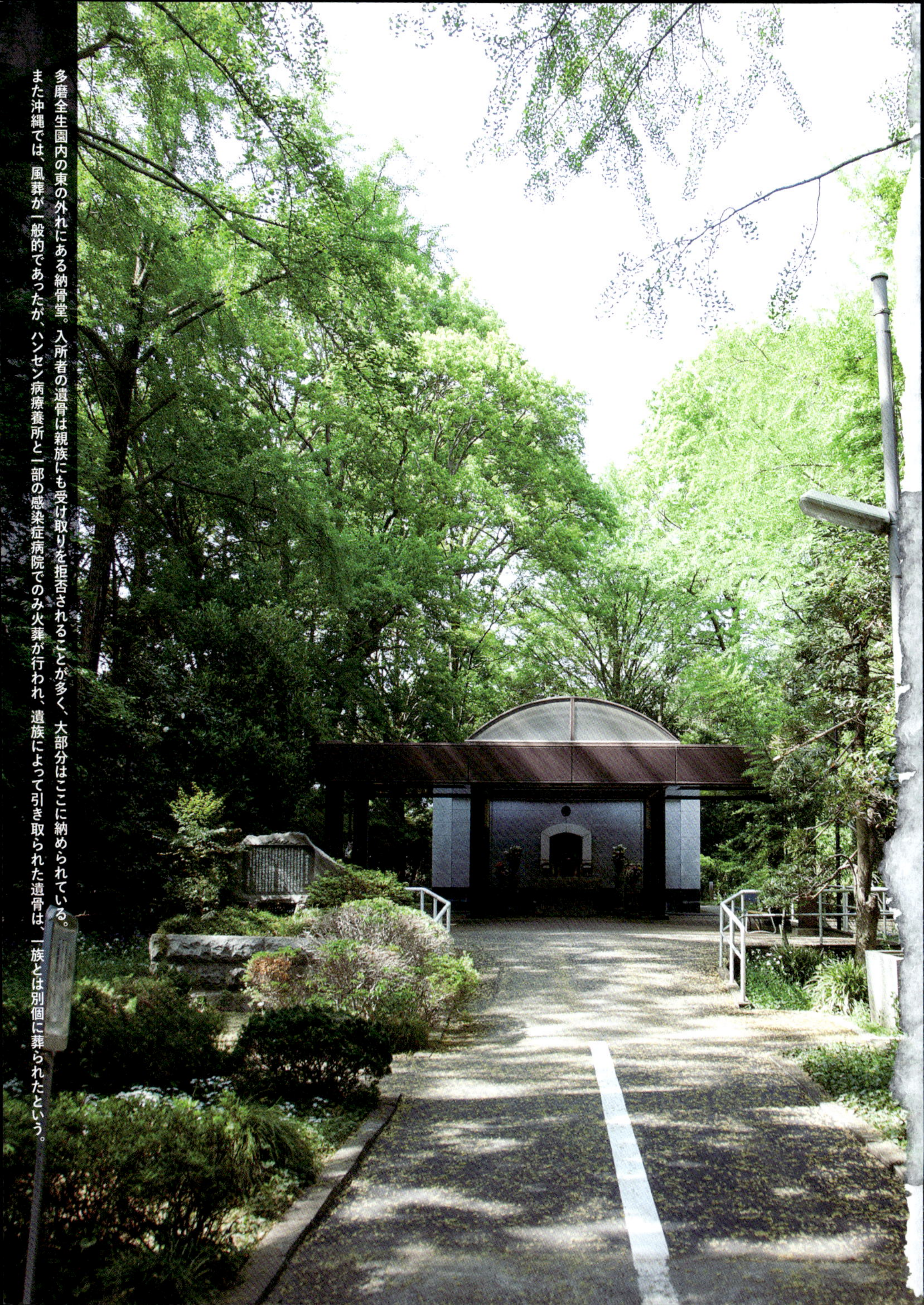

多磨全生園内の東の外れにある納骨堂。入所者の遺骨は親族にも受け取りを拒否されることが多く、大部分はここに納められている。また沖縄では、風葬が一般的であったが、ハンセン病療養所と一部の感染症病院でのみ火葬が行われ、遺族によって引き取られた遺骨は、一族とは別個に葬られたという。

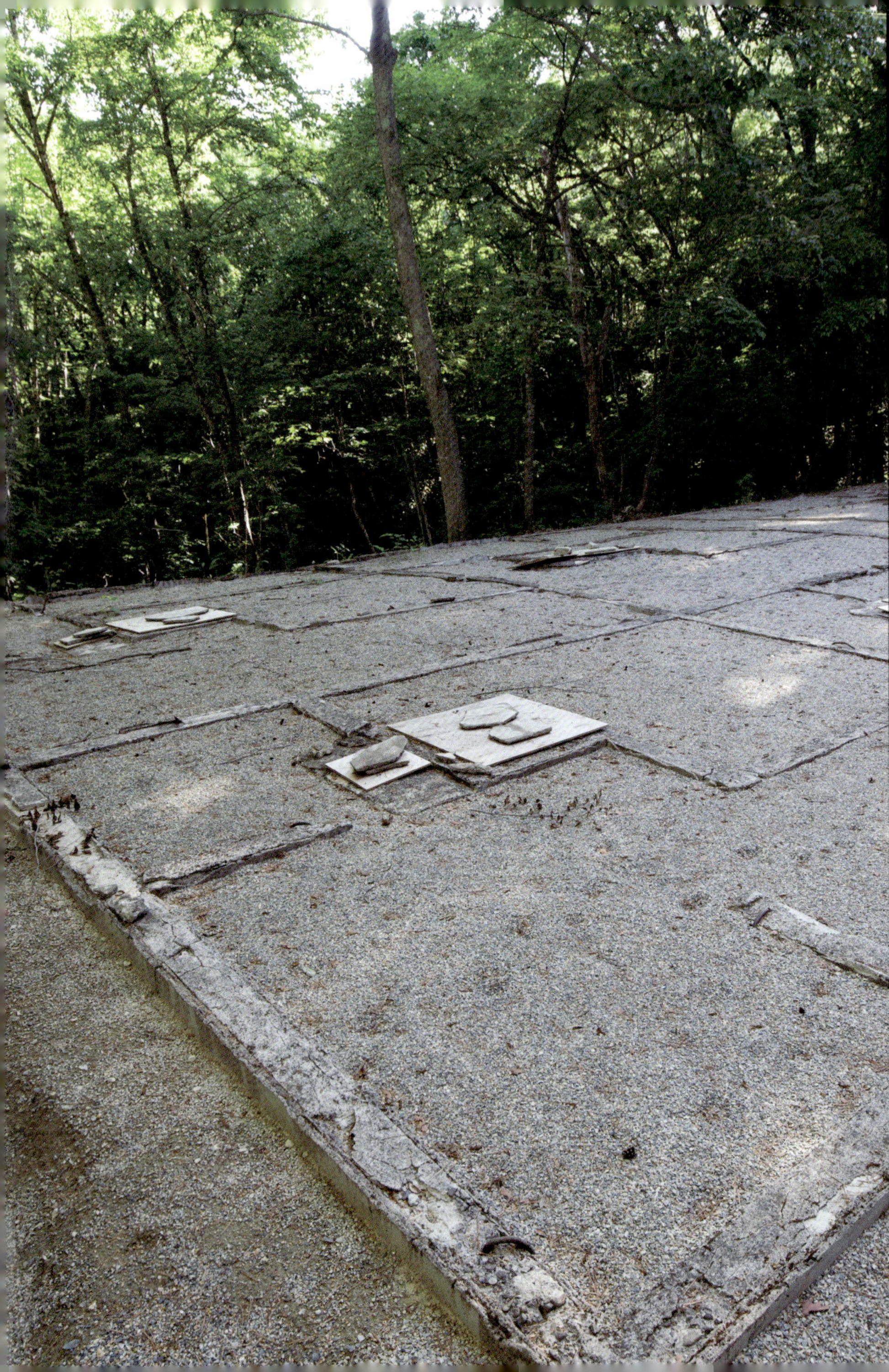

栗生楽泉園「重監房」跡。正式名称は「特別病室」だが、「患者を重罰に処すための監房」として使用されていた。一九三八年に設置され、一九四七年まで使われていた。その間、延べ九三名の患者が収監され、二三名が命を落としたという。

あきらめ、あきらめという言葉は弱い様に聞えるが、
あきらめて生きて行く人の姿位殊勝な、悲壮な、勇ましい姿がある物か。
——伊藤武「精舎」

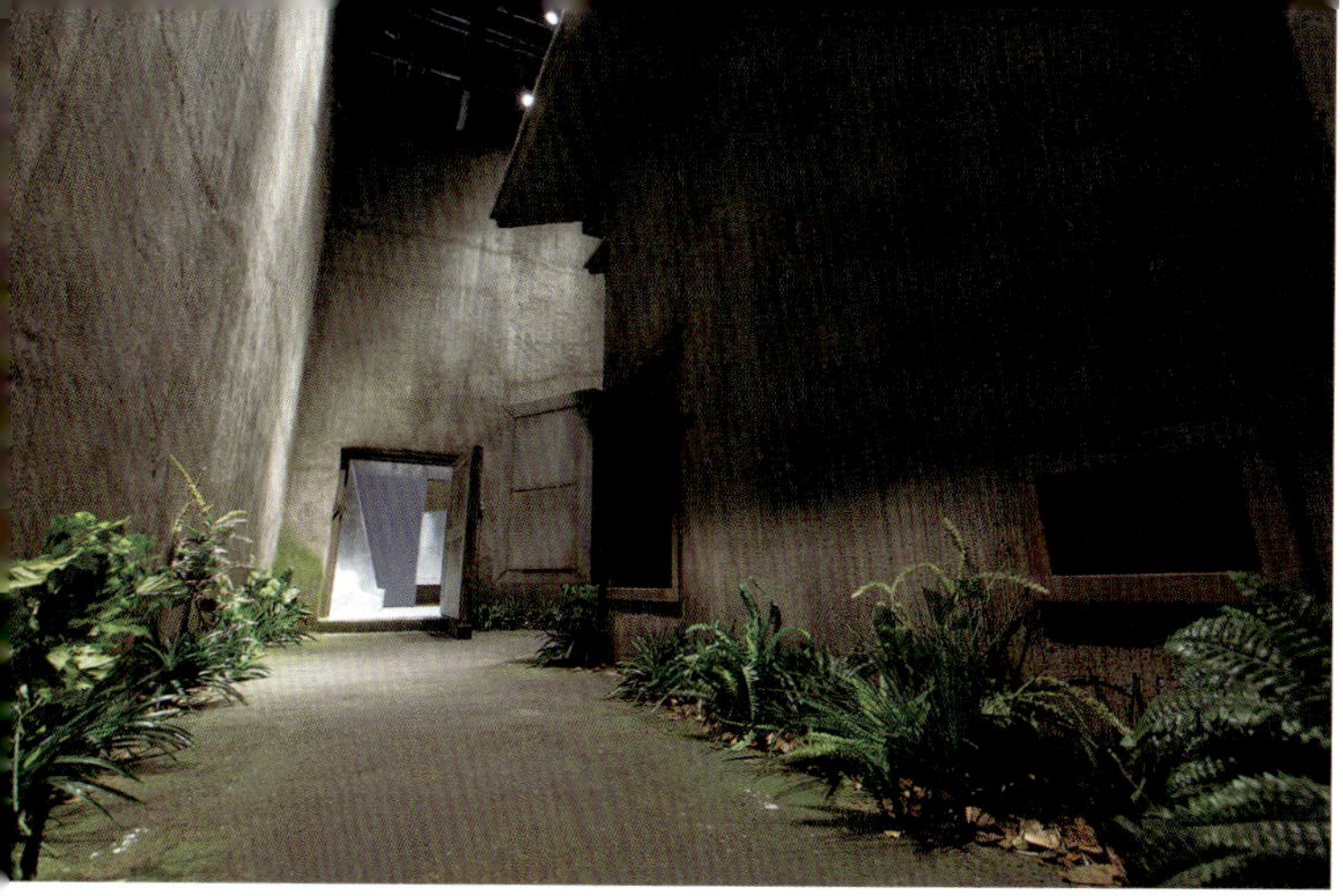

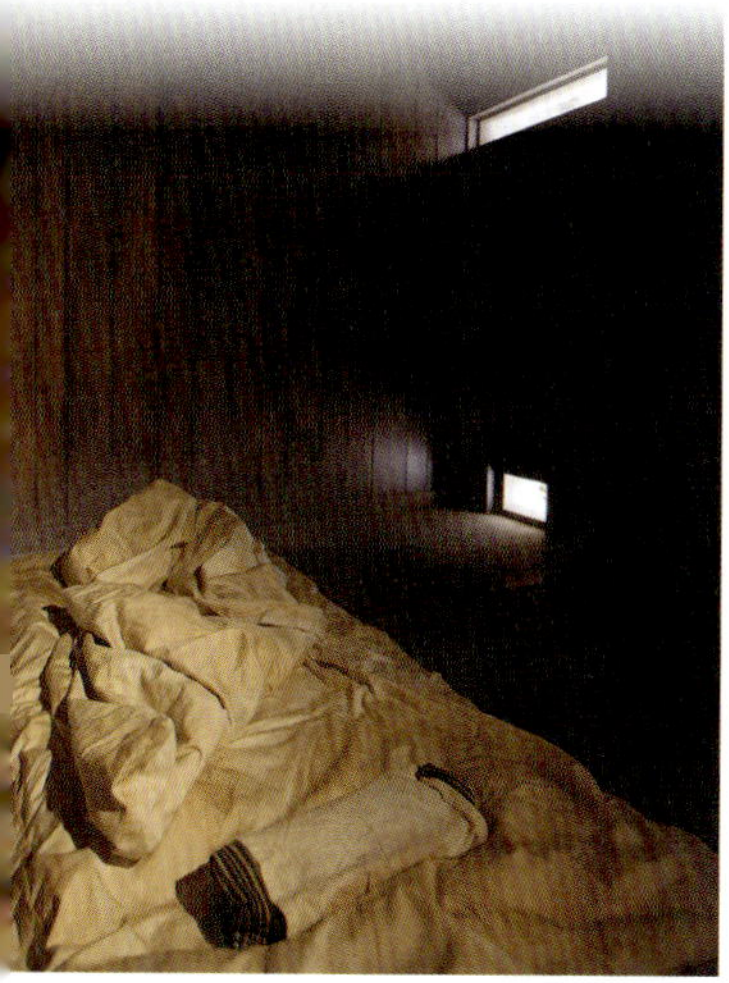

檻の中の檻

［上・中］草津の重監房資料館に復元された「重監房」。

［下］邑久光明園の「監禁室」跡。一九一六年に療養所長に懲戒検束権が附与され、一九三一年には「国立らい療養所患者懲戒検束規定」の制定で、園長の権限で監禁室の使用が認められた。

このような施設は全国の療養所にあり、特に「反抗的」とされた患者が、草津の重監房に送られた。

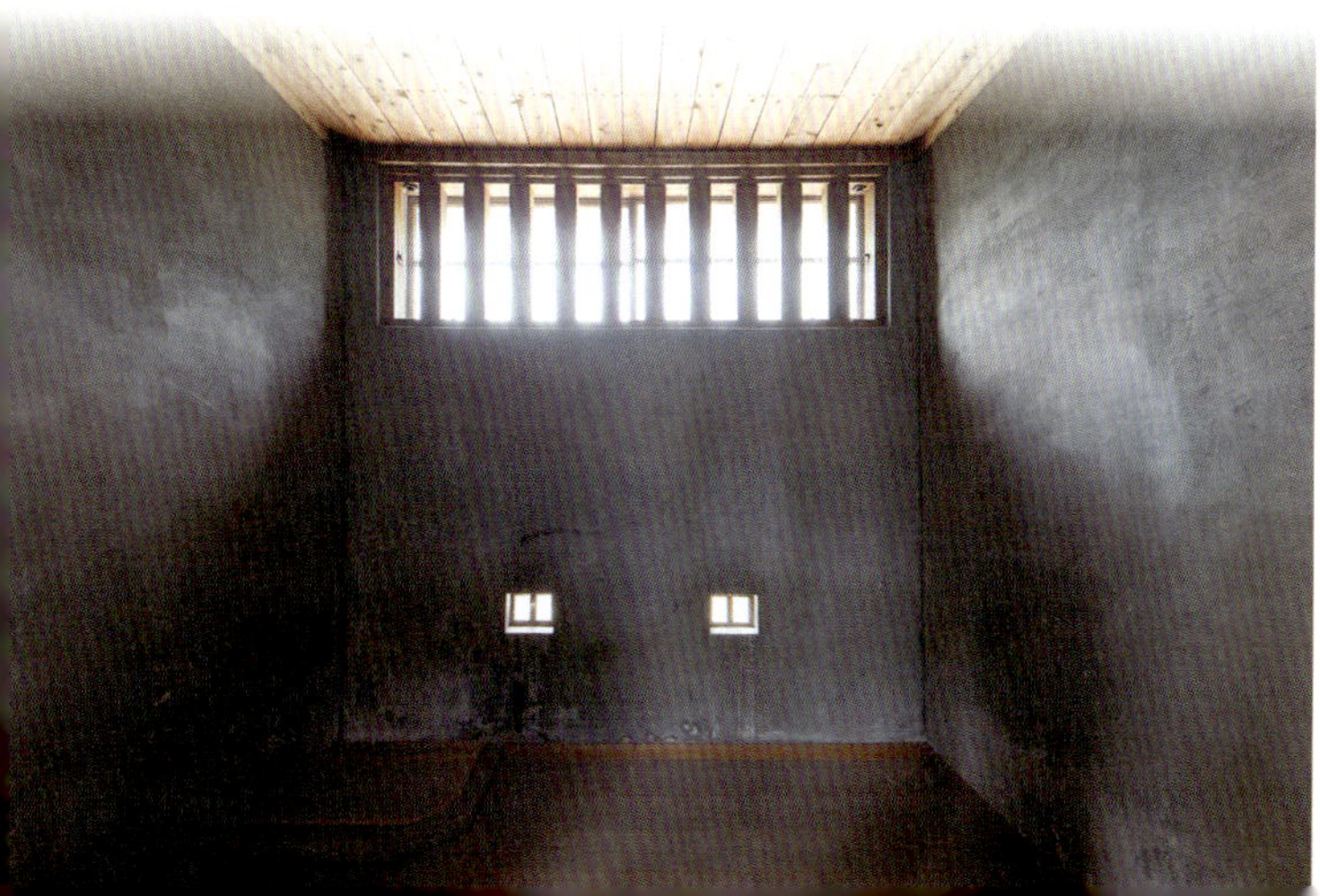

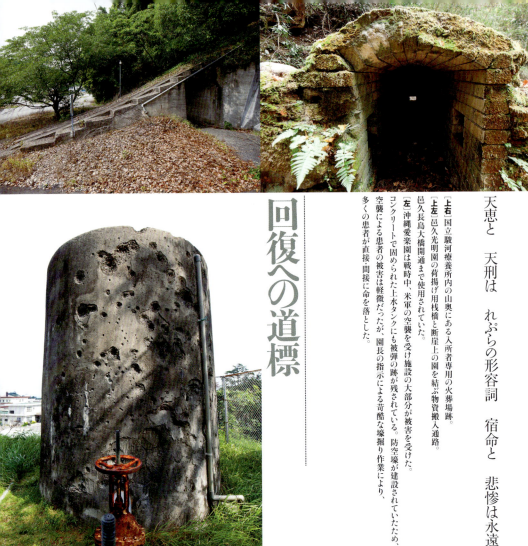

天恵と　天刑は　れぷらの形容詞　宿命と　悲惨は永遠の副詞
——盾木氾「主語」

回復への道標

［上右］国立駿河療養所内の山奥にある入所者専用の火葬場跡。

［上左］邑久光明園の荷揚げ用桟橋と断崖上の園を結ぶ物資搬入通路。邑久長島大橋開通まで使用されていた。

［左］沖縄愛楽園は戦時中、米軍の空襲を受け施設の大部分が被害を受けた。コンクリートで固められた上水タンクにも被弾の跡が残されている。防空壕が建設されていたため、空襲による患者の被害は軽微だったが、園長の指示による苛酷な壕掘り作業により、多くの患者が直接・間接に命を落とした。

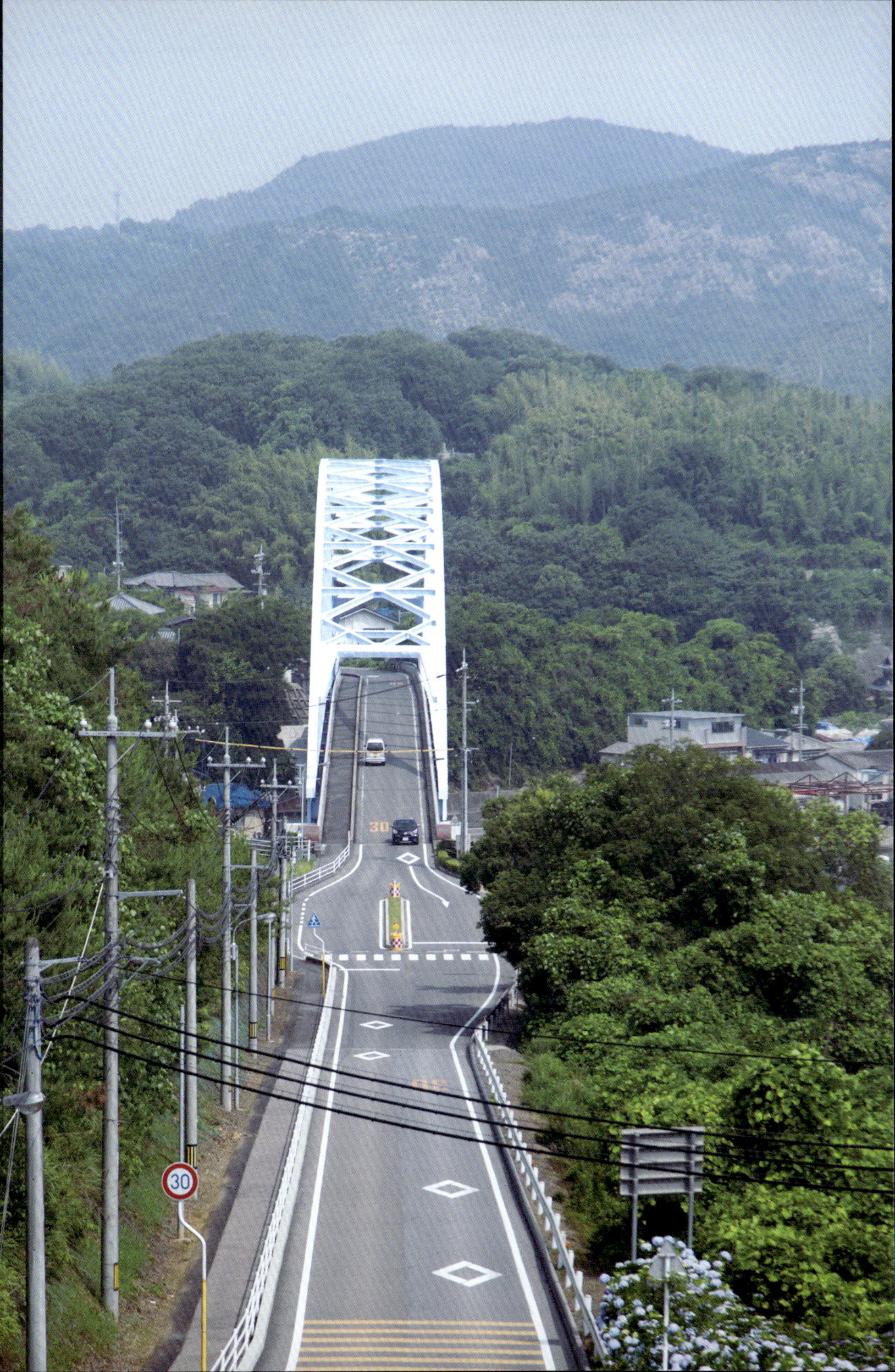

邑久長島大橋、別名「人間回復の橋」。愛生園と光明園が置かれた長島と対岸の虫明間のわずか三〇メートルの海が、長い間、「二つの世界」を分け続けていた。一九七三年開通。

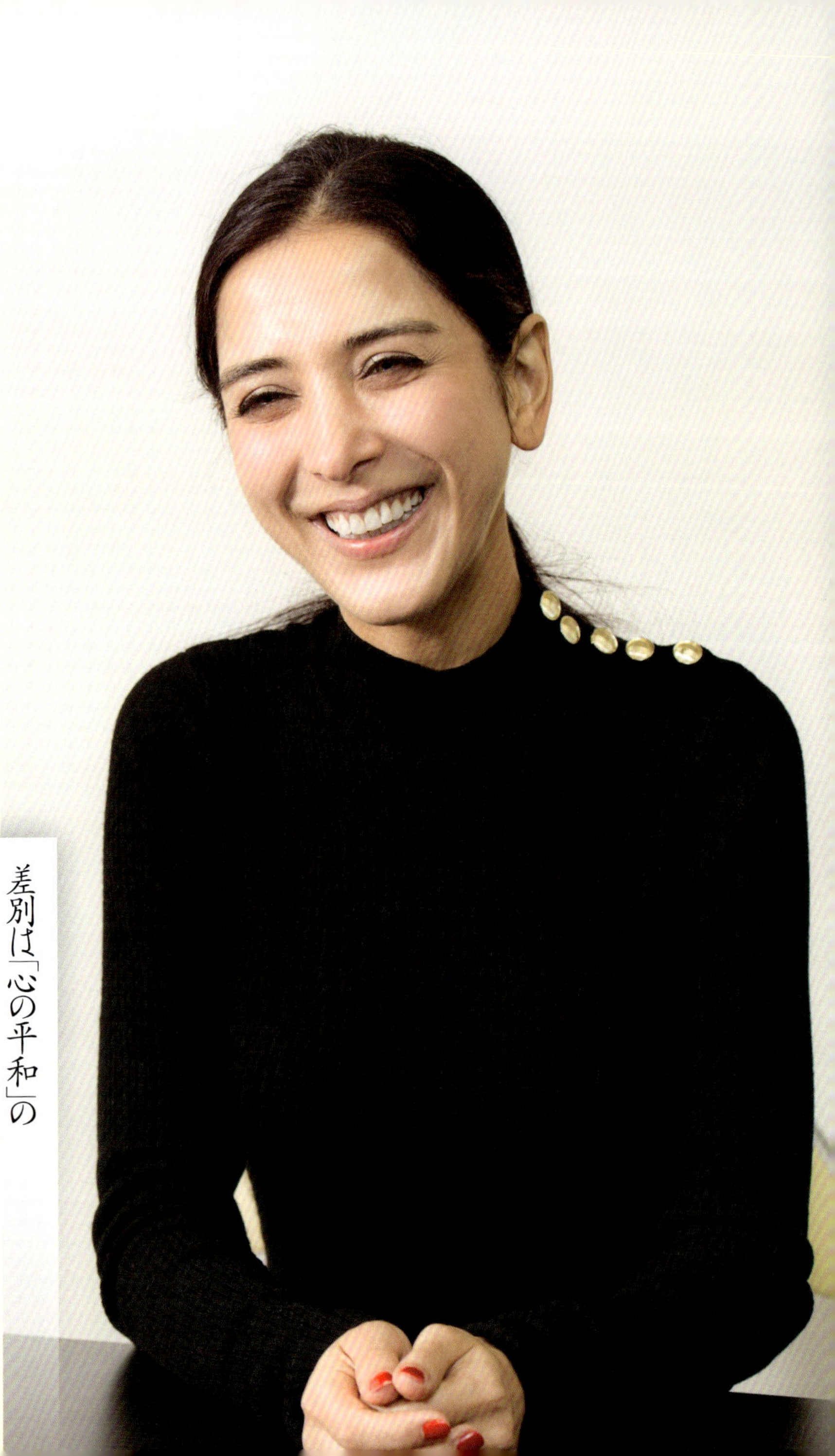

差別は「心の平和」の
問題でもあるのです。

テレビ出演での出会い

私は何も知りませんでした

サヘル・ローズ

Sahel Rosa●一九八五年生まれ、イラン出身。九三年に養母と来日。高校時代から芸能活動を始める。現在は女優、タレント、キャスターとしてテレビ、ラジオ、映画、舞台と幅広く活躍している。

喜びを奪われた人々

私は今年、ハンセン病をテーマにした二つの情報番組に出演しました。それまで私は、「ハンセン病」という言葉を聞いたことはあったものの、ほとんど何の知識もない状態でした。番組を通して、ハンセン病患者の方々が過酷な差別を受けてきて、隔離生活を強いられてきたこと、しかもその状態が、一九九六年に「らい予防法」が廃止されるまで続いてきたことを知り、衝撃を受けました。一九九六年といえば、私はすでに日本に来て生活していたころ。それほど最近まで、私たちが暮らしていた場所からそう遠くないところで、社会から隔絶され、いわれのない差別を受けていた方々がたくさんいらっしゃったことを、私は初めて知ったのです。

知れば知るほど悲しくなってしまう差別のあり様のなかでも、とくに患者の方々が子どもを持てないように断種をされていたことや、治療のための新薬の副作用で子どもを持てない体になってしまったことなどは、聞いていて胸が締め付けられる思いでした。自由に結婚して、愛する人との子どもを持つという、自然で純粋な喜びをも奪われてしまったわけです。

また、ハンセン病を発症した人に対して、その家族の方々が、積極的に療養所に連れて行こうとしたり、家に帰ってこないでほしいと願っていたと聞いたときには、正直自分の耳を疑いました。よりによって、一番支えになってほしい家族までもが……。でも、家族の方々も、もちろんそんなことを言いたくて言ったわけではないということは、痛いほど分かります。差別の矛先が別の家族へ向かわないようにするための、苦渋の選択だったはずです。

行き止まりの壁のある世界

五月、番組の収録のため、私は多磨全生園を訪れました。今でもそこで暮らしている元患者の方々はいらっしゃいますが、もちろん出入りは自由。園内全体に穏やかな空気が漂っていました。ですが、かつては一度足を踏み入れたら二度と出られないとまで言われた場所でした。教会や寺院、床屋さんもある、一つの完結した、しかし外の世界からは隔絶されたまちであったようです。病者のための療養所であるにもかかわらず、一部屋に何人も雑居させられたり、労働を強いられたりと、その住環境は劣悪であったとか。患者さんによっては犯罪者でもないのに、独房のような真っ暗な監禁室に閉じ込められた人もいたと聞きました。なぜそんな人権を踏みにじるようなことができたのかと、不思議

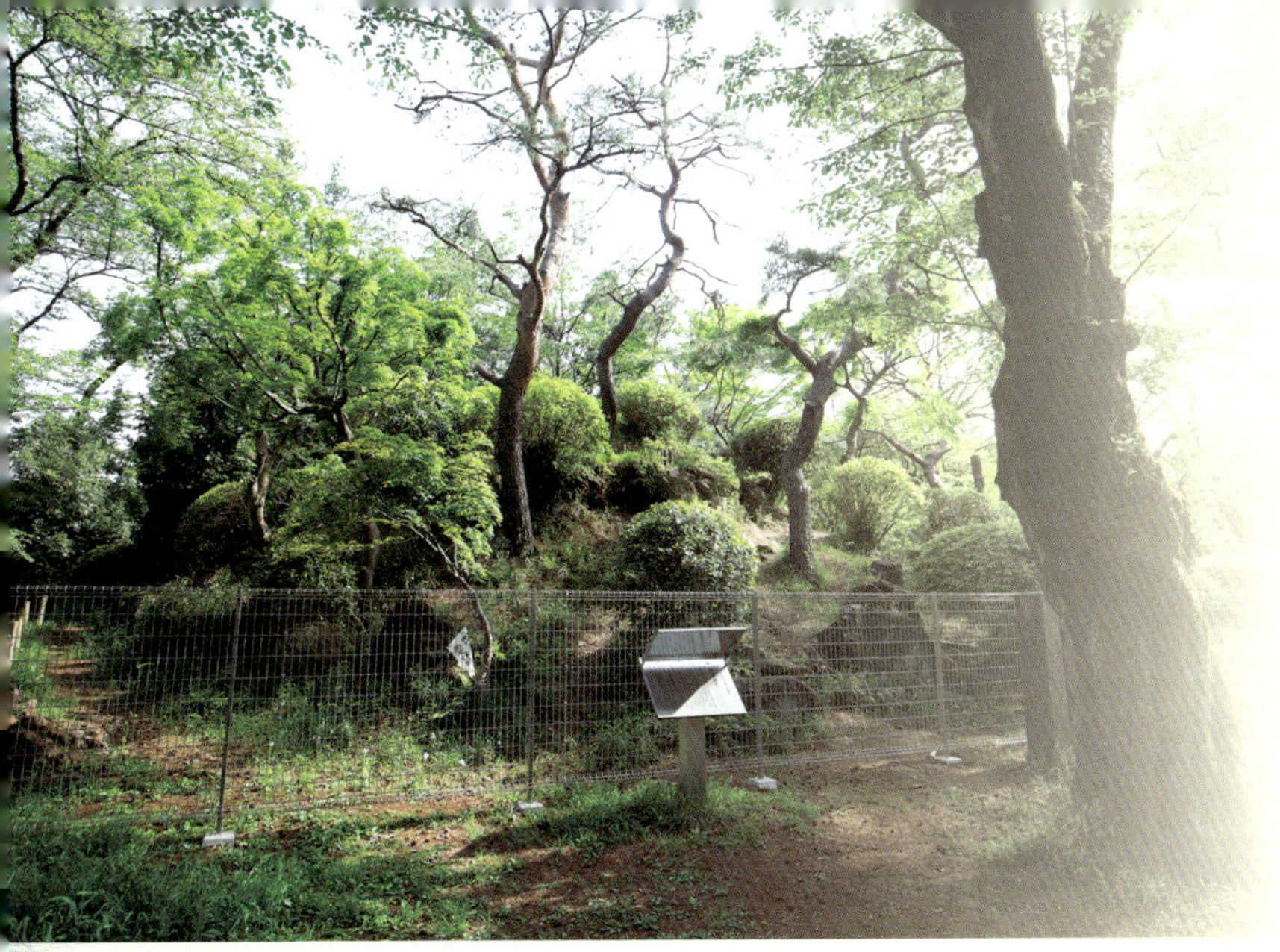

多磨全生園にある築山（望郷の丘）。
患者自らの作業で脱走防止用の掘割を築いた時に出た残土でつくられた。
昔は園外の景色が見られた唯一の場所だった。

で仕方ありませんでした。

多磨全生園の資料館では、患者の逃走防止のためにつくられた、療養所内だけで使えた通貨を見て、とても驚きました。きれいにディスプレイされた街のお店をめぐり、わくわくしながら買いたいものを見つけるという、私たちが当然と思っている自由も許されなかったということ。患者の方々は社会の隅の方へ追いやられ、「ここで静かに生きろ」と強制されているかのような印象を受けました。きっと、過酷な状況から抜け出したくて、悲鳴を上げていた人もたくさんいらしたことでしょう。それでも、トゲトゲの柊で覆われた療養所の囲いを隔てた外の社会には、長い間その声が届くことはなかったのです。

私たちが道を歩いているとき、望めばどこまでも歩いていけますよね。でも、彼らが隔離された場所は、広大な敷地ではありますが、歩き続けた先には必ず行き止まりの壁があるのです。その中で最期まで生涯を送らなければならないとしたら……。当時の患者の方々が、どんな気持ちであの門をくぐり、どんな思いで生活をしていたのか、想像することも難しいほどです。

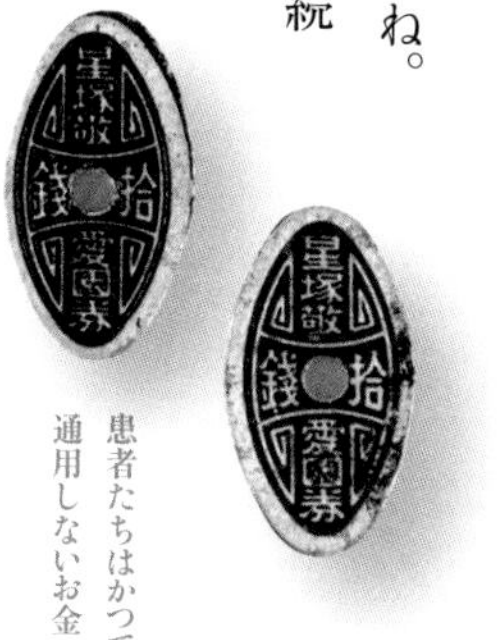
患者たちはかつて、それぞれの療養所でしか通用しないお金（園内通用券）を渡されていた。

彼らは世の中を憎んではいなかった

番組の収録では、元患者の方々数名とお会いすることになっていましたが、正直に言うと、私はお会いするのが少し不安でした。私の想像も及ばないほどのつらい体験をされている方々に、「大変でしたね、苦労されましたね」なんていう言葉は軽すぎる。どんな気持ちで、どんな顔で、どんな言葉をかければよいのか、見当がつきませんでした。

ところが、いざお会いしてみると、元患者の方々は、いたって普通の穏やかな雰囲気でいらっしゃいました。ご自身の体験を話されるときにも、とても冷静で客観的に語られていました。私の心配とはうらはらに、彼らは世の中を憎んではいなかったのです。そのご様子を目の当たりにして、「この方々は普通に生きたかっただけなんだ、普通に生きようとしているんだ」と感じました。私たちは、元患者の方々を、悲運な境遇にいた、自分たちとは違う人間として一歩引いて見てしまいがちですが、彼らは自分たちの過去を隠したりせず、むしろ後世に正しく伝えようとしている。私たちにできることは、その思いをしっかり受け止めることなのではないかと思いました。

私がお会いした元患者の方々は、ご自分たちに向けられた過酷な差別や隔離生活をマイナスに捉えず、むしろ今を生きるための強さに換え、しっかり過去と向き合い、社会に意見を発信していらっしゃいました。嫌なことがあると、人間誰しもくじけてしまいがちですが、ちゃんと前を向き直せると気付かされ、そして元患者の方々の姿勢に私はとても感銘を受けました。

人はそれぞれ育ってきた環境も経験も様々ですから、苦しみや悲しみ、痛みの感じ方も異なります。ですが、小さな苦しみでも大きな苦しみでも、やはり負けてはいけないと思うのです。負けずに次への一歩を踏み出すことができれば、いつかは必ず誰かを支えられる人になれるはずだと私は日頃から信じています。元患者の方々のお話しを聞き、その思いがより一層強くなりました。本当にお会いできてよかったです。

療養所の出入りが自由になった今、私たちは元患者の方々とお会いする機会が増えるかもしれません。そんなときは、ハンセン病を触れてはいけない話題として捉え遠慮して距離を置いたり口をつぐんだりするよりも、理解しようとして寄り添う姿勢が必要なのではないかと感じました。もちろん、過酷な差別を受けてきたご経験から、「もう、放っておいてほしい」と思われる元患者の方もいらっしゃるかもしれません。そっとしておいてさしあげることも、ひとつの優しさだと思っています。状況に合わせた触れ合い方のできる人になりたいと思います。

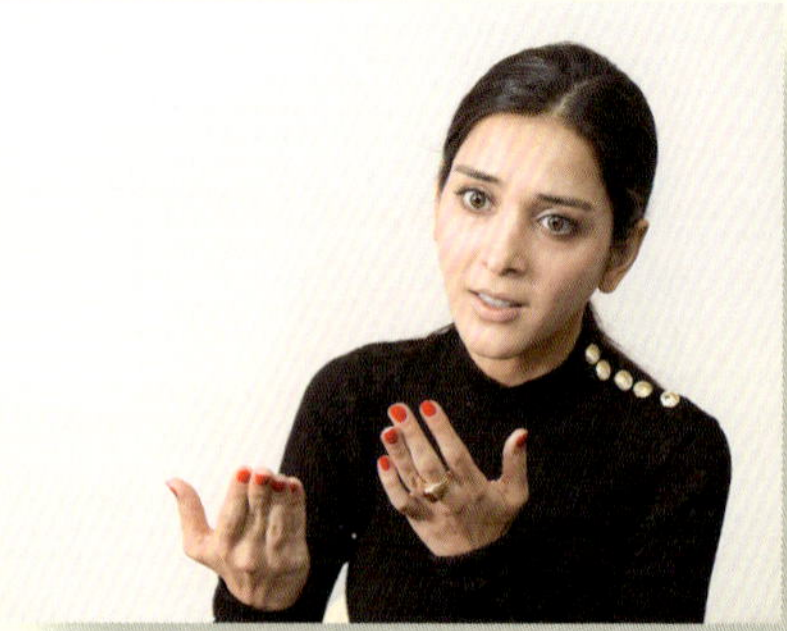

知ること、そして未来に伝えること

らい予防法が廃止され、国も隔離政策は間違っていたと謝罪をしました。にもかかわらず、差別の目を恐れ、いまだに療養所から故郷に戻れない元患者の方々もいらっしゃると聞きました。それは、ハンセン病についての正しい知識がまだ十分に普及していないからなのではないかと思います。ハンセン病について学べば学ぶほど、さまざまな見方や歴史が絡み合った複雑な問題であることが分かります。ですが、私たちにとって大切なことは意外とシンプルなのではないかと思います。ハンセン病についての無知が差別を生んだ、ではこれから私たちがすべきことは、それほど難しいことではないように思えるのです。

だから正しく知って正しく伝えることが肝心。

学校の授業や啓発活動などで、ハンセン病についてしっかり学べる機会を今よりもっと増やすべきだと考えます。何かを知ることができれば、たとえそれが十分でなかったとしても、ハンセン病をめぐる歴史や元患者の方々の思いを次の世代に伝えることができます。また、ハンセン病について語ることをタブー視することも避けるべきなのではないかと思います。ハンセン病について知る人が、何気ない会話の中で、知識も関心もない人に語る。そんなささやかなやり取りからでも、正しい知識が少しずつ広まっていくのではないでしょうか。

正しく知って、伝えること。平和のために戦争の記憶を語り継ぐ大切さと同じです。偶然の一致のようにも思えますが、ちっとも不思議ではありません。差別は「心の平和」の問題でもあるのですから。自分と相手の心の平和を築き、それを維持し合うことは、人としてのあり方だと考えています。もしかしたら、ハンセン病について語ることで、かつての差別をむし返し、新たな差別を生んでしまうと心配する人もいるかもしれません。中には誤解したり曲解する人もいるかもしれませんが大多数がオープンな心で耳を傾けてくれるはずです。

小さな子どもがたまたま耳にして、「お母さん、ハンセン病って何？」と尋ねたときに、きちんと説明してあげられる大人でありたいですよね。ハンセン病をめぐる問題を終わったものとして口をつぐんでしまうよりも、知識と記憶をしっかり伝えていける未来であることを私は願っています。それこそが、悲しい歴史が再び繰り返されないようにするための、大きな布石になるのではないでしょうか。

（二〇一五年十月十五日・談）

武蔵野の面影を残す広大な敷地の国立療養所「多磨全生園」（東京都東村山市）。なぜか私は取り憑かれたように通いつづけました。

園外を唯一眺望できた築山（望郷の丘）、親からひき離された子どもたちが暮らした宿舎や学校、そしてあらゆる宗教の祈りの施設が集った一角、患者の手によって建てられた住居、やはり患者によって植えられ育てられた木々や草花。今の東京の街とはまったく異なった世界が柊の垣根の中に広がっていました。

「あんた　よく来るね」。

自転車に乗ったその人は、一言いって通りすぎて行きました。二〇〇一年夏の終わりのことです。毎日同じ時間、同じ場所を通るその人がハンセン病図書館員、山下道輔《みちすけ》さんでした。

秋も深まり、会えば挨拶を交わすようになっていた山下さんからお茶に誘われました。そしてこの時はじめて図書館の存在を知りました。

山下道輔さんは東京の下町で姉と妹・弟三人の六人兄弟の長男として生まれ、ごく普通の少年時代を送っていました。ハンセン病を発病したのは小学校二年生のころです。まわりからいじめられ、「もう学校にこなくていい」と先生にも言われたといいます。

一九四一年（昭和十六年）二月、道輔さんは強制隔離収容を嫌って、父親とともに多磨全生園に自ら入りました。十二歳の春でした。

入所当時、子どもたちは働かされており、道輔さんも午前中は仕事と治療、午後は園内の学校に通ってました。しばらくして移った少年舎には「子どもたちに

孤高の人

元ハンセン病図書館員　山下道輔さんの記録 2002〜2014

黒崎 彰

くろさき・あきら◉新潟県小千谷市生まれ。
東京写真専門学校在学中、川島和弘に師事し、1977年に独立。
コマーシャル、雑誌などで人物撮影を中心に活動。
日本写真家協会会員。

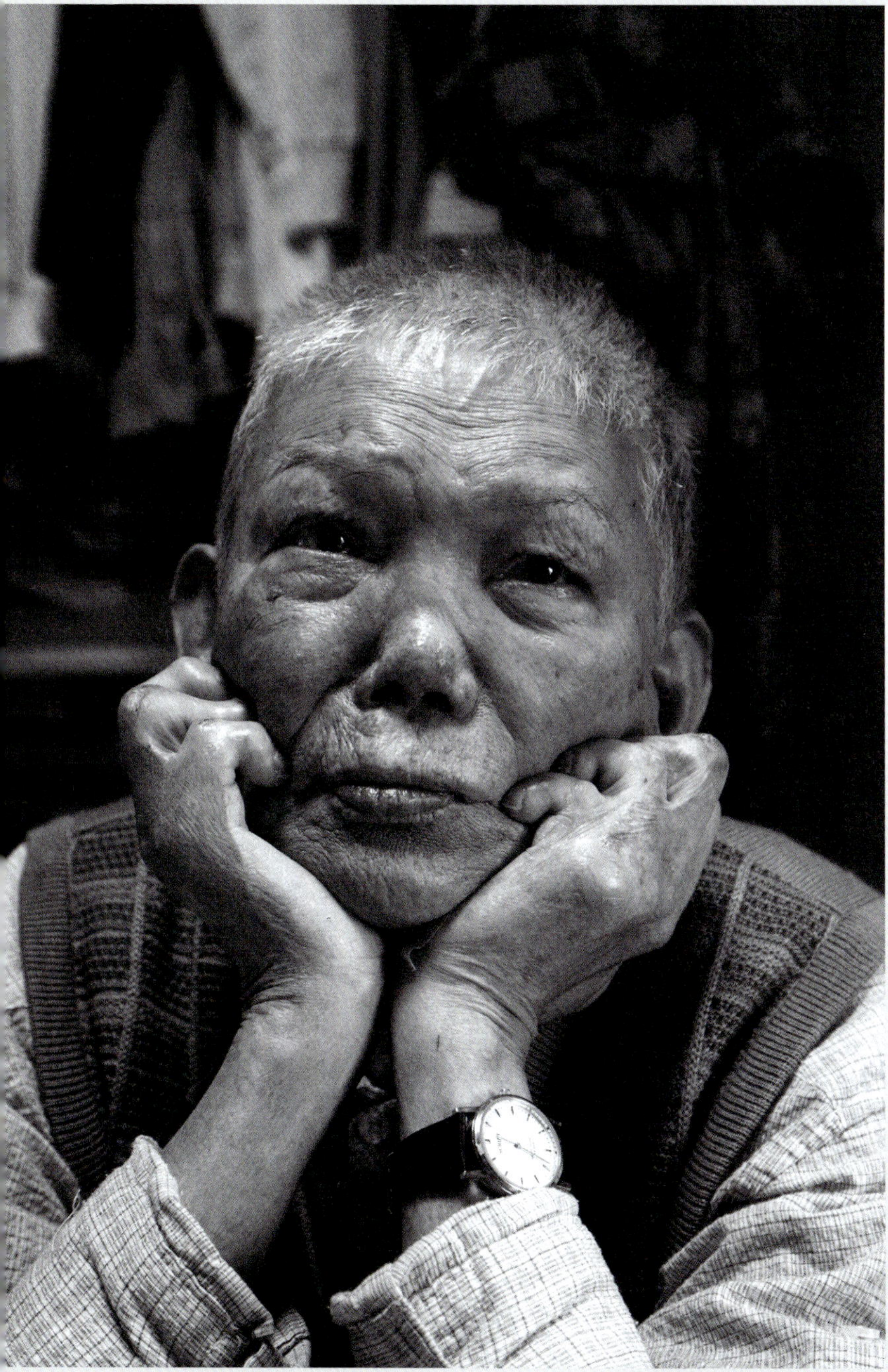

道輔さん。

は作業をさせない」ことを条件に寮夫を引き受けた松本馨《かおる》さんがいました。

子どもたちは寮夫を「お父っつあん」と呼ぶならわしがありました。たいていは年配者がやっていましたが、松本さんは二四歳で「お父っつあん」と呼ばれていたのです。読み書きがほとんどできなくて勉強嫌いな道輔さんに、松本さんは根気強く教えてくれたといいます。また生涯の友となる詩人の谺《こだま》雄二さんもお父っつあんから文学の手ほどきを受けていました。「いまあるのは、お父っつあんのおかげだよ」と道輔さんは言います。

道輔さんは十四歳で卒業、お父っつあんと別れて一般舎に移り、園内の仕事に就きます。この頃は治療薬もないため、多くの患者が二〇歳くらいになると重症患者になったり亡くなったりする状況でした。道輔さんも例外ではなく一九四八年（昭和二三年）春、十九歳をすぎた頃、農会の畑仕事や動物飼育係・患者付き添もやるなど、体を酷使したため神経痛が起き、一晩で指が麻痺してしまいました。病状は急速に悪化、のど切り寸前の状態だったのです。そんな中、特効薬プロミンが出現し、道輔さんはぎりぎり生き延びる事ができたのです。

道輔さんは三九歳で、生涯をかける仕事と出合います。一九六九年（昭和四四年）、多磨全生園は開園六〇周年を迎え、松本さんの呼びかけにより、自治会は再出発します。会長に平沢保治さん、子どものころ、お父っつあんと慕った松本さんは総務部長、道輔さんも二名の中央委員の一人に選ばれました。

そして松本さんが最初に手がけたのが資料収集のための図書館の設立でした。当時、ハンセン病に関する資料は散逸し園内にはほとんど残されていませんでした。道輔さんは自ら「お父っつあん、オレにやらせてくれ、資料に一生を懸ける」と申し出て、図書館の責任者を任されました。これが道輔さんの、後半生懸けた資料収集の始まりだったのです。

後に松本さんは全生園機関誌「多磨」に「ハンセン氏病は今世紀のうちに日本から姿を消す事は確実です。人類史の中でハンセン氏病ほど悲惨で絶望的な病気、差別と偏見によって虐げられた病気はない。……二一世紀の人間は文献以外にハンセン氏病を知る事が出来なくなるであろう。それ故にハンセン氏病文献は貴重な資料として後世に遺しておかなければならないし、最後のハンセン

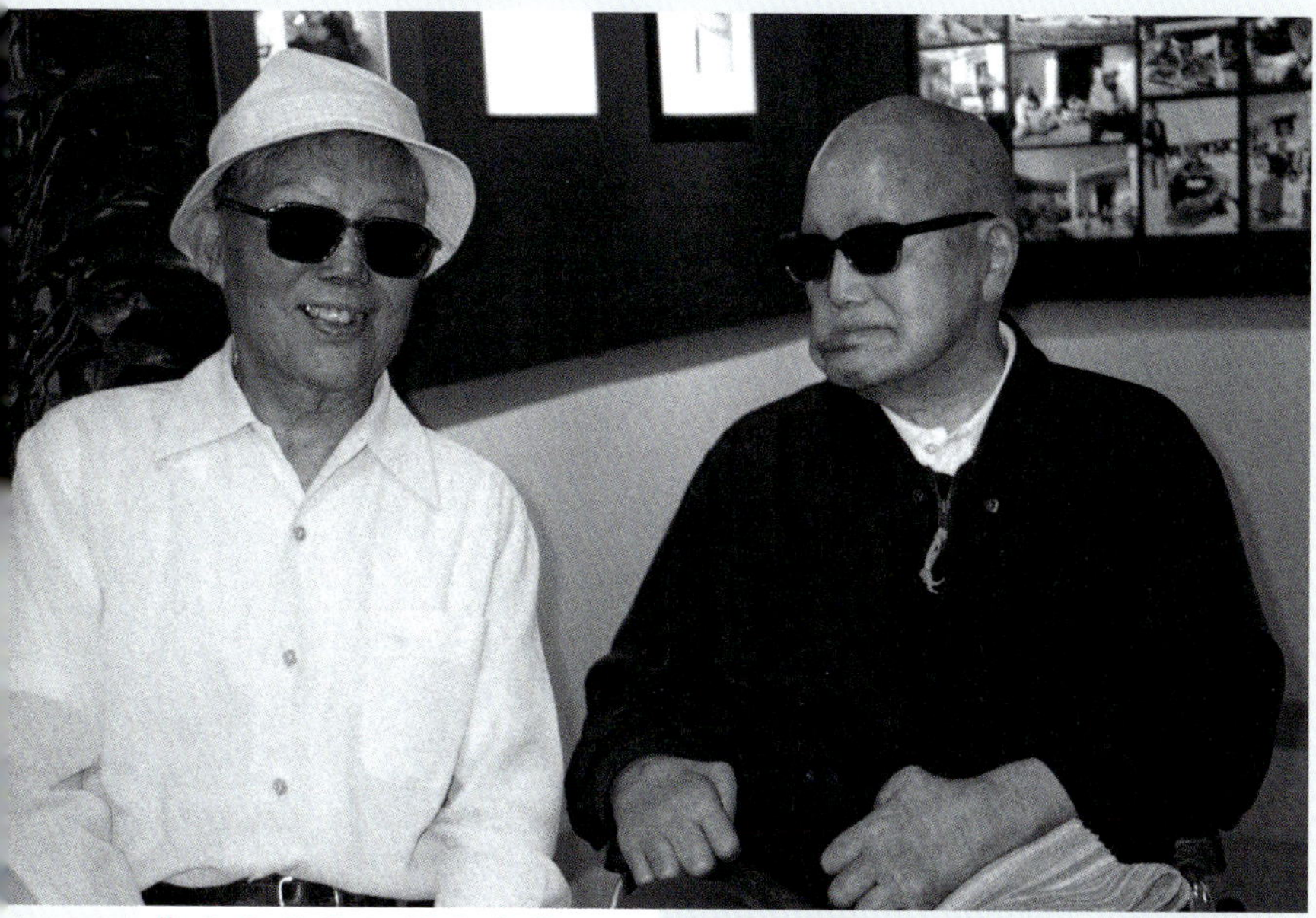

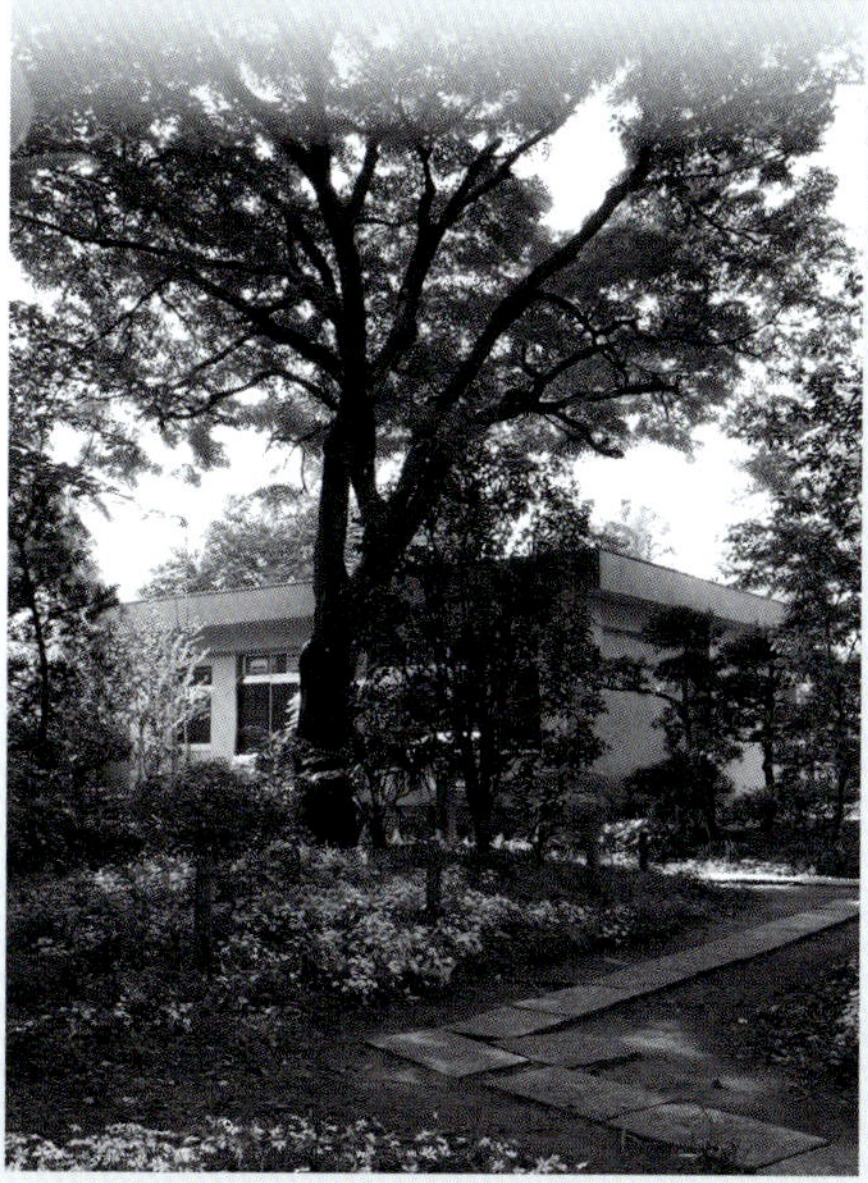

［上］松本馨さん。（2003）
「お父っつあん」と道輔さんが終生慕った松本馨さん（右）。道輔さんが十二歳の時少年舎の寮夫として出会った。文字の読み書きから、生涯の仕事まで。松本さんが強く願ったハンセン病関係の資料収集、その想いを道輔さんは受け止め、実現していった。
写真家 鈴木亜希子さんの写真展会場にて。

［下］ハンセン病図書館。（2004）
森の中にひっそりと建っていた。耳を澄ますと盲導鈴の音が聞こえてくる。ハンセン病図書館は、一九六九（昭和四四）年の全生園創立六〇周年事業によって、全生図書館の一角にハンセン氏病文庫が設けられたことに始まる。この独立した建物は一九七七（昭和五二）年に当時の松本馨自治会長の熱意により建てられた。二〇〇八（平成二〇）年閉館。

氏病患者として現代に生きているわれわれの最後の責任として収集し保管しておかなければならない……」と書き残しました。

道輔さんはまず「多磨」誌のバックナンバーと全生園の入園者の作品から収集をはじめます。しかし、それ以外の資料は簡単に集まりませんでした。そこで少年舎時代からの友人で草津の栗生楽泉園《くりうらくせんえん》に転園した谺《こだま》雄二さんにお願いしたところ、さっそく機関誌「高原」のすべてと書籍を送ってくれました。

「谺さんも　お父っつあんの子どもだから、思いはひき継がれていたんだ」と嬉しそうに話します（寄贈資料の第一号は谺さんから送られたものでした）。

患者が命をかけて書いたもの、生きるためにあげた苦痛の叫びを感じた時、「オレはすべてを集めてやろうと思った。」と話してくれました。

資料探しには自転車で多摩地区はもとより、遠くは神保町や早稲田まででかけることも度々ありました。

そして松本さんが自治会長になり、全国十三園ある療養所でおこなわれる会議に付き添いとして同行する事で、それらの療養所に複数あったハンセン病関係の書籍や資料を譲ってもらう事ができました。「たくさんあるやつは譲ってもらえるんだけど、中には一冊きりしかないのがあったんだよ。三日三晩徹夜して書き写したよ」。書き写しているうちに書いた人たちの気持ちが伝わって、たまらない気持ちになったといいます。戻ると書き写した数百ページにおよぶ資料を製本し書棚に収めます。

そして文献資料だけではなく、患者の使用した生活用具や義足なども集めるようになりました。

こうしてハンセン病図書館と道輔さんの仕事が世間に徐々に知られ、研究者や学生も利用するようになります。利用者が書き上げた書籍や論文が図書館に寄贈され、図書館が充実していく理想的な状況が生まれていきました。これは何よりも道輔さんが、資料をしまい込むのではなく、活用することを最大の目的として地道に仕事を続けた結果なのです。

こうして集められた資料は二〇〇一年（平成十三年）の国家賠償請求訴訟の勝訴にも大きな役割を果たし、今は国立ハンセン病資料館で見る事ができます。

道輔さんは四〇年間、自らの仕事を声高に誇る事もなく、たんたんと資料を集め続けました。己の事よりも常に他者や社会、そして未来を意識した仕事を続け、生き抜きました。
二〇一四年（平成二六年）十月二〇日、山下道輔さんは八五歳で亡くなりました。まるで五月に亡くなった親友の谺さんの跡を追うように。

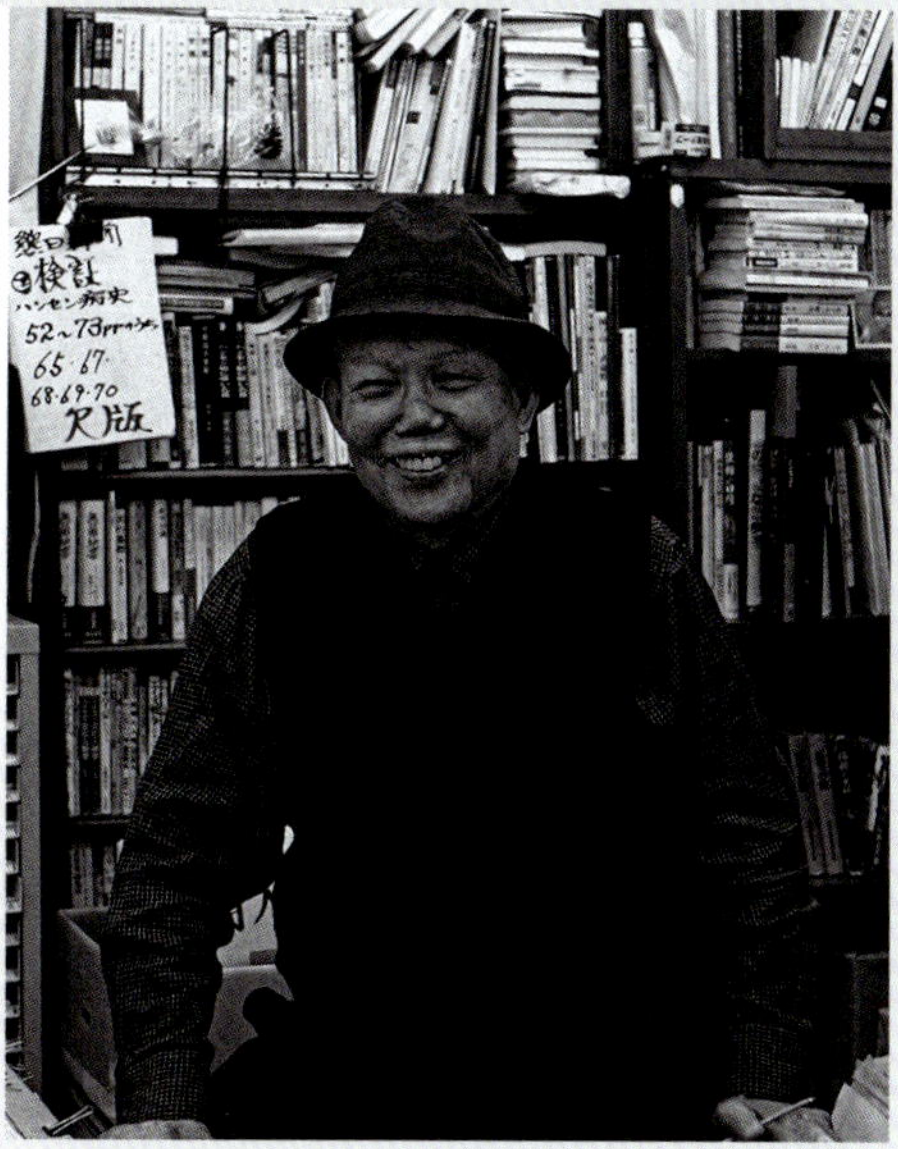

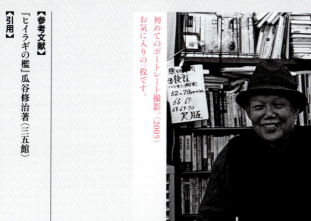

初めてのポートレート撮影。（2005）お気に入りの一枚です。

【参考文献】
『ヒイラギの檻』瓜谷修治著（三五館）
【引用】
多磨全生園機関誌「多磨」より　松本馨著（1977）

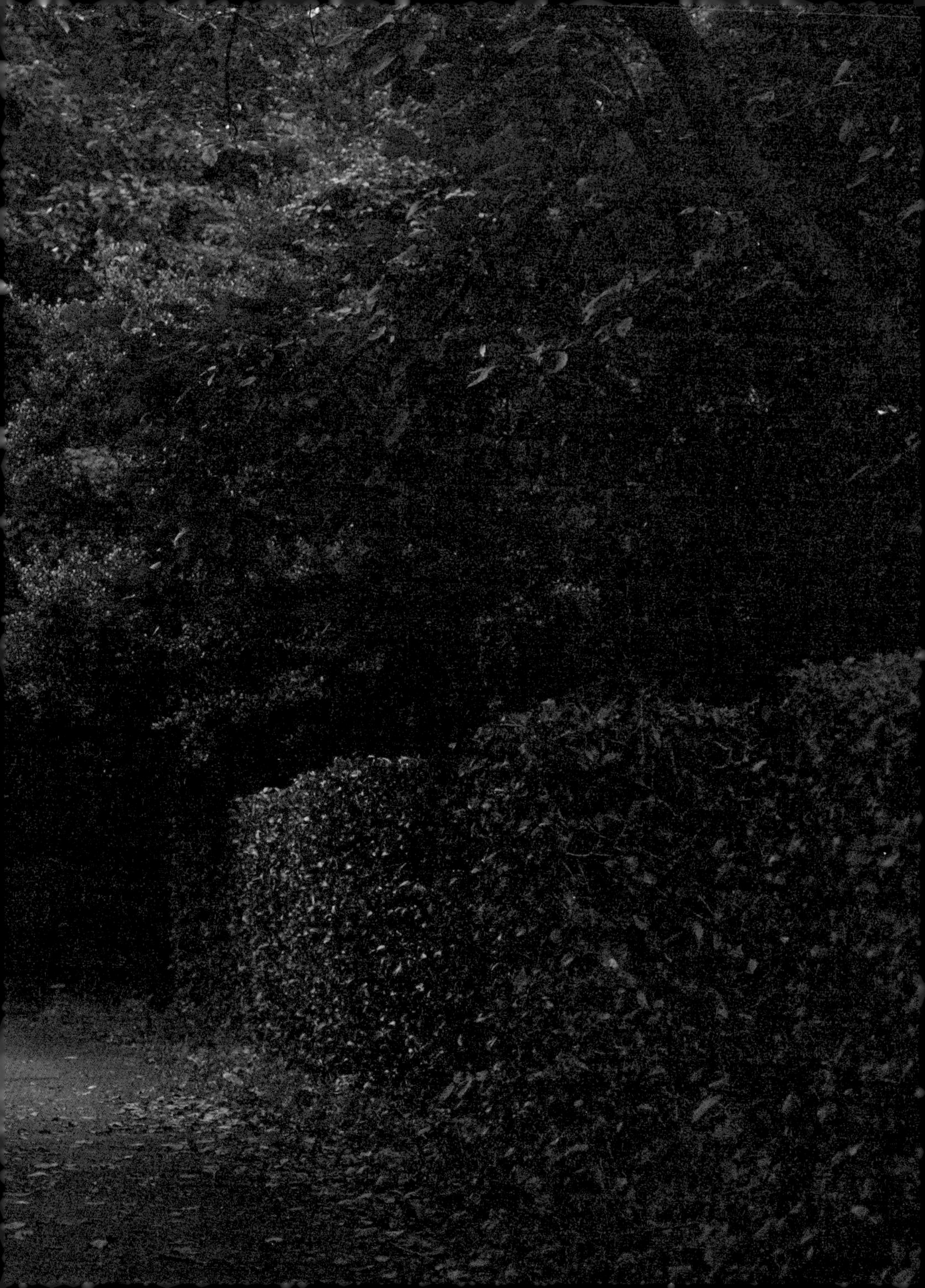

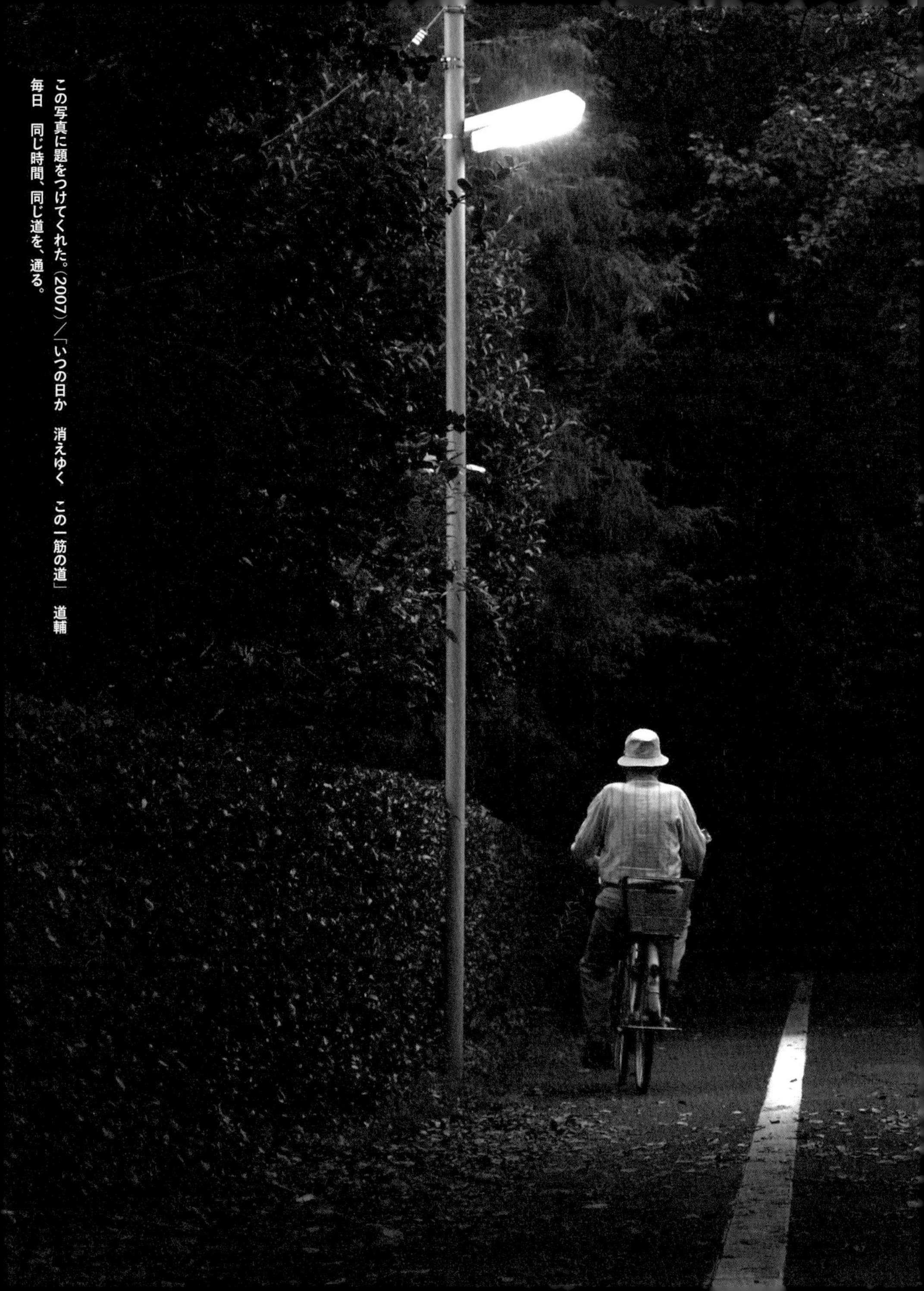

この写真に題をつけてくれた。（2007）／「いつの日か　消えゆく　この一筋の道」　道輔

毎日　同じ時間、同じ道を、通る。

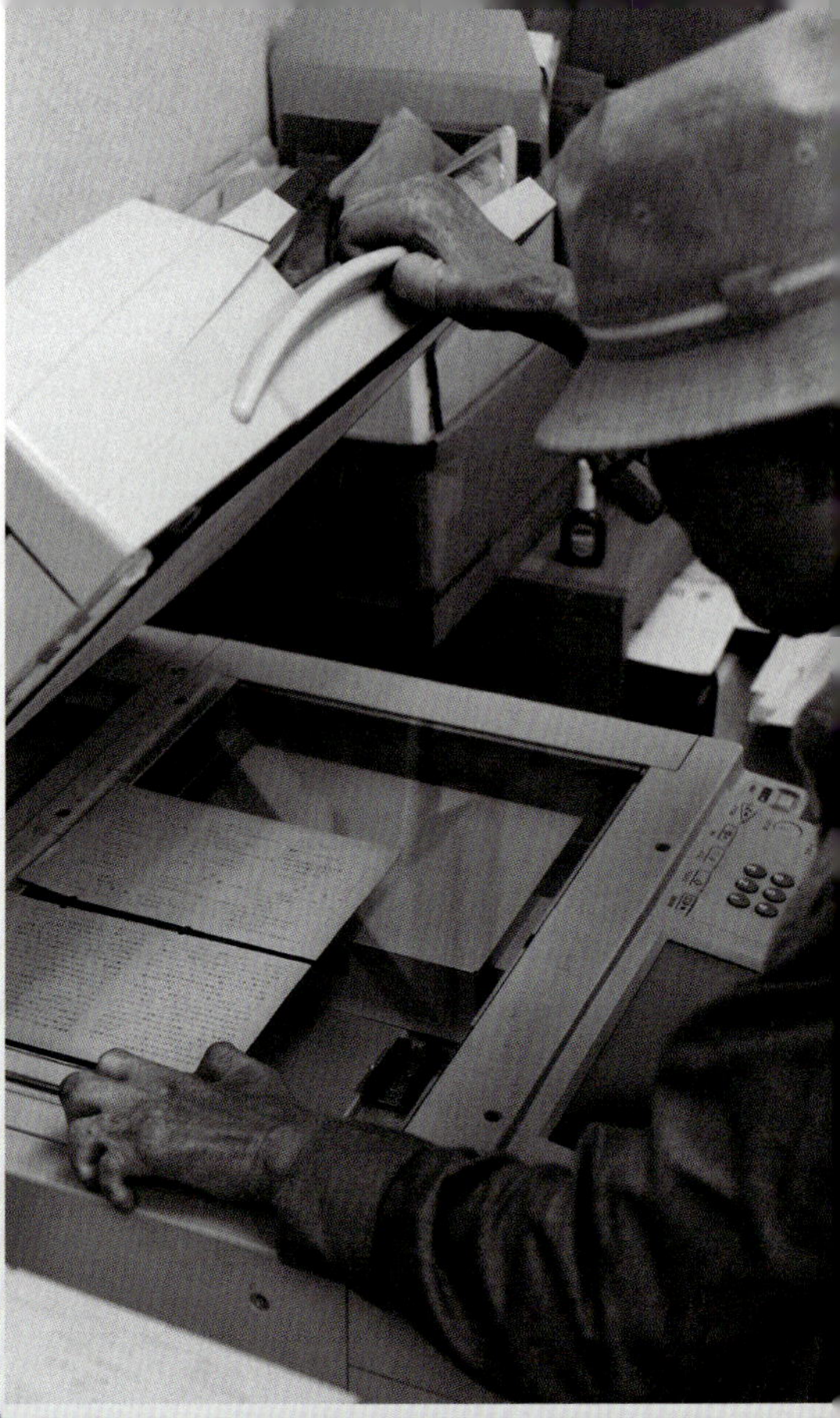

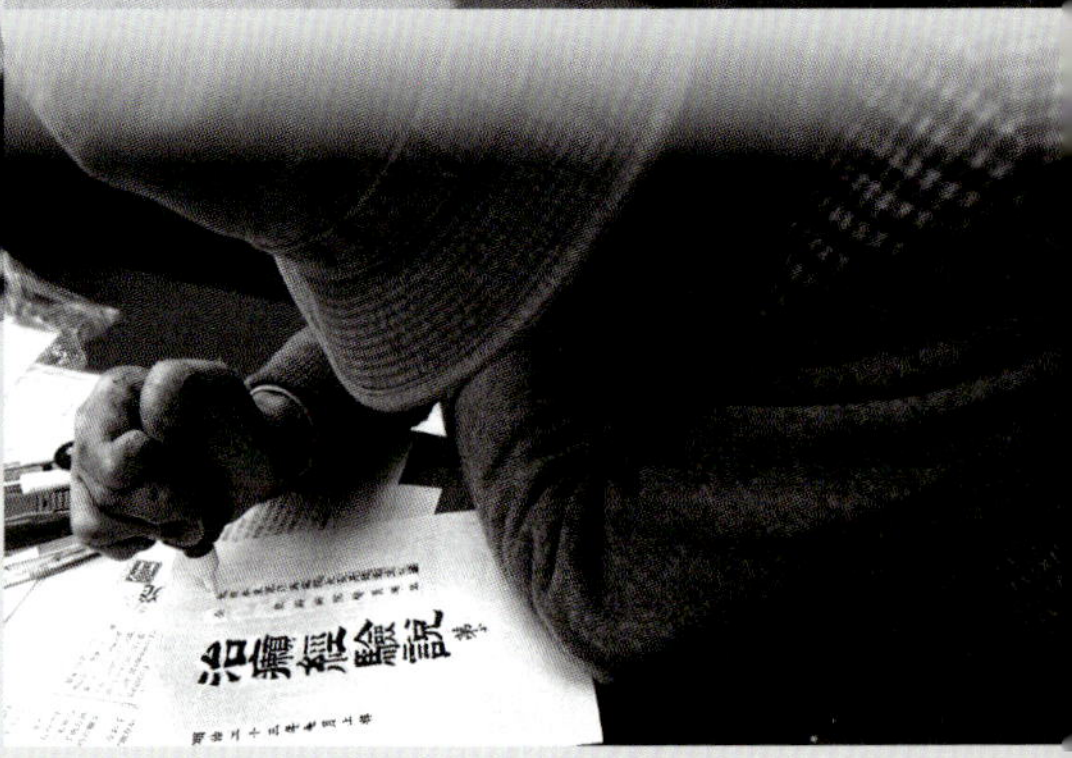

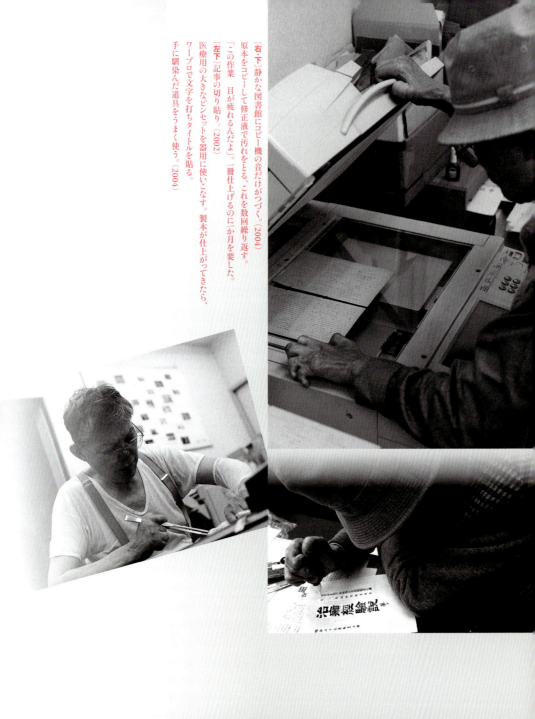

［**右・下**］静かな図書館にコピー機の音だけがつづく。（2004）
原本をコピーして修正液で汚れをとる、これを数回繰り返す。
「この作業　目が疲れるんだよ」。一冊仕上げるのに一か月を要した。

［**左下**］記事の切り貼り。（2002）
医療用の大きなピンセットを器用に使いこなす。製本が仕上がってきたら、
ワープロで文字を打ちタイトルを貼る。
手に馴染んだ道具をうまく使う。（2004）

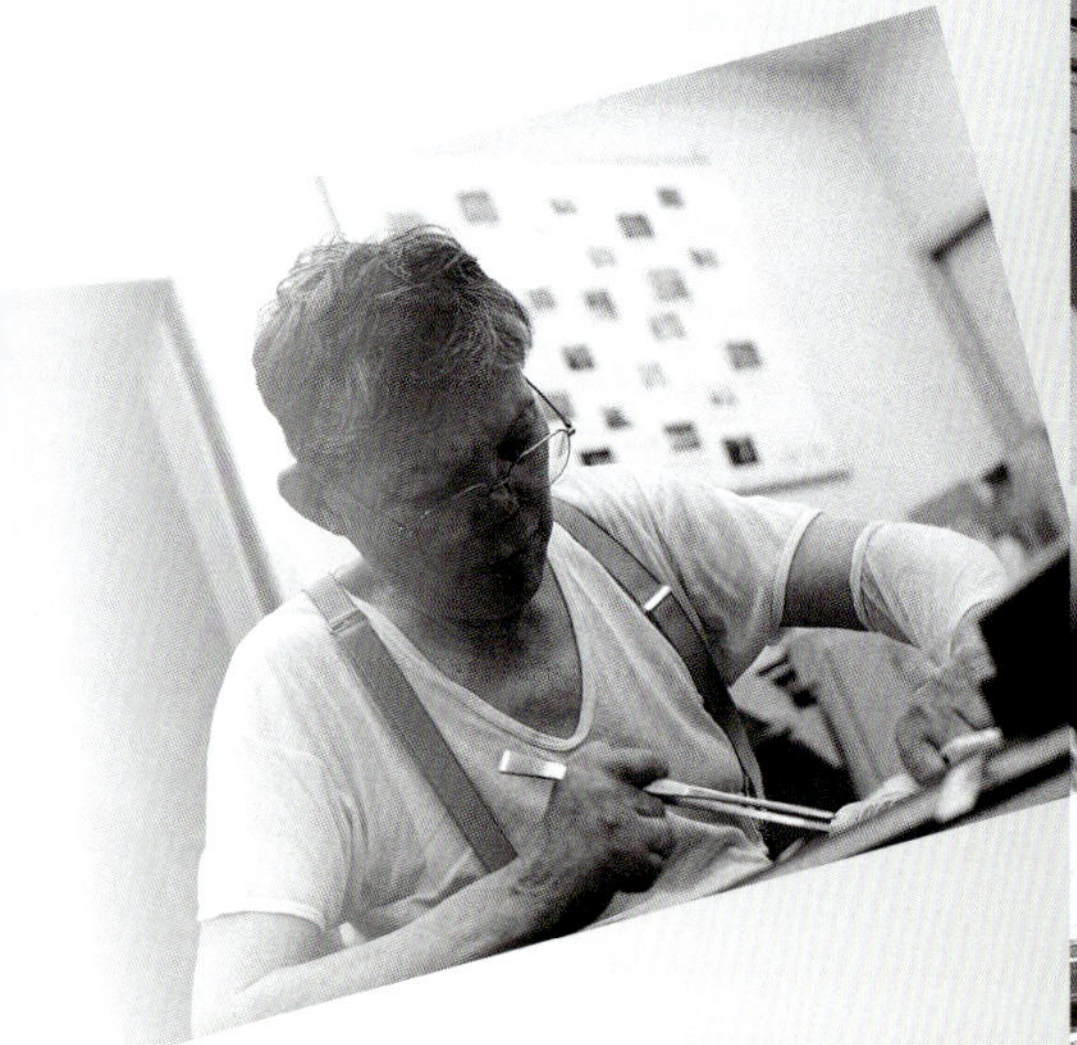

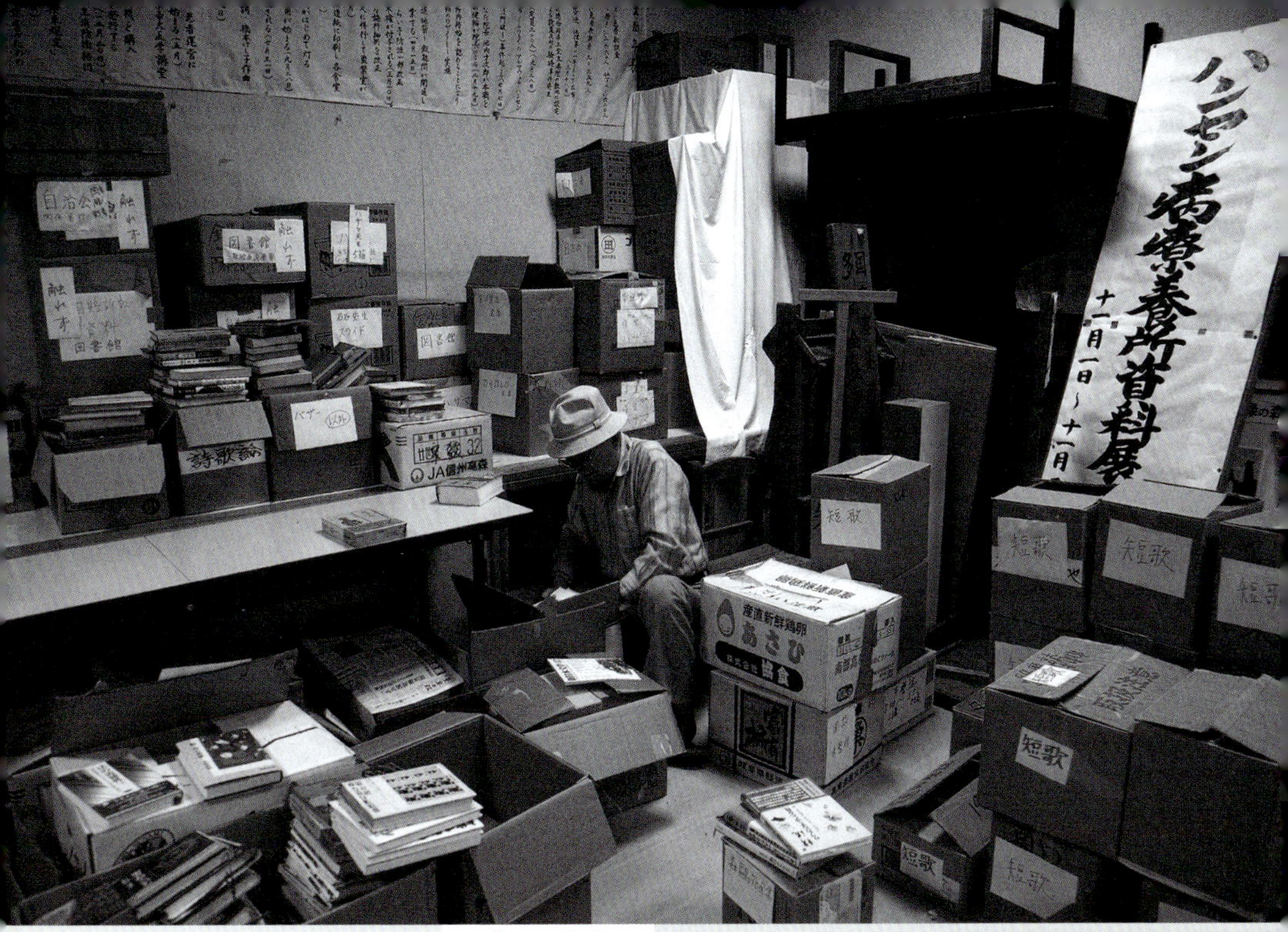

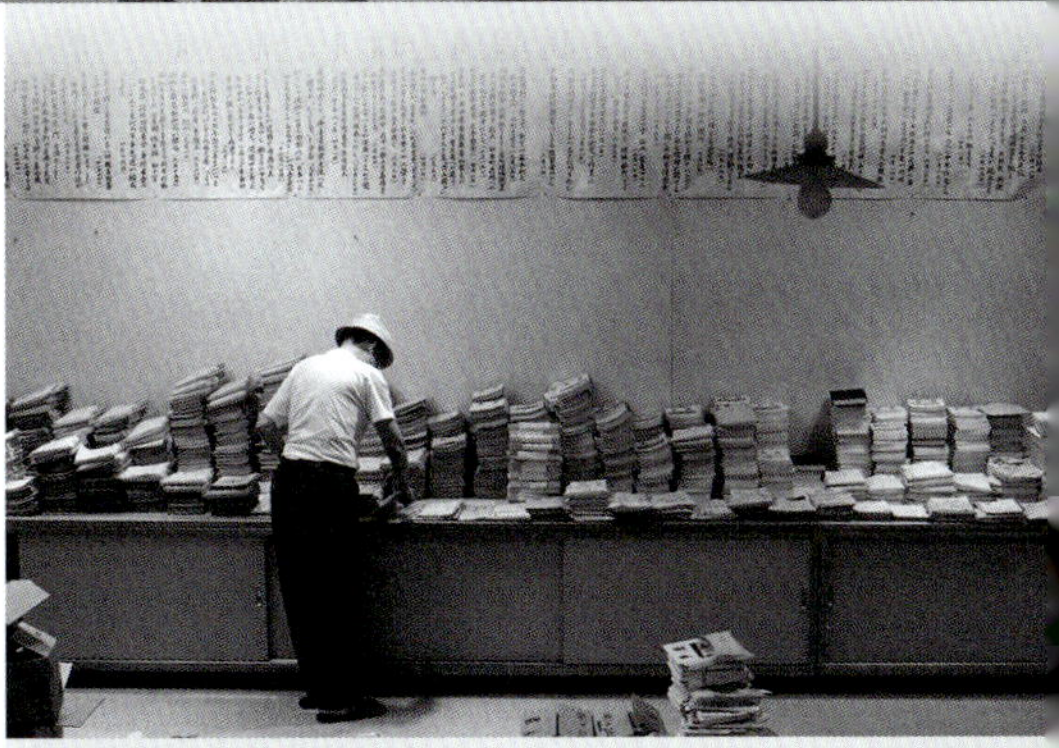

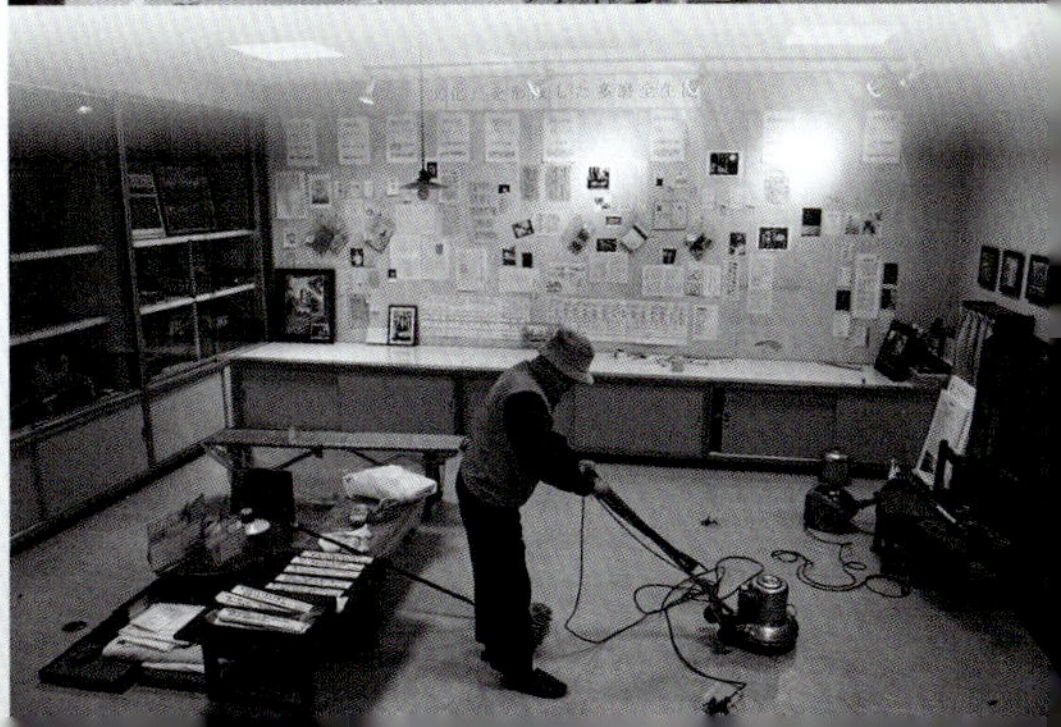

［上］詰め所で新聞に目を通す。（2003）
ハンセン病関連の記事を見つけると新聞名・年月日とともに切り抜き、コピーを三枚とる。山と積まれたコピー記事の総数は六千に及んだ。
［中］多磨全生園　機関誌「山桜」「多磨」をすべて並べる。（2004）
整理するのに一か月かかった。
［下］閉館が決まり感無量。（2007）

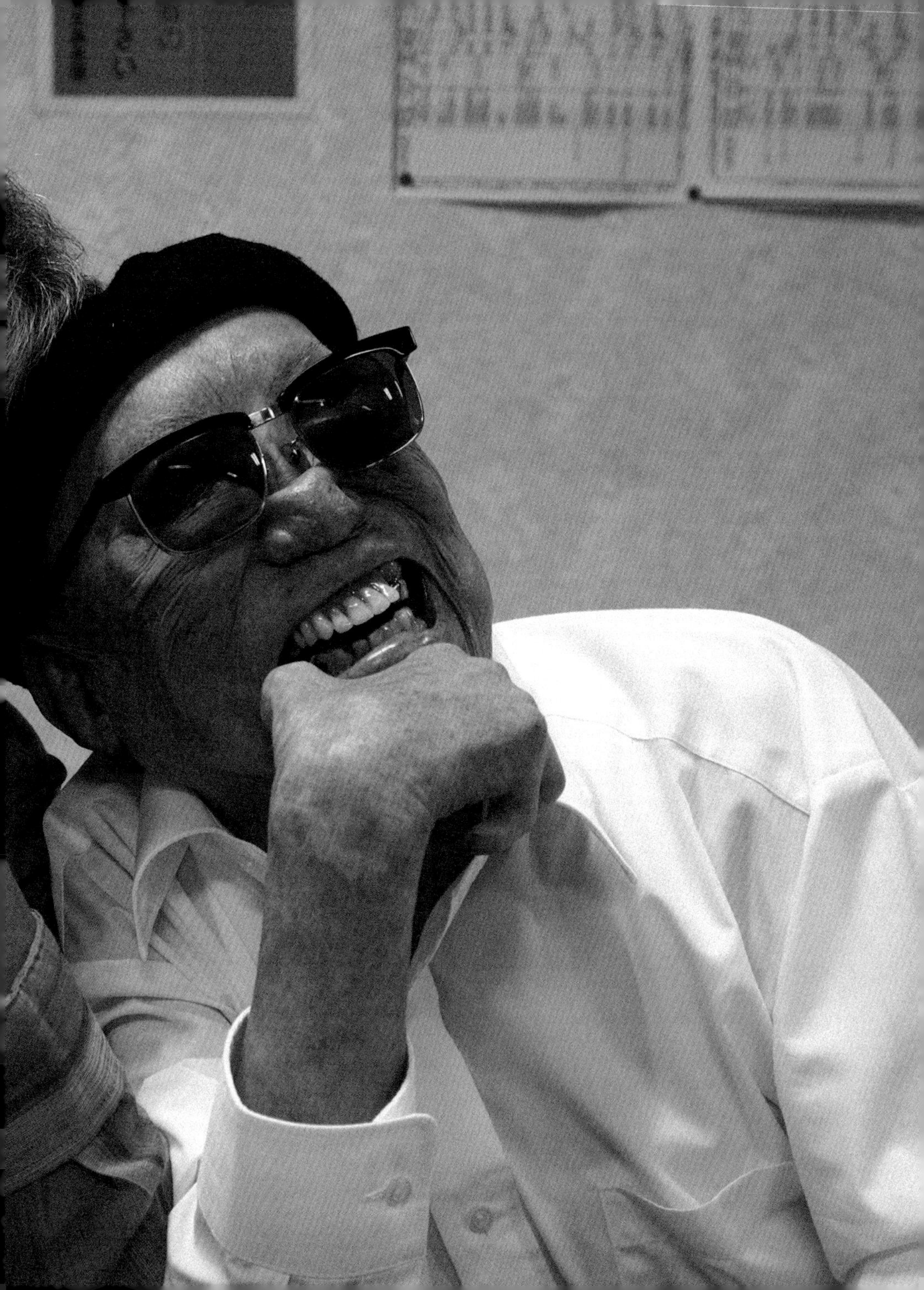

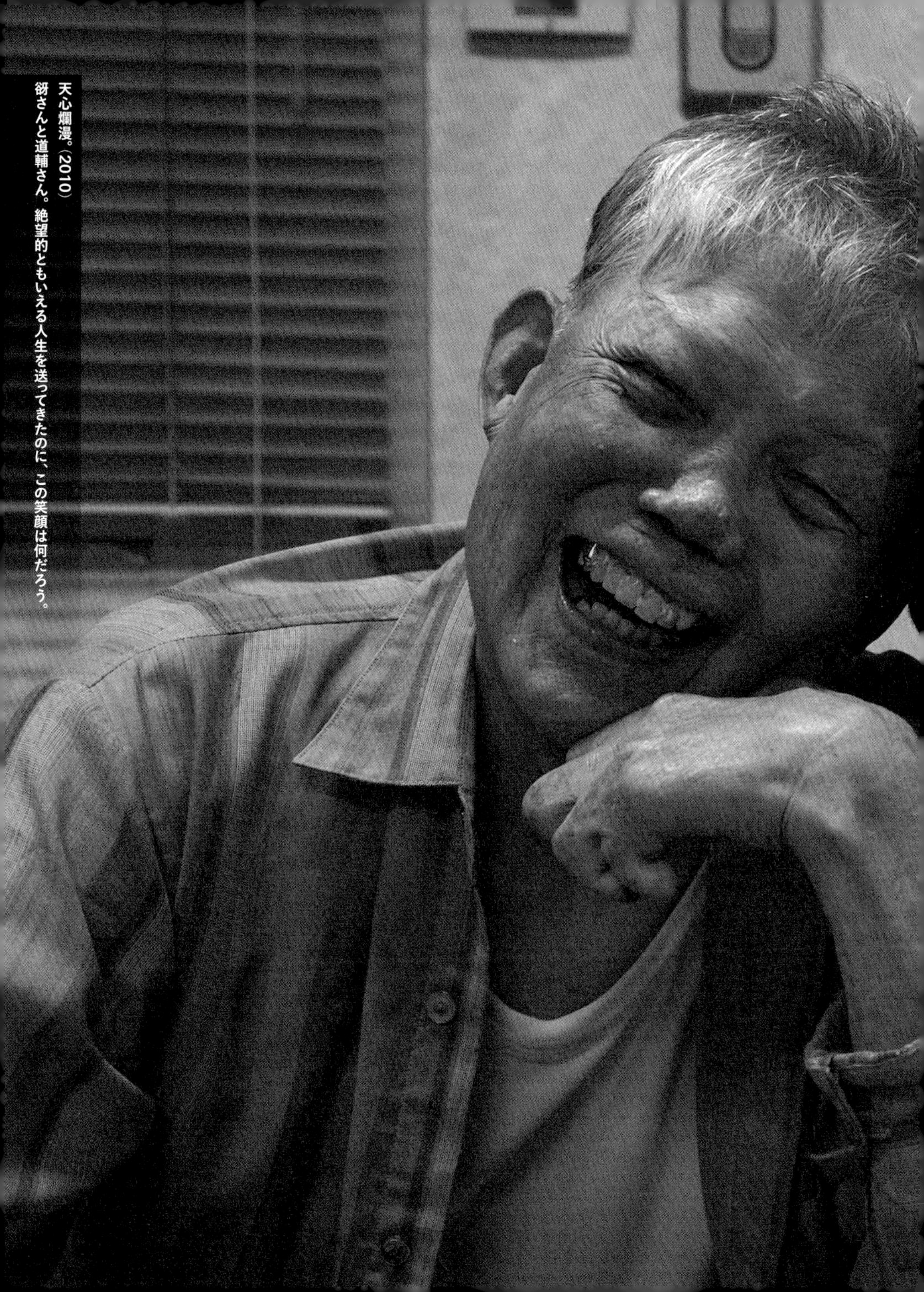

天心爛漫。（2010）
愡さんと道輔さん。絶望的ともいえる人生を送ってきたのに、この笑顔は何だろう。

苦難を乗り越えようとするとき、
必ず手を差しのべてくれる人が現れる。

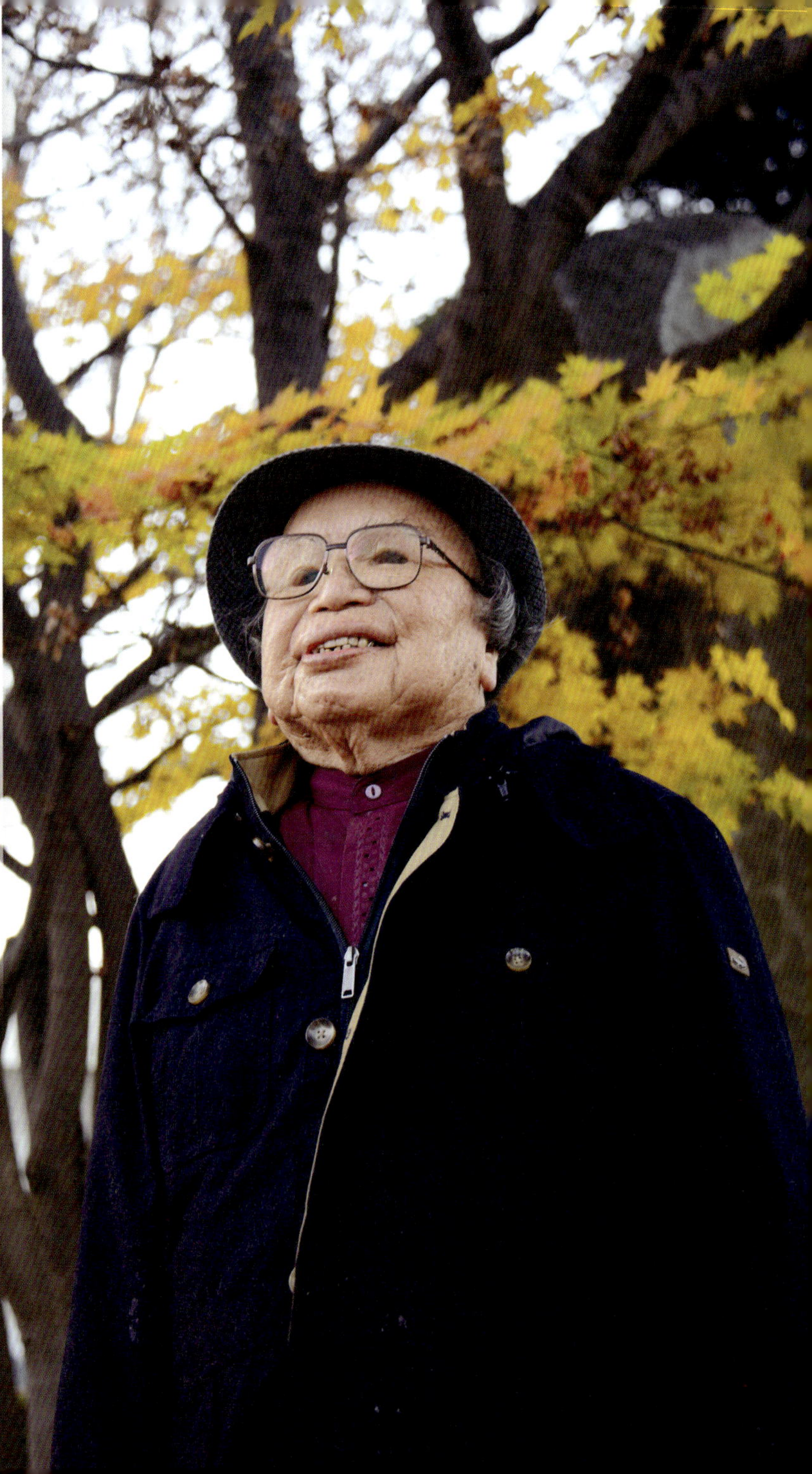

ある「語り部」の証言

怨念を消した後に

平沢保治

ひらさわ・やすじ●一九二七年、茨城県生まれ。十四歳で東京・多磨全生園に入所し、現在に至る。一九五〇年に結婚するが、その際に断種手術を受ける。ハンセン病回復者および障害者の権利運動にかかわる。近年は国立ハンセン病資料館の語り部として地域の小中学校の子どもたちを対象とした人権教育に携わっている。国立ハンセン病資料館運営委員。茨城大使。

許す心にこそ明日がある

私は茨城県古河市の生まれです。十四歳のときにハンセン病と診断され、一九四一年十二月に東京都東村山市のハンセン病療養所「多磨全生園」に入所し、以来ずっとここに住んでいます。園内では竹の篭作りの仕事をしていましたが、ハンセン病の特効薬プロミンによる治療の副作用で手足に障害が出てしまい、篭作りが続けられなくなりました。それからは造園の仕事をするようになります。一九五〇年に妻と所内結婚しますが、結婚するには断種手術を受けなくてはならず、自分の子どもを持つことはできませんでした。

一九五三年、らい予防法の改正の動きが高まりますが、結局ハンセン病患者の隔離政策が改められることはありませんでした。私も反対闘争に加わっていたので、大きな挫折感を味わいました。その後は全患協（全国国立らい療養所患者協議会、現全国ハンセン病療養所入所者協議会）の運動に積極的に参加するようになります。

当時、岡山の結核療養所で暮らす朝日茂さんが、国を相手に起こした訴訟（朝日訴訟）が大きな話題となりました。最高裁まで争われましたが、判決前に朝日さんが亡くなってしまいます。私は朝日さんの生き方に共感し、大きな影響を受けました。私は全患協の運動にのめり込んでいきましたが、無理をしたせいか全身神経痛となり、群馬県草津にあるハンセン病療養所「栗生楽泉園《くりうらくせんえん》」で、妻と二人でしばらく療養することになりました。

療養を終えて多磨全生園に戻った私は、閉鎖状態だった自治会の再建に取り組むことを決意します。一九六九年に自治会長に選ばれると、園内でも弱い立場にあった入所者（障害者や在日外国人）の支援に乗り出します。その結果、園内の年金制度や看護切り替えや居住様式など、療養に専念できる環境を作り上げていきました。

また、ほとんど利用者がいなくなっていた園内の図書館を「ハンセン病図書館にしよう」と、山下道輔さん（二〇一四年永眠）といっしょに資料の収集を始めました。最初はハンセン病に関係した図書だけでしたが、次第に療養所内で使われていた生活用品なども加わるようになりました。

もうひとつ自治会活動の柱にしたのが緑化活動です。当時は公害が社会問題になっていた頃で、園内に桜やけやきの木を植えようと考えました。しかし予算がありませんので、どんぐりの実を集めたり、奥多摩に行って苗を探したりしました。今、春になると満開の花を咲かせる桜は、われわれが一本一本植えたものです。

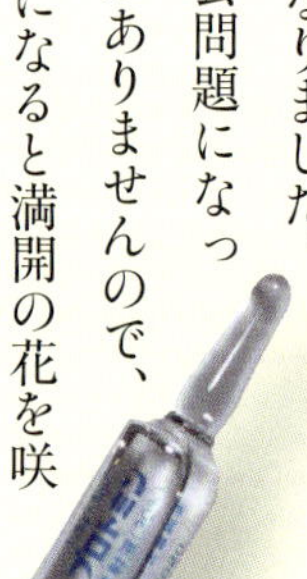

プロミン

当時、園内を一歩出れば、私たちハンセン病回復者はひどい差別を受けました。タクシーに乗せてもらえず、店に入っても商品を売ってもらえないことが当たり前のようにありました。東村山市の結核患者の組織と連携して、障害をもつ人や難病に苦しむ人たちの支援活動にも参加しましたが、ここでもつらい思いをしました。

しかし、そうした人たちを敵に回しても、ハンセン病回復者への偏見や差別が無くなることはありません。「怨念を怨念で返しても未来はない。許す心にこそ明日がある」が私の信念です。緑化活動も地域の人たちへの感謝の印と考えていました。

「自分たちをさらし者にすることが必要なのか」

「俺たちがいなくなった後、誰がこれを守ってくれるんだろう」

ある日、ハンセン病図書館の山下さんが、誰もが感じていた不安を口にしました。ハンセン病という病気はいずれ日本から無くなり、多磨全生園もその役割を終える日が来るでしょう。でも差別や偏見にさらされながらも、私たちが生きた確かな証を収集した図書館までが消えてしまうのは悲しい。そこで私は大谷藤郎先生に相談することにしました。大谷先生は厚生省(当時)の官僚として、ハンセン病をはじめ障害者の福祉向上に携わってこられた方で、私も入所者の待遇改善運動を通じて、親交がありました。

当時、藤楓《とうふう》協会◉の理事長だった大谷先生は、「協会の四〇周年記念事業として高松宮殿下の遺品を

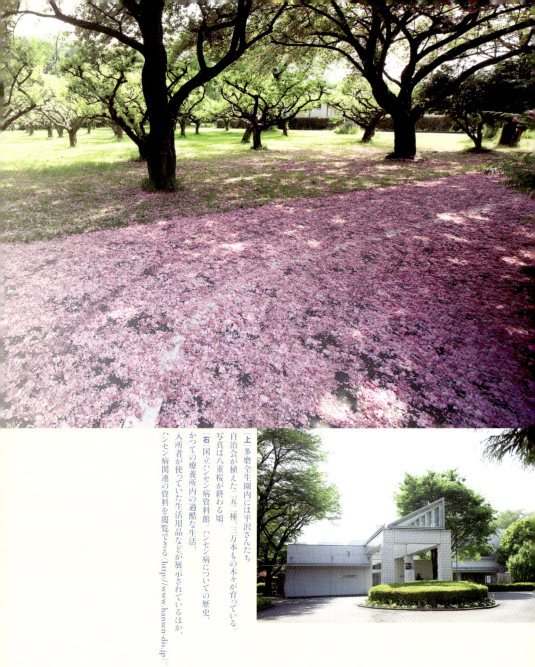

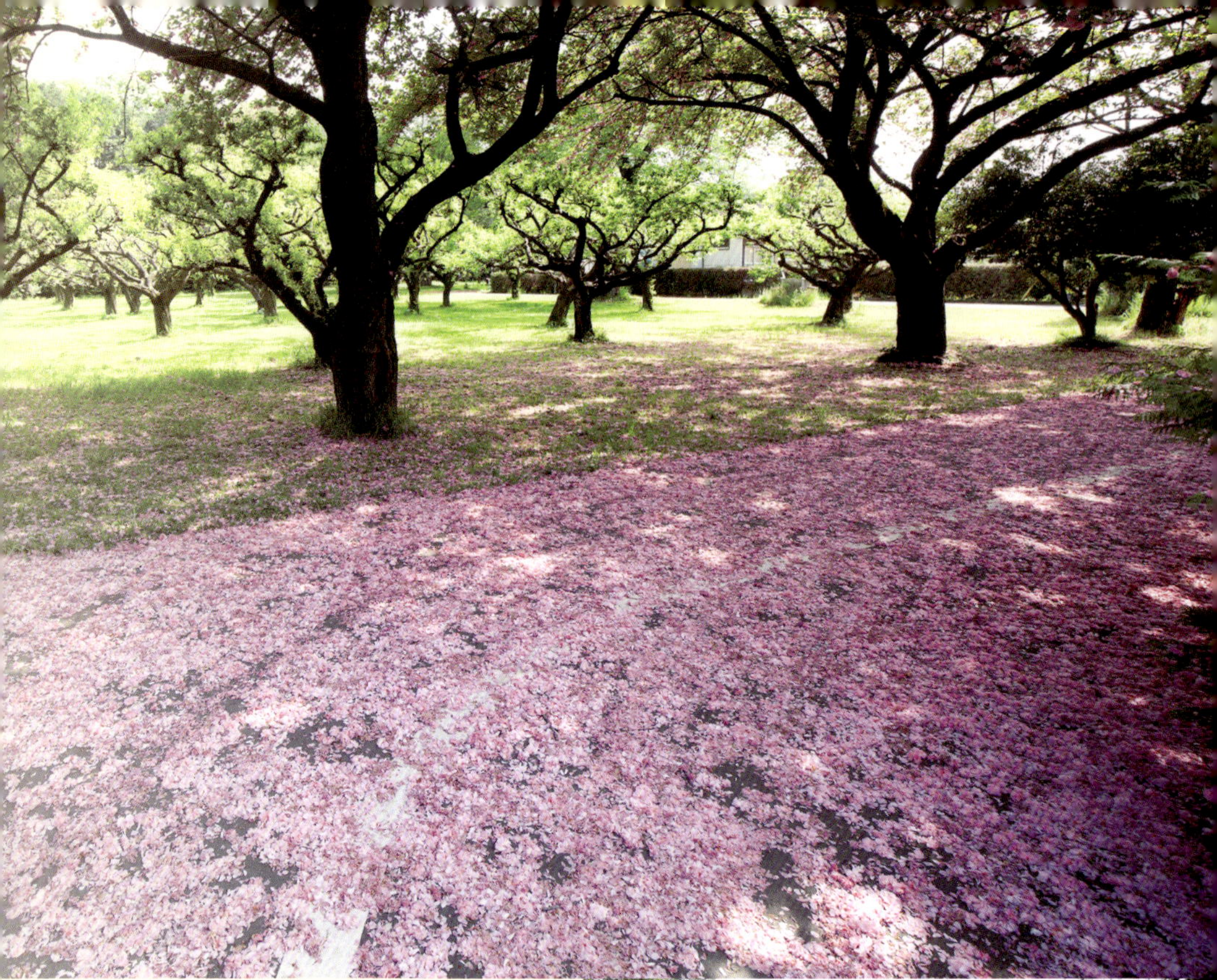

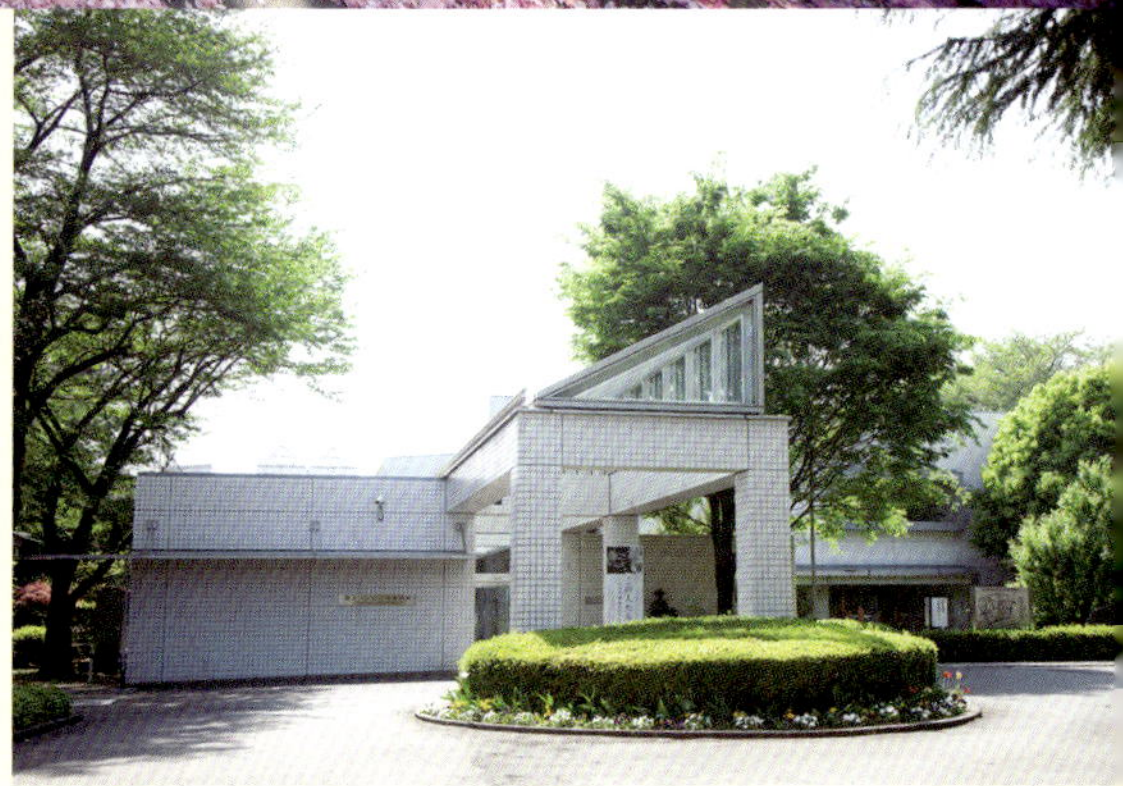

［上］多磨全生園内には平沢さんたち
自治会が植えた二五二種、三万本もの木々が育っている。
写真は八重桜が終わる頃。
［右］国立ハンセン病資料館。ハンセン病についての歴史、
かつての療養所内の過酷な生活、
入所者が使っていた生活用品などが展示されているほか、
ハンセン病関連の資料を閲覧できる（http://www.hansen-dis.jp）。

保管展示する場所を多磨全生園の中に作れないか」と言うのです。話し合いをするうちに、ハンセン病図書館で私たちが集めてきた多くの資料も合わせて展示する「ハンセン病資料館」の計画へと発展していきました。

建設費用は七億円。ところがちょうどバブル経済がはじけた頃で、協会が当てにしていた寄付金が集まりそうにない。そこで私たちも街頭に立って募金活動を行うことにしました。入所者の中には、一人で三百万円を寄付してくれた人もいましたが、一方で「ハンセン病は社会から忘れられようとしているのに、わざわざ過去を遡って、自分たちをさらし者にすることが必要なのか」と批判する者もいました。

最終的に私たちと全患協を含めて一億三千万円を集めることができ、資料館の建設が始まりました。私たちは「もっと充実した資料館にしよう」と考え、全国の療養所を訪ね歩いて、手弁当で資料の収集を行いました。

そして一九九三年六月二五日、大谷先生を初代館長に迎え、「高松宮記念ハンセン病資料館」がオープンしました。こうした資料館は行政側が主体となって運営を行いますが、ハンセン病資料館は多磨全生園の入所者が中心となって、展示企画、制作、レイアウト、運営までをボランティアで行いました。これは世界でも例のない試みだそうです。

高松宮記念ハンセン病資料館は、二〇〇七年四月に「国立ハンセン病資料館」としてリニューアルされ、現在に至っています。

らい予防法廃止と国家賠償訴訟をめぐる葛藤

一九九四年一月、盛岡で開催された日本ハンセン病学会で大谷藤郎先生が「らい予防法は廃止すべき」と発言したことで、ハンセン病の問題は大きく動き始めました。この発言に一番驚いたのは、療養所で生活しているわれわれ入所者だったかもしれません。私自身は改正を考えていたので、いきなり廃止と聞いてびっくりした記憶があります。実際「廃止なんて、とんでもない」と、全国の療養所から反発の声が上がりました。

私たち回復者は「らい予防法は悪法だ」と思っています。しかし、この法律があるから療養所で暮らすことができました。「もし予防法が無くなれば、社会に放り出されてしまうのではないか」と恐れる入所者がたくさんいたのです。私たちには帰ることができる故郷がありません。多磨全生園内にある納骨堂には、故郷の墓に入ることもできない四千人以上の骨が眠っています。「今さら社会の中で生きていくことなどできない」と予防法廃止に拒否反応を示した人を責めることはできませんでした。

しかし、日本のハンセン病対策は国民に対しハンセン病への医学的に間違った恐怖感を煽ることで成立してしまった、人権思想からかけ離れたものでした。明らかな憲法違反であり、これは正さなくてはなりません。そのためには回復者がまとまらなくてはならないのです。私たちは全患協を通して賛同できるよう政府の力も借り、説得に努めました。

大谷先生の発言を受けて、十一月には療養所所長連盟が廃止を求める統一見解を出し、翌一九九五年四月の日本らい学会でも「廃止されなくてはならない」と発表。そして一九九六年四月、らい予防法はついに廃止されましたが、療養所が閉鎖されることはありませんでした。

一九九八年七月、熊本地裁にハンセン病回復者十三名の原告による国家賠償請求訴訟が提訴されました。二〇〇一年に原告勝訴の判決が下されますが、小泉純一郎首相は控訴を断念し、国として謝罪を行いました。この裁判でも回復者側は最後まで一枚岩になることができませんでした。「これだけ国の世話になっているのに、賠償金を求めるとは何事か」という意見や、原告や裁判の支援者へ冷ややかな態度を取る人も少なくありませんでした。

いまも実家には行けていない

私はこれまで生きてきて、本当に多くの人々に助けられてきました。苦しいときに人の手を借りることは恥ずかしいことではありません。人間は苦難を乗り越えようと決めたときに、必ず手を差しのべてくれる人が現れます。大谷先生が厚生省の課長になったときにわれわれが会いに行くと、職員たちが「患者を部屋に入れないでください」と先生に詰め寄ったことがありました。職員たちの先頭に立っていた係長が、後にハンセン病問題に一番力を注いでくれました。最初の出会いの印象だけで、敵を作ってしまうのはよくないこと。「誰とでも仲良くするなんて」と私を批判する声も聞こえてきますが、一人でも味方を増やすことを考えた方がいいのです。

現在私はハンセン病の「語り部」として、多くの子どもたちに命と心と平和について語る活動をしています。子どもたちには、夢と希望をもって生きてほしいと伝えています。生きていればこそ楽しいことがあります。子どもたちは家に帰ると、両親や祖父母に「平沢さんと会ってきたよ。ハンセン病は治る病気で怖くないんだ」と伝えてくれます。

ほとんどの都道府県で講演し、世界の二二か国を訪れ、その国のハンセン病回復者と交流を持つこともできました。ハワイのモロカイ島にある療養所を訪れたときに、一九六四年の東京オリンピックを観戦するために、ここから日本に行ったことがあるという人に出会いました。当時、私たちが神宮の国立競技場に行くことなど想像もできませんでしたから、びっくりしたものです。

海外ではハンセン病患者の施設が本当にひどい場所にあって驚きます。そんなところにも日本財団の笹川陽平会長が自ら足を運んで支援を行っているのは、素晴らしいことだと思います。お父さんの笹川良一さんにもお会いしたことがありますが、世界のハンセン病制圧において、笹川親子が果たした功績は大きいと思います。

私の故郷、茨城県古河市の自分が通った小学校で後輩たちに話をすることもできました。しかし学校のすぐ近くにある実家に足を踏みいれることも、肉親と会うこともできません。寺と檀家が反対するので、墓参りもできません。妹から届いた手紙には「私は今も旧姓を名乗ることができません。兄さんのことが家族に知れたらどうなるか分かりません」と書かれていました。私が無理を通したところで、「自分一人のために、家族を苦しめるのか」と言われるだけです。

偏見という悪魔はどこにでもひそんでいます。今も福島県産の食材を輸入禁止にしている国がありますね。私の講演を聞いてくれた人は「偏見や差別は許されない」と言うかもしれません。でも、もし自分の娘さんがハンセン病の父親を持つ男性と結婚すると言ったとき、二つ返事で祝福してくれる人がどれだけいるでしょうか。社会復帰した回復者やその家族が戦々恐々としているのは、今もそういう事情があるからです。

ハンセン病資料館のロマン

私は今、資料館の未来をどうすべきかを考えています。全国の療養所には独自の資料館がありますが、それらを一本化し、国立ハンセン病資料館を拠点として、あらゆる人たちが情報にアクセスできるようにするのはどうでしょうか。運営も科学技術振興財団を通じて文部科学省、ふれあい福祉協会を通じて厚生労働省、そして日本財団が世界の課題も含めて共同で行うようにすればいい。どこかひとつがやるのではなく、三つの組織がまとまって、私たちが残した財産を守っていってほしいのです。財産とはハンセン病の歴史ではなく、ハンセン病患者・回復者が絶望に沈むことなく、どのように生きたのかという記録です。そしてこの資料館が、あらゆる人の宝物になってほしい。そうしてこそ、私たちに手を差しのべてくれた多くの人々へのささやかな恩返しになるのではないでしょうか。

未来の人たちに感謝の気持ちを込めて、資料館を残したい。とてもロマンチックな考えだとは思いませんか。

（二〇一五年十月十七日・談）

◉——救癩運動のシンボルであった貞明皇后を継ぎ、高松宮が設立。皇族による積極的な福祉活動の後二〇〇三年に解散、その活動は「ふれあい福祉協会」に引き継がれた。

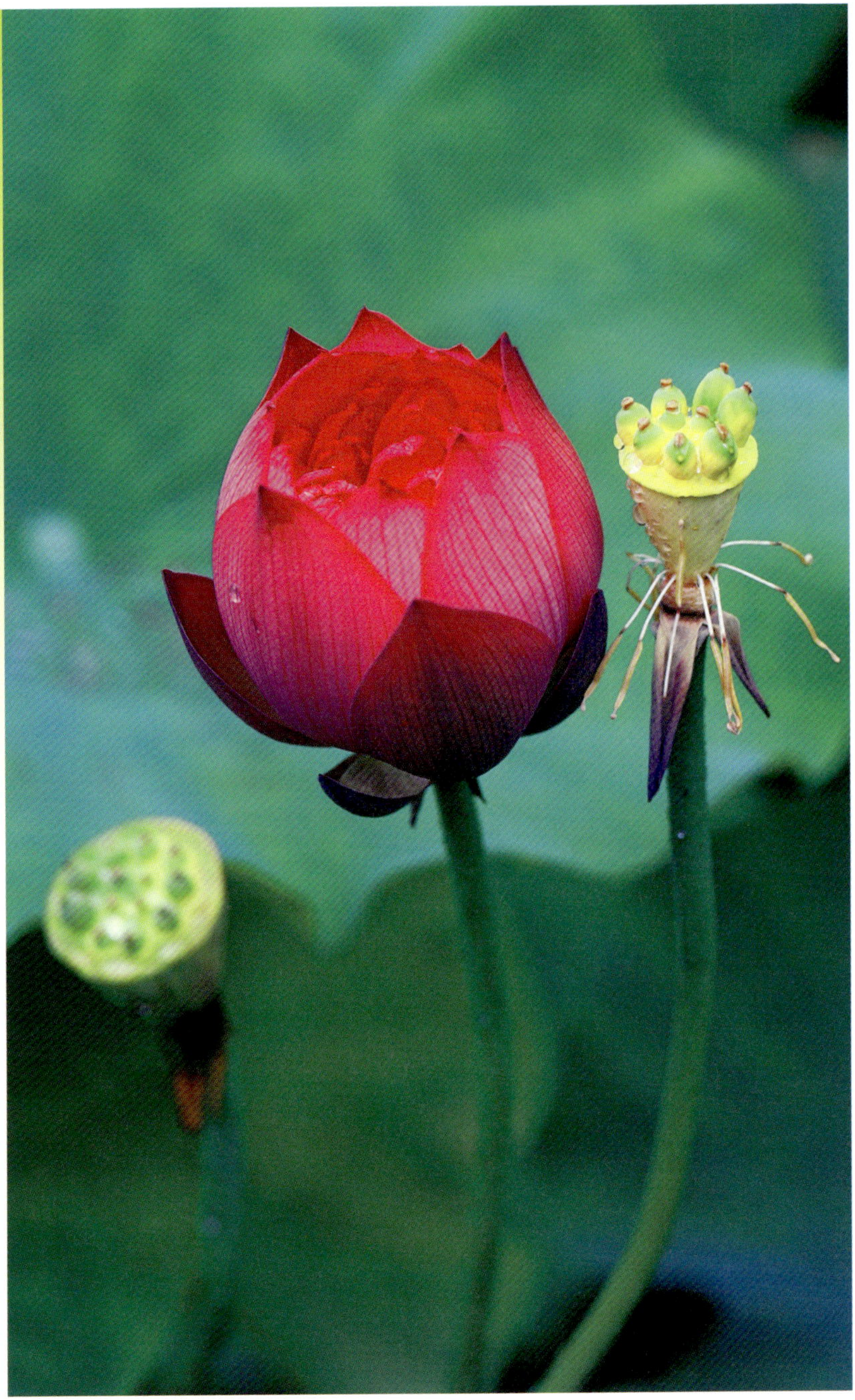

「無垢」——写真集『蓮物語Ⅱ』（2003）より。撮影▼加藤健（駿河療養所）　写真提供▼国立ハンセン病資料館

「ハンセン病について」――アンケート①

●――さまざまな分野でご活躍中の方々に訊きました。
❶ハンセン病やハンセン病問題について知っていることは？
❷ハンセン病やハンセン病問題について思うこと、考えることは？

池田清彦［いけだ・きよひこ／生物学者］

東京都出身／早稲田大学教授／68歳

❶昔はライ病といって不治の病いとされ、患者は隔離され差別された。現在は特効薬が出来て、治療可能になった。患者差別の元凶のらい予防法は一九九六年廃止された。

❷ハンセン病の元患者は長く療養所で隔離され続けたため高齢化し、社会復帰もほぼ不可能になっており、国は特段の援助をする義務があると思う。沖縄にしばらく住んでいたときに名護市の屋我地島にある愛楽園に行ったことがあるが、強制的に断種されたり、患者の一家が焼き討ちされたりした話を聞いて、無知から来る差別は恐ろしいと思った。

菅 直人［かん・なおと／政治家］

山口県出身／衆議院議員／69歳

❶ハンセン病は日本では「らい病」と呼ばれ、治療が難しい伝染病であるとして、患者になると家族や社会から隔離され、施設から外に出られず、子どもをつくることも認められないなど厳しい隔離政策がとられてきました。そして治療薬が開発され、伝染の危険がなくなった後も「らい予防法」に基づく隔離政策が長く継続し、人権侵害が続きました。多くの人の努力により、ようやく一九九六年、私が厚生大臣に就任直後「らい予防法」が廃止され、隔離政策が完全になくなりました。

❷地元にあった多磨全生園をはじめ、ハンセン病の施設の多くを訪ね、患者団体の人々とも親しくなりました。らい予防法の廃止が遅れ、必要のない隔離政策が長く継続し、多くの患者さんの人権を侵害してきたことを政治家として強く反省しています。

また施設に残っている元患者の方が高齢化されており、国が責任を持って最後まで面倒を見るべきと考えています。

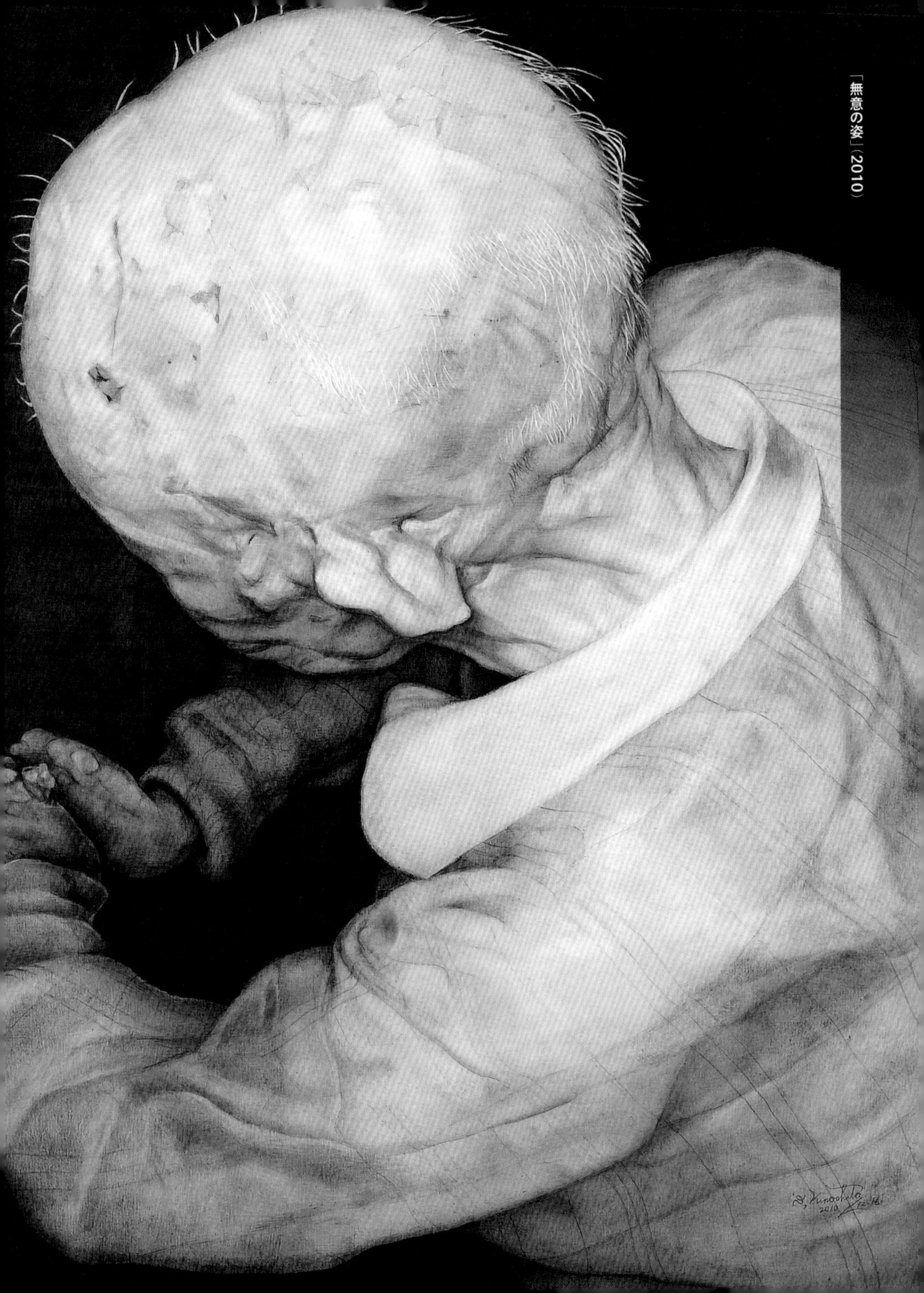

「無意の姿」（2010）

私にとって作品のモデルとなる人物との出会いは、何時も予期せぬ形で突然にやって来る。然もそれは、自分自身の人生にとって大変重要なものとなるから、謂わば〝偶然の必然〟である。

二〇〇五年早春、鉛筆画をテーマに出演したNHKラジオ番組の生放送終了直後のことだった。目の前にいたアナウンサーのA女史の携帯電話が鳴った。その会話内容を偶然耳にしてしまったのである。会話中に出てきた〝桜井哲夫〟の名が、私には気になっていた。

遡ること三年前の二〇〇二年、NHKテレビ「にんげんドキュメント 津軽・故郷《ふるさと》の光の中へ◉」を見て衝撃を受け、主人公の元ハンセン病患者の名が記憶に刻印されていたからである。

思わず「あのー、桜井さんってハンセン病の……」と問うと、A女史は「ええ、来週、群馬県草津の国立ハンセン病療養所・栗生楽泉園に桜井さんを訪ねることになっているのですが、同行予定の友人が急に行けなくなりまして」と言う。一人でも車で行くと話す彼女に「図々しいお願いですが、僕も連れて行っていただけませんか」と尋ねた。

このラジオ番組より以前、A女史は偶然に沖縄の佐喜眞美術館で開かれていた私の個展を見ていた。そんな経緯もあって、何《いず》れ桜井さんを紹介しようと想っていたのだと、唐突な申し出を快諾してくれたのだった。

翌週の四月七日四時頃に、標高千メートル以上の草津温泉街郊外の山中にある

幻の泪

元ハンセン病患者の詩人 桜井哲夫さんを描く

木下 晋

きのした・すすむ◉1947年、富山県生まれ。16歳のとき自由美術協会展に最年少で入選。
画家を志し鉛筆による表現を極めてきた。対象は「最後の瞽女」小林ハル、
『痴人の愛』のモデル和嶋せい、老いた母、そして元ハンセン病患者の詩人桜井哲夫など。
複数の合掌図の一つは湯殿山注連寺の天井画となる。
画文集『祈りの心』(求龍堂)がある。

〝孤独〟か……もっと異質な、重みの深淵であろう。

栗生楽泉園に桜井さんを訪ねる。彼女が面会と宿泊手続きをしている間に、私は桜井さんの部屋を覗き見た。盲人故に電灯を点ける必要もなく暗いのだ。目を凝らして中を窺《うかが》うと、壁際を向いたまま身動き一つせず座している小男の背中が見えた。私は一瞬ゾッとする物を感じたのである。〝孤独〟か……この男の背中に現れている物は、明らかにもっと異質な、重みの深淵であろう。

私は率直に、その重みの正体を知りたいと想った。A女史から桜井さんを紹介してもらうが、行き成り「モデルになって下さい」と、手順を踏まない性急な依頼は、しかしにべもなく断られてしまう。

ハンセン病訴訟による裁判に原告側が勝訴したと言っても、社会の偏見・差別や蔑視が変わるはずもなく、未だに元患者である本人及び家族は迫害に晒され、中には自殺者まで出てしまうという事情が背景にある。ハンセン病であることを知られず、ひっそりと生きることこそ最善の策なのに、桜井さんがテレビに出たことで周囲は騒然として、療養所内でのバッシングも烈《はげ》しかったらしい。それを慮《おもんぱか》っての返答だった。

私については、何か老人や障害者ばかりを描いて、社会を告発するが如く想われているが、それは誤解である。結果的にそうだったとしても、そんな思惑等は皆無なのだ。むしろ描くこと以上に、自分とは異なる世界から受ける衝撃の正体を知る事が大切なのである。

それ故に描く事を断られても、納得してもらえる迄何度も通うのだ。

桜井さんから「先生に話したいことがある」と連絡が来たのは、出会ってから一年後ぐらいの時だった。

療養所の中で二人だけで対座すると、私は何を言われるか緊張しまくる。酒を呑み、散らし寿司をご馳走になり、宴酣《えんたけなわ》の頃、桜井さんは心も解《ほぐ》れたのか「入れ歯が逃

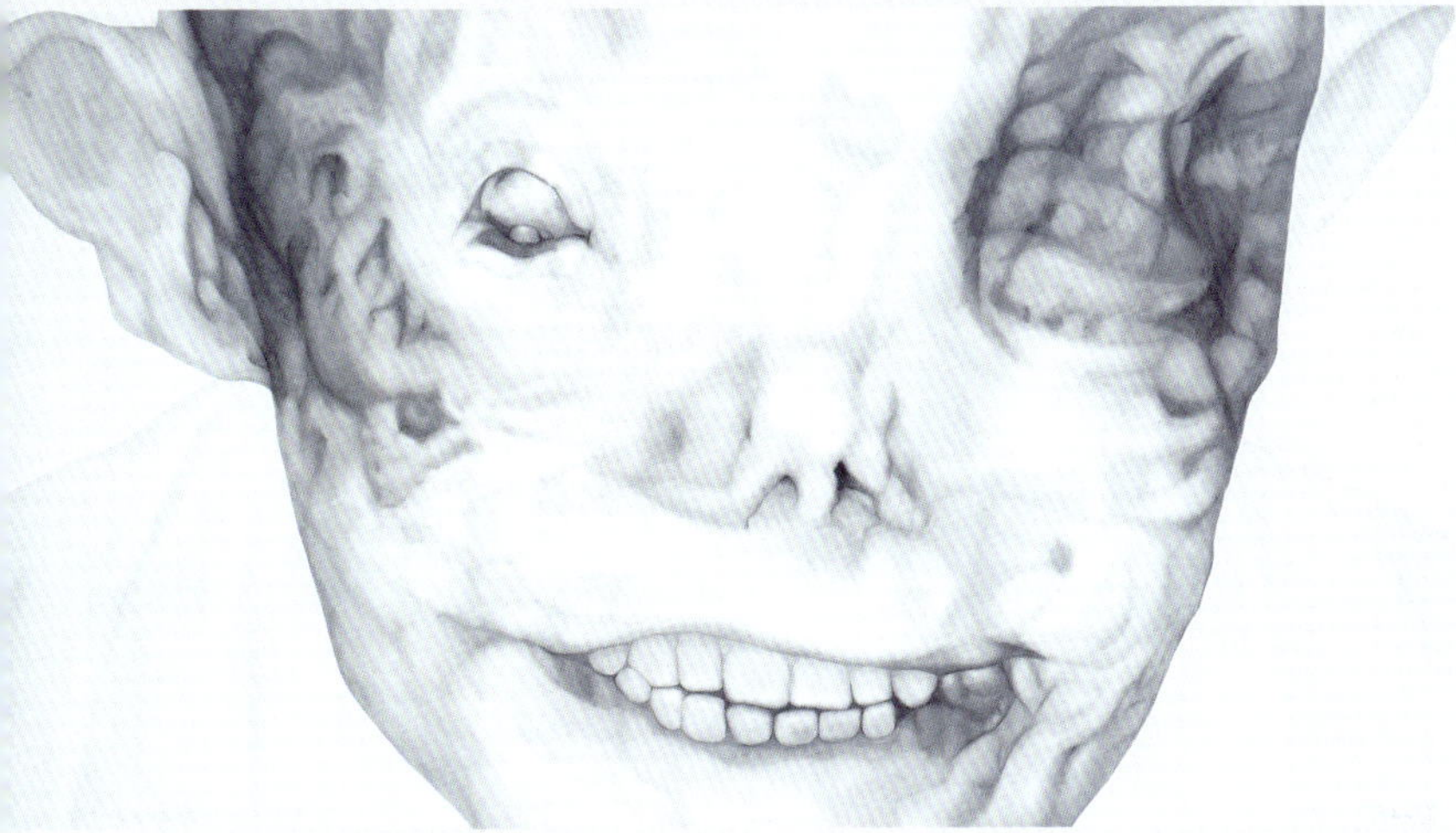

「光の眺望」（2008）

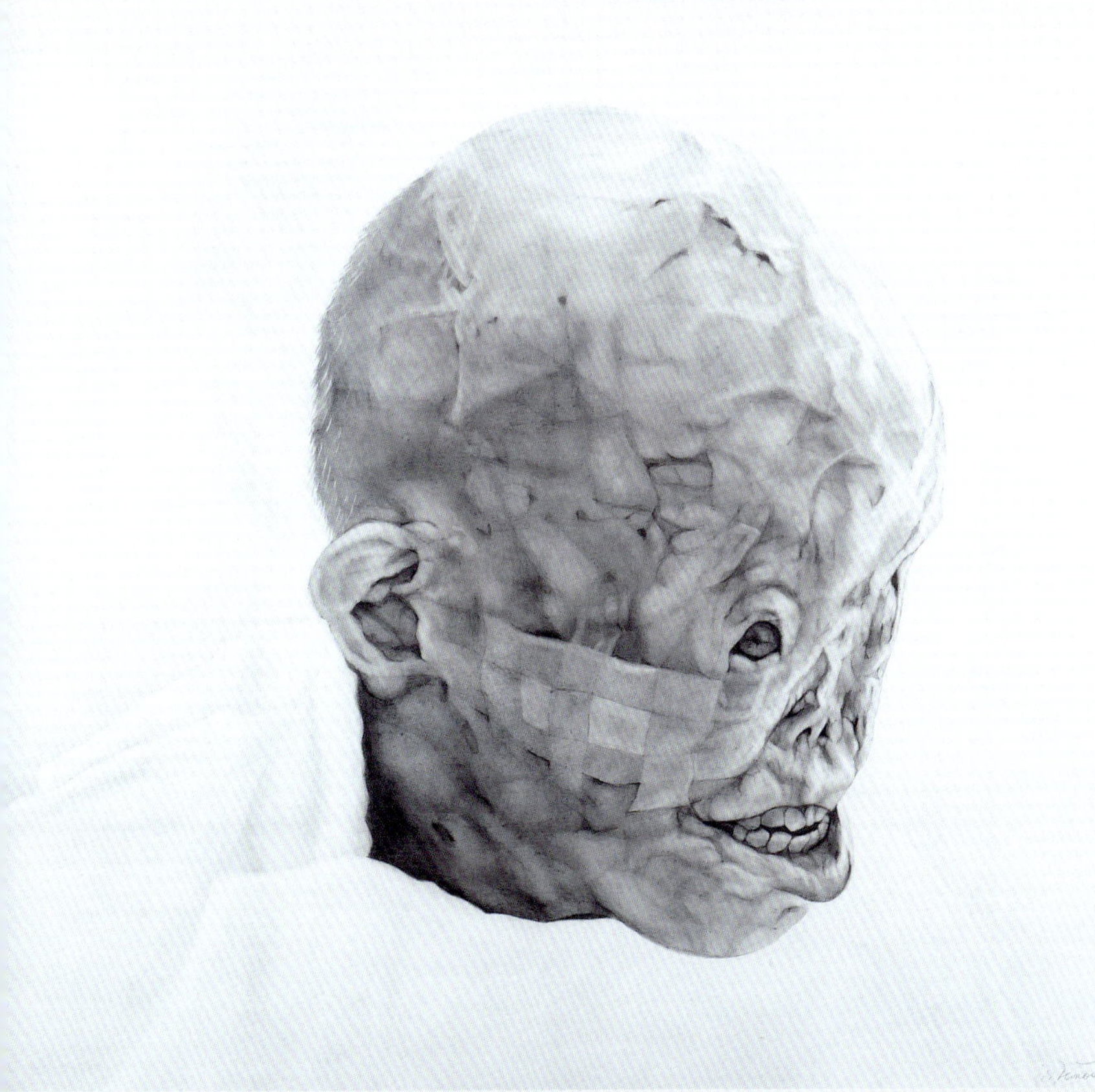

「告発」（2011）

げた！」と言って、口の中の食べ物を吐き出しそうになっていた。透《す》かさず私は、桜井さんの口元に手をやり、入れ歯や食物を押し止めた。私の手は吐瀉物でグチョグチョになったが、不思議な事に汚いとは想えなかった。

歯医者に麻酔を打たれた時の状態に似て、桜井さんの口蓋は知覚神経の働きを失っている。ハンセン病は末梢神経を侵して、手足の指や鼻や目玉、皮膚等を刮《こそ》げ落とし、場合によっては容貌が一変するので、原因が判らない時代には業病として恐れられてきた。らい菌が発見され（一八七三年）、その後特効薬が出て治癒できる迄になったにも拘らず、日本では専門医達の判断の許で「らい予防法」の制定・施行が続く。患者は戸籍とは異なる別名を付けられ、結婚するとなれば断種手術を勧められて子供をつくらせないようにする等、徹底した隔離政策が六〇年余にわたり罷《まか》り通ってきたのだ。

国内十数か所の国立療養所にハンセン病専門医の数は十分とは言えず、桜井さんも三十代で、担当医師による特効薬の間違った使い方の犠牲者となる。奇跡的に命はとりとめたが失明し、副作用に苦しむその後の人生であった事は言うまでもない。それ故に食事の際に入れ歯をしても感覚がつかめず、余程の訓練を積まない限り入れ歯での咀嚼は難しいのだろう。こうして、緊張から一瞬でも解放されると「入れ歯が逃げた」現象に陥るのである。

話を戻そう。桜井さんが私に会う目的は、以前依頼したモデルの承諾であった。

どういう心境の変化なのかを問うてみると、一か月前に肺炎を患い生死をさ迷っていた時に、どうせ死ぬのなら自分を描きたいという奇特な私に描かせてもいいだろうとの想いに至ったと言う。

それから亡くなられるまでの五年間、年四回程は栗生楽泉園に通って桜井さんの人生を取材しては町田市のアトリエで作品の制作を続けたのである。その間十数点を描き、当時、東京大学建築学科の講師をしていた私の講座に特別講師として桜井さんを二回招聘した。講義室は学生達の異様なほどの熱気を孕《はら》み、彼らが涙を流して桜

「かたらい」(2009)

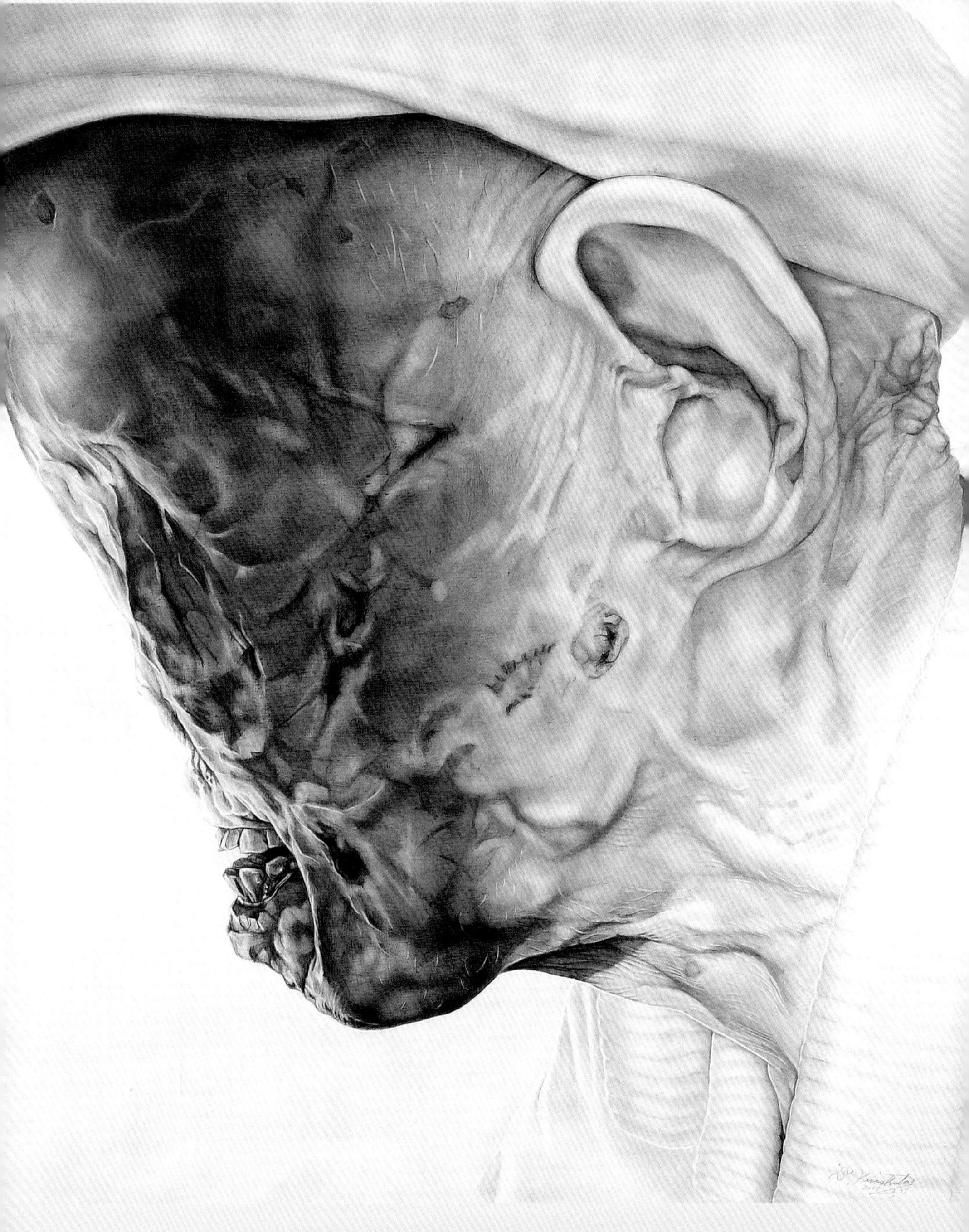

井さんの話に耳を傾ける光景は今も忘れる事ができない。

また、桜井さんにとって人生最大のエポックメーキングであっただろうローマ法王からの祝福と邂逅は、ハンセン病史にも刻印されるべき出来事である。

最晩年に桜井さんをして「ハンセン病は私の人生を形作らせてくれた。その恩恵に感謝すらしている」とまで言わしめたのは何だったのだろう。

二〇一一年三月十一日の東日本大震災の惨状を、病臥に伏す桜井さんに伝えた。

同じ東北の犠牲者を悼むかのように、桜井さんは苦しい息で身を起こし、指のない両手を静かに合わせて合掌する。その姿は、しかし無い筈の目から一筋の泪が零《こぼ》れ、神々しい迄の美しさを放っていた。

合掌

●——NHKテレビ「にんげんドキュメント 津軽・故郷(ふるさと)の光の中へ」二〇〇二年二月十四日放送。
元ハンセン病患者の詩人・桜井哲夫さんの六〇年ぶりの里帰りを追う。二〇〇一年六月、「らい予防法」違憲判決を受けて、国は全面的な解決をはかりたいと謝罪。青森県知事も桜井さんに謝罪したいと帰郷を要請した。
闘病のため重い後遺症が残る七七歳の桜井さんは、最後の津軽の旅になるかもしれないと、四日間の滞在を決めた。

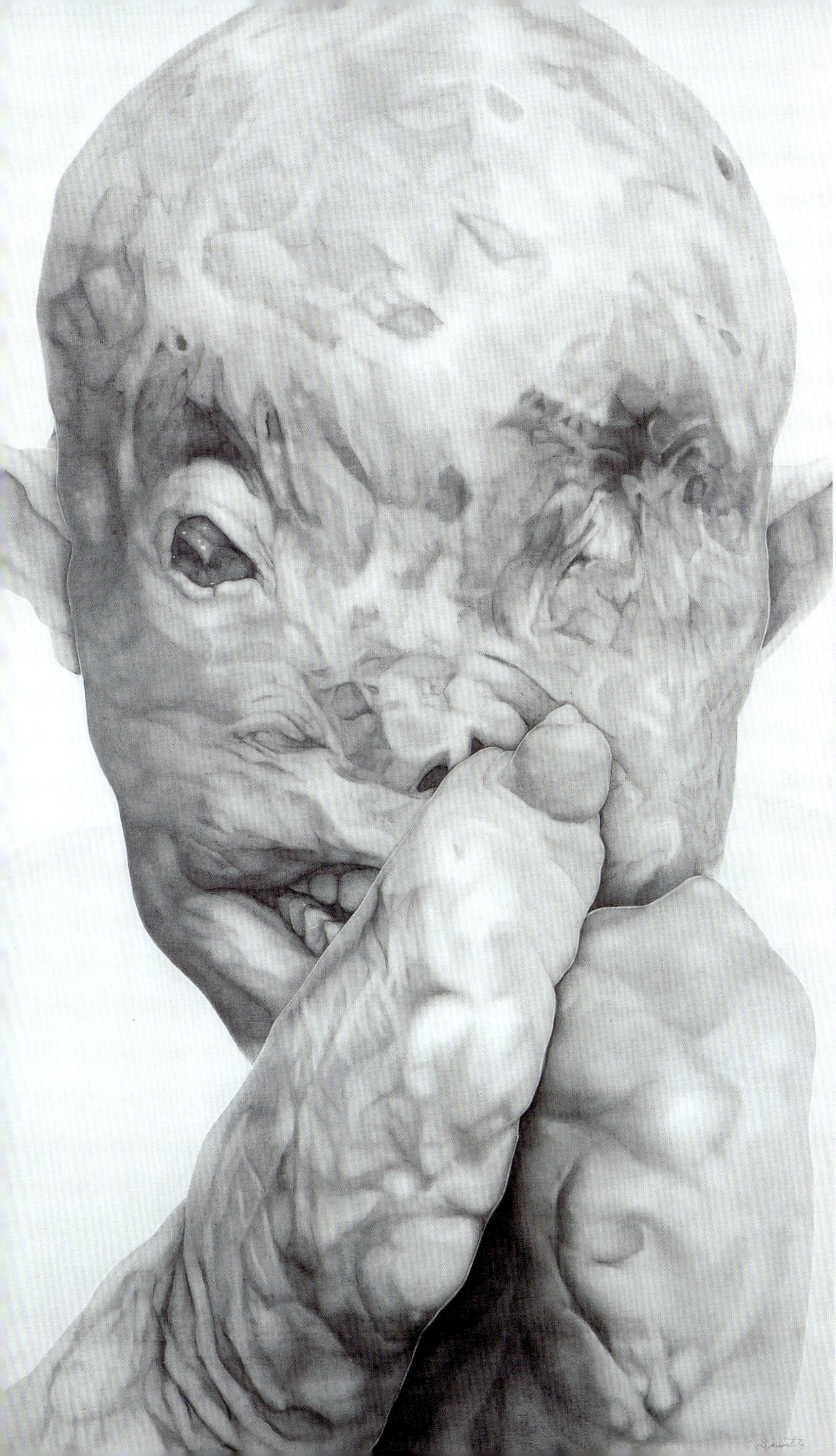

「光の合掌」（2008）

ベトナムと熊本、療養所慰問記

遠山の金さん、恵楓園へ行く

杉 良太郎

すぎ・りょうたろう◉一九四四年、神戸市生まれ。歌手・俳優。芸能活動の傍ら、福祉活動にも取り組む。全国の刑務所での講演や視察を通じ、民間人として日本初の法務省・特別矯正監を務める。外務省・日本ベトナム特別大使、越国外務省・ベトナム日本特別大使などに。現在、厚生労働省・肝炎総合対策推進国民運動特別参与でもある。

傘の後悔

ハンセン病患者において、らい予防法が成立する以前は、屈辱と偏見、差別を受けてきた歴史があり、それは今もなお続いています。家族の中に患者が出ると、患者自身が一生涯、強制収容されるだけでなく、親戚全員が白い目で見られ、いとこやはとこに至るまで結婚できないということもありました。結果、ハンセン病を発症した人は家族や親戚の方から縁を断ち切られることもあり、施設で亡くなった方々の遺骨のうち、いまだに引き取られていない方も多いと聞きます。

私が初めてハンセン病と関わったのは、一九八九年三月十五日、チャリティーコンサートを開催するため、ベトナムを訪れたときのことです。子

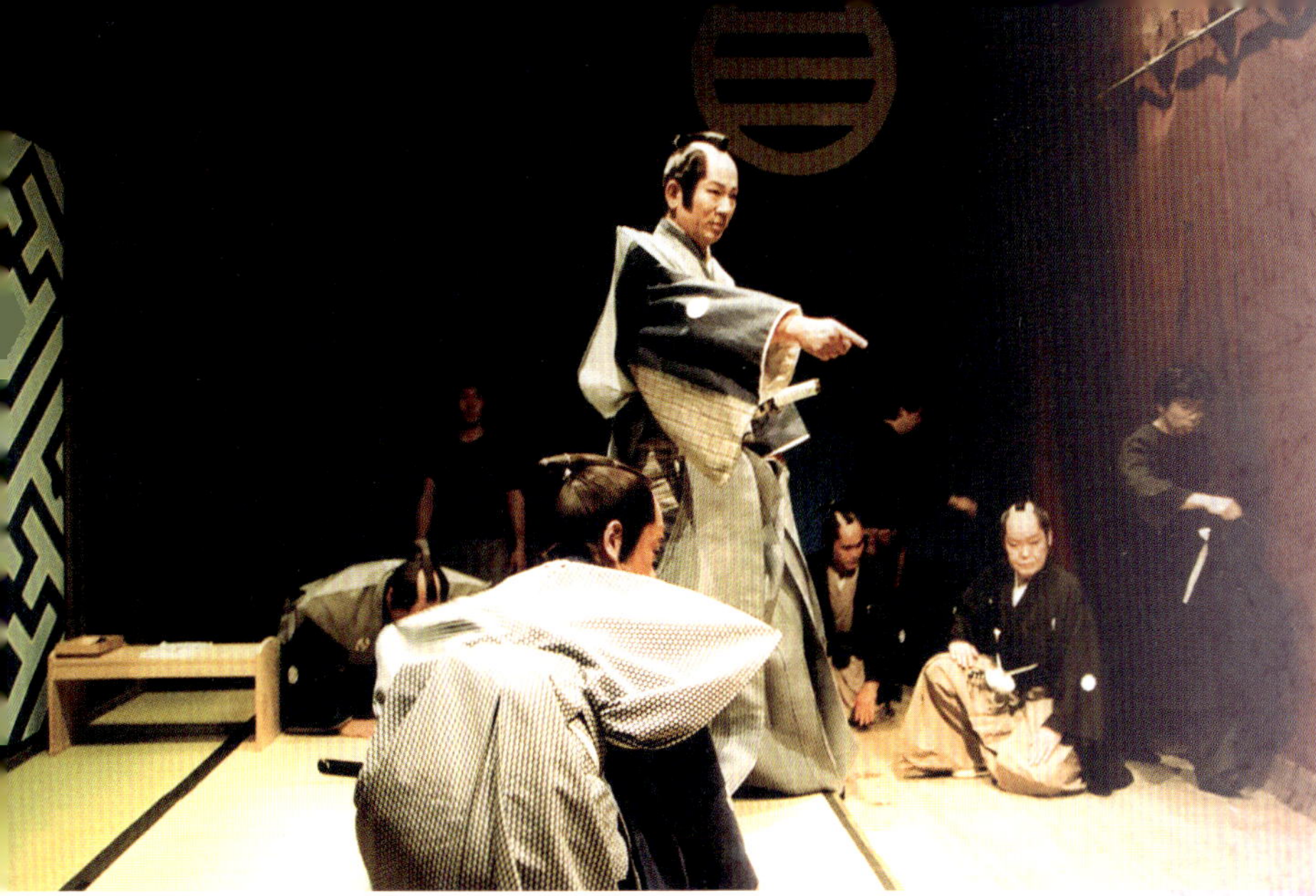

一九九六年、菊池恵楓園の講堂の舞台で「遠山の金さん」を上演する。

どもが街路樹にもたれかかり、苦しそうなので私は何かしてあげようと思い、その子の手をつかもうとしました。すると、ベトナム文化省の方に突き離され「触ってはいけない。感染するから」とこの場を早く立ち去るよう促されました。気がつけばそのような人たちがあちこちに倒れていたり、うずくまったりしています。それはハンセン病の人たちでした。しかし、そのときは何もしてあげることができず、悔しい思いを抱えたまま帰国したのです。

　その後、再び、同じ場所を訪れる機会がありましたが、突然、ものすごい勢いで雨が降り出し、あっという間に道が川のようになってしまいました。目の前には溺れそうになっているハンセン病の人がいました。みんなで少し高いと

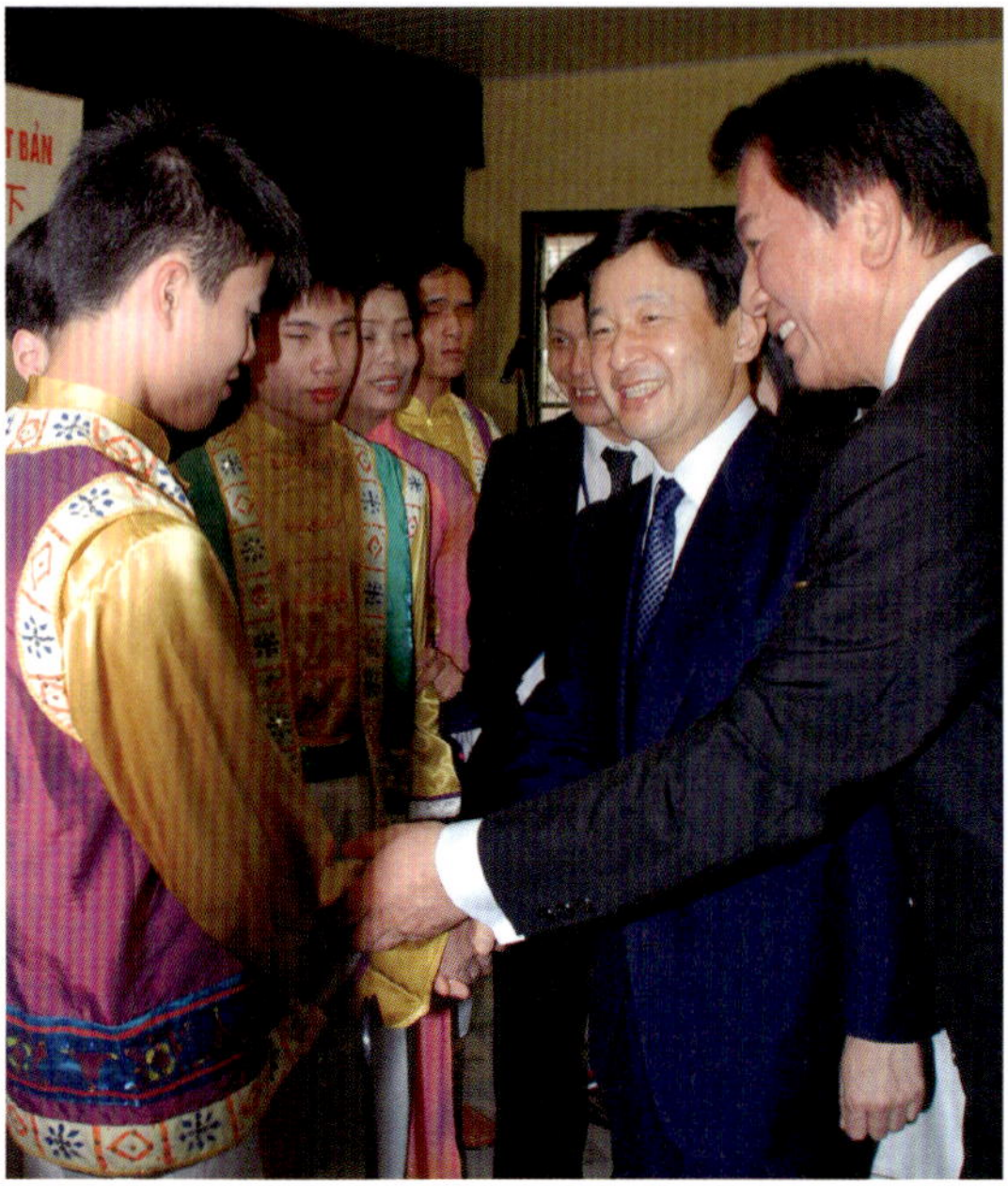

二〇〇九年二月十日、杉良太郎さんが支援するハノイの盲学校を視察する皇太子殿下と杉さん。
写真提供▼毎日新聞社

ころに移動させ、傘を買ってくるように頼みました。傘が来るまでだいぶ時間が経ったと思います。周りにはその様子を遠巻きに見ているベトナム人が何人かいました。あろうことか倒れている人に対して、石を投げ始める人がいたのです。私は怒りが込み上げ、石を投げている人たちに「お前たちは何をしている。こんなに苦しんでいる人に石を投げるとは何ごとだ。もし自分がそんなことをされたら、どんな気持ちになるのか。弱い者に向かって……。俺は許さないぞ」とどなりつけました。私に同行していたベトナム文化省の人たちや、大使館の職員も一緒になって石を投げるのをやめさせました。そのとき私は雨に打たれながら、倒れている人に何もできず、上から見下ろしている自分がとても嫌な人間に思えてなりませんでした。やっと傘をさしかざし、その人の上着のポケットにお金を入れ、文化省の人を一人、何かあったときのために残しホテルへ帰りました。

ホテルに着くまでの間、そして着いてからも、自問自答が続きます。「なぜ、時間がかかるのに、傘を買いに行かせたのか。自分の上着をかけてあげれば良かったのではないか。上着は高いから傘にしたのか。もっと早く手を尽くしていたら、石を投げられずにすんだのではないか。俺は駄目だなぁ……」。それでも、自分にできることはないか、帰国後、日本のハンセン病の施設を探しました。

「こんな程度の慰問では駄目だ」

熊本の菊池というところに国立療養所菊池恵楓園《きくちけいふうえん》があると聞き、慰問をすることにしました。たくさんの方から迎えられ、まず、施設の中で亡くなった方々が祀られている納骨堂で手を合わせました。「皆さん、苦しかったでしょう、つらかったでしょう。今日はここで歌います。見に来てくださいね」と。カラオケで五、六曲歌いました。歌っているうちに、「こんな程度の慰問では駄目だ」と思い直し、気づいたら「この次に来るときはお芝居をやります。『遠山の金さん』をやりますよ」と約束していました。大きな拍手を受け、その場にいる方々と抱き合って握手をしました。そのとき、あのハノイの道端で倒れている人たちのことが脳裏をよぎりました。「ベトナムになんとかして治療薬を提供したい」そんな思いを抱き、次はベトナムでハンセン病の病院に行きました。どこに行けばその治療薬があるのかを探しているうちに、ハンセン病に対してわが国の日本財団が世界で一番貢献しているということを聞き、七千人分の治療薬を提供していただくことになったのです。

その後、私はハノイのハンセン病の病院に行きました。病室は三面がコンクリートで出入り口が鉄格子、まるで動物園の檻のようなところでした。今度こそ後悔したくないと思っていたので、またも皆が止める中、鉄格子の中に入り、ハンセン病患者に約束をしました。「もうすぐ日本からとても良い治療薬が届きます。待っていてください」。彼は涙をためて「ここまで入ってきてくれたのはあなたが初めてです」と言いました。

後日、七千人分の治療薬をベトナムに送ることができ、最初に抱いた悔しい思いが、少し晴れたような気がしました。それでも、菊池恵楓園での約束を果たせずにいたので、なんとか芝居を上演できないかと準備を進めていました。

「真実」の拍手

園内の講堂の舞台は、小学校の学芸会をするのが精いっぱいの場所。もちろん照明や音響の施設は整っていません。スタッフなどからは「何もこんな講堂でやらなくても、きちんと設備の整った場所でやった方がいいのではないか」と提案がありましたが、私はそれを頑としてはねのけました。なぜなら「差別や偏見に苦しみ、菊池恵楓園の中でつらい想いをして亡くなった方が何千人といる。その魂を慰めるためにも、悲しみや苦しみがたくさん詰まっている菊池恵楓園の中で上演し、怨念を晴らしてやらなければ意味がない」と思い続けていたからです。

そして、最初に菊池恵楓園を訪れてから五年後、やっと約束した「遠山の金さん」を上演できることになり、再び施設を訪れました。上演前に病棟をまわり「杉良太郎だよ。五年前に約束したことを覚えていますか？」と聞くと「もちろん覚えているよ。けれど杉さん、口約束を守ったのはあなたが初めてだ」と驚かれました。恵楓園の納骨堂にスタッフ全員でお参りして、いよいよ本番。ところが当日は雨で、幕が開いたとたんに漏電で停電。仕切り直して、また初めからやり直し。それを三回ほど繰り返して、やっと二幕目に入ったと思ったら、次は幕が切れて落ちるなど、ハプニングの連続。狭い講堂に集まった何千人という観客全員が、何度も起こるハプニングの長い空白の間もシーンと静まり、固唾をのんで待ってくださいました。

いよいよ金さんの見せ場、お白洲の場面になるころには客席からたくさんの人の嗚咽が聞こえてきました。ただのすすり泣きではない、慟哭の涙を流していたのです。私は胸がつまり、「これにて一件落着」をなかなか言えません。なぜなら、私たちの目の前にいる方々には生涯、一件落着はないのですから。胸が締め付けられセリフの言えない私に、皆さんが体を震わせ声援を送ってくれました。やっとの思いで「一件

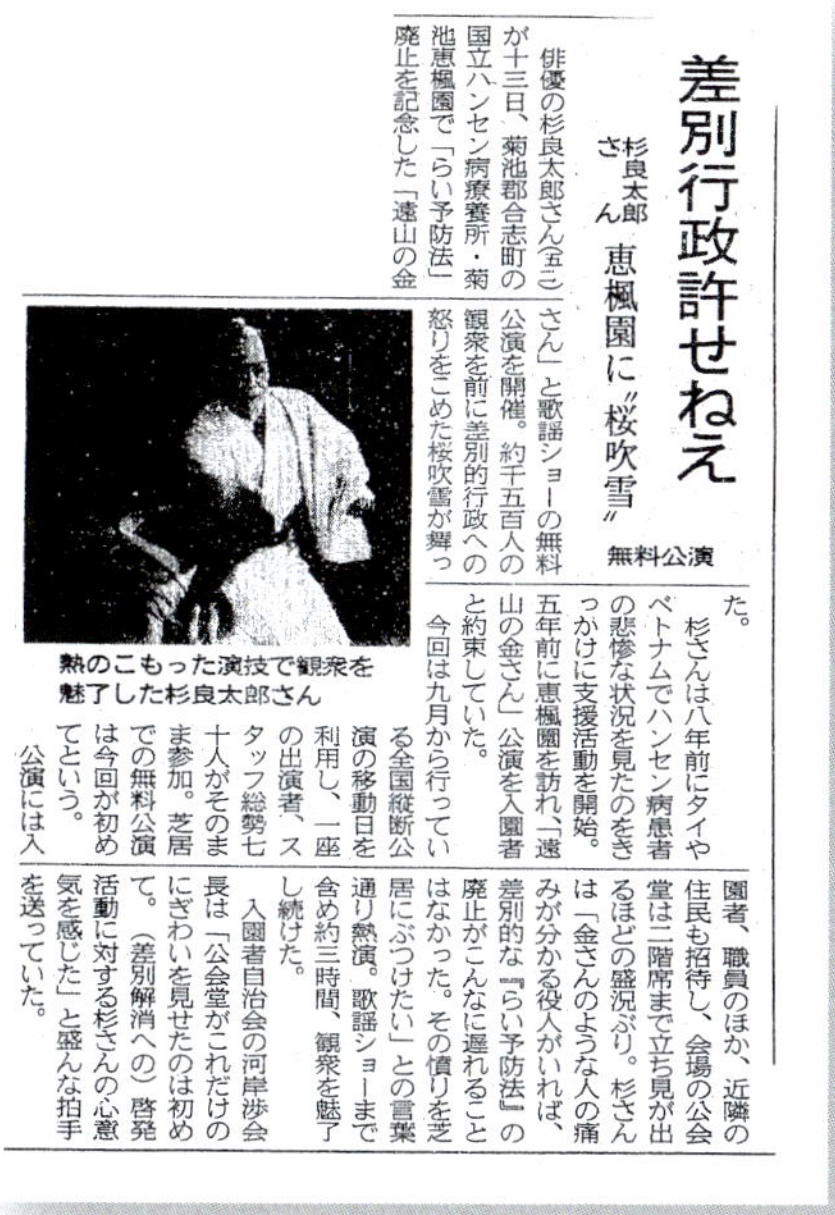

差別行政許せねえ

杉良太郎さん　恵楓園に〝桜吹雪〟

無料公演

俳優の杉良太郎さん（五二）が十三日、菊池郡合志町の国立ハンセン病療養所・菊池恵楓園で「らい予防法」廃止を記念した「遠山の金さん」と歌謡ショーの無料公演を開催。約千五百人の観衆を前に差別的行政への怒りをこめた桜吹雪が舞った。

杉さんは八年前にタイやベトナムでハンセン病患者の悲惨な状況を見たのをきっかけに支援活動を開始。五年前に恵楓園を訪れ、「遠山の金さん」公演を入園者と約束していた。

今回は九月から行っている全国縦断公演の移動日を利用し、一座の出演者、スタッフ総勢七十人がそのまま参加。芝居での無料公演は今回が初めてという。

公演には入園者、職員のほか、近隣の住民も招待し、会場の公会堂は二階席まで立ち見が出るほどの盛況ぶり。杉さんは「金さんのような人の痛みが分かる役人がいれば、差別的な『らい予防法』の廃止がこんなに遅れることはなかった。その憤りを芝居にぶつけたい」との言葉通り熱演。歌謡ショーまで含め約三時間、観衆を魅了し続けた。

入園者自治会の河岸渉会長は「公会堂がこれだけのにぎわいを見せたのは初めて。（差別解消への）啓発活動に対する杉さんの心意気を感じた」と盛んな拍手を送っていた。

熱のこもった演技で観衆を魅了した杉良太郎さん

一九九六年十月十四日、チャリティ公演の様子を報じた地方紙の記事。
提供▼熊本日日新聞

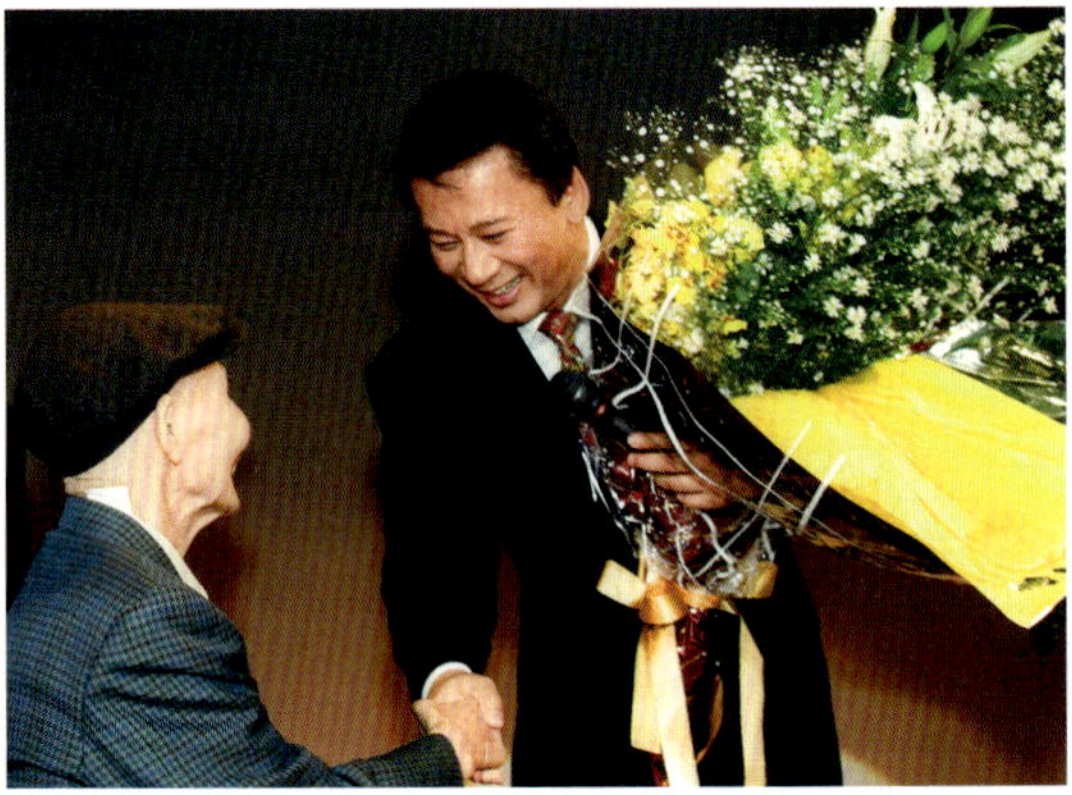

公演後に自治会代表から花束を贈られる。

落着」と言った瞬間、怒涛の拍手が起きました。私は今でもこのときの感動的な拍手を忘れられません。

芝居が終わっても、いつまでもなりやまない盛大な拍手。拍手ができる人は拍手を、ハンセン病で手の不自由な人が多いので、拍手ができない人は足を踏み鳴らし、それもできない人は隣の人と身体をぶつけ合い拍手をしてくださったのです。これは「真実」の経験でした。「真実」の拍手、「真実」の笑顔、「真実」の涙。嘘や建前が多い世の中、「真実」を私に教えてくれたこのときの経験は、かけがえのない宝物として今もなお、私の心の中にあります。らい予防法に死ぬまで縛られ、園内で亡くなった多くの方々の怨念を少しでも晴らしてあげたいと思い上演した「遠山の金さん」、一生忘れることのできない金さんになりました。

「ハンセン病について」――アンケート②

◉――さまざまな分野でご活躍中の方々に訊きました。
❶ハンセン病やハンセン病問題について知っていることは?
❷ハンセン病やハンセン病問題について思うこと、考えることは?

安倍昭恵［あべ・あきえ／内閣総理大臣夫人］

東京都出身／第90・96・97代内閣総理大臣安倍晋三 夫人／53歳

❶この問題には以前から関心をもっておりました。二〇〇七年、二〇〇八年には香川県高松市の大島青松園というハンセン病国立療養所を訪問し、友人で歌手の沢知恵さんのコンサートに参加し、島内の子どもたちに案内していただきました。入所者の方々と交流し、国の隔離政策などハンセン病の歴史、療養所における暮らし、様々な思いなど、たくさんの話を伺いました。ハンセン病患者の方々が、かつて、逃げないように島でしか通用しないお金を使っていたこと、子どもを産むことが許されなかったことなどを伺い、自由や権利が制限された生活を強いられていたことを知り、二度とこのようなことがあってはならないとの思いを強くいたしました。

二〇一五年には日本財団の「THINK NOW ハンセン病――グローバル・アピール2015」に参加させていただきました。

ハンセン病は、数十年前に治療法も確立され、完全治癒が可能で感染力が弱い病気だとわかっているにもかかわらず、過去に何世紀にもわたり恐れられてきた歴史があり、現在でも世界中でハンセン病患者に対する偏見や差別が根強く残っています。この問題の解決に向けて、広く理解を求め、声を上げ続けていく必要があると思っています。

❷ハンセン病のみならず、様々な疾患や障がいなどを抱えた人々に対する根拠のない恐れから、差別や偏見が生まれ、人権侵害が生まれてしまったように思います。

こうした過ちを二度と繰り返さず、私たち一人一人が正しい知識をもち、なによりいのちの大切さを理解し、互いを尊重していけるよう、社会がより成熟していかなければならないと思います。

ハンセン病の患者の方々はつらい経験をされてきたことと思いますが、社会をよりよくしていくという使命をもっておられるのだと思います。ぜひ手を取り合ってまいりたいと思います。

医療と制圧活動

いつか「らい菌」とも共生できる

湯浅　洋

ゆあさ・よう◉一九二六年生まれ。笹川記念保健協力財団創設の翌年（一九七五年）に医療部長に就任。ハンセン病治療法MDT（多剤併合療法）の研究開発、世界各国での導入・普及活動指導など、ハンセン病対策活動の第一線で活躍。形成外科医。二〇一二年まで笹川記念保健協力財団顧問。WHOハンセン病専門委員、国際ハンセン病学会会長等を歴任。

患者の気持ちがわかる医者になりたい

二〇一五年七月にスピーチ・ライティング集“*A Life Fighting Leprosy*”を笹川記念保健協力財団から発行しました。この本は一九七五年以降、つまり私が財団に入ってから三〇年近くの間に記してきたものや、いろいろな国際会議でのスピーチ原稿などをまとめたものです。ハンセン病の専門家や、いまも世界各国で活動されている人たちがたくさんいらっしゃいますが、そういう人たちにとって少しでも手助けになればよいと思っています。

ハンセン病を知ったのは、私がまだ十代の子どもの頃でした。当時通っていたひばりが丘（東京都東久留米市）の自由学園からそう遠くない所に、ハンセン病の療養所（多磨全生園）があることを知っていました。北條民雄の本も読んでいましたが、なぜかずっとハンセン病が怖い病気だとか、患者さんに接することを恐れるとい

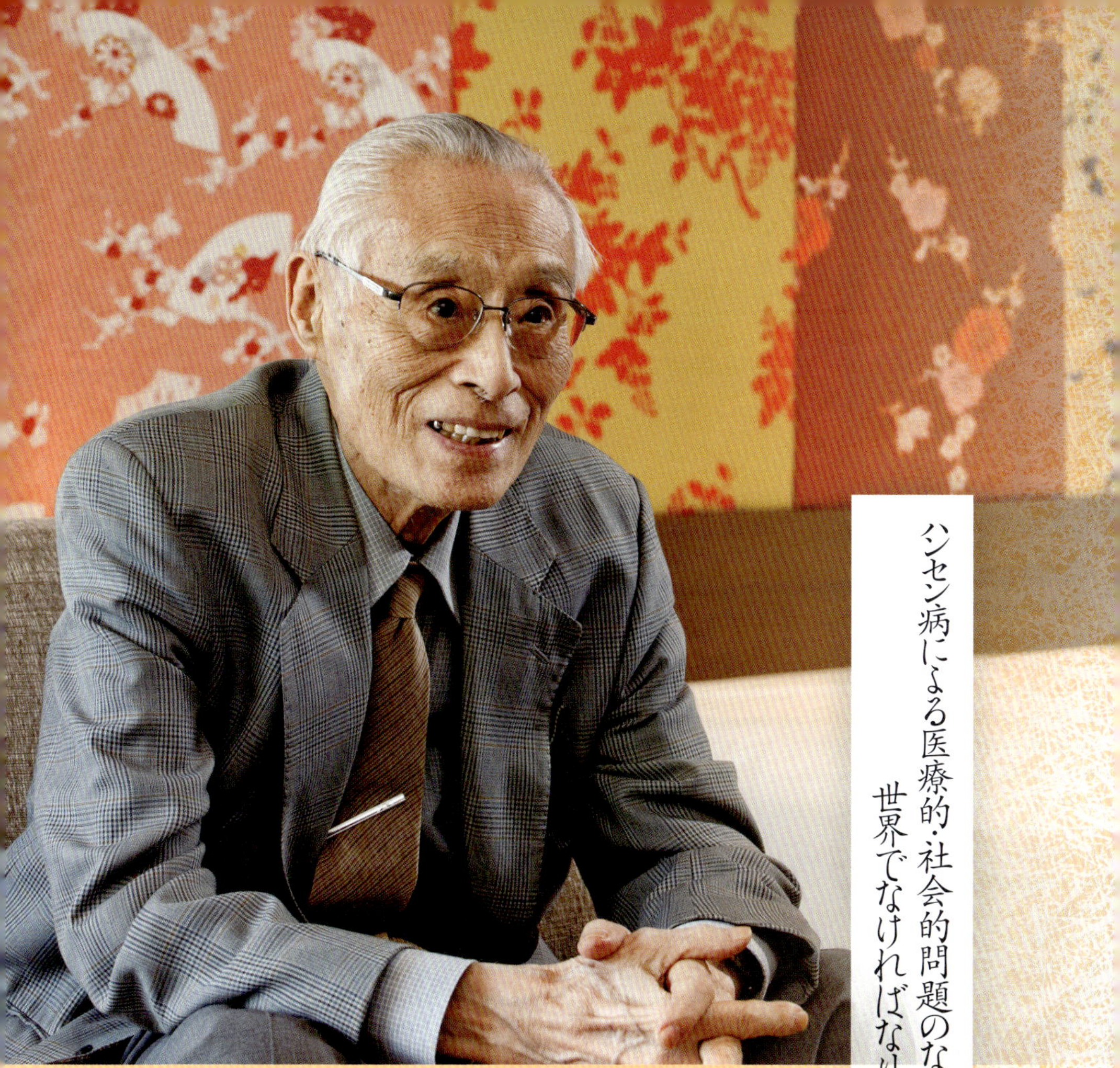

撮影▶岸本薫

ハンセン病による医療的・社会的問題のない
世界でなければなりません。

う感情を抱くことはありませんでした。

学生の頃に結核にかかった私は、長いあいだ群馬県の榛名山麓の小さな結核療養所ですごし、そのまま終戦を迎えました。当時の結核療養所では、医者の対応も食事の内容も望ましいものではなく、その体験を反面教師に「患者の気持ちがわかる医者になりたい」と思うようになりました。そんな私が、結核療養所の友人といっしょに長島愛生園を訪ねたのは終戦直後の一九四六年のこと。「国立のハンセン病療養所では、患者たちが政府に交渉して条件の改善を図っているらしい、われわれも学ぶべきではないか」と思ったのがきっかけでした。

愛生園では、当時の所長・光田健輔先生じきじきに歓迎してくださいました。そしてこのときに出会ったのが、患者代表のような立場にあった鈴木重雄さん[1](当時は園名「田中文雄さん」)でした。鈴木さんは東京商大(現在の一橋大学)三年生のときに発病し、長いこと愛生園にいましたが、社会復帰され全国でハンセン病の啓発活動に携わり、後には故郷の宮城県の唐桑(現在の気仙沼市唐桑町)に帰っておられます。

愛生園で過ごした日々

出会いから十年後の一九五七年、鈴木さんからの手紙に「愛生園の高校生たちに英語を教えてほしい」とありました。愛生園には当時、全国のハンセン病療養所で唯一の高等学校が開設されていたのです(岡山県立邑久高等学校新良田教室)。その頃の私は健康の問題をかかえていましたので、医者になることはいったんあきらめて、ICU(国際基督教大学)で心理学を学び、ちょうど鈴木さんから手紙をいただいたときは、翌年にア

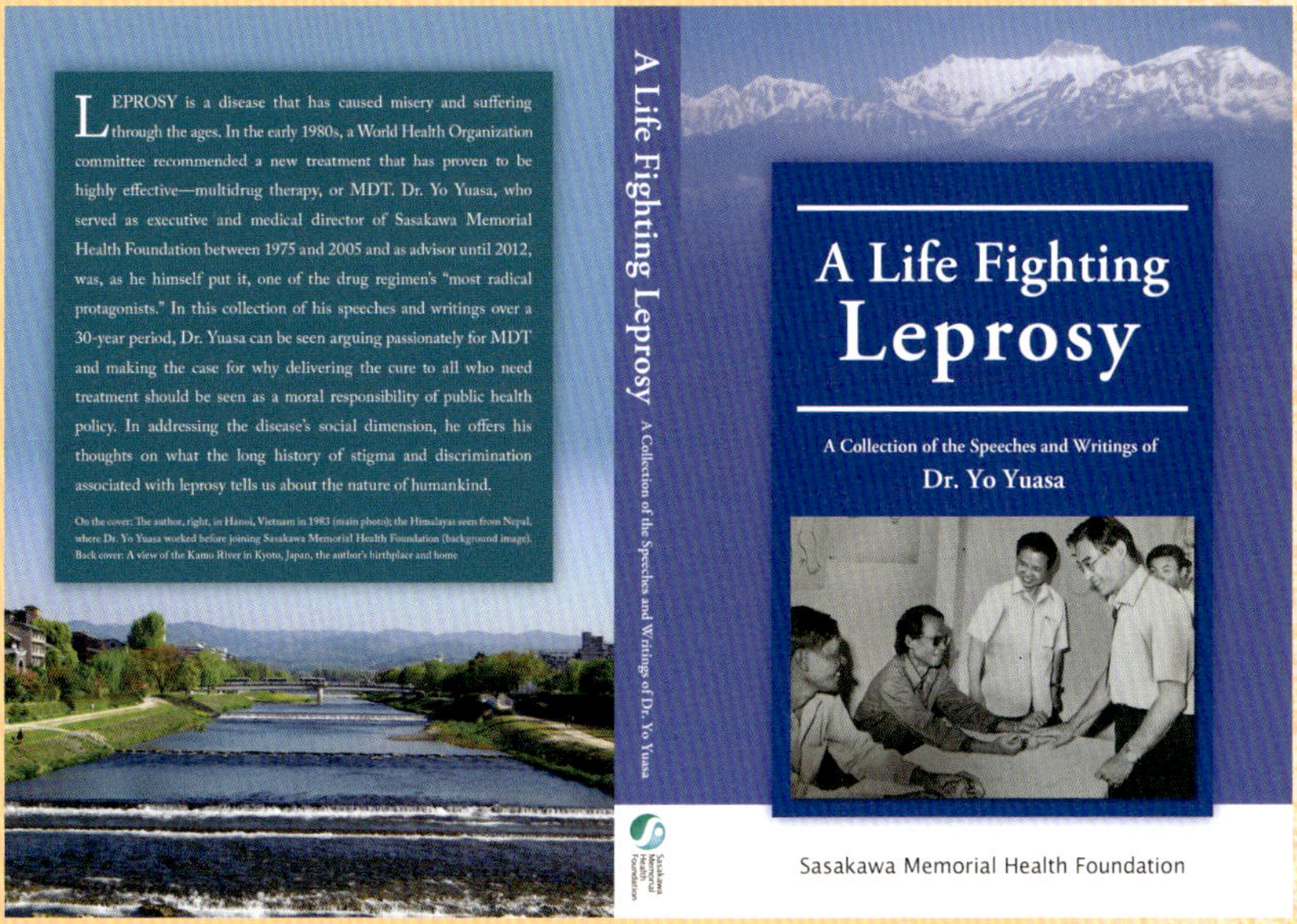

【上】二〇一五年七月十日に
笹川記念保健協力財団から刊行された
湯浅洋のスピーチ・ライティング集（英文）
"A Life Fighting Leprosy"
【右】草の根レベルの保健職員・ヘルスボランティアを対象として制作された
「新ハンセン病アトラス―患者発見・診断・治療のためのマニュアル」より。
これまでに七カ国語で発行されている。

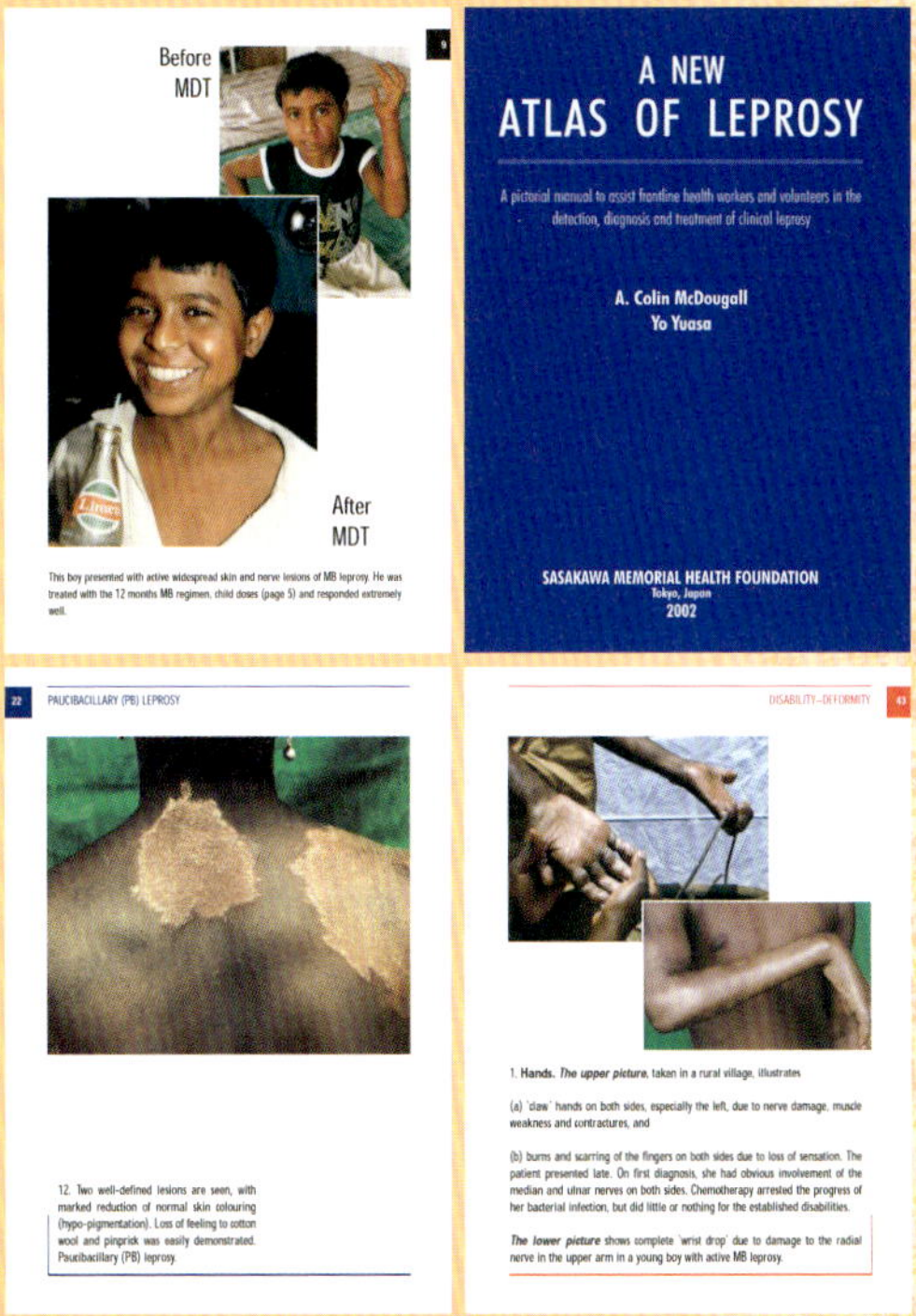

メリカの大学の博士課程へ留学することが決まっていました。短期間のつもりで愛生園に行き、三〇人ぐらいの定時制高校生に英語を教えました。そのなかから、五人が大学の受験に成功し、そのうちのひとりは大阪大学医学部に入って、ハンセン病のお医者さんになりました。

愛生園でそんな日々をすごす頃、藤楓協会から「国際らい学会」が日本で開催されることになったので、手伝ってほしいという連絡がありました。会議の準備から、学会開催中は国際らい学会と日本の準備委員会のあいだの橋渡し役をまかされました。ようやく会議が終わると、今度は藤楓協会長から会議録を作るようにと言われ、一年がかりで五〇〇ページを超える大部の議事録を完成しました。

こうした体験から、徐々にハンセン病への関心が深まり、国際らい学会の会長や事務局長からの「ハンセン病の仕事を」との勧めもあって、すっかりその気になっていったのです。その後は四か月間インドでハンセン病の現場を体験学習し、医者になるためにスコットランドのエジンバラ大学へ。インドでハンセン病による障害をもった人たちの悲惨な状況を目にして、なんとしても彼らの手や足を治す形成外科医になりたいと思いました。障害さえなくなれば、差別を受けることもなく、社会復帰もできると考えたからです。

カトマンズのハンセン病専門病院へ

インターンとしてイギリスのホスピタルにいるあいだは、内科も外科も小児科も婦人科も、できるだけいろんな科の診療に携わらせてもらいました。そして、いよいよ希望していたアフリカのジャングルへ行こうと、ハンセン病研究センター所長のスタンレー・ブラウン博士(その後、レプロシーミッション顧問、国際ハンセン病学会名誉副会長）に相談すると、レプロシーミッションがネパールで働く医者を必要としていると言うので、一九七二年にインターナショナル・スタッフとしてカトマンズへ赴任することになりました。

カトマンズの郊外のアナンダバンにある一一〇床ほどのハンセン病専門病院に赴任して三年目に院長になった私は、さっそく病院の改革に取り掛かりました。しかし意気込んではみたものの、つねに資金不足という壁が立ちはだかる。たとえば、当時はダプソン（プロミンの後継薬）という薬がハンセン病の治療薬として世界中で使われるようになっていて、アスピリンよりも安く手に入るというのに、それさえもネパールの病院では買うことができませんでした。プロミンは一九四一年にアメリカで初めてハンセン病に使われ、「カーヴィルの奇跡[●2]」と呼ばれたほど、効果が認められた薬です。レプロシーミッションの事務局にも訴えたのですが、まったく埒があきませんでした。

ちょうどそのころ、日本に笹川記念保健協力財団が創設（一九七四年）されていました。創設メンバーの日野原（重明）先生や石館（守三）先生、紀伊國（献三）さんとは旧知の仲、事務局長は愛生園にいたときからの友人の鶴崎（澄則）さんでしたので、相談するとさっそくダプソンの糖衣錠を手配してくれました。

「信念の人」とMDTの開発

ネパールの地に医者としての責任を感じていた私に、「カトマンズにいるよりも、東京へ行った方が、国際的な仕事ができる」と話してくれたスタンレー・ブラウン博士の後押しもあって、一九七五年に日本に帰国しました。笹川記念保健協力財団は、「天然痘根絶の後は、〝らい〟をやっつける」という笹川良一会長の信念からつくられた財団です。この「信念の人」による財団に医療部長として迎えられた私は、自らも「やりとげなければ」という決意を新たにしました。

ダプソンは、らい菌の活動を抑制はできても滅菌力はありませんでした。そのため、耐性菌が出てきて効果が上がらなくなってしまう。そこでこの問題をテーマに、化学療法の専門家と各国のハンセン病対策の責任者が話し合うワークショップをバンコクとマニラで開催しました。タイとフィリピンと韓国で薬の併用療法（MDT）の研究会も立ち上げました。MDTの研究開発は耐性菌の出現を止めるためであり、MDTでハンセン病を治療できるとは、まだ誰も考えていませんでした。ところが実際に使ってみると、耐性菌の出現を止めることはもちろん、完全にらい菌を殺せることがわかってきた。つまり、この療法をつかえばハンセン病を治せるのではないかという期待が持てるようになったのです。そこで私もMDTを世界に広める運動を起こしました。そのかいあってMDTは、一九八一年にジュネーブで開催されたWHOの専門家会議で提案され、翌年にハンセン病の標準的な療法として公表されました。MDTのおかげで、世界中でハンセン病患者が激減しました。

こうした「各国政府のハンセン病対策を強化するための活動」は笹川記念保健協力財団の大きな特徴であり、国際的にも高い評価を受けています。

「一万人に一人未満」が目標

世界のハンセン病患者の登録者数は、一九七〇年代から八〇年代始めにかけて最も多く、その数はおよそ六〇〇万人でした。しかし推定患者は一千万～一二〇〇万人ではないかと言われていました。MDTによって、今では二〇万人にまで減っています。WHOのハンセン病に対する活動資金の九〇パーセントは、笹川良一・陽平会長の二代にわたる日本財団の支援によるものです。とはいえ、MDTがすぐに受け入れられたわけではありません。それほど斬新な治療法だったのです。そこで、実際にMDTで使われる三種類の薬（リファンピシン、ダプソン、クロファジミン）を持って世界中の蔓延国をめぐり「これを使ってみてください」という啓発活動をしました。

一九八三年からはフィリピンでWHOの資金を用いて、既存のハンセン病担当局でなく一般の公衆衛生の職員によるMDTのパイロット研究が進められました。その成功によって、フィリピンではMDTの実施が全国に広まりました。さらにここから、世界中の蔓延国でMDTが実施されるようになっていきました。

MDTの優れた点は、患者が完治するのはもちろん、一週間ほどで感染性がなくなることです。一人でも多くの患者に一日でも早くMDTを服用してもらい、感染源を絶つことが重要です。MDTを世界に広めることが、私の生涯の仕事だったといってもよいでしょう。

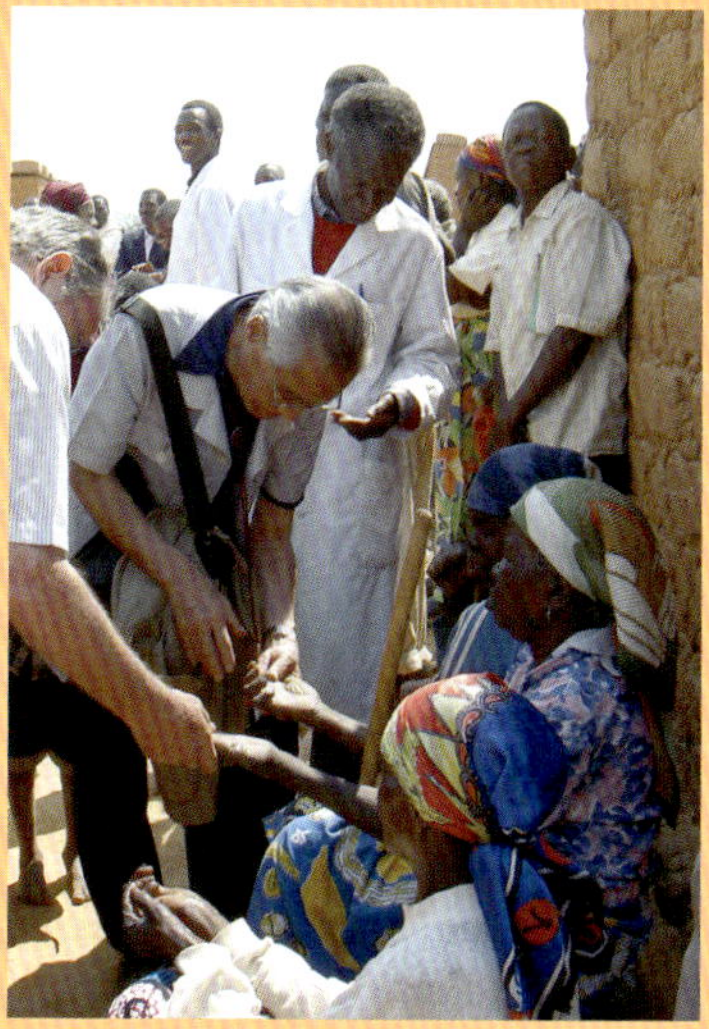
アフリカのアンゴラ共和国・ベンゲラ州へ。
ハンセン病で苦しむ人たちを訪ねる。（2003）

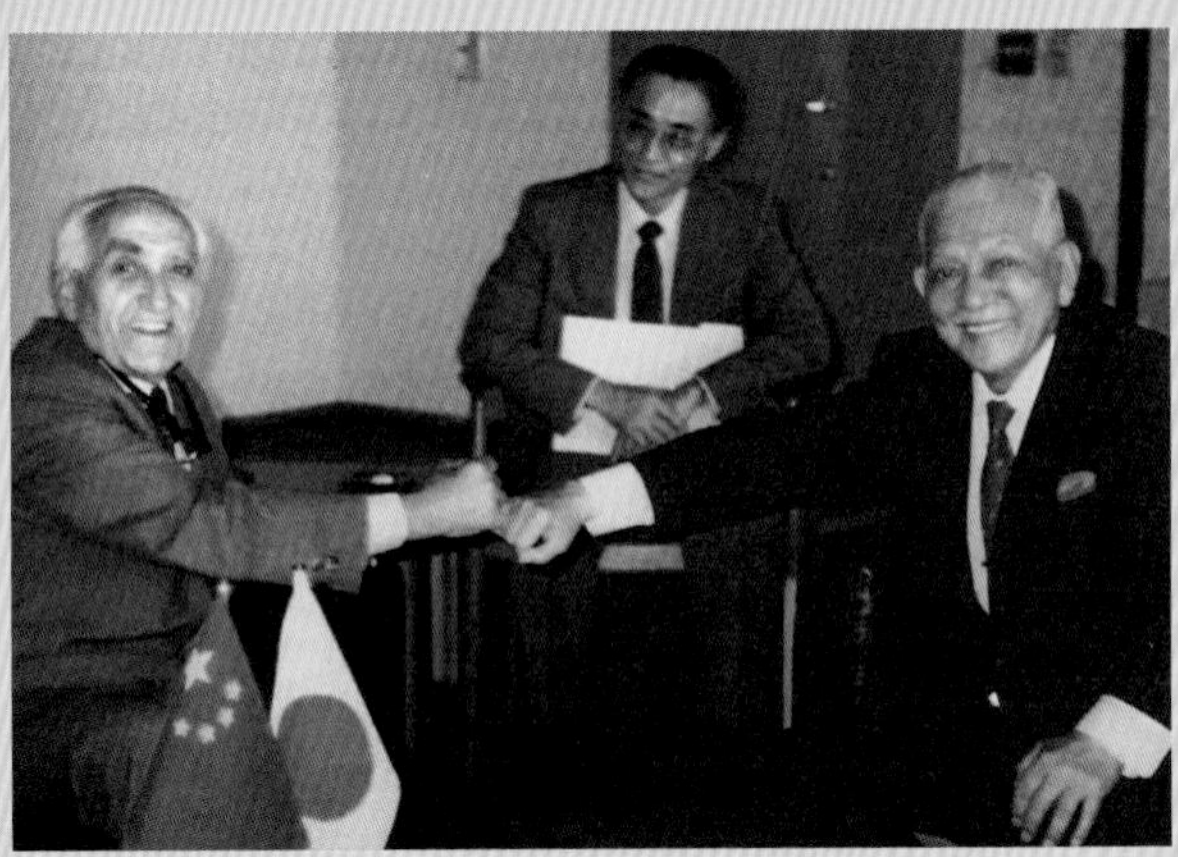

"*A Life Fighting Leprosy*"より。左はアメリカ人医師ジョージ・ハテム（馬海徳／マー・ハイデ）。毛沢東の同志と言われ、中国のハンセン病の制圧に尽力した。そのDr. ジョージ・ハテムが来日、東京で笹川記念保健協力財団会長・笹川良一（右）と会う。後方は同行したDr.湯浅。（1984）

ハンセン病蔓延国の患者数を「一万人に一人未満にする」を制圧目標にしようというのは、当時のWHOの西太平洋地域の責任者だったジョン・ウォーク・リー（後のWHO事務局長）と、どうすれば一般公衆衛生の問題としてハンセン病に取り組むよう各国の大臣や責任者を説得できて、またどうすれば世界中の末端の医療の現場でMDTを使ってもらえるのかを議論するなかで出てきたアイデアでした。たまたま、アメリカのカーヴィル療養所から来た化学療法の責任者が持っていたパンフレットに「二〇一〇年までにアメリカ東部で結核のエリミネーション（制圧）を達成する」とあるのを見て「これはいい。十年間でハンセン病を人口一万人に一人未満にするという目標を立てて各国を説得しよう」ということになった。一九九一年にはWHOが正式に、二〇〇〇年末までに人口一万人に患者一人未満にすると決議し、「制圧」を定義しました。

国際ハンセン病学会で始めたこと

一九九三年には、国際ハンセン病学会の会長に就任しました。学会の主な活動は、学会誌を年に四回発行することと国際学会を五年に一度開くこと。会長といっても名誉職のようなものなのですが、私は、やるからにはワーキング・プレジデントになりたかった。けっきょく二期にわたって九年務め、その間にいろいろなことを始めました。

『ＩＬＡフォーラム』という雑誌の創刊もそのひとつです。科学雑誌として論文しか載せていない学会誌と異なり、「ハンセン病対策はどうあるべきか」を広く会員から投稿してもらいました。アジア・アフリカ・アメリカなどのリージョナルな問題の討議も始めました。それまでは百ドルの会費を払うことができず、学会メンバーになれなかった地域の人々と地域会議を開いたり、世界中のハンセン病の歴史、療養所の資料などを集めてデータベース化する「グローバル・ヒストリー・プロジェクト」にも取り組みました。これらは、ハンセン病の記録を残していくうえで重要な仕事になりました。

「いま、何をなすべきか」を議論し、活動する場であってこその学会であると私は考えました。ハンセン病対策にも大きな貢献をすることができたと思います。

ハンセン病による医療的・社会的問題のない世界へ

ハンセン病の大きな問題は、治療が遅れると神経が侵されて身体に障害が出てくることです。神経にらい菌がいくのを防ぐワクチンの研究開発を急ぐ必要があります。神経が侵されずただ斑紋が出るだけなら、もう誰もハンセン病を恐れなくなるでしょう。斑紋くらいなら、いまの形成外科の技術で隠せます。

あと四〇〜五〇年もすれば、地球上からハンセン病がなくなるだろうと思っています。実際にも、らい菌は昔ほど人間に危害を加えなくなってきています。いずれ、私たちのからだのなかにたくさんある菌類と変わらないものになると思います。らい菌にしてみれば、自らが生きていくためには、人間のように百年近くも生きてくれるホストを痛めつけるわけにはいかない。だから、やがてはらい菌は人間と共生していくようになると思います。それが自然界の営みというものです。でもそれはまだまだ先のこと、いまは患者の早期発見と早期治療が何より大事です。それには、医師や保健師がハンセン病の知識をもっと深めて、早く確実に患者を発見できるようにしていく必要があります。

「ハンセン病のない世界」というのは、「ハンセン病による医療的・社会的問題のない世界」でなければなりません。人間が生きてきた長い歴史のなかで、ハンセン病患者や回復者を差別し隔離するというような間違いを犯してきてしまったということを、しっかりと認識してほしい。そして人間が、二度とこのような間違いを繰り返さないようにするためにも、ハンセン病の歴史や記録をきちんと伝え残していくことが、これからますます重要になるのだと思います。

（二〇一五年五月二六日　談）

【注記】

◉1——日本の療養所の入所者は、厳しい偏見と差別から身を隠し家族を護るために「園名」を使うことが奨励され、大半の入所者は固有の名前を捨て、偽名で生きた。

◉2——一九五〇年、米国のハンセン病患者であったベティ・マーティンによって著された本のタイトル。カーヴィルはルイジアナ州の地名でハンセン病療養施設があった。

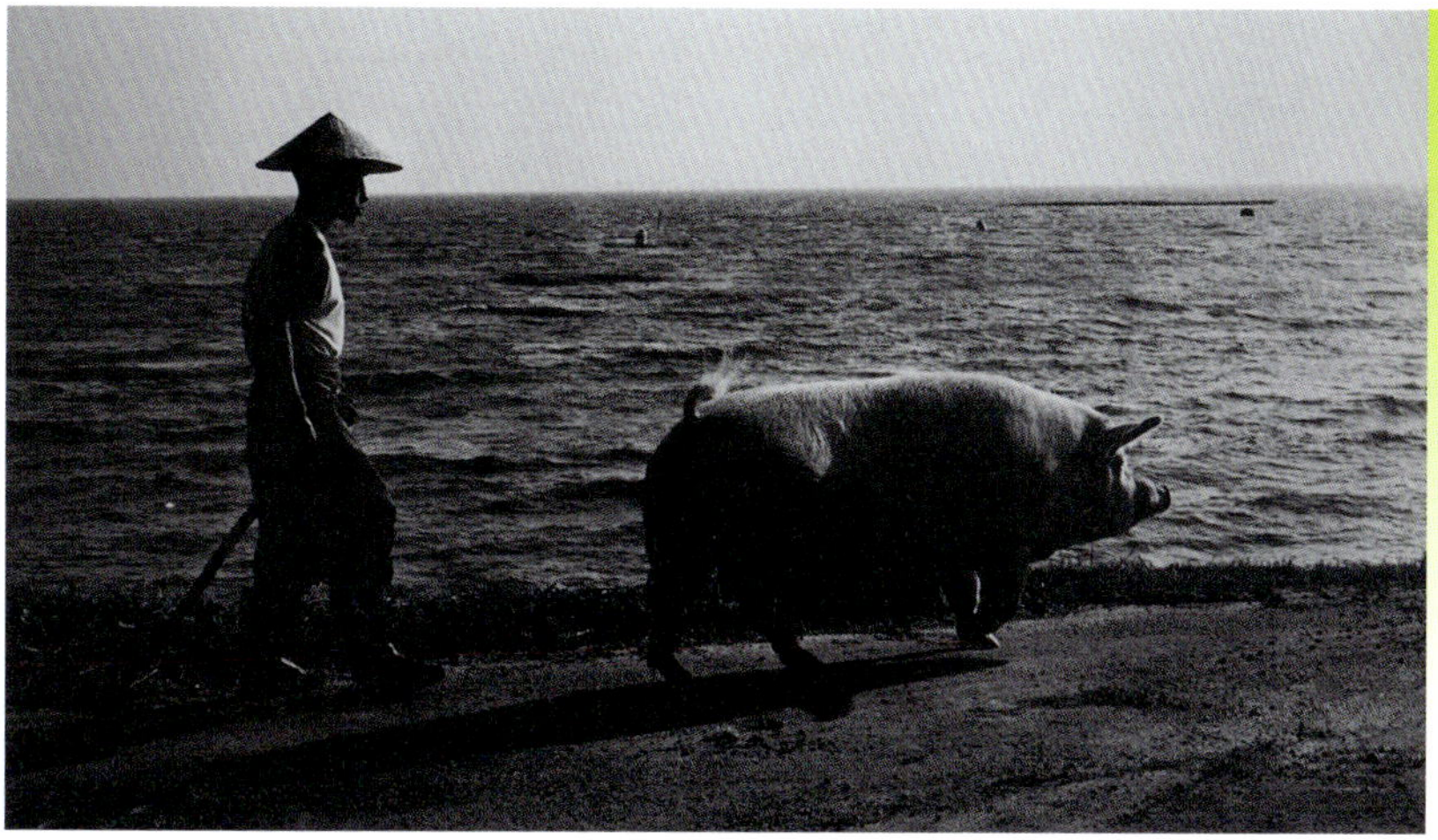

「あいつのペット」　撮影▼田中栄（長島愛生園）
左は愛生園の養豚部で働いていた今は亡き友。写真提供▼国立ハンセン病資料館

大仏も　春は散歩が　したかろう……小川義明（邑久光明園）

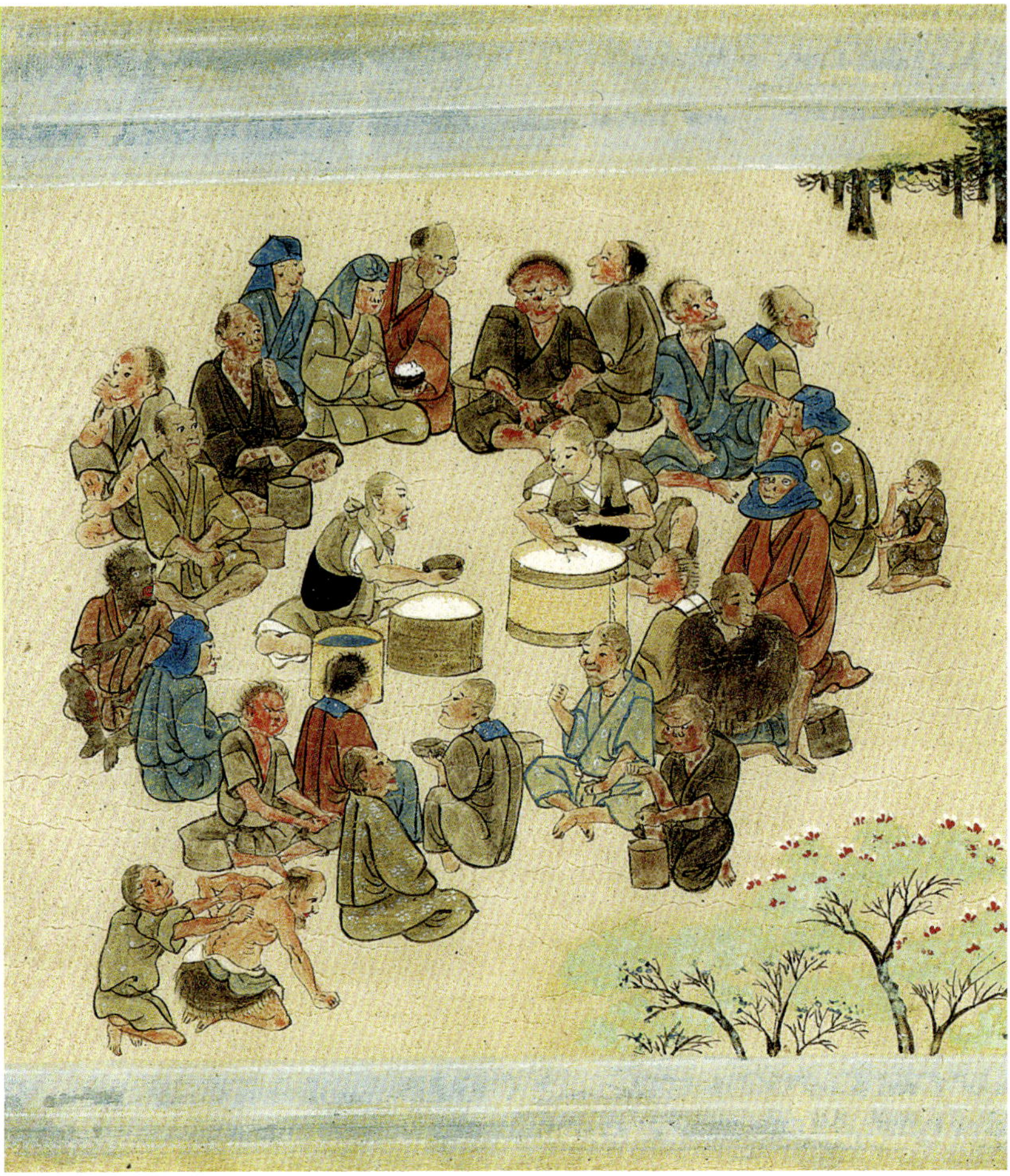

『一遍上人縁起絵』第三巻「尾張甚目寺」より。甚目寺境内で貧者に飲食を供する一遍一行。輪の中にハンセン病患者と思われる人びとが描かれている。神奈川県、清浄光寺（遊行寺）所蔵。（1306）

2章——語りのかたち

ハンセン病が語られるとき、そこにはつねに
「天刑」や「聖痕」という言葉がまとわりついていた。
患者や回復者自身による物語が
記録されるようになったのは、つい最近のこと。
一人ひとりのリアル・ストーリーはしかし、
神話や説話よりなお、苛酷で壮絶で孤独な光芒を放っている。

ハサミはもはや、ただのハサミではない。スプーンは単に持ちやすくしただけだろうか……なぜ、ボタン掛けの輪は両端に一つずつ必要？　かつてはハンセン病患者を、そして回復者の日々の生活を支えている道具たち。既製の品々と身体のあいだの試行錯誤がどこにもない、ここだけの形を生み出している（資料提供▼国立ハンセン病資料館）。各ページコーナーの短歌はすべて明石海人の作品。

資料館収蔵品より

日々の道具

永田陽一——写真

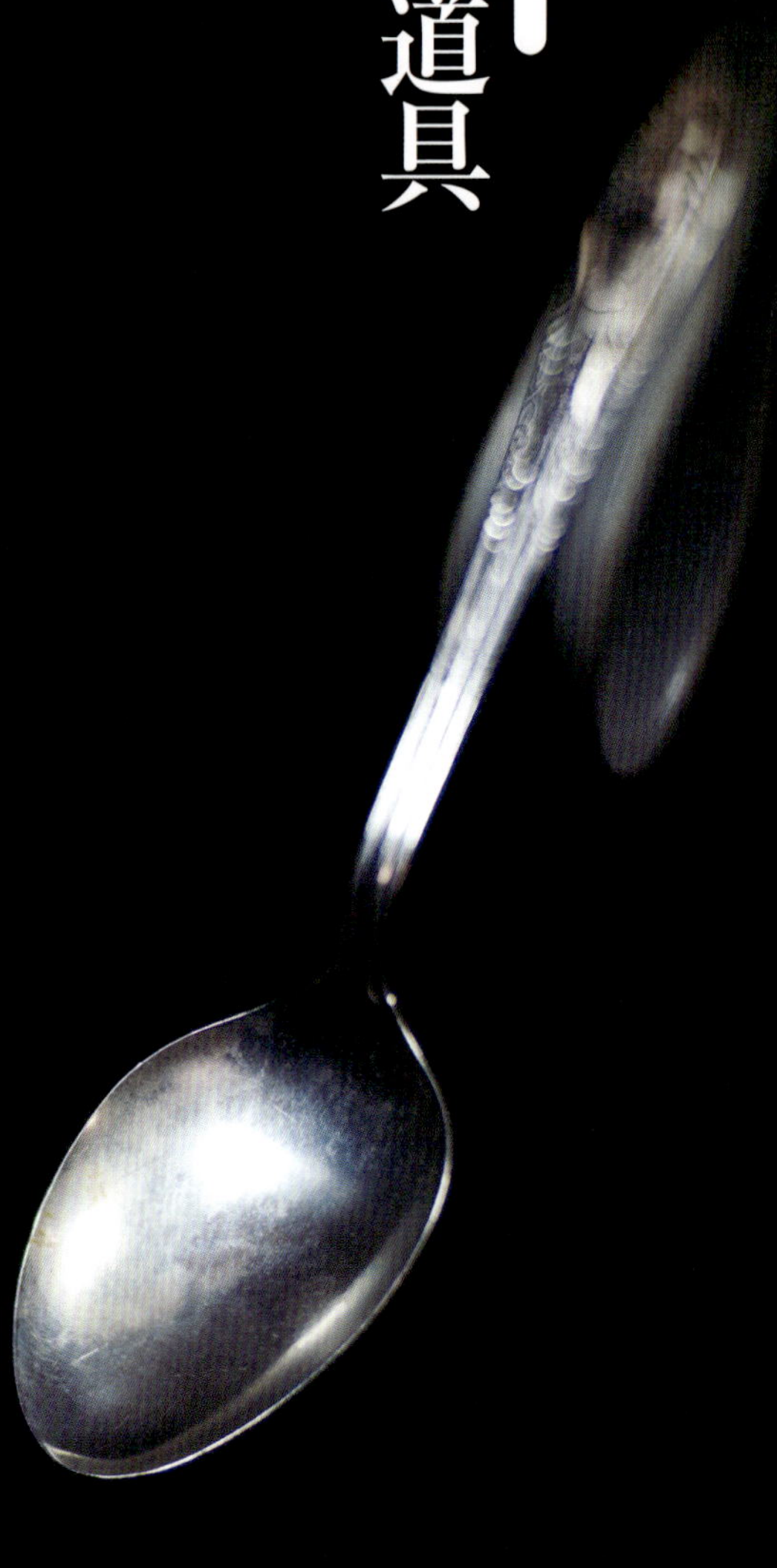

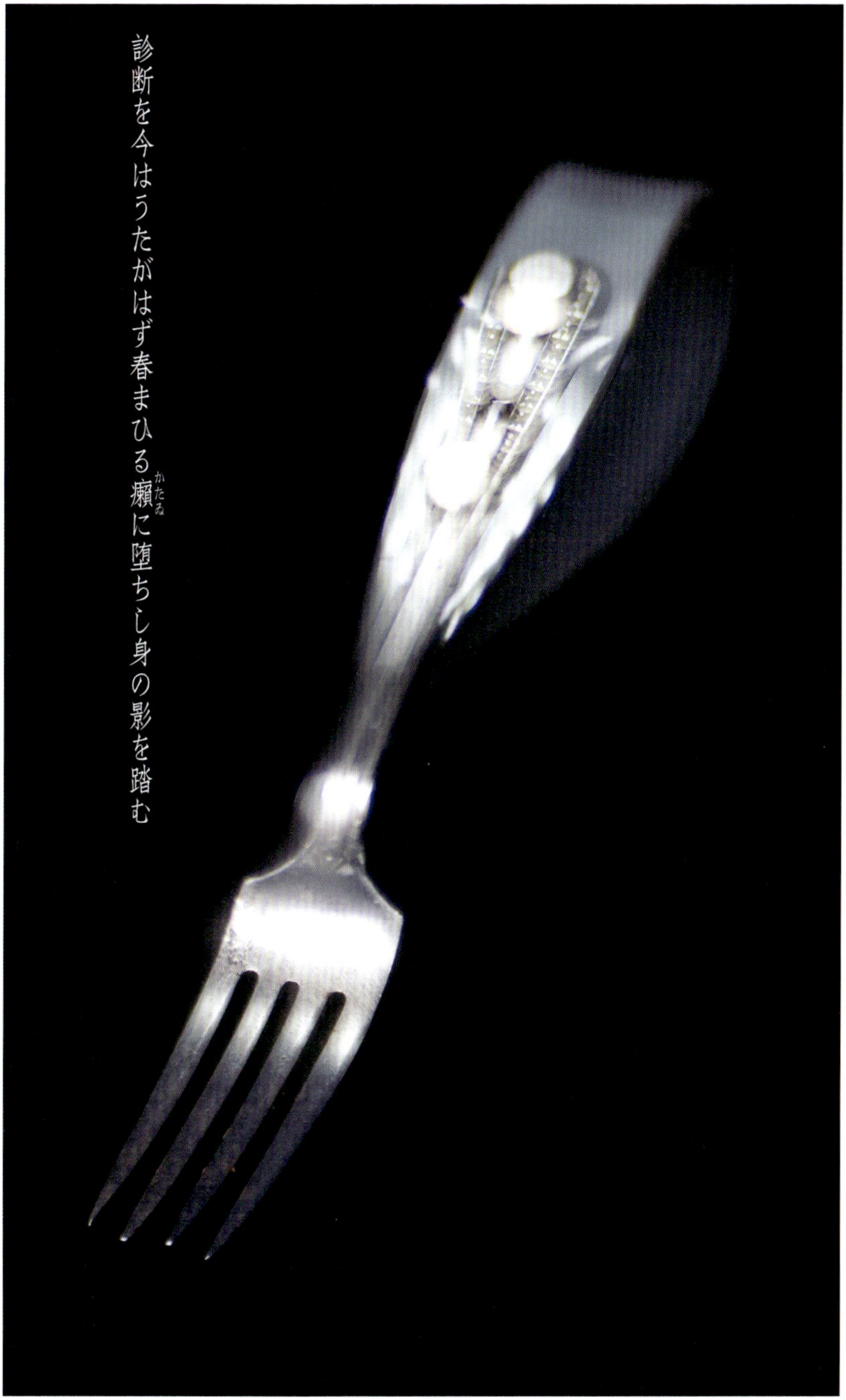
診断を今はうたがはず春まひる癩《かたゐ》に堕ちし身の影を踏む

【自助具（スプーン、フォーク）**】**
手の指を失っていると、箸などをにぎることも難しい。柄の幅を増す自助具は、手に巻いた包帯にさして使うこともできる。（多磨全生園）

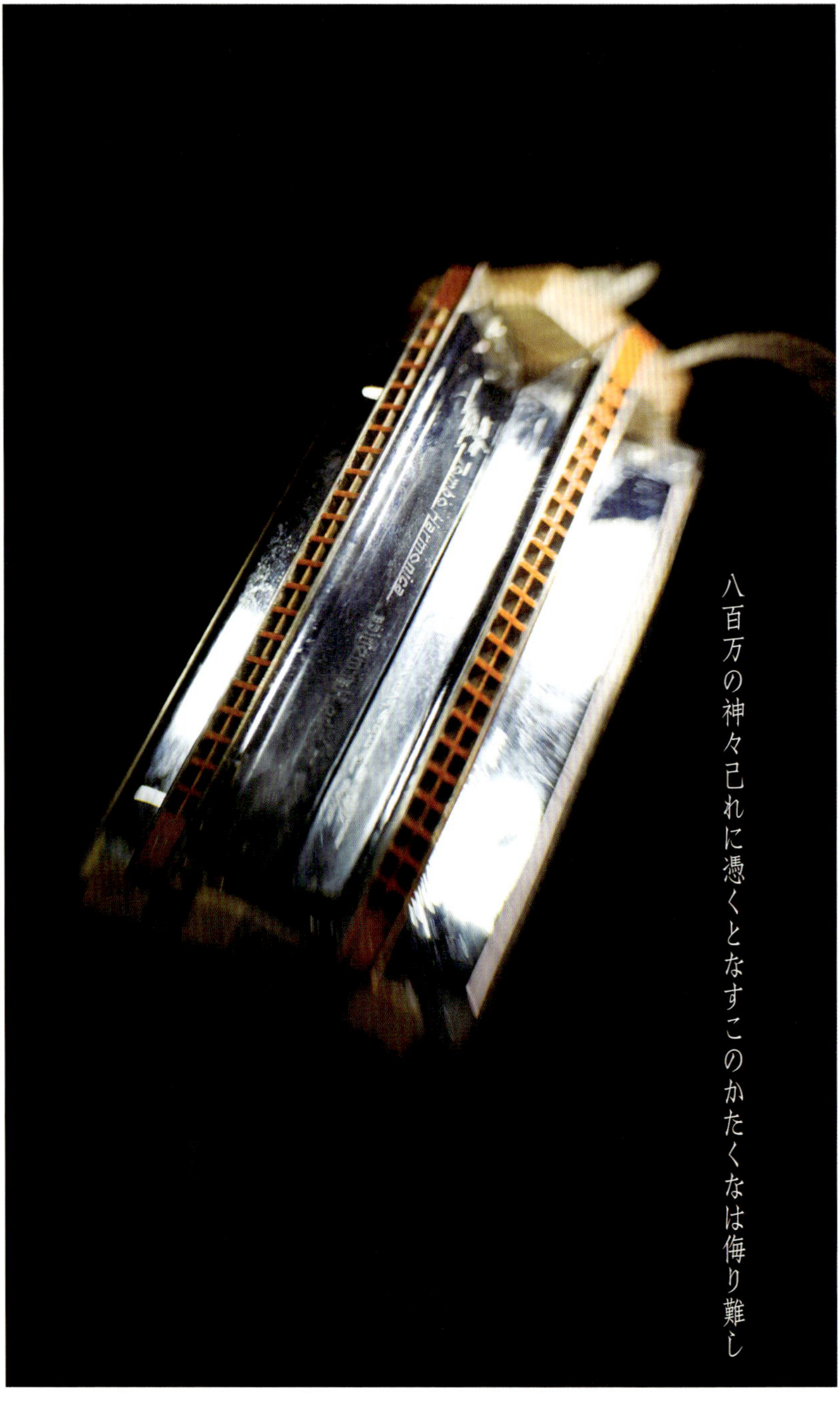
八百万の神々已れに憑くとなすこのかたくなは侮り難し

【ハーモニカ組立器（S29〜）】
長島愛生園のハーモニカバンド「青い鳥楽団」が使用したハーモニカの組立器。キーが異なるハーモニカを組み立てれば、盲目でも回しながら演奏できる。

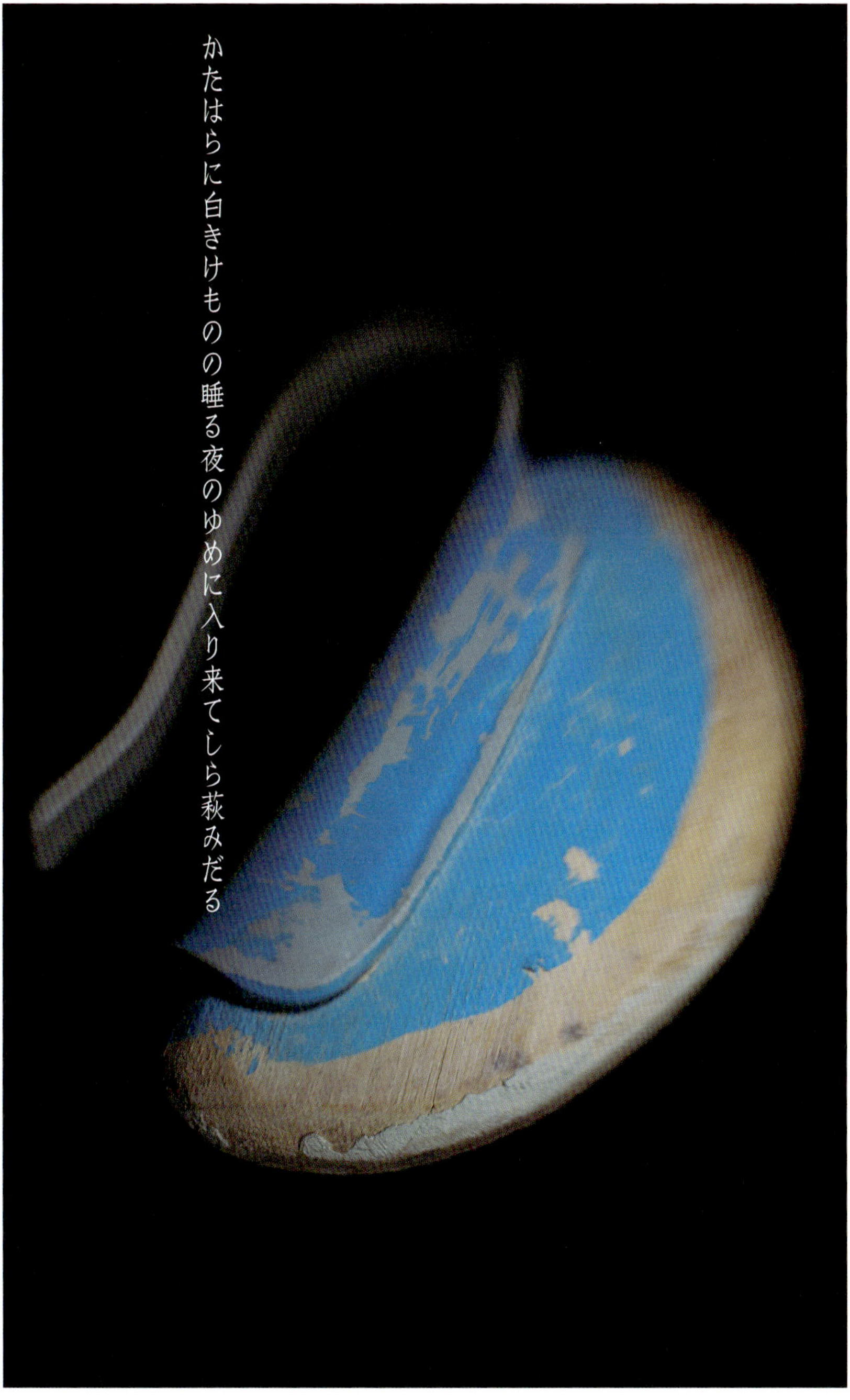

かたはらに白きけものの睡る夜のゆめに入り来てしら萩みだる

【陶芸用のヘラ】

土の感触に癒され、長く作陶に没頭する人たちがいる。土を扱うヘラにも工夫が凝らされ、年季がうかがえる。（多磨全生園）

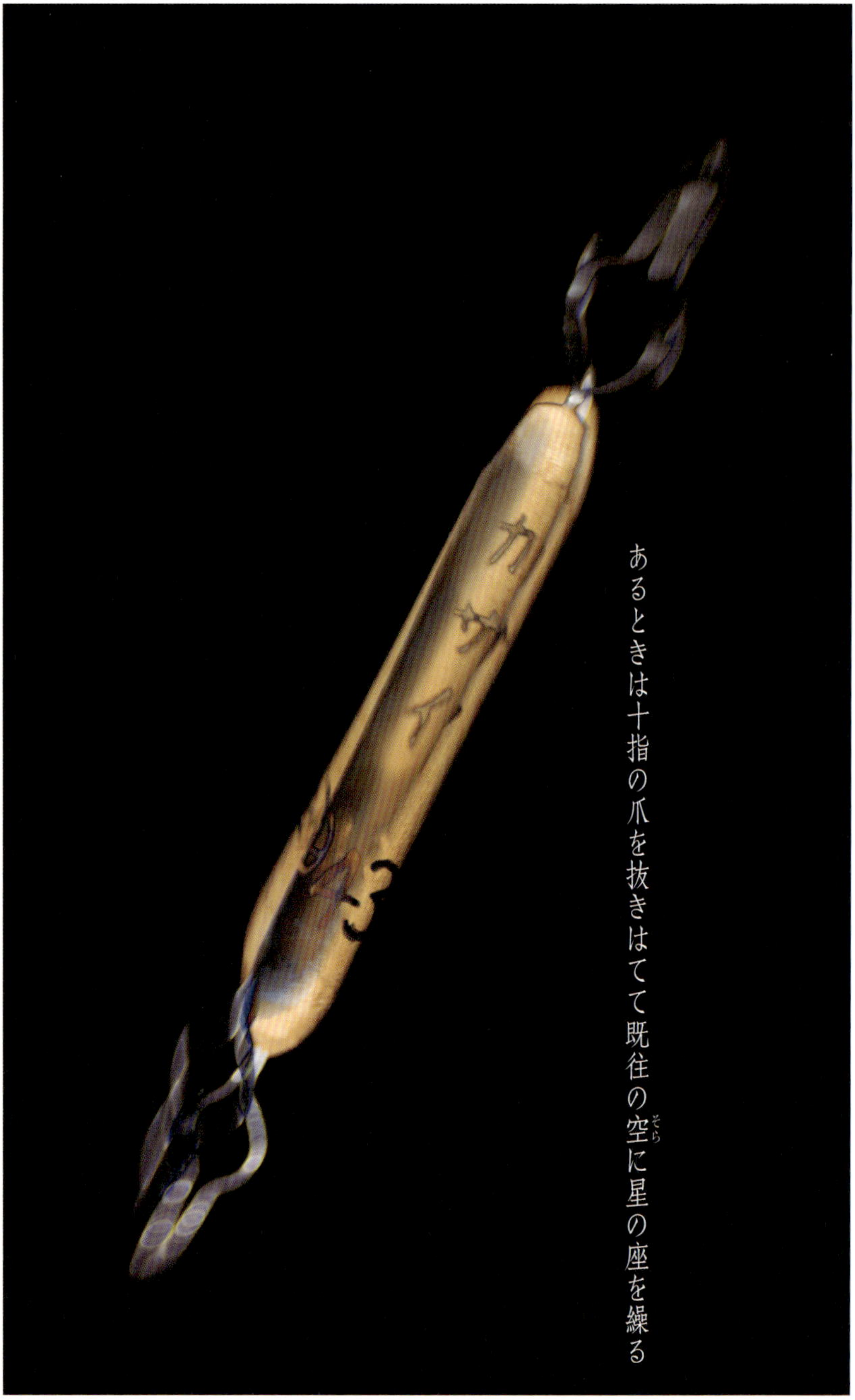

あるときは十指の爪を抜きはてて既往の空《そら》に星の座を繰る

【ボタン掛け】

手の指を失っているとボタン掛けにも苦労する。そこで、ボタンの穴の反対側からボタンを穴に引っ張り込む道具が考案された。（多磨全生園）

【ダイヤル回し】ダイヤル式電話の数字の位置に、感覚のない指に代わってこの道具の先端部を掛けるなら、腕の力で回すことができる。（多磨全生園）

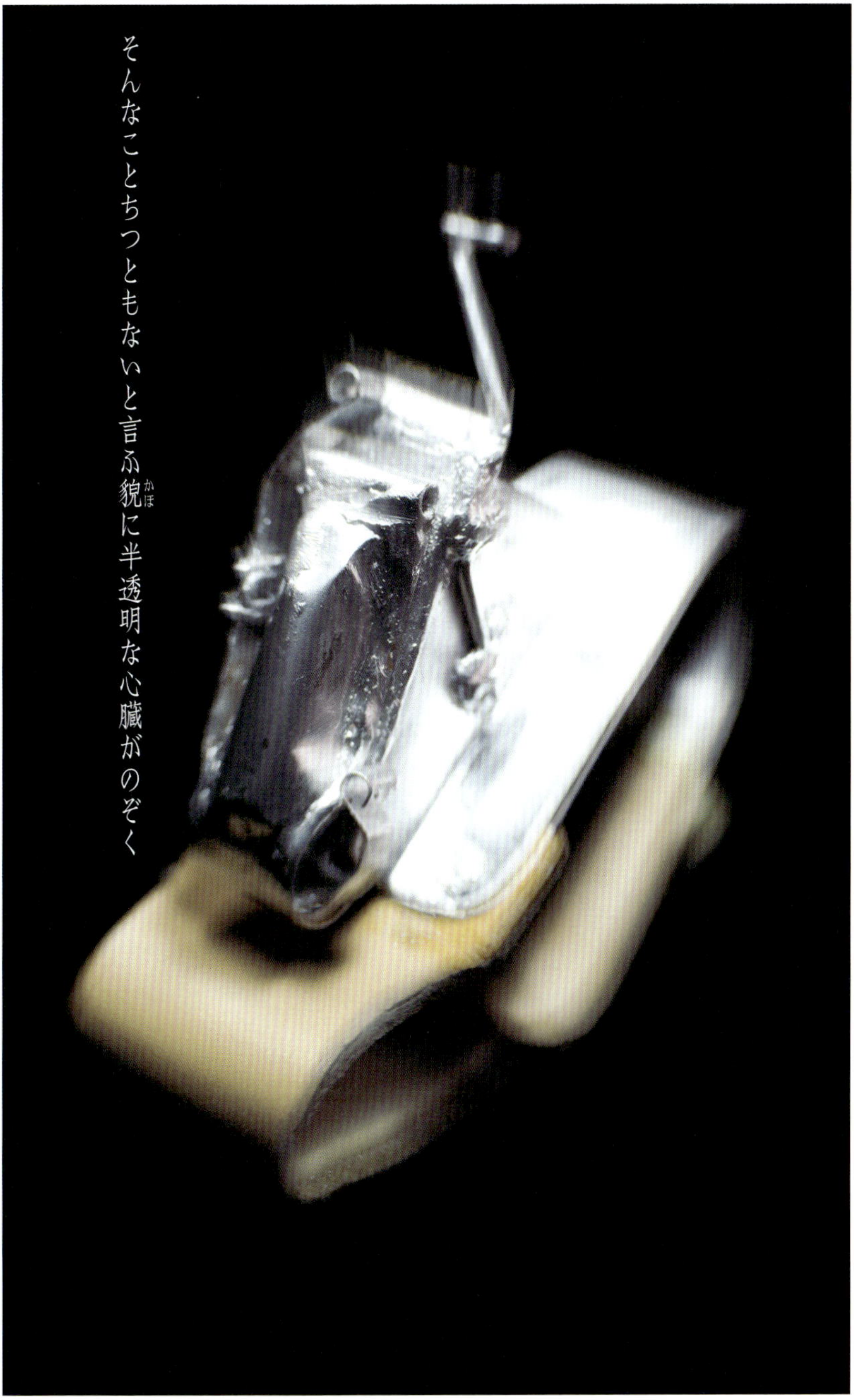

そんなことちつともないと言ふ貌《かほ》に半透明な心臓がのぞく

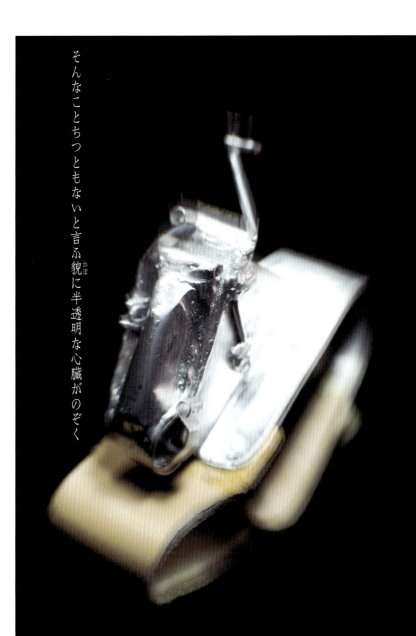

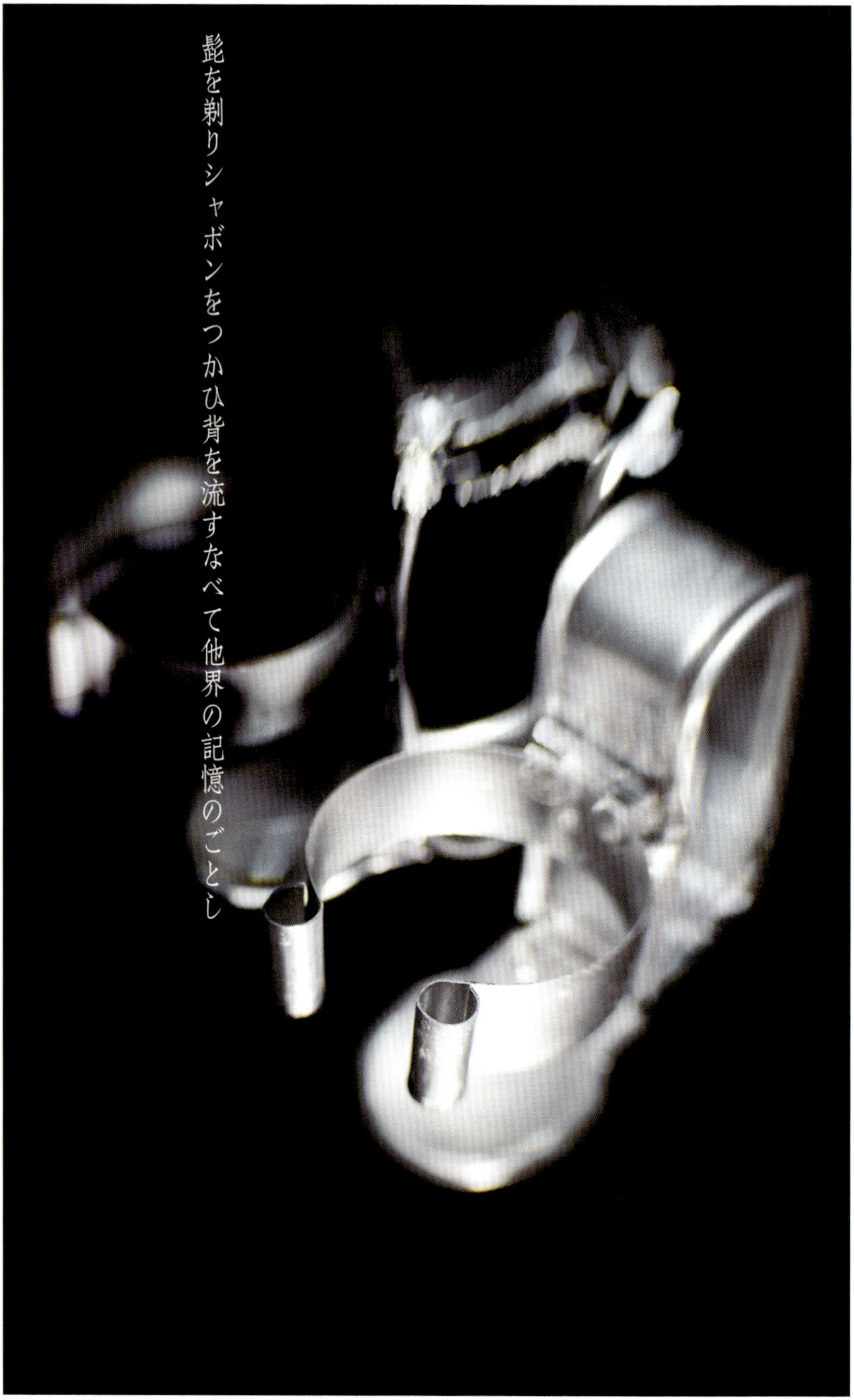

髭を剃りシャボンをつかひ背を流すなべて他界の記憶のごとし

【コップホルダー】

細い形のコップを両手ではさんで持つことは難しい。手のひらにかけられる取っ手をつけて、コップを口まで運べるようにした。（多磨全生園）

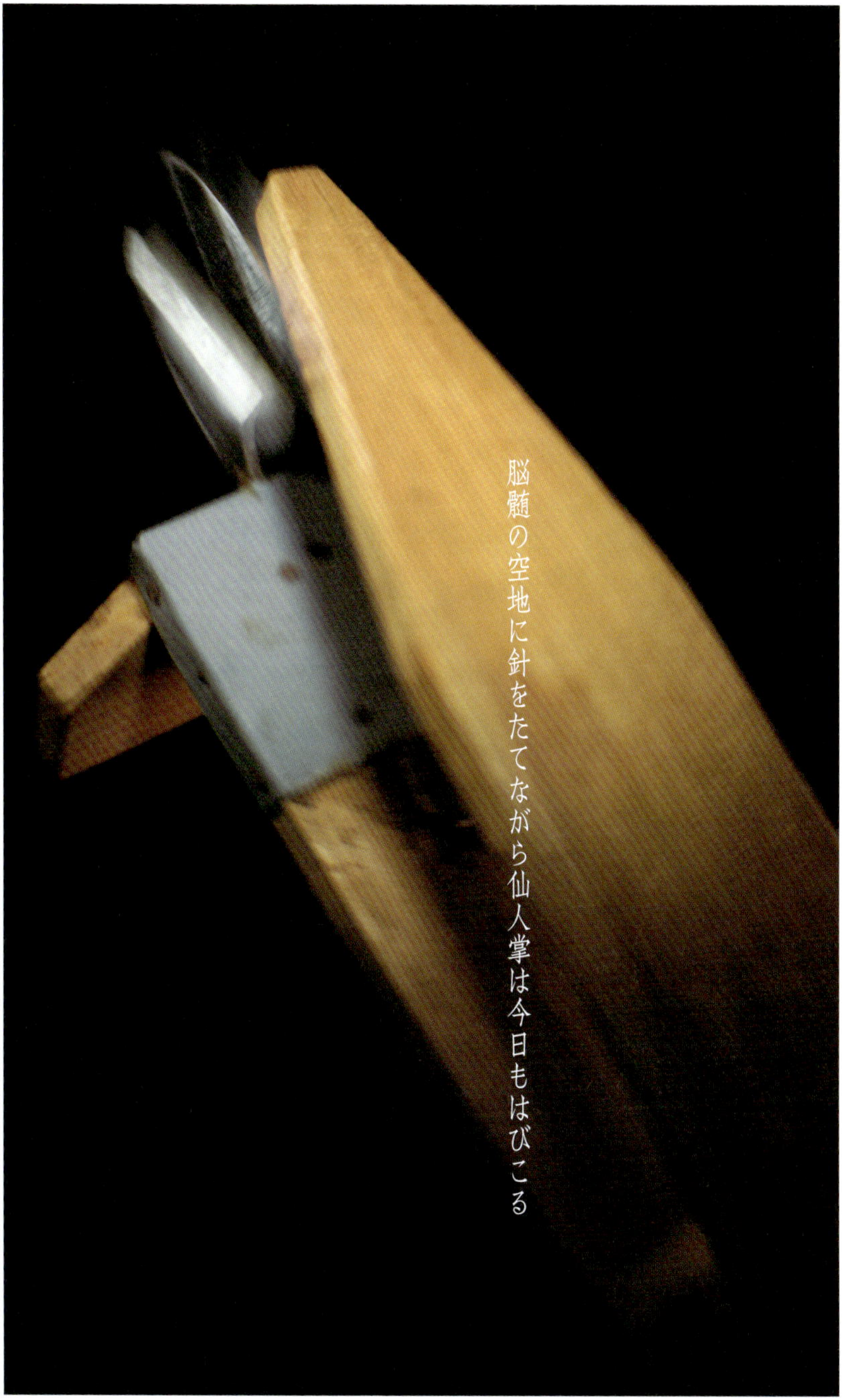
脳髄の空地に針をたてながら仙人掌は今日もはびこる

【はさみ】曲がった指先が思い通りに動かず、力も入らない。ならば、腕の力でハサミを使えるようにと考えられた仕組み。（多磨全生園）

小説『あん』の顛末

座布団一枚分の居場所

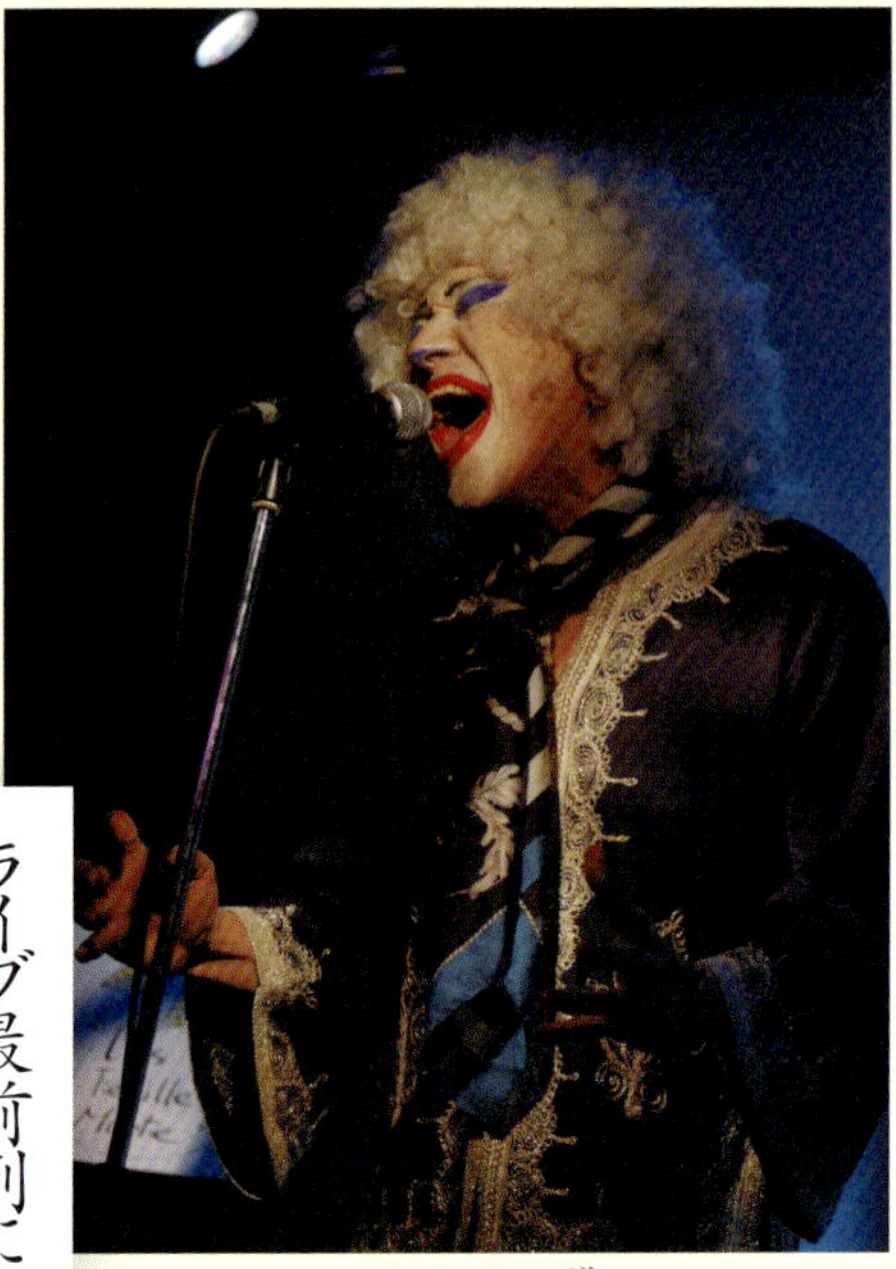

道化師に扮してライブに臨むドリアン助川。

ライブ最前列にいらした回復者との出会いが物語を書く起点となりました。

ドリアン助川

どりあん・すけがわ◉一九六二年、東京に生まれ神戸で育つ。作家、詩人、道化師、ミュージシャン。一九九〇年「叫ぶ詩人の会」を結成。二〇〇〇年以降、歌うアルルカン（道化師）として朗読と歌をミクスチャーしたステージを展開。二〇一三年、小説『あん』を上梓。次回作は、日韓の〈ロミオとジュリエット〉をテーマとした『あなたという国 ニューヨーク・サン・ソウル』。

『あん』の発端

一般的な知識としてハンセン病を知ったのは、小説の『砂の器』などを通じてです。言い方は悪いですが「発症すると人生終わっちゃう」という印象でした。僕の小説の『あん』の千太郎やどら春の奥さんと同じレベル、「そんな人を雇ったら、お客さん来なくなっちゃうよ」というようなものです。

「ハンセン病の話をいつか書いてやる」と思ったのは、らい予防法廃止の一九九六年のこと。療養所に入ったら人生終わり、というイメージを植えつけてしまったのは、文学者にも責任があるのではないかとも感じました。よく考えたら、そこで終るはずがないわけです。生身の人間が収容され、そこで生活をしているのですから。以来、資料を調べたりしてはいましたが、手記を読んだり写真を見たりすると、正直「うわ、キツいな」と思っていました。「医療関係者でもないのに、この話を書くのは無理だ。おこがましい」というのが当時の気持です。

実際に本を書くにあたって、僕には二つの思いがありました。一つは、ハンセン病の元患者の方を通じ、病そのものではなく、生命とは何かということを描きたかった。『あん』では、徳江が哲学者のようになっていきますが、そこを狙っていたわけです。一方で、「俺の人生は何でこんなことになってしまったんだ」と思いながら生きてきた元患者の方もいらっしゃるでしょう。だからもう一つの思いは、そういう方々に、座布団一枚程度のものですが、少し心を楽にしていただける居場所になるような物語を書きたいということがありました。

とはいえ、療養所内に入ったこともない人間が資料を読むだけで想像して書くことはできないし、覚悟も決まらない。そうこうするうちに時間ばかりが経ってしまいました。

最前列の三人の客

所沢に「共に・ばくの会」という不登校児を支える団体があって、活動拠点だった営業を辞めた料亭が使えなくなった。その最後のイベントで、僕にライブ出演の依頼がありました。職員の方が僕の本を読んでくれていたのが縁です。ロックバンドではなく歌う道化師としての依頼だったので、ギタリストと二人で所沢まで行きました。

てっきり不登校の子どもたちと親御さんの会だと思っていたら、いろいろなハンディキャップを持っている人と親御さん、そして彼らを支えている人たちが観客でした。自閉症の少年や、突然大声を出してしまう子などもいました。ラブソングを歌っているのに、ワーッと大声を上げながらステージ

世間がって……俺は他人事のような言い方をしたけど、今度のことで言うなら、世間よりもっとひどいのは……俺なんだ——

千太郎

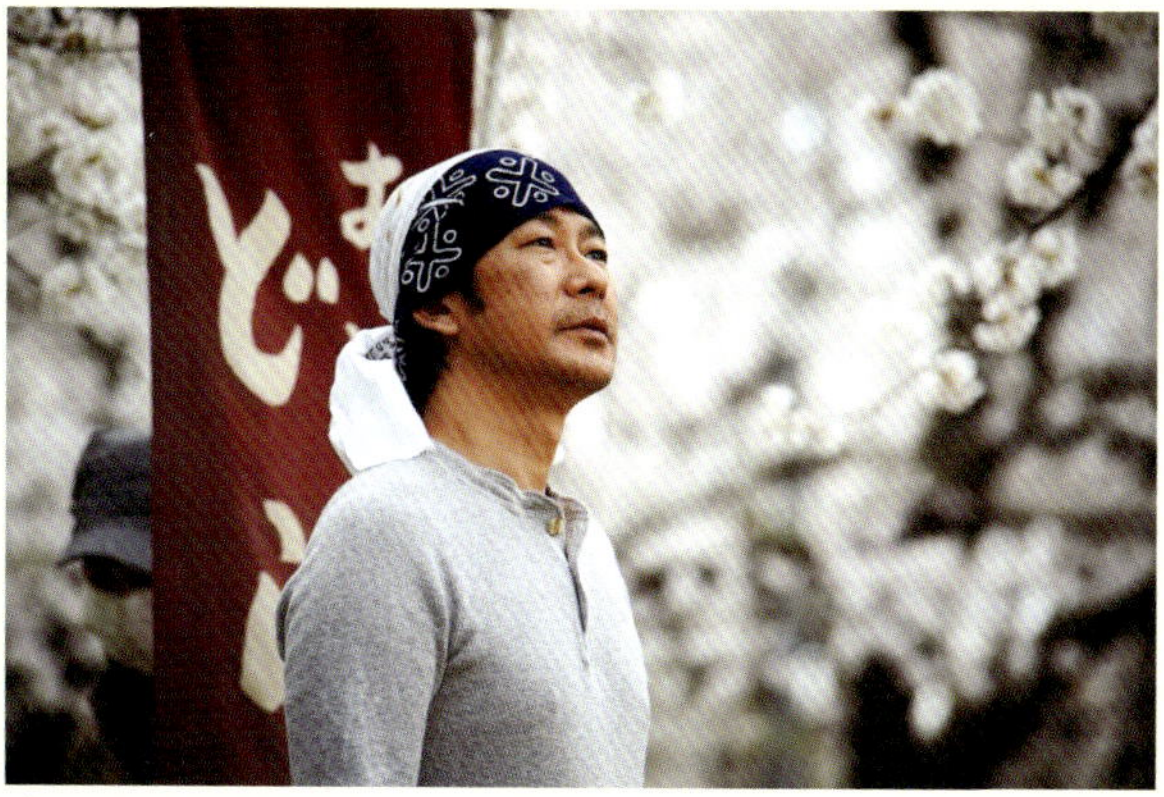

映画『あん』より。どら春の千太郎（永瀬正敏）

に上がってきてしまう子もいた。すると親がその子の背中を叱りつけながら叩く。「ギャーッ」「バコッ」「ギャーッ」「バコッ」、というのを聞きながらラブソングを歌う。すさまじいライブですが、自分のベストライブだと思っています。「ようやく自分の本当の客を見つけた」という気がしました。僕のレパートリーに『クロコダイルの恋』という歌劇があります。クロコダイルがイルカを好きになり、イルカに会うために海に向かい、しまいには沈んでしまう。「腹が減った、腹が減った」とクロコダイルのうめき声を出していると、知的障害の子が「だったら私、コレあげる」とパンを持ってきてくれる。苦し紛れに「クロコダイルはパンを食べない」と返す。そんなライブでした。

そんな客席の前方に、スーツを着た初老の男性二人と女性がいました。頼れるのはこの三人だけ。客いじりするならこの三人しかいない。「はい、前の三人こっち来て。なんか人生苦労されてきたようなお顔されてますね」なんてこと言ってたら、ライブ後に、その三人がCDを買いに来てくれた。「私たちは多磨全生園から来ました」と言う。「ハンセン病の

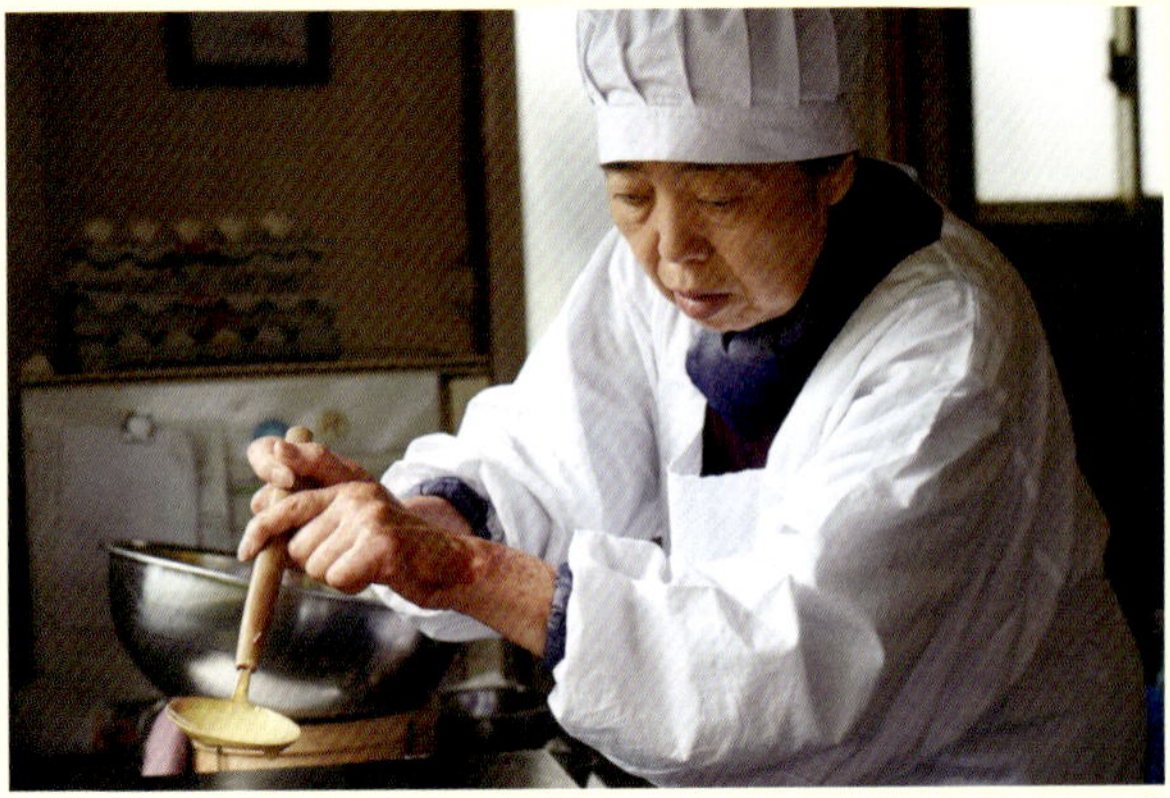
映画『あん』の主人公・徳江はハンセン病回復者（樹木希林）

療養所ですか？」「そうです」と。「実は私はハンセン病の小説を書きたいけれど、書けない思いを抱えてきた」と打ち明けた。そうしたらそのうちの一人、森元美代治さんが「じゃあ、ぜひ一度遊びにいらっしゃい」と言ってくれた。そのときに元患者の方々と接点ができたんです。「共に・ばくの会」が呼んでくれなかったら、いまだに小説は書けないままだったかもしれません。

新しいものは、異なるタイプのAとBが出会うことで始まるのだと思います。患者さんの話を書こうと思って書けなかったのは、まさにそこです。

製菓部という存在を知ったことで、初めて物語が動き出した。森元美代治さんは、岡山の長島にあるハンセン病患者だけの高校に通っていました。卒業後は大学に行きたくて上京。全生園から抜け出して予備校に通い、慶応大学を卒業された。あるとき、森元さんから「私は東京に来たときに、躾《しつけ》がなってないと怒られた。箸の上げ下げから、口のきき方から、ぜんぶ直された。いちばん厳しかったのは製菓部のおじいちゃんだった」という話を聞いた。「製菓部って何ですか」と聞き返し、元患者の方々の誕生日に、甘いものをつくって届ける人たちがいたことを知ったわけです。

僕はそのころ酒を医者に止められ、急に甘いものを食べ始めていました。自分が甘いものを食べるなんて想像したこともなかったのですが、ザッハトルテを食べたとき、なぜか気になって調べてみると、ザッハトルテは、どの店が元祖かウィーンで係争中であることを知った。それでお菓子の歴史に興味を持ち、パティシエの小説を書こうと思いました。上野毛の製菓学校の洋菓子科に入学、卒業もした。

一年目は一般教養で、和菓子の勉強も必修で、餡《あん》をずっと炊かされます。進級試験はどら焼きで、ずいぶん苦労しました。だから製菓部の話を聞いたときに、「これは僕が書かずに誰が書く」と思い立ったわけです。小説に出て来る製餡の方法は、学校で教えられた通り。そういう幸運なめぐりあわせがあって、物語が動き出した。

小説『あん』から映画「あん」へ

映画「あん」では、千太郎が徳江の製菓道具を使って再びどら焼きを売るシーンで終わります。小説版とは違いますが、あの終わり方も実は書いていた。終わり方は何度も書き直しをしていて、朗読劇では小説とも異なる終わり方です。千太郎の再生の物語でもあるのですが、千太郎がどら焼きを再び売り始めるエンディングにすると、徳江さんが主役でなくなり、千太郎の人生の再起物語になる。

小説では、千太郎と徳江さんの両者が主人公になっています。もちろん映画の方が良かったという人たちもいます。それもよく分かります、自分もそういう終わり方を考えていたわけですから。

映画化では、河瀬直美さんを監督にすることと、樹木希林さんの出演が希望でした。クランクインまでは、ロケ地を探したり、どら春の設計図を描いたりなどの協力はしましたが、僕は以前、河瀬直美さんの作品に出演していて、彼女の映画の撮り方を知っているので、現場には行かない方がいいと判断し、撮影に立ち合うことは控えました。彼女の映画は「よーい、スタート」の声もなく、隠れたところでひっそりとカメラを回します。原作者面《づら》して俳優さんに話しかけでもしたら、怒られるのは目に見えているので、一切撮影には近づかなかった。

映画は、カンヌをはじめ海外でも評判になりましたが、二つの点が理解しづらかったかもしれません。一つは、観客があんこもどら焼きも知らないこと。ウクライナでは英語の字幕が出ましたが、餡に「sweet red bean paste」という訳がいちいち出る。どら焼きは「pancake with sweet red bean paste」です。それ、本当にどら焼きかなと思ってしまう。

もう一つは絶対隔離について。欧米では一九六〇年代にはハンセン病は通院治療をする病気になっています。ですから、物語の背景となる絶対隔離という状況が伝わったかどうかという恐れがありました。ウクライナでは絶対隔離の意味がいまひとつ伝わらない。物語の基本の部分なので、わかってもらわないと困る。ウクライナでは上映前に、基本知識を説明し、ハンセン病という病気があるけれど、病気ではなく「生命とは何か」を描きたかったことを伝えた。ただ、どの国で見てもらっても、だいたい同じところで涙腺が決壊している。根本のところは伝わっているのかもしれません。

目をそむけないこと

森元美代治さんは手が不自由で、片目も失明されています。紹介された元患者さんにも、鼻が落ちてしまった方がいらっしゃいました。そういう方が私が取材に訪れる日に、お化粧して待っていてくださる。

映画の中で、ワカナちゃんたちが図書館で写真集を見るシーンがあります。海外ではあそこで劇場から退席してしまう方もいた。「ここから先は見られないかもしれない」と思うのでしょう。

福島の会津の教育委員会が年に一回、中学校で映画の上映会を行います。二〇一五年は『あん』が選ばれ、希林さんと永瀬さんと僕が登壇することになりました。私は原作者としての立場で、映画の上映前にハンセン病の基本知識を話した。「致死病ではないけれども、指が落ちてしまったり、鼻が落ちてしまったりする」と話すと、子どもたちは「えー、キモいー」と言う。「そうかもしれません。この映画の中には、そうした患者さんたちの写真も出てきます。でも、目をそむけずに向き合ってください」と話した。「今から大変なものを見せられる」と思うのでしょう、会場は急に静まり返りました。でも大半の子どもたちは、感じ入って見てくれたようです。

健常者とは大きく異なる身体を見たとき、びっくりするのは当然です。かく言う僕も、初めて全生

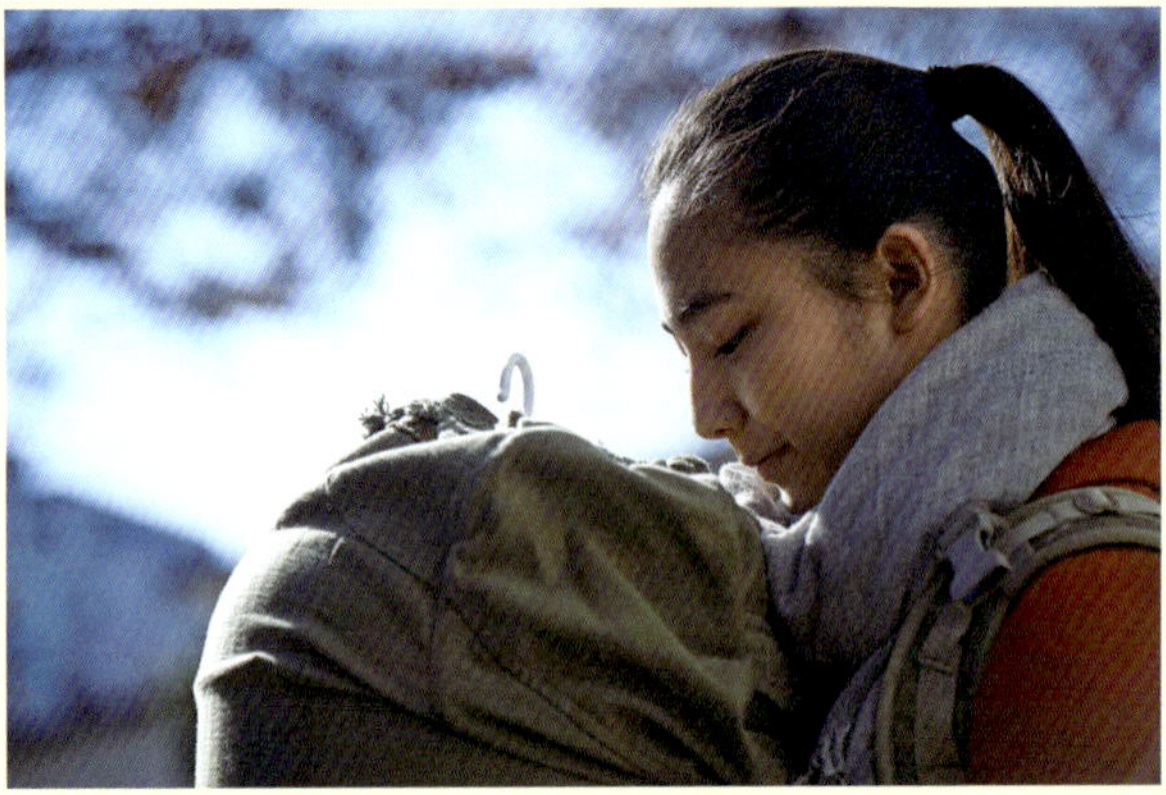
映画『あん』より。どら春の近所に住む女子中学生ワカナ（内田伽羅）

園を訪れるときにはビビッていました。絶対に動揺すると思いました。だけど、びっくりすることは差別ではないと思う。会って五分もすれば、身体のことはまったく気にならなくなる。今では、最初の頃は身構えすぎていたなと思います。

握手しようとしたら指がないんですから、やっぱりびっくりはします。だけど、それでその人の人生を同時に感じとって、そして身体的なことが何でもないことになっていくということこそが、教養だと思います。教養は人間の体に宿るというのは、そういうことでしょう。知識がどれだけあるかということではありません。

人間は興味のないことについては、一度頭に入ってもすぐに出て行く。あれだけテレビや新聞で隔離問題や訴訟の報道がされていても、興味のない人には、なかったことになる。

知り合いのギタリストに、「全生園でライブやろうよ」と誘ったら、「俺はいいんだけどさ、子どもにうつったらどうかなと思って」と言う。大学の医学部で教鞭をとっている人からは、「小説の『あん』

私たちはこの世を観るために、聞くために生まれてきた。この世はただそれだけを望んでいた。——徳江

を読んだけどね、絶対隔離には意味があるんだよ。らい菌には強いのと弱いのがあって、日本の場合は強いらい菌の可能性があったからね」と言われた。聞いたことのない話だと思って、元患者の方々に話すと、「いまだにそんなこと言ってる先生がいるのか」とあきれていました。

ハンセン病を扱うことが、差別をむし返すのではないかという考え方があります。しかし、ハンセン病をめぐる問題を一度自分の頭で考えることは、「生命とは何か」「人間とは何か」という問題に還っていく。あるいは新しくその問いを得ることだと思います。なければいい、蓋をすればいいという姿勢は、人間としての気づきのチャンスさえ失ってしまう。

差別はいつの時代も存在しています。なくならないかも知れない。だから、そこから考えることを始めるしかないと思います。

【引用】
ドリアン助川『あん』ポプラ社(2013)より。
【写真】
河瀬直美監督▼映画『あん』スチールより©2015映画『あん』製作委員会/COMME DES CINEMA/TWENTY TWENTY VISION/ZDF-ARTE

「鼻の周辺」の周辺

佐藤健太

さとう・けんた◉一九七四年生まれ。皓星社勤務を経て、フリーの出版営業・編集業を営む。そのかたわらハンセン病史およびハンセン病文学を研究。現在は、駿河療養所と東京でハンセン病文学読書会を主宰。共編著に『ハンセン病文学読書会のすすめ』(2015、非売品)がある。

鼻を造る

手術は、これらの部分で成りたっている鼻の素材の確保からはじめられた。松浦の場合、欠損している鼻の状態から大量の素材が必要ということで、胸の肉を剝がし、それを筒状に巻いて縫いあわせ、他の部分へ移動させても充分活着する可能性が出来てから、徐々に鼻部へすべらせて行くという方法がとられた。一回目の手術では彼は胸に棒状に巻いた肉を、ちょうどスーツケースの握り手のような形で造られたのである。それは胸を走るメスの感触と肉を剝がして行く気分のよくない音と、血糊のぬめりとの交錯のなかでうまれた珍奇な体の一部であった。松浦は痛みと恐怖に耐えきれずに手術台の上で足をばたつかせ、看護婦たちの侮蔑と失笑を買った。

これは島比呂志（一九一八〜二〇〇三）主宰の同人誌『火山地帯』を主要な場として作品を数々発表してきた、風見治（一九三二年〜）の代表作「鼻の周辺」における形成外科手術（作品内では「造鼻手術」と記述）のシーンである。本作は一九八七年、九州芸術祭文学賞を受賞し『文學界』に掲載され、のちに風見の創作集『鼻の周辺』（海鳥社　一九九六）、加賀乙彦責任編集『ハンセン病文学全集』第二巻（皓星社　二〇〇二）に収められた。

ハンセン病は戦後、プロミンを主とする化学療法の効果により「可治の病」となったが、病者の多くは後遺症に苦しむこととなった。鼻はハンセン病の病変が発生しやすい部位であり、とくに組織所見の病型分類でいう「らい腫型」は鼻粘膜に浸潤や結節を生じることが多く、それらの症状が進行した場合、鼻根部が陥没する鞍鼻《あんび》など鼻のかたちの変形に苦しめられた。いわゆる外鼻変形にもさまざまな症状があり、呼気性呼吸困難や鼻呼吸困難、眼鏡が安定しないなどの困難が生じた。しかし、外鼻変形の病者の多くが共通して苦痛を訴えたのは、容貌が整わないことであった（稲葉ほか　一九五九）。

ほかにもハンセン病の後遺症には手指の屈曲や垂足、末梢神経麻痺、顔面神経麻痺、兎眼《とがん》、頭髪・眉毛の脱毛などさまざまな苦しみがあり、それらは化学療法で治癒するものではなかった。そのため戦後日本のハンセン病療養所では、病変により喪った形態や機能、欠損した身体の外観を修復、再建する形成外科手術が、医官たちによって本格的に取り組まれるようになったのである。そのこころみは各療養所で見られたが、一九五八年に「癩形成外科研究会」が発足したことで本格化していった。風見の「鼻の周辺」は時代設定が一九六六年とされているので、この時期に至るまでの形成外科について簡潔にまとめておこう。

ヨーロッパでは第一次世界大戦での戦傷により顔や手足などを損傷する兵士が続出し、医師たちは機能回復を中心としながら外見の修復にも取り組むようになった。そしてヨーロッパを中心として形成外科は発展し、医学の一分野として成立するようになる。一方、日本では、広島と長崎に投下された原子爆弾が形成外科の発展を促した側面があることを見逃してはならないだろう。被爆によるケロイドで苦しむ被爆者が数多存在する苛烈な状況が、形成外科治療を必要としたのである。

原爆乙女と形成外科の発展

一九五五年、広島で被爆した少女たち――原爆乙女二五人が、ケロイド修復と機能障害回復の形成外科手術を受けるために渡米した。これは雑誌『サタデー・レビュー』主筆のノーマン・カズンズを中心としたアメリカの文化人、民間人有志が一九四九年に設立したヒロシマ・ピース・センター協力会によるプロジェクトで、一切の経費は彼らが集めた募金によってまかなわれた。カズンズの友人ヒッチグの協力で、ヒッチグが理事をつとめるマウント・サイナイ病院(ニューヨーク市)が受け入れ先となり、同病院の形成外科部長をつとめるアーサー・バースキーが手術を担当した。渡米した少女たちはプロジェクトに賛同するクエーカー教徒たちの家に滞在し、約一年半にわたり手術と治療を受けたのである。広島で被爆者の治療にたずさわっていた医師・原田東岷《とうみん》もアメリカへ渡り、七か月間手術に立ち会った(宇吹二〇一四、原田一九七七)。

また長崎では、のちに長崎大学形成外科教室初代主任教授となる難波雄哉《かつや》が、やはり被爆者の治療にたずさわるなかで形成外科に関心を寄せていた。バースキーが来日した折に広島で難波は面識を得て、一九五八年に日米交換研究員として渡米し、マウント・サイナイ病院でバースキーのもと形成外科研修を約一年間にわたって受け、その後、日本の形成外科領域を牽引していく存在となった(三木ほか一九六〇、難波一九九一)。

難波が渡米する前年の一九五七年は第一回日本形成外科研究会が開催された、日本の形成外科の歴史において重要な年であった。同年には、手指の変形治療に関して津下《つげ》健哉（岡山大学）らと連携を図りつつあった長島愛生園の医官・犀川一夫が「癩形成外科研究会」（以下、「癩形成研」）の提案をした。それを受けて成田稔（多磨全生園）も、ハンセン病専門医以外からの批判や助言が必要と考え、原田東岷（広島原田病院）、大森清一（東京警察病院）ら形成外科の先達に入会を働きかけ快諾された。原田は東京慈恵会医科大学の後輩である犀川からの依頼を受け、一九五六年から一年半ほど長島愛生園へ技術指導のために通い、約八十例の形成外科手術をこころみていた（原田一九七七、犀川一九八八）。

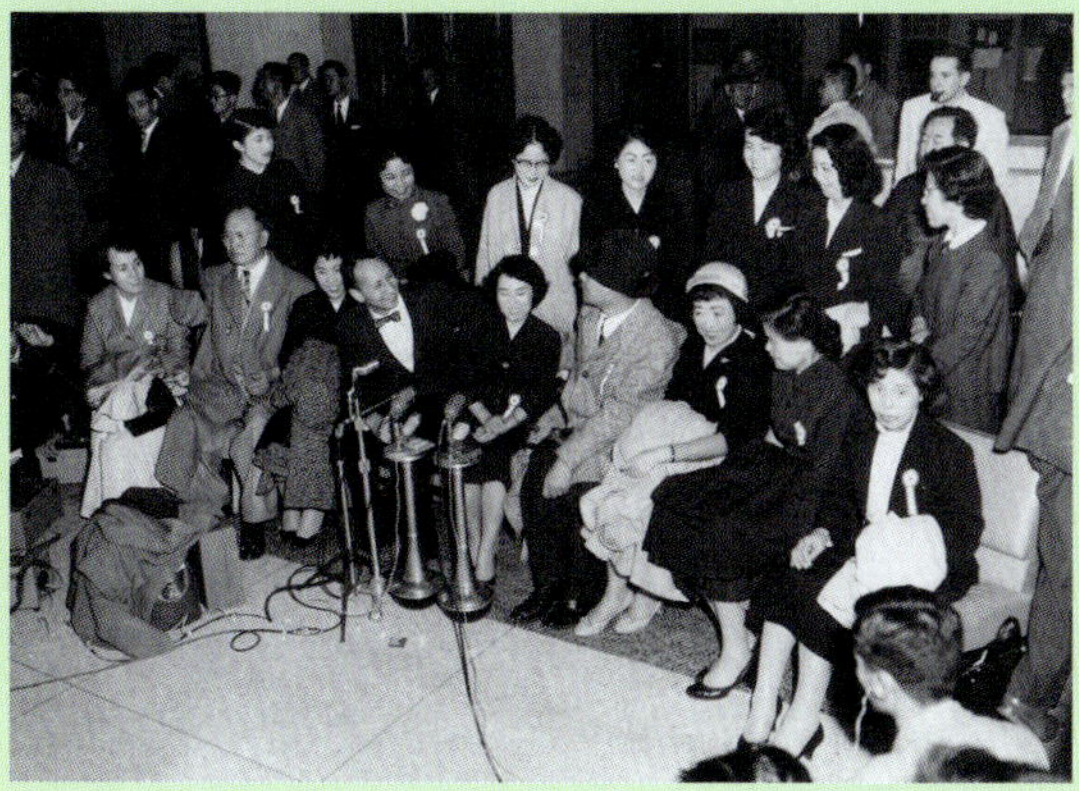

一九五六年十一月、米国での治療を終え帰国した原爆乙女。帰国第二陣の十三人。写真提供▼毎日新聞社

翌五八年に「癩形成研」は発足し、十か所の国立・私立療養所の医官（外科、眼科、耳鼻科、歯科、皮膚科など）――荒川巖（東北新生園）、稲葉俊雄（駿河療養所）、大西基四夫《きしお》（奄美和光園）ら三三名が参画、また大森、津下、橋爪長三（信州大学、のち長島愛生園）、原田、藤田恵一（自衛隊中央病院）ら二四名が療養所外から特別会員として加わった（成田一九五八）。同年には第二回日本形成外科研究会が開かれ「日本形成外科学会」も発足している。ちなみに「癩形成研」は「日本

形成外科学会」の地方部会と位置づけられていた。

このようにハンセン病療養所における黎明期の形成外科は、戦後日本における形成外科の発展と軌を一にしていたと言えよう。そして原爆による後遺症とハンセン病による後遺症の治療史は、形成外科を結節点として交差しているのである。

形成外科は喪われた機能の回復、容貌が変わってしまったことで生じるハンセン病者たちのネガティブな心理を転換する可能性、さらに社会の偏見を取り除き、病者の社会復帰への道を切り拓く可能性を有していた。それにもかかわらず、ハンセン病専門医による理解は十分ではなかったようである。形成外科に力を注いだ成田稔は、「癩形成研」準備中に光田健輔から「眉や鼻をつくっても無駄だ。また悪くなってだめになる」と言われたと後に述懐している(成田 一九九六)。療養所内の形成外科は、旧来のハンセン病専門医らの冷ややかな視線のなかで、試行錯誤しながら取り組まれ蓄積されていった医療実践だったのである。

形成外科という経験

では形成外科とは、施術を受けるハンセン病者にとってどのような経験だったのだろうか。ここでようやく風見治「鼻の周辺」に立ち戻ることができる。

主人公の松浦猛は造鼻手術を受けるため、九州の療養所から東京にある武蔵園(多磨全生園がモデルと思われる)へ転園してきた。この手術は長い期間を要するため、施術を担当する医官のいる療養所へ転園する必要があった。外科病棟には、松浦と同様、全国の療養所から転園して手術を受けている病者たちがいた。末の息子の結婚式に出るために造鼻手術を受けている、竜の入れ墨を背負った高田老人。高田と同じ聖母園から来ている谷平。地方の療養所から来ている横山らである。松浦の手術は一年におよび、不完全な形とはいえ鼻が造られたころ、母が病気になり寝台列車に乗って長崎へ帰省することになる。

さて、松浦は手術の経過に一喜一憂をくりかえし、また他者からの視線に鋭敏である。九州の診療所から上京するときの松浦はマスク、サングラス、ハンチングを身につけ、人工の眉をはりつけるというありさまだった。帰省するときには不完全だが鼻ができており、「一年まえ期待と不安のなかで上京したときの思いとは遥かに異なった解放感」をおぼえている。だが寝台列車に揺られながら、手術によって再建された鼻と眉がふたたび消え失せてはいないかと不安にかられ、人目を忍んで手鏡で確認せざるをえない。乗り合わせた老夫婦の視線も意識し、顔に残る後遺症を原爆の被爆によるものと勘違いした老女の言葉をあえて否定しなかった。そして博多で三日つづけて会う売春宿の女（じつは彼女は長崎で被爆している）に対しては、積極的に被爆者と装うようになる。大雪のため博多で下車し宿をとった松浦は夜の街へ出る。そのシーンを見てみよう。

松浦猛はショーウインドーからあふれ出る光のなかを、やや前のめりの格好で歩いた。完成まえの鼻は団子をつまんでくっつけたようなものだったが、土産物を買ったデパートでも、レストランや駅でも、彼が買物をし食事をし、通りを歩くのを、それによってとがめ妨害する者はいなかった。ただ彼の顔といきなり正面から出会った者は一瞬奇異なものをみたという表情をうかべ、つぎのときには目をそらしていた。ふりかえりふりかえりしてみて行く者もなかにはいた。それらを除けば彼は不格好な鼻ではあっても鼻がついているだけで社会から排斥されることのない自分に、時間とともに自信をふくらましていた。歩道を歩いている彼の心には、他人と共通の時間を地上に立って生きているという実感が蘇っていた。

鼻があるため排斥されることなく街をかっ歩して「他人と共通の時間」を生きている実感を抱く。しかしこの高揚感も自信も、ひさしぶりに会った母親の落胆を目の前にしてすっかり消えてしまう。松浦は「母親のいたわりや励まし」を期待していたが、被爆者にも「ひどか体」になっている人もいる、もう手術には行かないでくれと母親から懇願されてしまう。息子の結婚式に出るためにつらい手術に耐えていた高田老人も、「家族が望むような鼻」ができあがらず自死を遂げてしまっていた。

形成外科手術を受けるという経験は、喪われた容貌が再建されるかもしれないという期待——病者自身だけではなく、その家族の期待は過剰になりがちである——と、ふたたび容貌が崩れ機能を喪失してしまうのではないかという不安や怖れの間を行き来しつづけることなのかもしれない。「人間は鼻が出来ても仕合わせにはなりません」とささやく木崎清吉は松浦の不安の投影であり、被爆による傷痕を背中に残したまま体を売っている女は、手術を受けないという選択肢も存在したことを松浦に突きつけてくる。鼻や手足の再建手術は病者にとって福音と受け取られ、だからこそ医官たちも積極的に取り組んでいったのだ。しかし手術の成功は必ずしも社会復帰へとつながるわけではなく、家族がよろこんでくれるともかぎらなかった。「鼻の周辺」は形成外科手術をめぐるハンセン病者の複雑な心理や葛藤をあざやかに描き出しているのだ。

従来のハンセン病研究では、療養所における医療実践そのものはあまり注目されることはなく、政策面における医官の発言（とりわけ隔離政策への態度）ばかりが俎上にあげられることが多かった。しかし、かつての医官も高齢化している現在、療養所の治療史に目を向ける必要があるのではないだろうか。そもそも医療の場は患者と医師によって構成されるものである。近年の医学史は、その医療の場を成立せしめている社会的・経済的・文化的な要素の考察へと研究領域を広げてきた（鈴木 二〇〇二）。それをふまえればハンセン病療養所の医療とは、後遺症をふくむ疾病に苦しむ病者と医療従事者によって構成されるものと言えよう。それゆえ疾病および後遺症、医官たちによる医療実践、そして病者自身によって書かれた膨大な文学作品を総合的に検討することで、はじめて浮かび上がってくるものもあるはずだ。それらのテクスト群には、ハンセン病という病を生きたひとびとのさまざまな声が刻印されているのだから。

【参考文献】

稲葉俊雄・石河末松・萩原鐘二「らい患者の鼻整形手術について」『らい形成外科』第四・五合併号（1959）
宇吹暁『ヒロシマ戦後史　被爆体験はどう受けとめられてきたか』岩波書店（2014）
犀川一夫『門は開かれて　らい医の悲願——四十年の道』みすず書房（1988）
鈴木晃仁「医学と医療の歴史」社会経済史学会編『社会経済史の課題と展望』有斐閣（2002）
成田稔「癩形成外科研究会の発足と運営」『癩形成外科研究会会報』第一号（1958）
成田稔『「らい予防法」四十四年の道のり　廃止にいたる動き。どうしていままで……』皓星社ブックレット（1996）
難波雄哉「私の形成外科学事始め」『難波雄哉教授退官記念業績集』長崎大学形成外科学教室（1991）
原田東岷『ヒロシマの外科医の回想　ヒロシマからベトナムへ』未來社（1977）
三木威勇治・難波雄哉・大森清一・丹下一郎・鬼塚卓彌・高橋良「アメリカのPlastic Surgeryを語る　難波博士をむかえて」『形成美容外科』第三巻第二号（1960）

ライフストーリーを聞く

〈語りえぬこと〉をめぐって

蘭 由岐子

あららぎ・ゆきこ◉一九八三年奈良女子大学大学院家政学研究科修了。奈良女子大学博士（学術）。九州女子大学専任講師などを経て、現在、追手門学院大学社会学部 教授。専攻は質的調査法、医療社会学。著書に『「病いの経験」を聞き取る ハンセン病者のライフヒストリー』がある。

座りにくい椅子

わたしはここ二〇年あまり、ハンセン病世界について、おもに病者◉へのライフストーリー・インタビューを行うことによってあきらかにしてきた。が、当初、この方法で研究することは〝賭け〟のように思えてならなかった。病者たちは病名を周囲に知られるのを恐れ、閉鎖空間の療養所に入るにもかかわらず偽名を名乗り、まるで「深海の貝のようになって」療養所や「社会」で暮らしてきた。そういう彼らにプライバシーそのものである〝人生の物語〟を聞くことは非常に困難なことだと思えたからである。さらに、聞き取りの場は、「塗炭の苦しみ」を生きた病者たちにとって、それを再度生きる場となる可能性があり、また、秘匿してきた家族や親族のことが漏れてしまうリスキーな機会にもなりうるからだ。

しかし、病者たちは、一旦、聞き取りに応諾したら、みずからの経験をときに喜怒哀楽を交えながら言葉豊かに語ってくれた。別途おこなっていた「薬害ＨＩＶ」被害の血友病者への聞き取りで、長い沈黙のあと、胸をまさぐり、表情をゆがめ、ようやく語り始めるという、まさに〈語りえぬこと〉を、聞き取りの「いま—ここ」で絞りだそうとする人がいたのとは、対照的であった。もちろん、話題によっては若干とつとつと語ったり、声を低めて一人語りのように語ったりすることもあった。が、多くはわたしの質問（発語）に対して、かなりのボリュームの語りを返してくれた。

この違いはどこから来ているのだろうか。それは、受苦の経験から聞き取りまでの時間、および、受苦者の年齢から来ているのではないかとわたしは思う。先の血友病者は二〇〇〇年代初頭の聞き取り時に四〇代前半であり、「薬害ＨＩＶ」被害によって、かつて一緒に患者会を組織した仲間たちのほとんどが一九九〇年代なかばまでに亡くなってしまったという経験をしていた。この辛い経験は、聞き取りのつい一〇年ほど前のことであり、絞りだされた語りは、「仲間たちのように死なずに壮年期を迎えた自分がこれからどう生きたらよいか悩んでいる」ということだった。彼は問題の渦中に生きていたのである。それに比して、ハンセン病者の方は、発症・入所して数十年以上経つ人が大半で、厳しい受苦、不条理の経験をしたのはずいぶん昔のことであった。そして年齢的にも高齢期に入っている人が多かった。現に、わたし

入ったときは、やっぱし、患者さんの顔見たらびっくりしましたね。ショックでしたね、あれは。わしらもみな、あんななるのかな、思いながら。

ふるさとの夢を見ることは自由なんですよ。外出許可がいらんでしょ。世間体も気にせんですむ。親にも迷惑をかけん。だから夜になったら目を閉じて夢を見るんです。

が調査を始めた時期、国立療養所入所者の平均年齢は七〇歳を超え、多くは人生の最晩年にさしかかっていた(今からすれば、みんな若かったと思う)。また一九九〇年代にもなれば療養所生活の水準も生活の自由度も上がり、日常生活面では落ち着いてきていたころである。ハンセン病者たちは自身の受苦経験をいわば〝飼いならして〟、現在は比較的穏やかな日々を送っていたのである。退所者であっても、わたしが聞き取りをした人たちは、文字通り「社会復帰」して、定年を迎え、社会生活に一区切りつけた人たちだった。だから、相対的に「よく」語ることができたのだと思う。

病者たちが経験を〝飼いならしてきた〟状況を、ある女性は「座りにくい椅子」にたとえて語った。

わたしたちって、座りにくい椅子に座らされても、そのうち、身体をこうしてこうして(身体を左右に揺らして座り方を何度か変えるポーズをする)、なんとか座ってしまうわよね。療養所での生活もそれと一緒で、はじめは悔しいし、なんでこういうところで暮らさないといけないのと思っていたけど、そのうち、そういうもんだと思ってしまったのね。

逆にいえば、こうやって経験を飼いならさずして、療養所では生きていくことができなかったのだろう。そして、高齢期に入った人びとは、自分の生き様を残したいという思いをもち、「自分史」という言葉も人口に膾炙していた。ちょうどそのような時期にわたしは、病者のライフストーリーの聞き取りを実施したのであった。

「あんた、もうあんまり、こんな話はそんくらいでやめとかんね」

では、聞き取りの場において語られた内容はどういうものであっただろうか。一九九六年（この春に「らい予防法」が廃止された）の夏、わたしが本格的にライフストーリーの聞き取りを始めたころ、入所五三年になるある男性入所者（以下、Aさん）からつぎのような語りを聞いた。

もう今まで園内でもな、よっぽど刎頸《ふんけい》の友でないとな、やっぱり話すようなことはありませんでしたよ。それで、もう、話しても涙がでたり歯がゆいばっかりでな、ほんとあの、その、恥ずかしいちゅうか恥になることじゃけんな、恥と思うとる。偏見・差別受けるもとだもんだけん。

このとき、わたしは病者の家族関係に焦点を当てて聞き取りをしていた。病者たちが「刎頸の友」以外には話すことがなかったのは、「夫婦でも話さん、自分の実家のこと」であり、「思い出すと苦しい」ハンセン病に罹患してから経験したことどもであった。従来、夫婦の間でも話してこなかったこと、

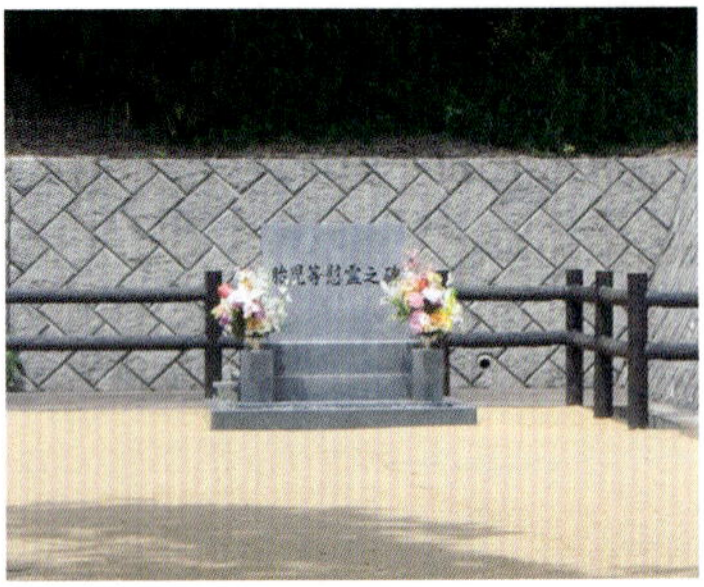

邑久光明園胎児慰霊。二〇〇二年の検証により光明園園内で四九体の胎児等標本が確認された。

いわば〈語りえぬこと〉が、わたしという研究者の前で語られることとなったのである。

在郷家族との関係に加えて、もっとも〈語りえぬこと〉のひとつであったのは、断種・堕胎の話であった。Aさんは「優生保護法」が施行される数か月前に妻が堕胎させられていた。臓盆上で手足をばたつかせていた「嬰児」をその目で見ている。性別もはっきりしていた。

やっぱりあの、年をとると、やっぱり親子の関係、ほんと、長男が堕胎で殺される、断種させられたってことは、その、ほんなこと、なにかの胸に来るちゅうかな、わだかまってのすまんなーて思うことがあるな。

と語り、堕胎・断種の経験についての自身の罪意識、心の痛みに言及した。

Aさんは、自身の経験を、らい予防法廃止をめぐって前年あたりから動き出した弁護士やマスコミ関係者に語り始めていた。夫妻で堕胎のことをどのように受け止めているかを知りたかったわたしは、「奥様はどうおっしゃってます?」と尋ねたところ、「そりゃおんなし気持ちだと思うけどな。あんまり人に言いよってや、そんな悲しいことを口にすっとは好かんという人がおるけんな、あんまり（話さない）」し、しまいには「あんた、もうあんまり、こんな話はそんくらいでやめとかんね」と、あまり他言しないよう注意されていると語った。療養所内には「何十人と断種・堕胎を受けた人がいる」にもかかわらず、その経験を語るひとはそれまでほとんどいなかったという。Aさんは、「（堕胎を経験した人が）あんなにおっても、あの、新聞やらテレビラジオで積極的にこんなむごいことを国がしたとかいう意見が出てこんわけですよね。まあ、忍従というかこらえ性のええもんじゃなとわたしも感心しとるけど、やっぱり恥ずかしいちゅうかな、思い出すと苦しいことばっかりじゃけん、やっぱり話せぬとほんとじゃないかな」と語った。つまり、自分の経験をマスコミ関係者に話さない人たちを「こらえ性のええもんじゃな」となかば批判しつつも、断種・堕胎について語ることは療養所のなかでは「恥ずかしい」ことでもあって、断種・堕胎を想起することの苦しさに再度言及するのであった。

たしかに、一九九五年に実施された九州弁護士会連合会の九州にある五つの療養所を対象とした調査では、優生手術または堕胎手術経験者は四〇〇人をゆうに超えていた（九弁連 1996:151）。だからAさんの言うように意見を言えるひとの数はそろっていたはずである。しかし、この時点で積極的に「語る」ひとはいなかったようだ（断種や堕胎の経験をエッセイに書いたり、文芸作品の主題に据えたりするひとたちはいたが、それはこの時期ではなかった）。

学校行くてでしょ。そうすると、みんながこうして、こうして机を離して、
自分のまわりには間があく。ハンセンは鼻が詰まって、
そこが膿んで、そうやって鼻梁が落ちていくんだけど、
その膿のにおいがひどい。
鼻が詰まるから口から息をする。でもそのにおいが出るので、
ぼくは息をしなかった。

また、断種・堕胎が「優生保護法」によって合法化された時期に近い一九五〇〜六〇年代の『全患協ニュース』をみても、断種・堕胎のことは、問題として前景化することはほとんどなかった。療養所内の性比が著しく男性優位に傾いていた（女性1に対して男性2〜3）時代において、断種・堕胎を経験した人たちは「結婚できた」人たちであって、皆が結婚できたわけではなかった療養所内において彼らをうらやむひとたちも多かったと思われる。そのようななかで、断種・堕胎が、夫婦が直接感じる「苦しみ」の側面よりも、むしろ「恥ずかしいこと」として意味づけられていたことは想像にかたくない。

「恥」ではなく「被害」

では、Aさんは〈語りえぬこと〉、〈思い出すと苦しいこと〉をなぜ語り始めようと思ったのであろうか。それはつぎのような理由からであった。

国民の理解をうるためには、（国が）どがしこ（＝どれほど）悪いことをしたかっていうことでな、反対がないようにと思うて、自分のあの、なんちゅうか恥、恥ずかしさ、犠牲になったような側面のあって、こったらことを公にしたけどもな、ふつうだったら、わたしも話しする気はありませんよ。

つまり、彼は、自分たちの人生を規定した国の過ちを糾弾するために、いわば蛮勇をふるってみずからの経験を「証言」し始めたのである。〝飼い慣らした〟はずの経験は、「らい予防法」の廃止を契機に、あらたな熱を充填していた。このような思いを受けて、原告たちが立ち上がり、その後の歴史的な訴訟期が展開した。

予防法廃止から五年後、二〇〇一年の原告勝訴判決によって国のハンセン病予防対策が司法の場で断罪された。この過程で、病者たちは、自分たちの経験が「恥」ではなく「被害」であることを確認した。Aさんのように我が子を堕胎された人たちは、自分が病気になったばかりに子どもの命を絶つことになり、「すまない」という思いをもっていた。別の入所者も、「(断種や堕胎は)結局こう、自分が病気だということ、それにこう消えてしまってるんですね」と語っていたが、いまや、問題は病者自身にあるのではなく、自身の「外」(国の過った政策)にあることが確認されたのである。それは、自身の人生の経験が別様に意味づけられた瞬間であった。

もちろん、断種・堕胎の問題や在郷家族との関係など、病者が経験した艱難辛苦は、過った政策を展開した国に責任があるということがわかったあとも、多くの当事者たちにとっては、いまだ乗り越えるにはあまりにも「深い淵」であり続けていることもたしかだろう。が、少なくとも、これまで個々の胸の奥に封印されていた経験が、病者以外の人たち—弁護士、裁判官、支援者、研究者、「社会」の人びと—と共有されたことの意味は大きい。ハンセン病に起因する問題が、ようやく「社会問題」として構成されたのである。それまで、

差別というのは、そんな単純なものではないですタイ。ぼくらのなかにもあるですもん。後遺症のひどい人間を軽いひとが差別するみたいな。これは無知ばかりではないという問題がある。

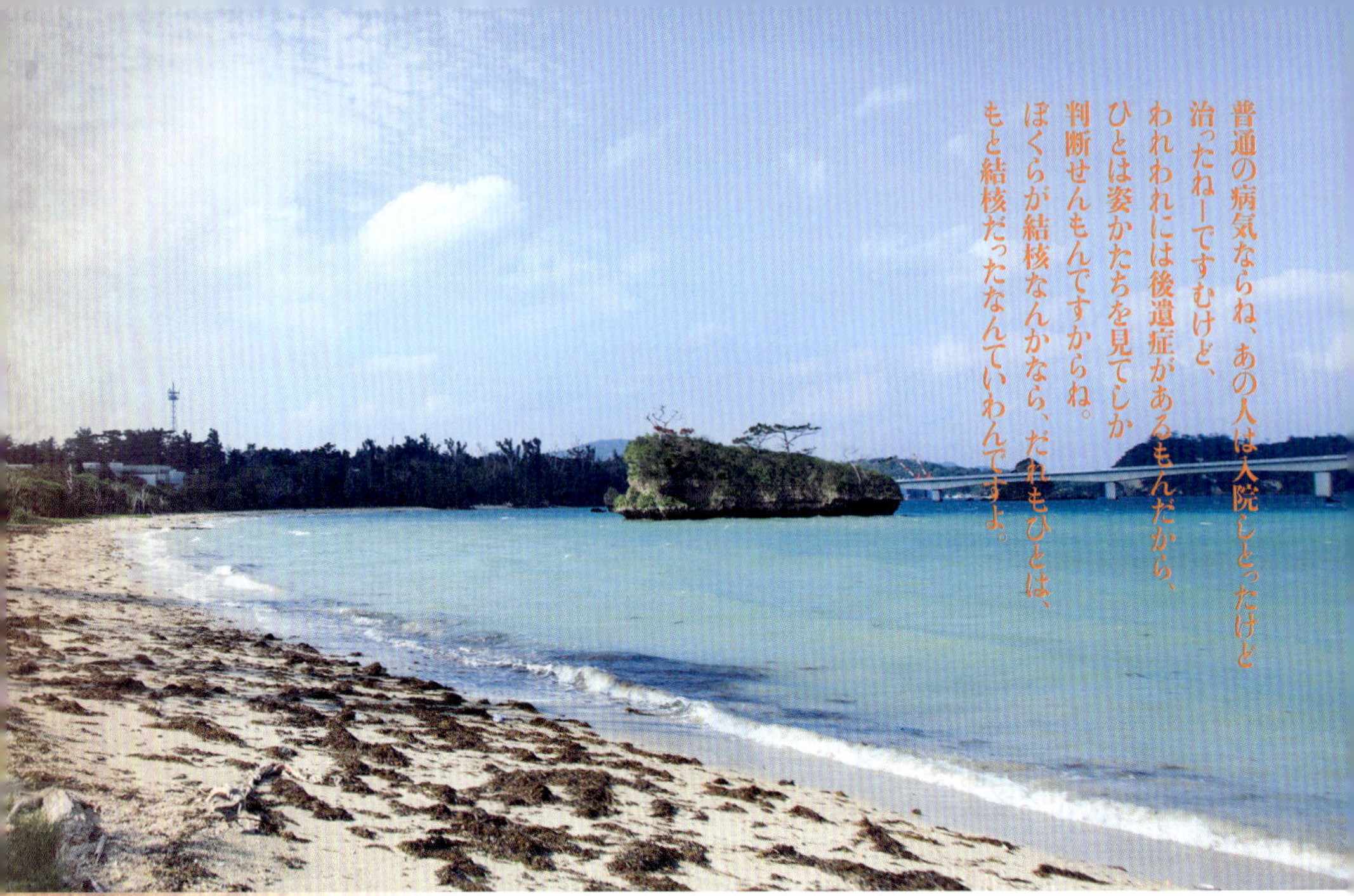
普通の病気ならね、あの人は入院しとったけど
治ったねーですむけど、
われわれには後遺症があるもんだから、
ひとは姿かたちを見てしか
判断せんもんですからね。
ぼくらが結核なんかなら、だれもひとは、
もと結核だったなんていわんですよ。

沖縄愛楽園の砂浜。かつて中絶した胎児がここに葬られていた。

夫婦の間でも、療養所のなかでもほとんど語られることのなかったことが、たとえ、一部の病者の口を通してであったとしても、一挙に社会に躍り出たことは本当に画期的なことであった。それは、同時に、病者以外のわたしたちが、ようやく〈語りえぬこと〉を聞くことができるようになったことを意味する。言い換えれば、わたしたちは、彼らの語りを聞き届ける「倫理的証人」（A・クラインマン）になったといえるのではないだろうか。聞き手を得て、〈語りえぬこと〉を語れるようになった状況は、語り手たちに自身の人生の意味を再考させ彼らの生き方の再創造にもつながったことだろう。それは

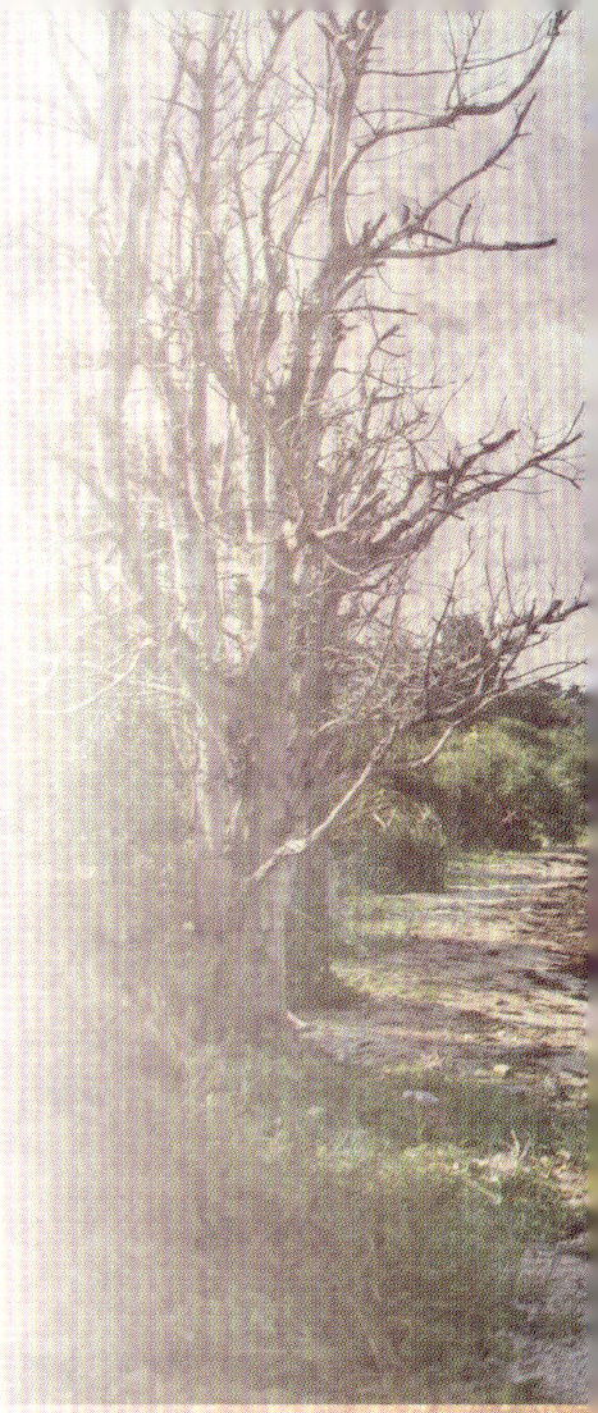

また、病者たちに注がれてきたスティグマ（烙印）のまなざしを病者自身が乗り越える契機を準備したにちがいない。だからこそ、訴訟期以降、より多くの病者たちが語るようになったのである。

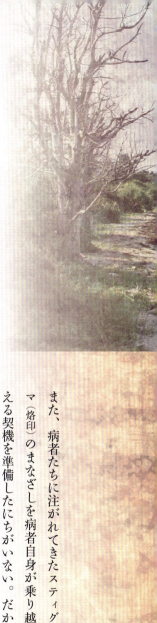

現在、「らい予防法」廃止から二〇年、訴訟の原告勝訴判決から十五年が経とうとしている。この間の月日は否応なく病者たちを加速度的に老いに向かわせ、〈語りえぬこと〉が語られないまま終わってしまう事態を招いている。わたしは、今、語り手との出会いという僥倖にめぐりあえたことに感謝しつつ、聞かせてもらったことに応答する手立てをあらためて模索しているところである。

【注記】

◉——わたしは、ハンセン病の経験をもつ人たちのことを、「元患者」や「回復者／快復者」ではなく「ハンセン病者」と呼んでいる。その理由は、ハンセン病に罹患したことで、疾病が治癒したあとも、その生活や人生に多大な影響を受け続けた事実に鑑み、医療人類学・社会学で採用されている「病者」の概念を使用するからである。引用はすべて、蘭由岐子『「病いの経験」を聞き取る』より。

【参考文献】

蘭由岐子『「病いの経験」を聞き取る——ハンセン病者のライフヒストリー』皓星社（2004）
九州弁護士会連合会人権擁護委員会『緊急出版！・らい予防法の廃止を考える——九弁連調査とシンポジウムの記録』九州弁護士会連合会（1996）
A・クラインマン『病いの語り』誠信書房（1996）
全国ハンセン氏病患者協議会『炎路——全患協ニュース縮刷版』（1987）

『ハンセン病文学全集』を編む

忘れてはいけない歴史の真実がある

加賀乙彦
かが・おとひこ◉一九二九年東京生まれ。小説家・精神科医。三八歳の時から小説を書き始め、『フランドルの冬』『宣告』、そして昭和を綴る大河小説『永遠の都』『雲の都』ほか多くの著作がある。二〇〇二年刊行の『ハンセン病文学全集』全10巻の編集委員を務めた。近著『日本の古典に学び しなやかに生きる』も好評。

戦後の民主主義の二つの欠陥

「ハンセン病」つまり「らい病」はドイツ語で"Aussatz"つまり社会から遺棄された人の病気と言われていました。医学生だった頃に、皮膚科外来に患者さんが来ることもありました。すでに特効薬プロミンが発表(一九四三年)され、米国では根治する病気であることが分かっていました。伝染力が強い病気ではないということも、私たち医学生は理解していました。

プロミンが日本に入ってきて(一九四七年から試験治療開始)使えるようになると、患者さんかららい菌が消えて、国内のほとんどの患者さんが治っていきます。私たちは東大セツルメントとして貧民街の人たちを診療する運動をしていて、診療所にプロミンを常備していました。そしてこの頃から、隔離政策を断行してきた国家は患者への治療保障をすべきだという声が上がっています。

しかし、プロミンが患者さんを無菌状態にできても、病気だったときに起きた身体の変形した部分はもとに戻りません。それを見て理解の浅い人たちは、まだ治っていないではないかと、戦後もずっと元患者さんへの迫害が続く。これは大変に悲惨な事態です。

民主主義を謳ってきた戦後の日本社会には、三つの欠陥があると私は思っています。そのいちばんがハンセン病をめぐる問題です。この病気についての知識が、政治家にも医者にも不足していました。とりわけ実態をよく解っていない作家による、ハンセン病を題材にした小説などの罪は大きい。その多くが、戦後民主主義の抜け穴のような所から生まれています。

二つ目の欠陥、それは死刑を廃止していないことです。EU諸国では、ほとんどの国が死刑制度をなくし

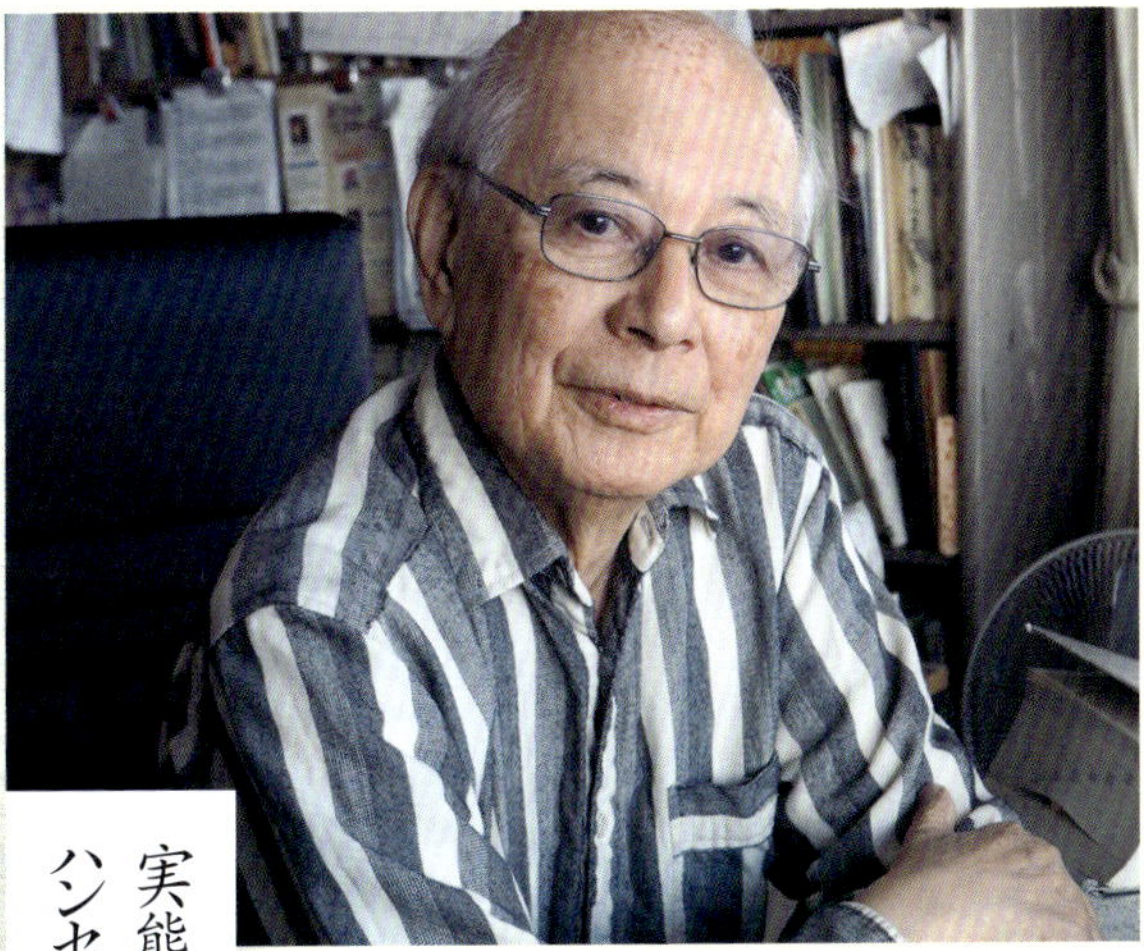

実態をよく解っていない作家による、ハンセン病を題材にした小説などの罪は大きい。

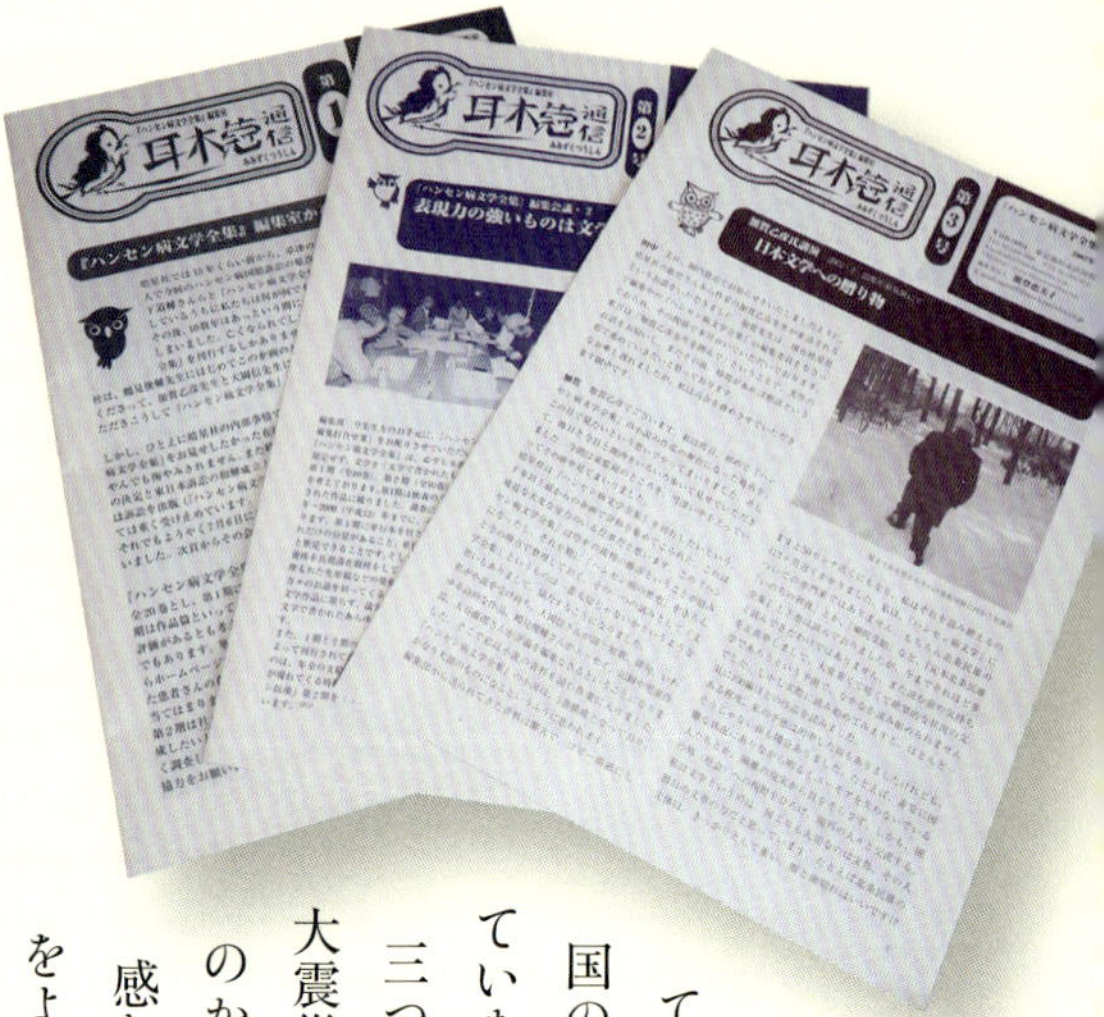

「耳木蒄（みみずく）通信」1〜3号。『ハンセン病文学全集』の刊行を前に皓星社の編集室から「耳木蒄（みみずく）通信」（編集発行人▼能登恵美子）が発行され、刊行スタートにいたる経緯を伝えている。（資料提供▼皓星社）

ています。ロシアも、また東洋でもフィリピンにはなく、韓国の場合は制度が残っていても執行していないことがわかっています。ところが中国と日本では続けられています。

三つ目は原子力発電所があることです。二〇一一年の東日本大震災が原発事故を引き起こし、原発がいかに悪魔的なものなのかに気づかされました。——遅かった、我ながらなんと鈍感なのかと思います。チェルノブイリの事故で、原発の怖さをよく知っていたのに、自国のことに思い至らなかった。私はすぐに文芸家協会で脱原発運動を始めました。死刑反対運動も懸命にしています。とはいえ、なかなか人の心を動かすほどの成果は上がっていません。

一九九六年「らい予防法」の廃止が決まったとき、総理大臣であった小泉純一郎が謝罪しました。おかげで目が覚めた人がずいぶんいたのではないですか。小泉さんは、現在では脱原発を訴えていらっしゃいます。自民党の中にも、そう考えている人がいると思うと運動のしがいがあります。一時期は推進派であろうと、何かの時点で目が覚めて改心できるなら、それでよいと思います。

人間の尊厳はあくまで「心」にあります

『ハンセン病文学全集』（全10巻、二〇〇二〜二〇一〇年刊）は、以前からハンセン病についての啓蒙書を出版してきた皓星社からの依頼を受けて、「小説」の巻である1〜3巻の編集に携わりました。すべての原稿に目を通すのに二年ほどかかりました。そのときの膨大なノートは今も手元にあります。この小説集の編集は大変な仕事ではありましたが、よい作品に出合うと嬉しく、多くの発見があって、印象に残る仕事となりました。ハンセン病を経験した方々の作品を抜きにして、日本文学を語ることはできません。

第1巻は北條民雄の作品で始まります。ハンセン病文学は北條民雄によってきり拓かれたといって過言でないでしょう。そのために生まれて来たような人です。一九三六年（昭十一）に「文學界」に発表された「いのちの初夜」を筆頭に療養所で書いた作品はどれも素晴らしく、文章の質も小説の出来も一流です。この作品によってハンセン病の療養所の実態が明かされ、権力による人間への圧力や差別が、どんなに苦しく悪魔的なことなのかを多くの人たちに深く伝えることができました。あまりに良い作品なので、戦前に著されたにもかかわらず、戦後までずっと北條民雄がハンセン病文学の主流のように語られてきました。三巻に及んだ小説の巻には、戦中戦後に著され、すでに出版もされていた冬敏之や島比呂志をはじめとする作品群を収めています。

この文学全集の編集がきっかけで、元患者さんたちと接する機会にも恵まれました。草津の栗生楽泉園ではいっしょに温泉に入って、背中を流し合ったこともあります。そうとうに崩れた背中を流してあげることもありました。いろいろと質問され、文学資料の収集のための協力もしてくださって、とても勉強になる日々を送らせていただき感謝しています。そんな元患者さんの友人も、もうほとんどの方が亡くなられています。

どんなに苦しく窮屈な場面でも笑いが生まれ、ユーモアに溢れるときがあるものです。元患者さん同士は、体にいろんな変化が現れていることをお互いに認め合っていました。身体が崩れている、盲目になった、指がない、鼻がないことなど全くもって問題ではない。人間の尊厳はあくまで「心」なのだと認め合っていたのでしょう。私はカトリックの信者なので、第一に人間に必要なのは心、温かい心が善意を生むのだと信じています。平和は温かい心に宿ります。

高齢となり、また盲目であるために社会復帰はできない方々が、今も療養施設に残っておられます。たとえば千人収容できる療養所に二百人しか入所されていないとなると、国費の無駄使いだから入所者を一箇所に集めて療養してもらってはどうか、それで空いた所はもっと活用できる施設にしようと、政治家からはそのような意見がしばしば発せられます。しかし元患者さんにとっては入所先が故郷です。そこを離れたくはない。故郷を取り上げてはいけない。それが長年にわたって国家がしてきた見当ちがいの政策への罪滅ぼしです。

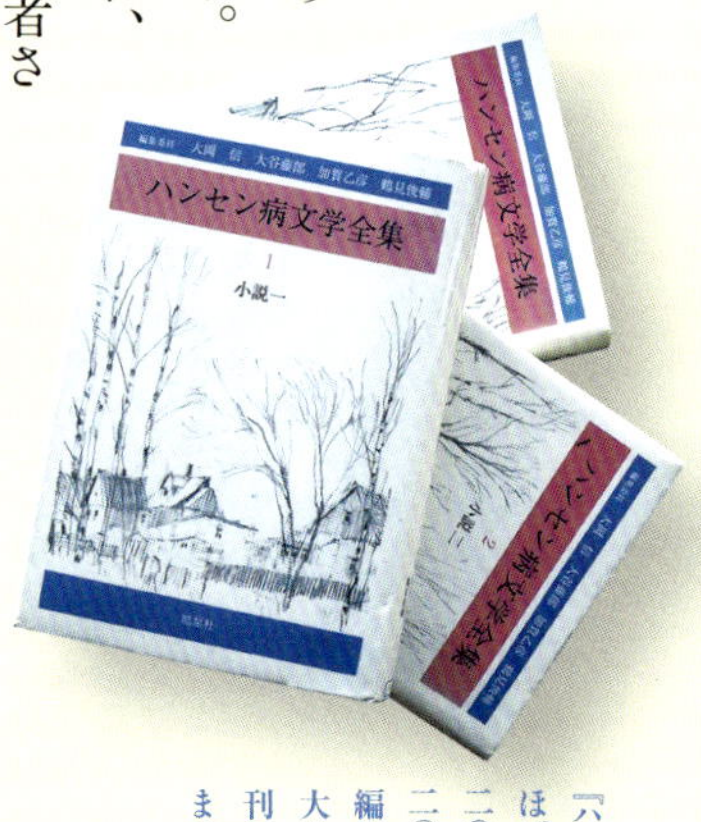

『ハンセン病文学全集』（第1期・全10巻／皓星社）は、ほぼ十五年の準備期間を経て、二〇〇二年九月に第1巻「小説1」を刊行。二〇一〇年七月の第9巻「俳句・川柳」で完結した。編集委員は鶴見俊介、加賀乙彦、大岡信、大谷藤郎というそうそうたる顔ぶれ。刊行に至るまで元患者の有志をまじえての編集会議がかさねられた。

なぜ私たちではなくてあなたが？——神谷美恵子さんのこと

ハンセン病のメッカといえる東京・東村山の多磨全生園の設立についてもそうですが、日本の皇室はつねづね進歩的な視点でハンセン病に向き合ってこられました。かつては皇室が盾になって、軍部や政治家からの圧迫を防いだこともありました。神谷美恵子さんのことも、いちばんよくご存知なのは皇后様ではないでしょうか。神谷さんを尊敬し、慕われておられるご様子がうかがえます。

神谷美恵子さんは、精神科医としての私の先輩です。十九歳のときに全生園を訪れた体験から、ハンセン病の患者さんたちの力になりたいと医学を志します。しかし、ご家族の反対やご自身が肺結核を患ったこともあって、医学を学び東大の精神科医局に来られて診察をするようになったのは三十歳（昭十九）からのことです。この当時、男性の医者は戦地にとられていて、神谷さんはもう一人の老医師と、周囲への爆撃が続くなかで診療体制を組んで教室を守ったという。とても勇敢なかたです。東京裁判のときには通訳をされています。詩人、エッセイストでもあります。

戦後になって出会った神谷さんから、私は多くを学びました。『うつわの歌』という大好きな詩集には「癩者へ」という詩が収められています。次はその詩からの引句です。

なぜ私たちではなくてあなたが？　あなたが代わってくださったのだ

ハンセン病の患者さんに寄り添いたいと願い続けた神谷さんは、昭和三〇年代の初めに長島愛生園で働きはじめます。園長であった光田健輔医師は、隔離政策の推進派であったと批判されることもあります。しかし私は同じ医者として、一方で光田さんほど献身的な医者もいなかったのではないかと思うし、彼の考えを分からないではありません。

療養所から解放された方々が社会復帰できるかというと、日本はそういう国ではなかった。社会に受け入れられず友達もできない、生活費をどこで稼ぐのか、それなら療養所もしくは近くに住むしかないというのが実情でした。国家が援けるべきであり、私たちが生活の面倒を見てあげようというのが、光田さんの本意だったのです。実際に近くに家を借りて住んでいた元患者さんもいました。神谷さんも時には光田さんと一線を画すこともあった。迷うこともあったでしょう。そのあたりはなかなか複雑で、一朝一夕に整理できる問題ではありません。

歴史の真実に向き合うために「らい」と呼びたい

いっぺん人間の頭に沁み込んだ思いこみは、困ったことに容易には消えません。同じことが死刑囚に対しても言えます。私が死刑廃止を訴えるのは、死刑囚の懺悔に対してではなく、死刑そのものが残酷な行為だからです。残酷な仕打ちを国家が国民にしてはいけないと憲法にも記されています。

ハンセン病の歴史を調べると、らい病は罪の報い「業病」だとする考え方が日本にもありました。明治になって、ノルウェーの医師ハンセンによってらい菌が発見されると、今度は、らい病は伝染病、早急に隔離せよ、と文明開化に浮かれた人たちの頭の中を駆け抜ける。らい病、ハンセン病に対する新たな偏見の始まりでした。

戦後に特効薬を得て、長きに渡った隔離政策「らい予防法」も廃止された現在から思うと、十九世紀後半からの「ハンセン病」という呼び名よりも「らい病」のほうがよいではないかと私は考えます。らい病の歴史は長く日本の古典文学にも記されています。らい病（レプラ）の人を治そうと旧約聖書の時代にユダヤ人が隔離を始めています。長い歴史を書くのに、「らい病」という表記が使えないのなら「重い皮膚病」などと記さなくてはならなくなって、これでは焦点がボケます。こうした点については、元患者さんたちの主張は少し間違っていないかと、『ハンセン病文学全集』を出すときに、私は「らい病」という言葉を使いたいと提案しました。すると元患者の皆さんは怒りました。「らい予防法をなくせ」と戦ってきた闘志の方々ですから、私は自分の意見をひっこめざるを得ませんでした。

悪魔と人と迷える羊

らい病の人に接吻したのはイエスが最初でした。なんと革新的な人であることか。

ギュスターヴ・フロベールの短編集『三つの物語』（一八七七年刊）の一つ「聖ジュリアン」は、クリストファーという聖人の物語です。彼がらい病（レプラ）の人を背負って川を渡ろうとする。しだいに重くなり、息もたえだえにやっとの思いで渡りきる。すると、背負っていたのはイエスだったという話です。非常に早い段階で森鷗外が邦訳しています。

現在の日本では、ハンセン病の新たな患者数は十人以内と聞きます。これから全国十三箇所の国立の広大な療養施設は徐々に資料館などを残して整理されていくでしょう。しかし、私たちがハンセン病のことを忘れることはないと確信します。差別や偏見も含めて日本で起きたことは、当事者であろうとなかろうと、ハンセン病の歴史として人間の渦の中に巻き込まれています。歴史の真実というのはそういうものであり、忘れられないし、忘れてはいけない。しっかりと書き留めておくことが、文学者の使命だと思っています。

日本人というのは潔癖症なのでしょうか、一度でも罪を犯したものはずっと罪人であり、一度でもドブに捨てられた食物はよく洗っても食べてはいけないと決めつける。そのような考えから頑迷な差別主義が顔をのぞかせます。こちらのほうこそ、やっかいな病気なのではないですか。

私が書く小説には必ず悪者が出てきます。悪者を書かずに小説が成り立つとは思いません。人間と悪魔、神と悪魔との対立という構図があっての文学だと考えます。ごく普通の人の心にも、悪人と善人が住んでいます。善人だけではことはうまく運びません。私は『宣告』という死刑囚を扱った小説にそのことを書きました。考え得る限りの悪をとことん綴った小説でもあります。

だいたいにおいて私は、悪人をやや同情的にマイルドに書きます。善人らしく潔癖症の人はちょっと悪く書きたい。ですから、よく私の小説を評して「勧善懲悪だ」という人がいますが、実はまるっきり逆なのです。勧善懲悪というのは江戸時代の敵討ちのこと。親を打たれた人は、必ず仇をとらなければいけない。そのために脱藩して浪人姿で歩き回る、仇を見つけるまで絶対に家に帰ってくるなと言われ、みずからも猛進する。これがいけない、そうではないだろうと、最初に伝えようとしたのが夏目漱石です。『三四郎』の中に「ストレイ・シープ」迷える羊の話が出てきます。これは聖書に書

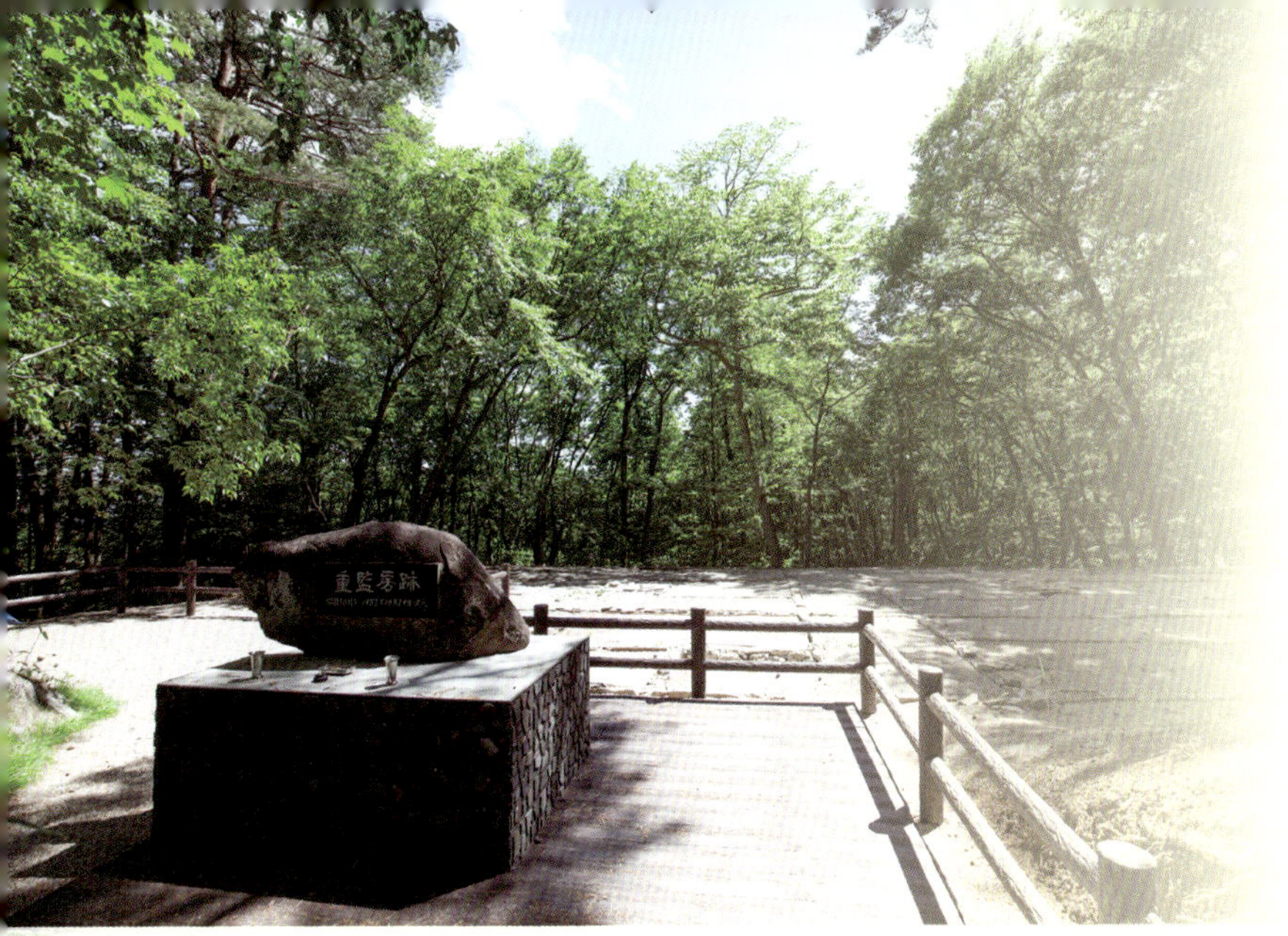

かれた百頭の中で一頭だけ迷った羊がいたという話に通じます。そのとき羊飼いである人間はどうするか……。
九九頭を安全な場所においた羊飼いは、一頭のストレイ・シープを捜しに行きます。そしてようやく捜しあてると「ああいい子だ」と喜ぶではありませんか。それが人間の本当の姿、心のままの姿です。

(二〇一五年十月十四日・談)

かつて草津の栗生楽泉園にあった重監房。
『ハンセン病文学全集』の刊行を控えた二〇〇二年二月、
加賀さんは深い雪の中を、この重監房跡に向かって歩いた。

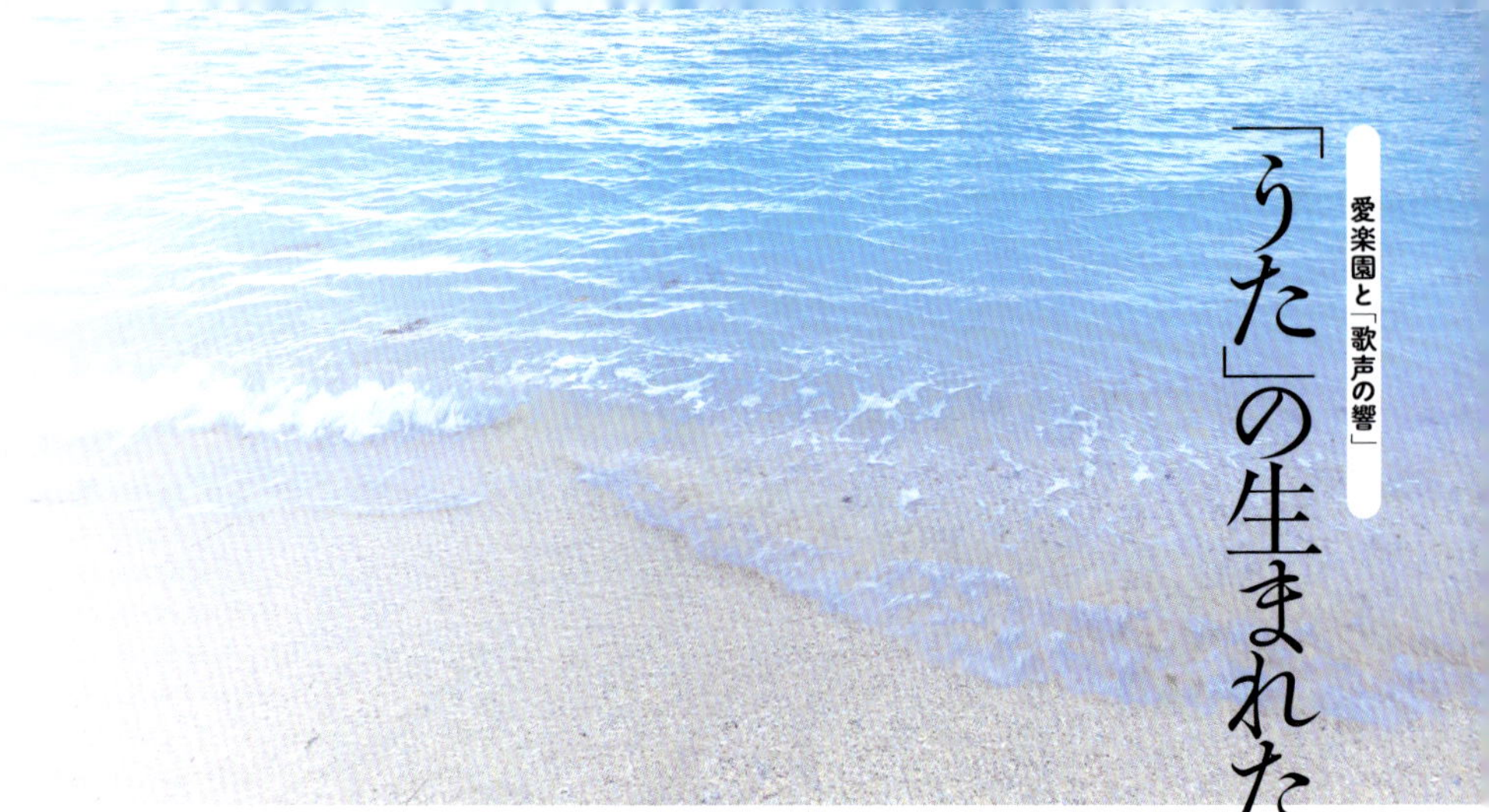

「うた」の生まれた島

愛楽園と「歌声の響」

ハンセン病フォーラム――取材

「恨みらい」と「戦争らい」

本土では、奈良朝以前よりハンセン病と思われる記録が残されているが、沖縄諸島の患者は、十四世紀のいわゆる「三山時代」以降、大陸や南方との交易が盛んになってから増加したとされている。ハンセン病患者は「クンチャー」と呼ばれていた。発病をめぐっては「天刑病説」や「怨恨病説」が流布しており、発病者は家内の裏座に閉じ込められる「家籠（ヤーグマイ）」の状態に置かれるか、発病者を出した家、あるいは集落が小屋を建てて「隔離」されることも少なくなかった。前者では発病すると最低限の食事は与えられても、家族から名前を呼ばれなくなることもあった。後者では、患者は小屋から物乞いに出て食糧を確保することも多く、放浪状態となる患者もあった。ただハンセン病患者は、ほかの乞食が拒絶されるようなところでも、食糧などの施しが受けられたが、これは「保護」の意識からではなく、「恨みらい（うらみクンチ）」という言葉が残されているように、患者から恨まれることで発病するという「怨恨病説」から来る怖れによるもので、患者に対する一般の意識は本土と同様に厳しいものがあった。

ハンセン病に対する厳しさを象徴するように、沖縄でも周辺住民の強い抵抗によって収容施設や療養所の設置が、なかなか進まなかった。集落の事情や感情を無視して県が療養所を強引に建設しようとしたために、近隣の住民が一致団結してハンセン病患者の排斥に立ち上がった「嵐山事件」のような事件も起きている。

ハンナ・リデルが開いた熊本回春病院から、沖縄のハンセン病患者へのキリスト教伝道のために青木恵哉が派遣されたのは一九二七年のこと。青木自身も患者であった。青木の目的はあくまでも伝道であったが、患者たちの置かれた苛酷な現実を前にして、保養院の建設を決意する。一九三五年六月には、青木を中心として患者たちが集っていた屋部《やぶ》（現在の名護市西部）の隔離小屋が住民たちによって焼き討ちされ、羽地内海の無人島、ジャルマ島へと避難。風葬の墓場で水もない島だった。さらに安住の地を求め、青木は極秘裏に購入してあった屋我地《やがぢ》島大堂原《うふどうばる》に移り、ここが沖縄県立国頭愛楽園の発祥の地となる。

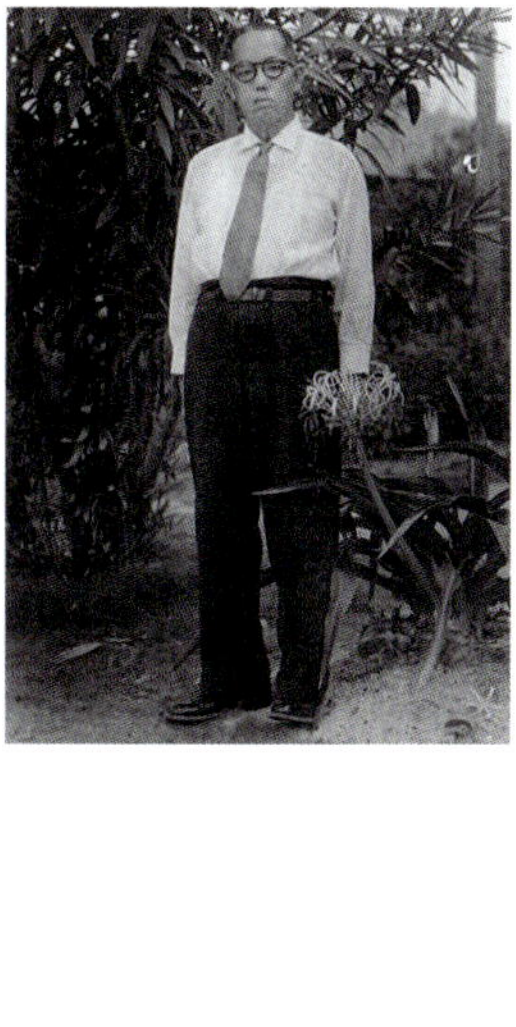

青木恵哉（1893～1969）。徳島県出身。十六歳でハンセン病を発病、一九一六年に香川県大島療養所に入所。一九一八年、アメリカ人宣教師のエリクスンから洗礼を受ける。熊本の回春病院でハンナ・リデルに出会い、一九二七年二月に、リデルの勧めで荒砥牧師と共に那覇へと伝道の旅に向かう。

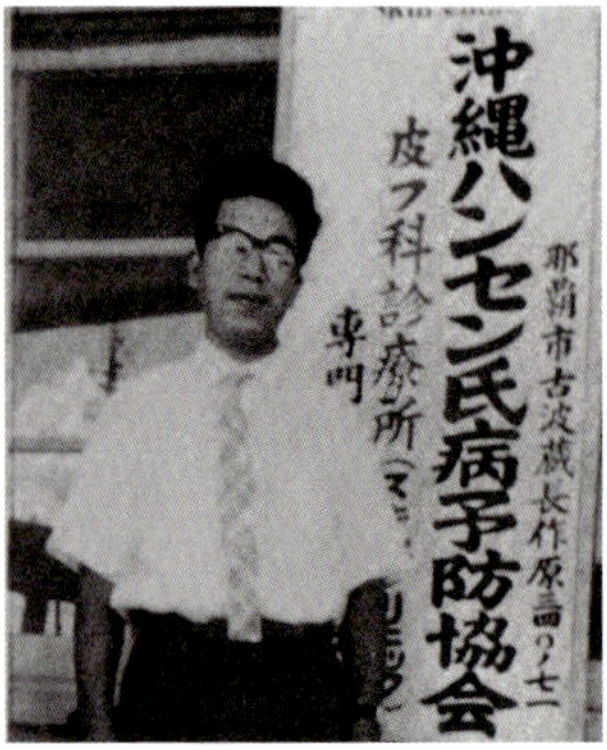

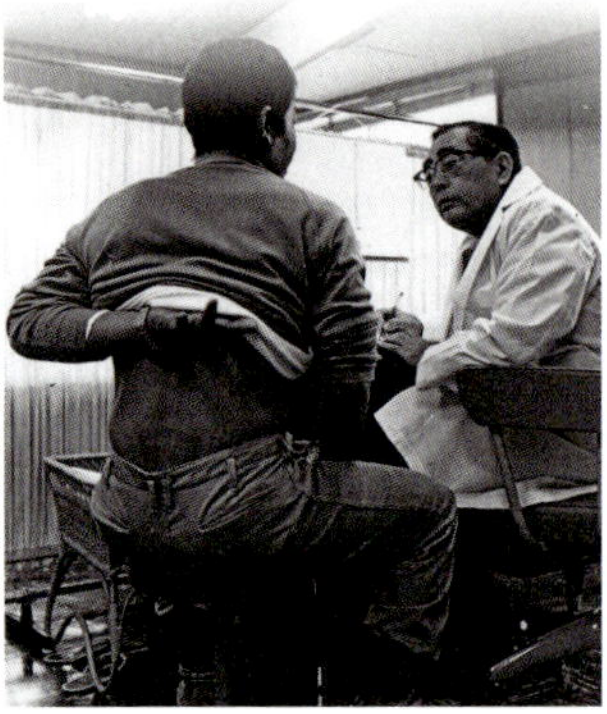

［上］沖縄愛楽園第七代（1967～1971）園長、湊治郎。
［下］第八代（1971～1987）園長、犀川一夫。
写真は那覇スキンクリニックにて。（1975）

沖縄には「戦争らい」という言葉がある。沖縄戦とそれに続く米軍占領下の劣悪な条件下で感染・発症したハンセン病患者のことだ。比較的若年層の患者が多い。一九〇〇年の内務省による初の全国ハンセン病患者数調査によれば、日本本土の患者数は二万九八一二名、沖縄県では五四七名であり、人口比有病率で沖縄は全国平均の一・七倍だった。一九四〇年には、本土が九八七三名に激減していたのに対し、沖縄では一四五三名へと増加、有病率では本土の一八・五倍にまで及んでいたのである。

一九四四年、いわゆる「沖縄決戦」を前に、日本軍は地上部隊一〇万人を沖縄へ派兵。その際、米軍との対峙の前に大きな問題となったのが、ハンセン病への感染から兵士たちを護ることだとされた。「一番先にぶつかった敵は、米軍ではなく沖縄のレプラ（ハンセン病）患者だった」という兵士の証言が残されている。

一九四四年九月には、軍医日戸修一の指揮下で、患者の大規模強制収容が実行される。そのため本島北部の「愛楽園」の入所者は定員四五〇の倍以上、九三一名まで膨張した。

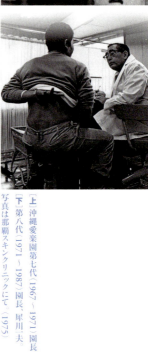

入所者の多くが沖縄戦で生命を落としたが、戦後も入所者の数は増え続ける。一九四六年二月、琉球列島米国軍政府は、戦争で離散した患者や新患を強制収容する隔離政策を打ち出した。四七年、米軍からの布告に基づいて、入園者自治会共愛会事務局が入園者にあてて「逃走者及逃走セシメタル者ハ死刑ニ処ス」との文書が示される。ただし「死刑」の表現は、米軍側の「厳罰」の表現を愛楽園園長の意を受けて「意訳」したものとされる。米軍もハンセン病患者を極度に怖れ、療養所は立入り禁止地区に指定された。同年四月には、患者施設隔離取締を主体とした予防が布告される。一九四一年、すでに米国内のカーヴィルでは、プロミンによる治療がスタートしていた。

一九四九年頃から、沖縄でもプロミン治療がはじまった。園自体の復興も手つかずで、愛楽園の定員に対し患者の数が多かったこともあり、治療の目処が立った一部の患者は退所することが慣例となっていく。米国民政府（琉球政府）時代の一九六一年の、治療を主体とした入所者の退所と在宅治療を認めた「ハンセン氏病予防法」が施行された背景には、国際的なハンセン病政策が「隔離」から「治療」に移行しつつある国際的な趨勢を受けた琉球列島米国民政府公衆衛生部長マーシャル大佐の「宣言」があった。ただし治療の場は愛楽園と那覇のスキンクリニックに限定されており（八重山では保健所でも可能だった）、治療のためには愛楽園に行かなくてはならず、また退所者、在宅治療者の管理は継続し、事実上「原則隔離」政策が継続したとも考えられる。この基本方針は、復帰後の沖縄県時代に、やはり入所者の退所及び厚生事業並びに在宅治療を認める「沖縄振興開発特別措置法」（一九七一）に引き継がれていく。

一方、本土では戦後、岡山の長島愛生園で犀川一夫医師らによってプロミン治療が始められていた。犀川は、プロミンへの耐性菌があらわれることを危惧し隔離の継続を主張した光田健輔園長と対立、一九六〇年に愛生園を退職、台湾に渡り治療活動を続ける。光田は犀川の恩師でもあった。

犀川一夫は一九七一年より沖縄の愛楽園の園長となったが、患者の社会復帰に目を向け、在宅治療の道を拓いた前任者、湊治郎の方針を継いで、七二年の「らい予防法」適用という「逆行」に強く反対、沖縄での在宅治療を国に認めさせた。以来、沖縄では隔離と在宅が併存し続ける。犀川はまた、二〇〇一年のハンセン病国賠訴訟で、回復者側の証人として出廷、国の隔離政策を批判する証言をしている。

炎天下の「だんじゅかりゆし」

犀川は沖縄のハンセン病をめぐる問題に大きな足跡を残した。また湊や犀川をはじめ、制度や政策に対して闘いを挑んだ者は決して少なくない。そして日本において、ハンセン病患者、および回復者の「こころ」の問題に少なからぬ寄与を果たしてきたのが、皇室である。歴史的には古代の悲田院の設置、中世の光明皇后の伝説化などがあるが、近代では貞明皇后（大正天皇皇后）による療養所への援助活動と藤楓協会による救済活動が象徴的である。国策の美化に利用されたとする指摘もあるが、患者たちにとってはもちろん、医師たちにとっても皇室の存在に大きな意味があったことは事実である。

一九七五年七月、皇太子ご夫妻時代の天皇皇后両陛下が、はじめて沖縄県を訪問。七月十八日、両陛下は名護市にある国立ハンセン病療養所「愛楽園」を訪れた。そのときのことを当時の園長だった犀川が綴った次のような文章が残されている。（一九七六年五月一日発行「すむいで紙」）

その折、両陛下には、炎天下にもかかわらず六五〇人の入園者を、予定時間をはるかに越える、二時間近きにわたって親しく御慰問下され、らい園という社会の中にいる職員、入園者はひとしく感激した事であった。

特に、日の丸の小旗を振りつつ不自由者棟の廊下に立ちならんでお迎えする盲人をはじめ、不自由者たちの一群の前に立たれたとき、殿下は突然、琉歌を聞かせてほしいと語りかけられた。そこで大味栄盲人会長は、すぐさま音頭をとって「てんさぐの花」の歌と「だんじゅかりゆし」(「まことにめでたい」の意)の歌を手拍子と共に一斉に歌い始めたが、その不自由者の声をそろえて高らかに歌うこのやさしく、哀愁を帯びた、船路の平安を祈るめでたき民謡には、よほど両殿下のお心を傾けられたものと見え、しばし炎天下の庭前に立ちつくされ、にこやかに聞いておられたが、予定時間を気にする側近にうながされて、何度も何度も振り返りつつ、御手を振られ、誠に立ち去りがたい御様子でお離れになった事は、当日のハイライトとして、一同深い感激を覚え、

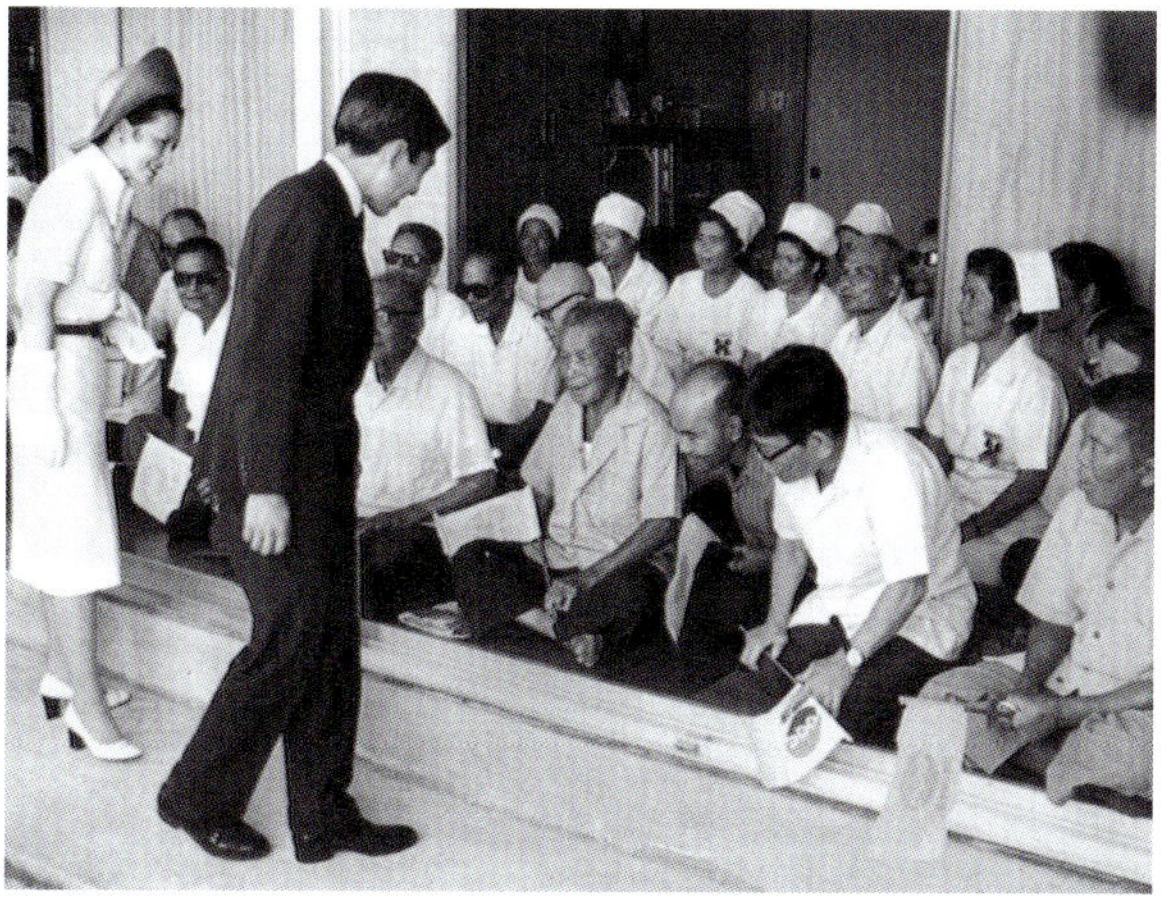

一九七五年七月十八日、国立療養施設愛楽園を慰問される皇太子ご夫妻。写真提供▼毎日新聞社

思いがけない思い出として、我々の胸に今なお温かくおさめられている。

文芸をたしなむ入園者は、この時の感動を早速、短歌に、俳句に、琉歌にと詠み、率直にその思いを表現したのであったが、たまたま今年の宮中新年お歌会の「坂」という御題の美智子妃殿下の御歌、

いたみつつ　なほ優しくも　人ら住む　ゆうな咲く島の　坂のぼりゆく

が愛楽園御訪問の折りの御歌である事を知った時は、私も何とも心うれしく「実は入園者もあの折、このように……」と作品を是非両殿下にお目に掛け、彼らの心をお伝えしたいものと思い、藤楓協会に御相談したのである。

（中略）

侍従の御案内に従い、通された御部屋には、すでに両殿下がおそろいでにこやかに、お立ちになり、私共（犀川夫妻）を迎えて下さった。

私は昨年、愛楽園にお成りいただいた事について、職員、入園者一同に代わり丁重にお礼を申し上げ、次いで妃殿下が新年のお歌会の折、愛楽園お成りの時の歌をお詠みになられた事を入園者がいたく喜んでいる旨をお伝え申し上げ「だんじゅかりゆし」の歌集と記念アルバムを差し上げた。

両殿下には早速アルバムを懐かしそうに御覧にな

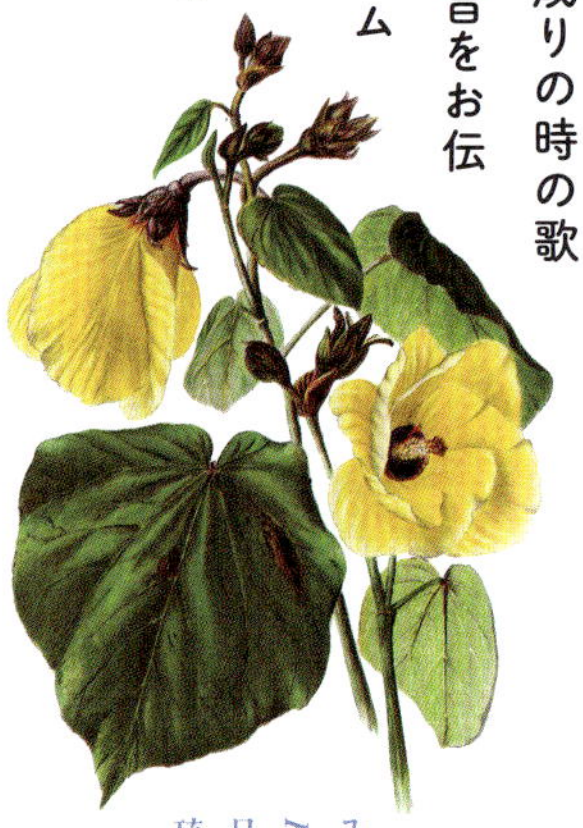

ユウナの花。オオハマボウ *Hibiscus tiliaceus* が学名。日本では、種子島、屋久島以南、琉球列島各島に分布。

り、当日を思い出されて、次々とお話ははずむのであった。歌集の琉歌にはことの外御興味をもたれ「さすがいいものを作られますね」と仰せられ、殿下は妃殿下といともお仲睦まじく、うなずき合われてお目を通しておられた。妃殿下が「殿下も琉歌をお作り遊ばすのですよ。〈おもろ〉から御勉強遊ばして……」と仰せられたので、私共はあまりの思いがけなさに、全く驚いてしまった。お話は方言から歴史にうつり、浩宮様も時折おなぐさみに琉歌をお詠みになられる事など伺い、御一家で琉歌を中心に、沖縄の事が話題になっている御様子をほうふつとしているうち、殿下は侍従をお呼びになられて、御自作の琉歌の中から、一首「これは、でいご会（愛楽園でいご琉歌会）の皆さんに」と仰せられ、

だんじよかれよしの　歌声の響　見送る笑顔　目にど残る

と書かれてお渡し下さった。

「琉歌は今は、すたれて愛楽園の入園者と、那覇近辺の少数の人等だけが作っていると聞きますから、どうぞこれをますます盛んにするよう、これからもはげんで下さいと伝えて下さい」のお言葉をそえられた。

（中略）

愛楽園御慰問は、当初スケジュールになかったものを、殿下御自身のたっての御希望によるものと、初めて伺い、一層感謝の思いにあふれたが、この事によって、海洋博のコンパニオン等が「ハンセン病」に対する恐れや、偏見を一八〇度転向して、理解を持つに至り、述べ一二〇〇余人の全国ハンセン病

患者（ママ）が、海洋博を無事見物する事が出来、また盲人のためには、各パビリオンの説明音響の録音奉仕まで引きうけた、親切なコンパニオンまであらわれ、全国のらい病を病む盲人の人等が、この愉しみを居ながらにして、共にする事が出来た経緯をお話し申し上げ、入園者たちに一生一代の喜びをもたらすと共に、啓蒙の大きな力になられた事をお伝えすると、殿下とも、沖縄で愛楽園を訪問して、本当によかったよかったと繰り返し、心からお言葉をかわされて、喜んで下さる御様子を拝察して、貞明様のらいを病む者と、この仕事にあずかる者たちへ、寄せて下さった、深い深いお心が、このように今日なお、御孫君、皇太子殿下にまでうけつがれていることを思い知るのであった。

後に在園者たちは、「でいご琉歌会」に贈られた琉歌を沖縄民謡の節に乗せて歌うようになる。やがて「この歌のための特別な曲があれば」という声があがり、これをお知りになった天皇陛下が皇后様に作曲を勧めたという。皇后様は、沖縄音階に近く歌いやすい旋律をつくられ、友人の作曲家で、沖縄民謡にも造詣の深い山本直純氏にテープを渡し監修を依頼。山本氏は旋律には一切手を入れず、編曲を加え楽譜にまとめた。その際、山本氏から二番の歌詞をとの要望があり、天皇陛下により二番がつくられる。その歌詞は、歌会始（御題「坂」）の皇后様の御歌、「いたみつつ　なほ優しくも人ら住む　ゆうな咲く島の　坂のぼりゆく」を思い詠まれたものだった。こうして、陛下作詞、皇后様作曲となる初の歌曲「歌声の響」が誕生。録音テープは愛楽園に送られ、現在まで歌い継がれてきた。

歌声の響

だんじよかれよしの《ダンジュカリユシヌ》歌声の響《ウタグイヌフィビチ》　見送《ミウク》る《ル》笑顔《ワレガウ》目にど《ミニドゥ》残る《ヌクル》
だんじよかれよしの《ダンジュカリユシヌ》歌《ウタ》や《ヤ》湧上《ワチャ》がたん《ガタン》　ゆうな《ユウナ》咲きゆる《サチュル》島肝《シマチム》に《ニ》残て《ヌクティ》

（「だんじょかれよし」の歌声の響きと、それを歌って見送ってくれた人びとの笑顔が今も懐かしく心に残っている
「だんじょかれよし」の歌が湧き上がった、あのユウナの咲く島が今も懐かしく心に残っている）

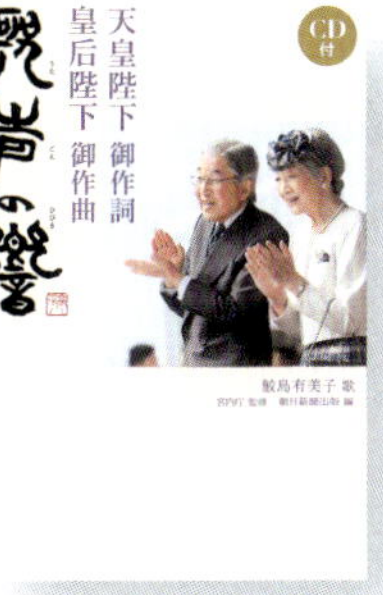

CD付
天皇陛下 御作詞
皇后陛下 御作曲
歌声の響
鮫島有美子 歌
宮内庁 監修　朝日新聞出版 編

二〇一五年十一月、「歌声の響」は、両陛下が傘寿を超えたことを機に、CDブックとして発表された（朝日新聞出版）。

【参考文献】
国立療養所沖縄愛楽園入園者自治会『命ひたすら――療養50年史』（1989）
明治大学人文科学研究所『沖縄と「戦世」の記憶』（2011）

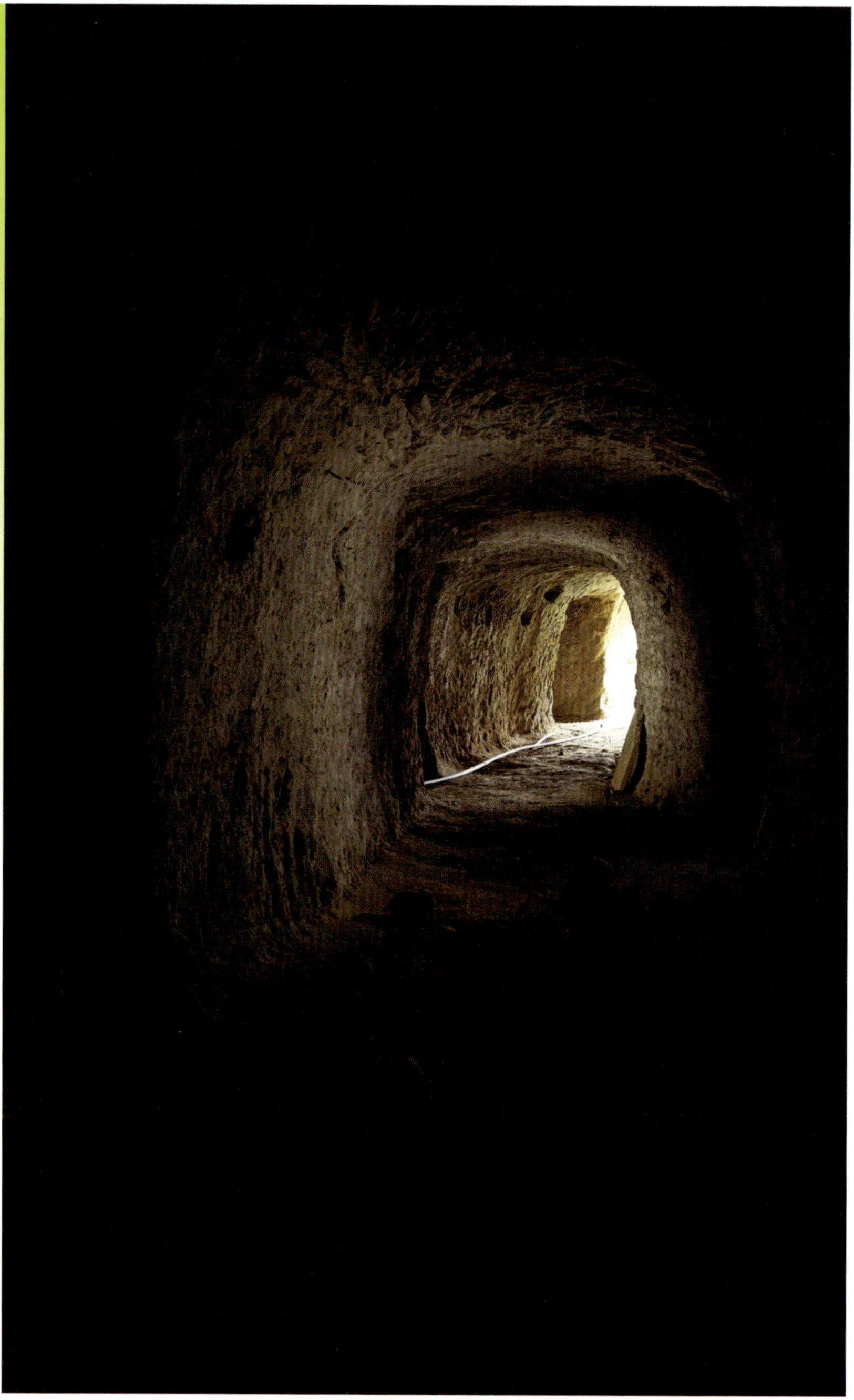

沖縄愛楽園早田壕。当時の早田皓園長にちなんで名付けられた防空壕。入所者を総動員してつくらせた壕のおかげで、沖縄戦の爆撃による死者は一名のみだった。ただし作業で病状が悪化したり、マラリアに感染したりして、多くの死者を出している。

洋の東西を問わず、「隔離」はハンセン病に対する
唯一の有効な対策であると見なされていた。
壁が、海が、ときには鋭い棘を持つ柊の垣根が、
病者たちを世界と隔て、その内側で起こっていることには、
眼を閉ざしたままであった。
「ここ」と「むこう」とを厳然と分断し続けてきた障壁は、
何よりも人びとの心の裡にこそあったのだ。

3章 ここと むこう

療養所記録写真から

隠された「共和国」

一時期、国内のハンセン病療養所は、あたかも患者たちのユートピアであるかのように喧伝されていた。
その実態は一般には知らされぬまま、収容された者たちが死を待ち受けるだけの煉獄の様相を呈していた。
国策となったそのような隔離政策を支えていたのは、医学者や文化人の「見識」と、
一般庶民の「良識」、そして「無関心」でもあった。（写真提供▼国立ハンセン病資料館）

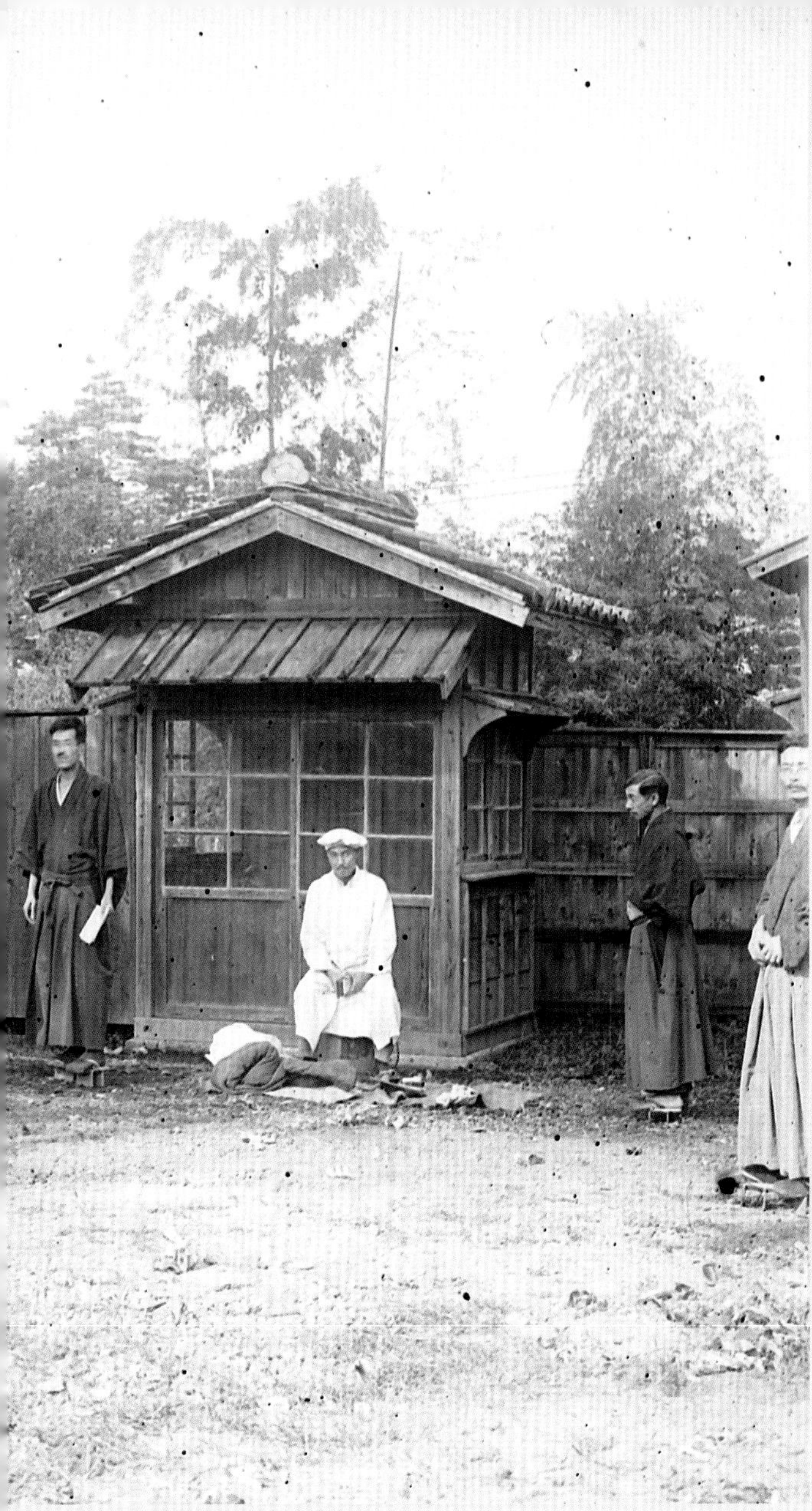

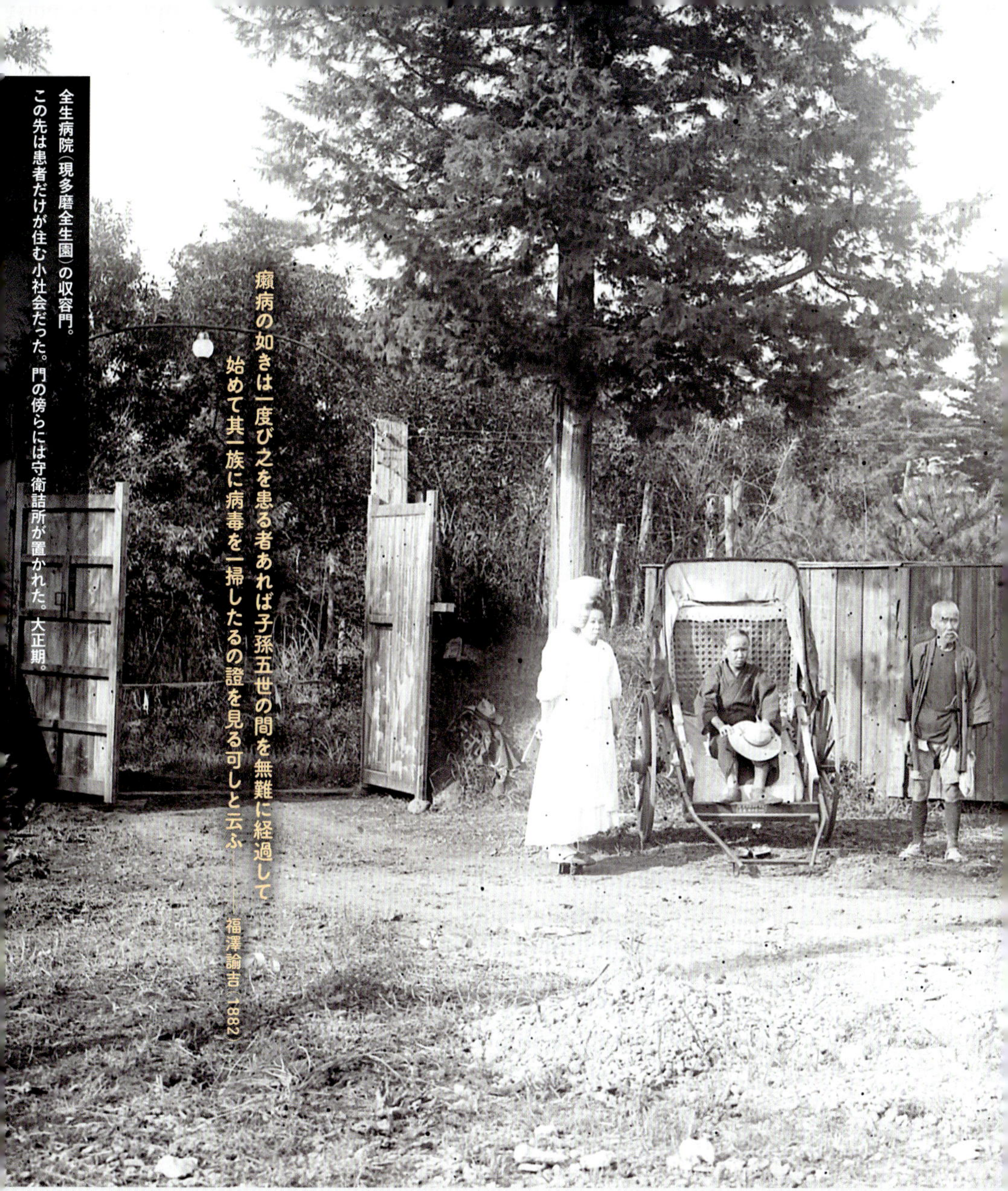

癩病の如きは一度び之を患る者あれば子孫五世の間を無難に経過して始めて其一族に病毒を一掃したるの證を見る可しと云ふ

——福澤諭吉（1882）

全生病院（現多磨全生園）の収容門。この先は患者だけが住む小社会だった。門の傍らには守衛詰所が置かれた。大正期。

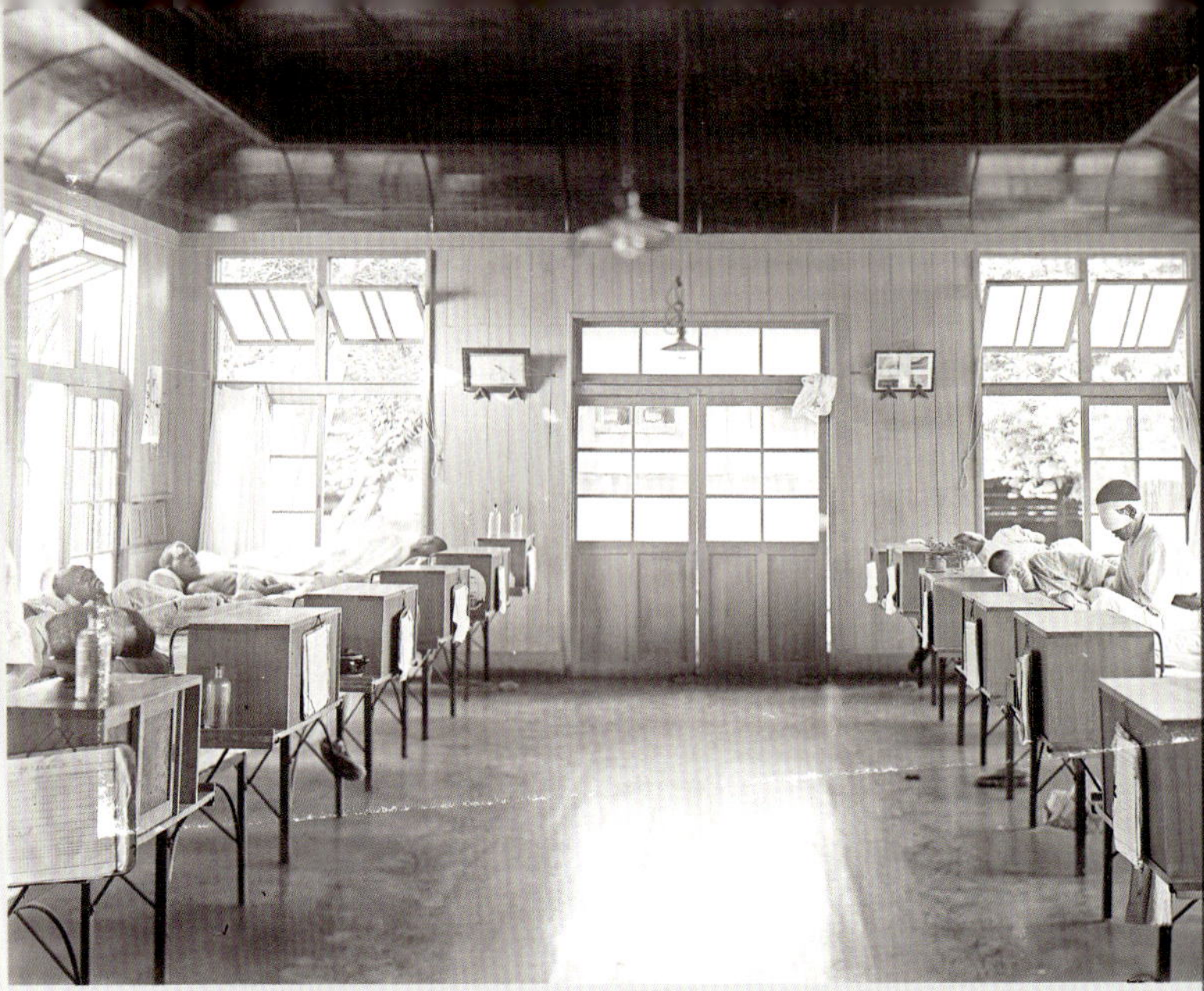

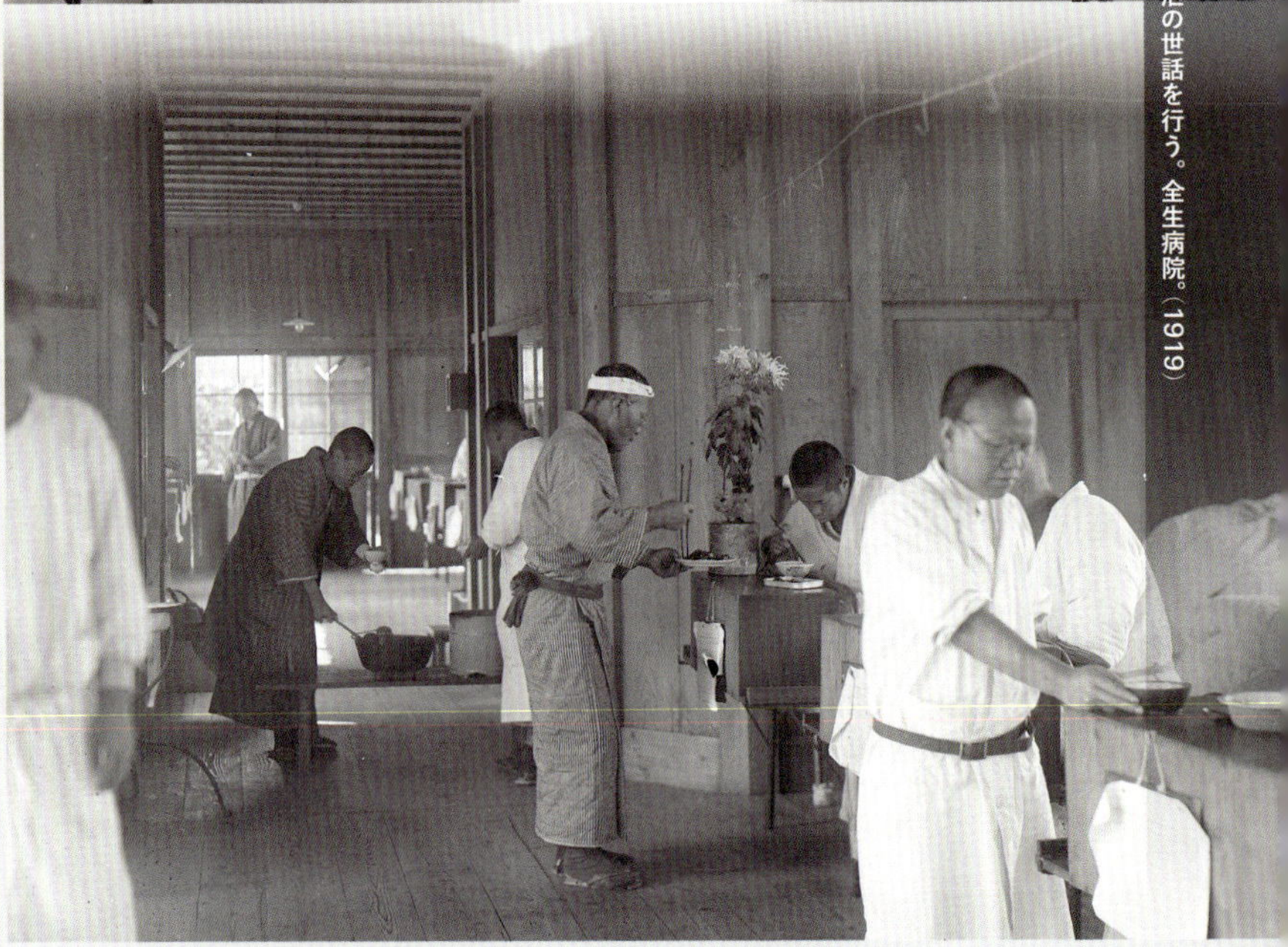

［上］重病室の患者たち。多磨全生園。（1942）

［下］重病室の付添夫。白衣を着た患者が付添夫で、重病患者の食事や排泄の世話を行う。全生病院。（1919）

もし日本が今日のように、らい予防上何らの対策を立てずに経過するならば、遠からずしてこの極東の最良、最美の国は遂にらい国と化してしまうであろう。

――ローベルト・コッホ（1908）

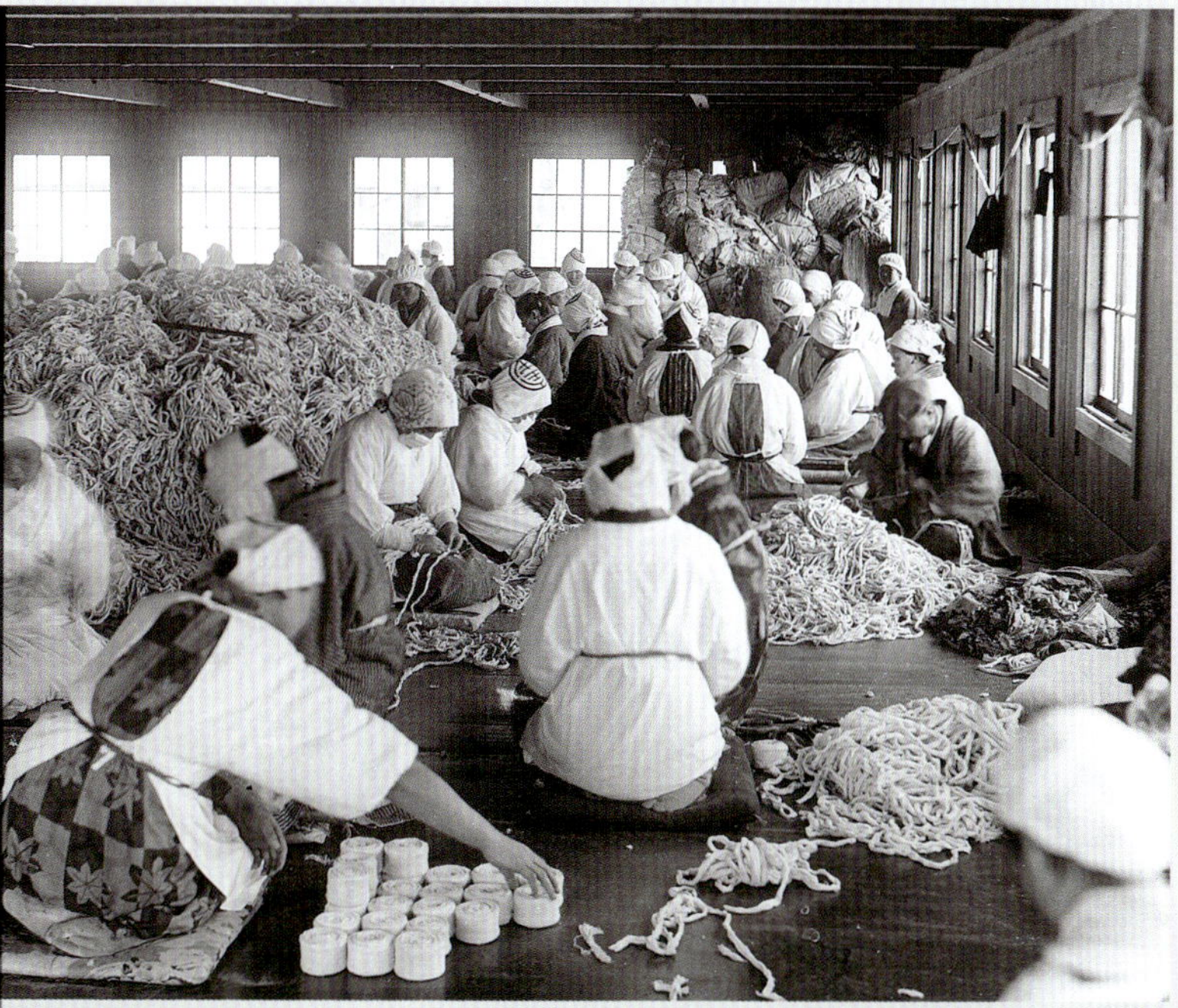

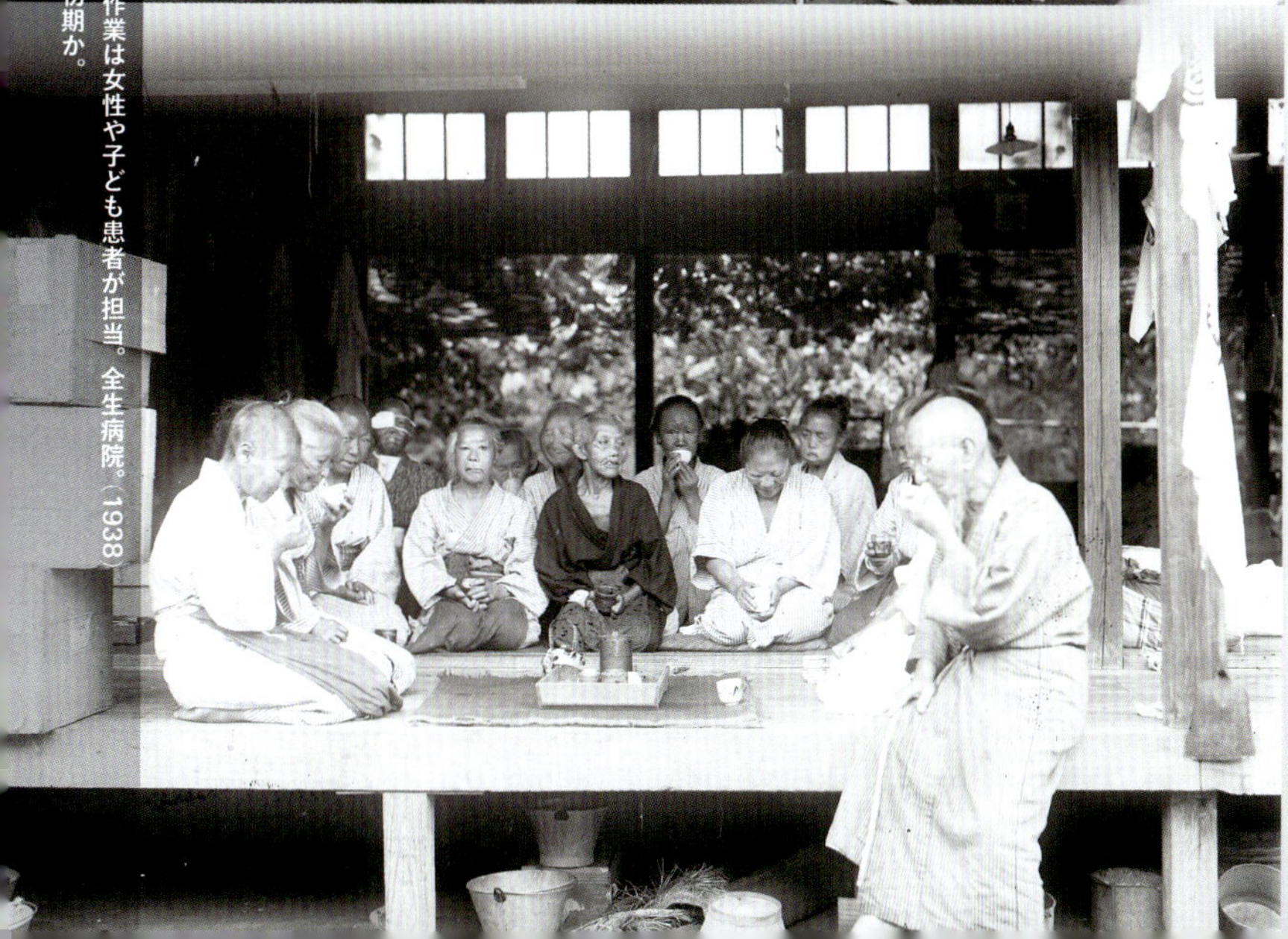

［上］繃帯巻き直し作業。繃帯やガーゼは大量に必要であったため、繰り返し使われた。作業は女性や子ども患者が担当。全生病院。1938

［下］比較的症状の軽微な男性患者は、仕事を終えると女舎に遊びに行くことも。昭和初期か。

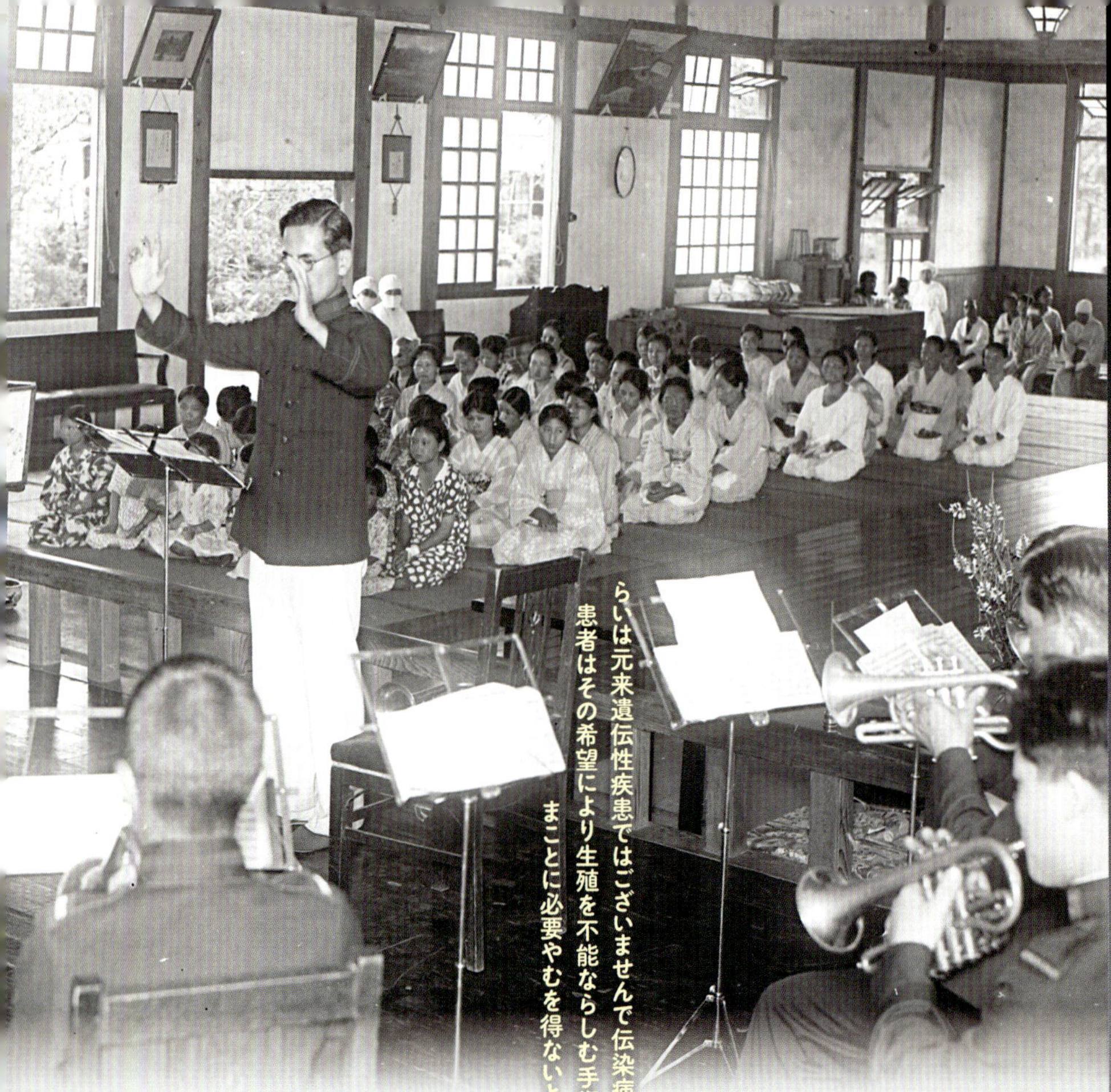

らいは元来遺伝性疾患ではございませんで伝染病でありますが、その疾患の特殊の性質に鑑みまして、患者はその希望により生殖を不能ならしむ手術または妊娠中絶を受け得ることを認めますことは、まことに必要やむを得ないところでございます。

——吉田茂（当時国務大臣）（1940）

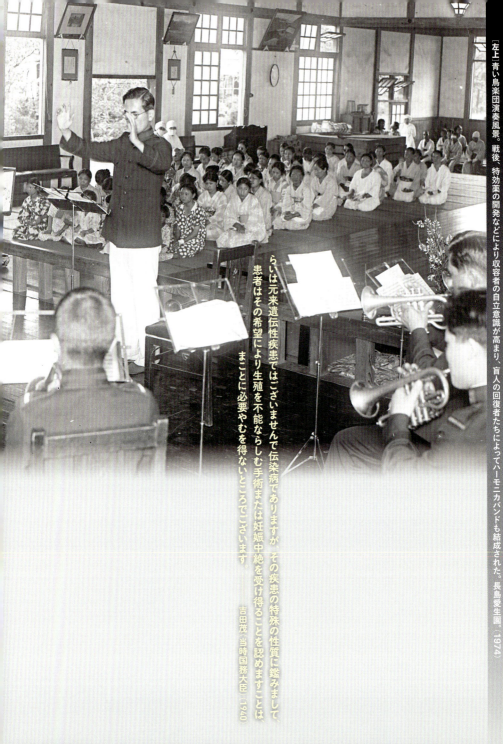

［上］救世軍音楽団による音楽会。全生病院。（1933）
［左上］青い鳥楽団演奏風景。戦後、特効薬の開発などにより収容者の自立意識が高まり、盲人の回復者たちによってハーモニカバンドも結成された。長島愛生園。（1974）

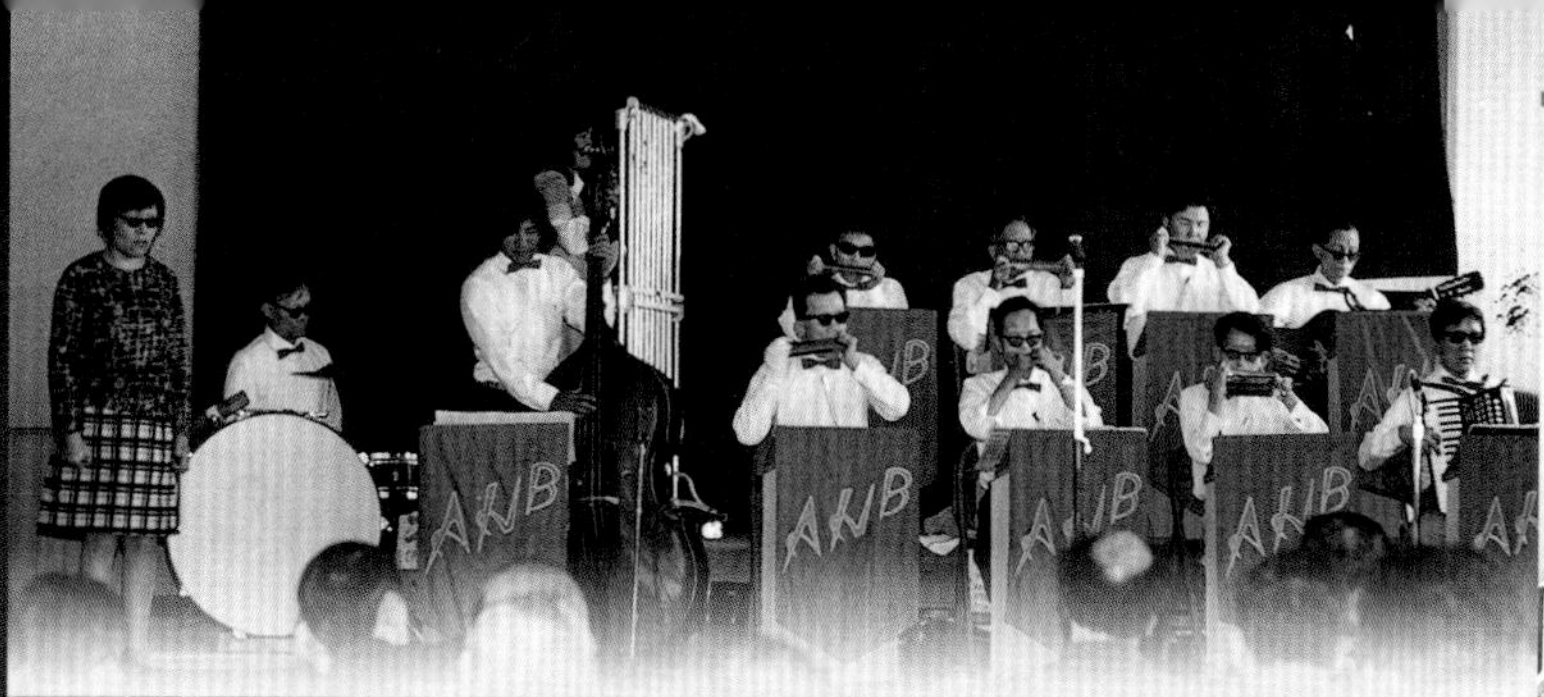

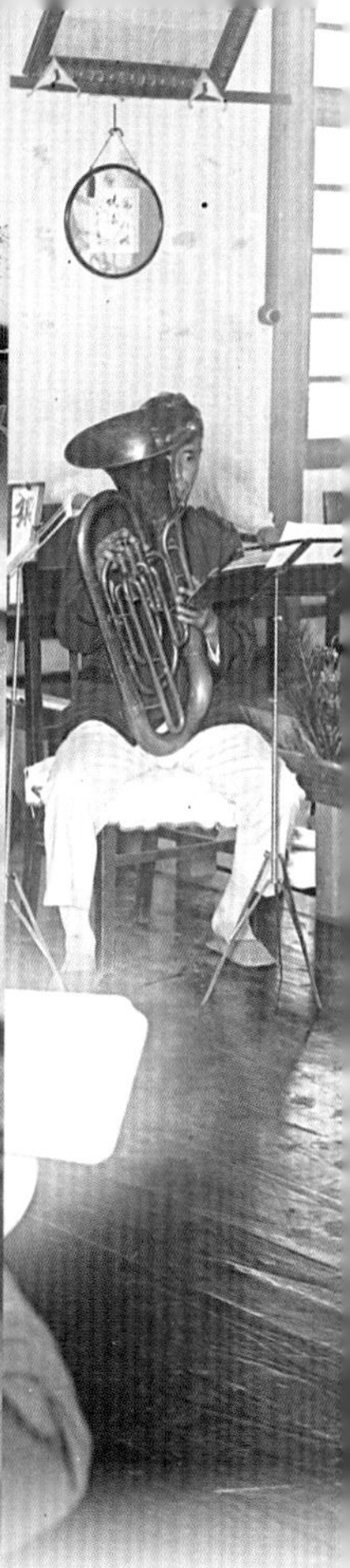

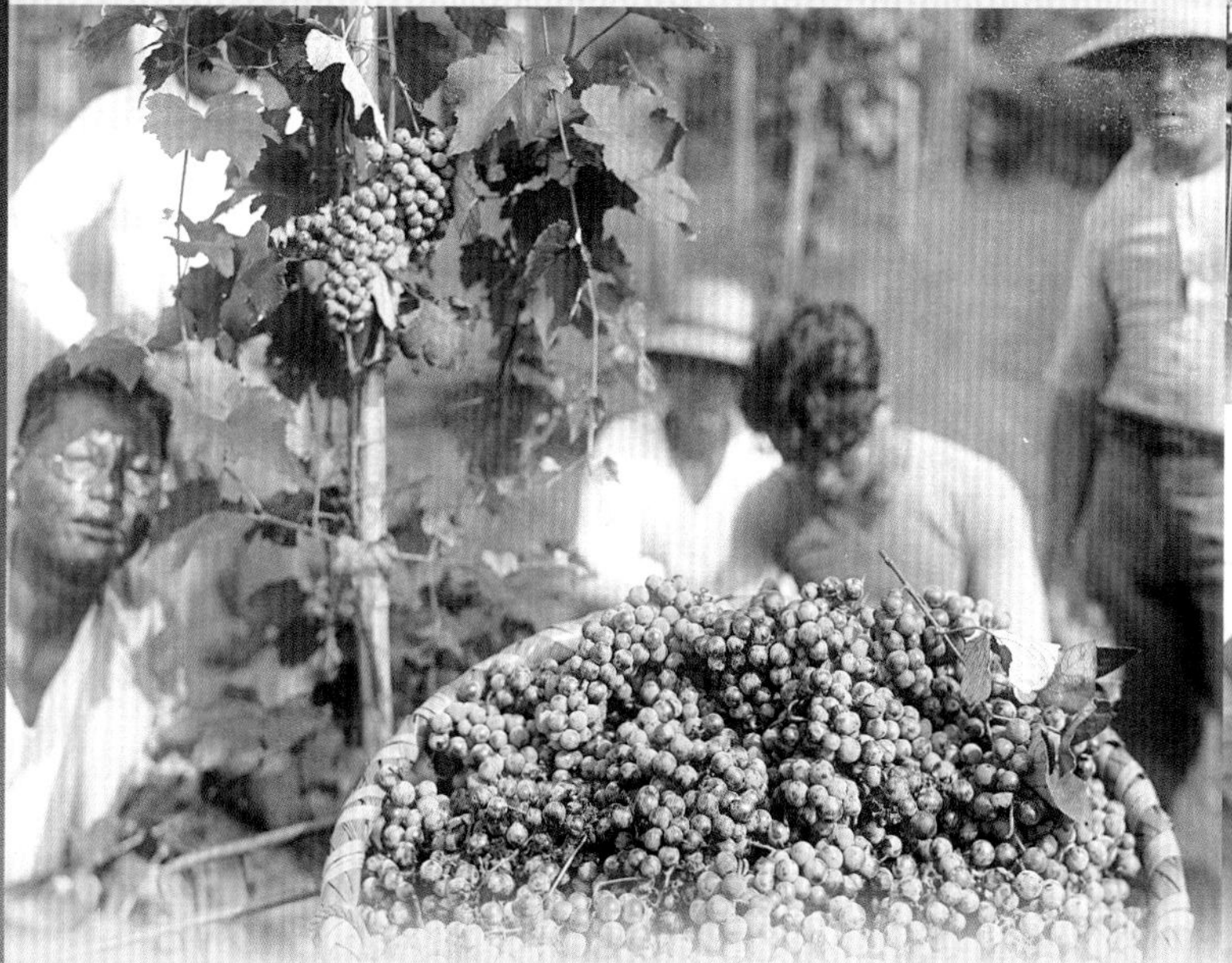

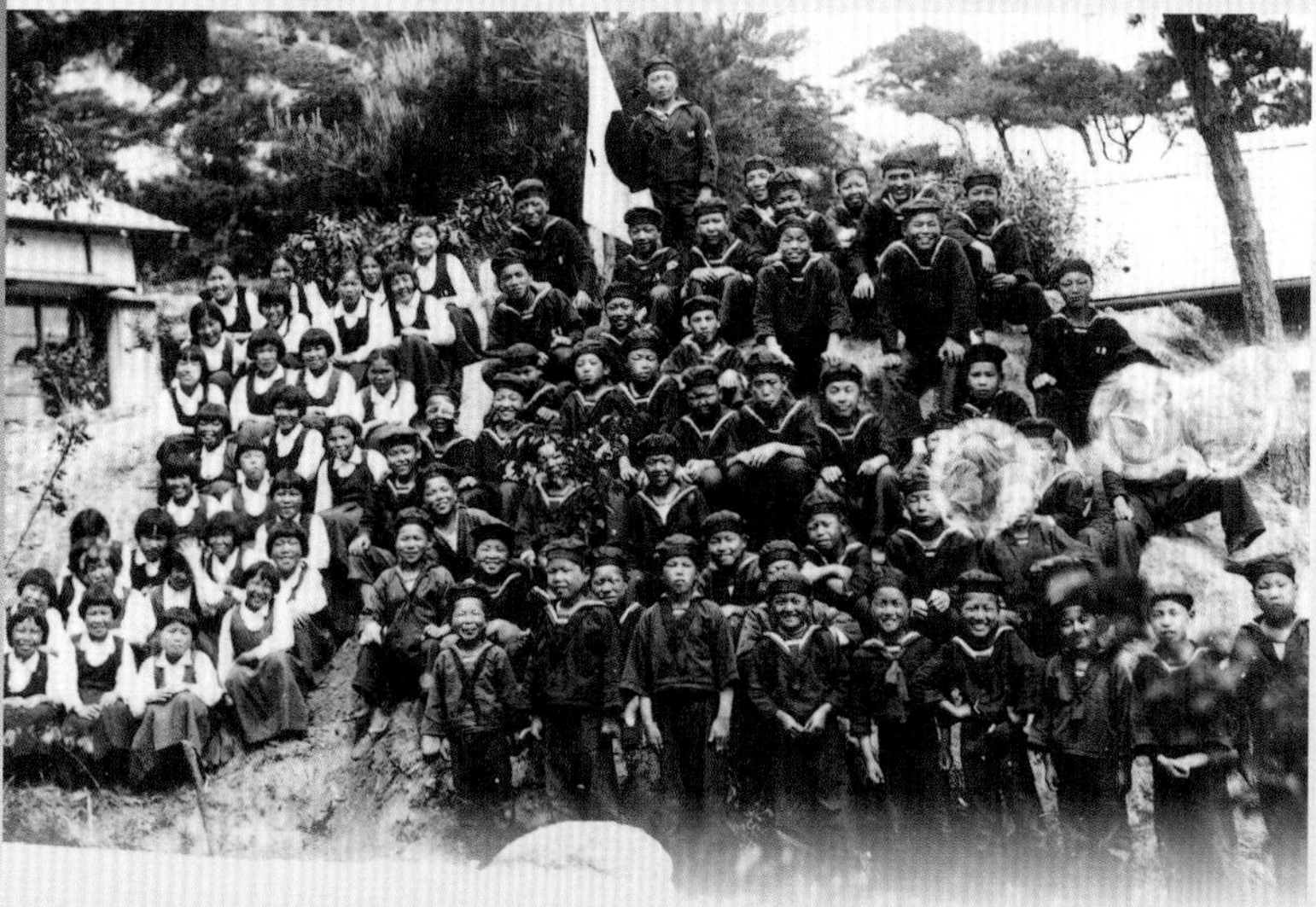

［左中］葡萄の収穫。全生病院では農業に従事する患者は、収穫した作物を給食用として炊事場に買い取ってもらい、収入を得ていた。（1930）

［左下］長島愛生園の「望が丘」の子どもたち。（1940頃）

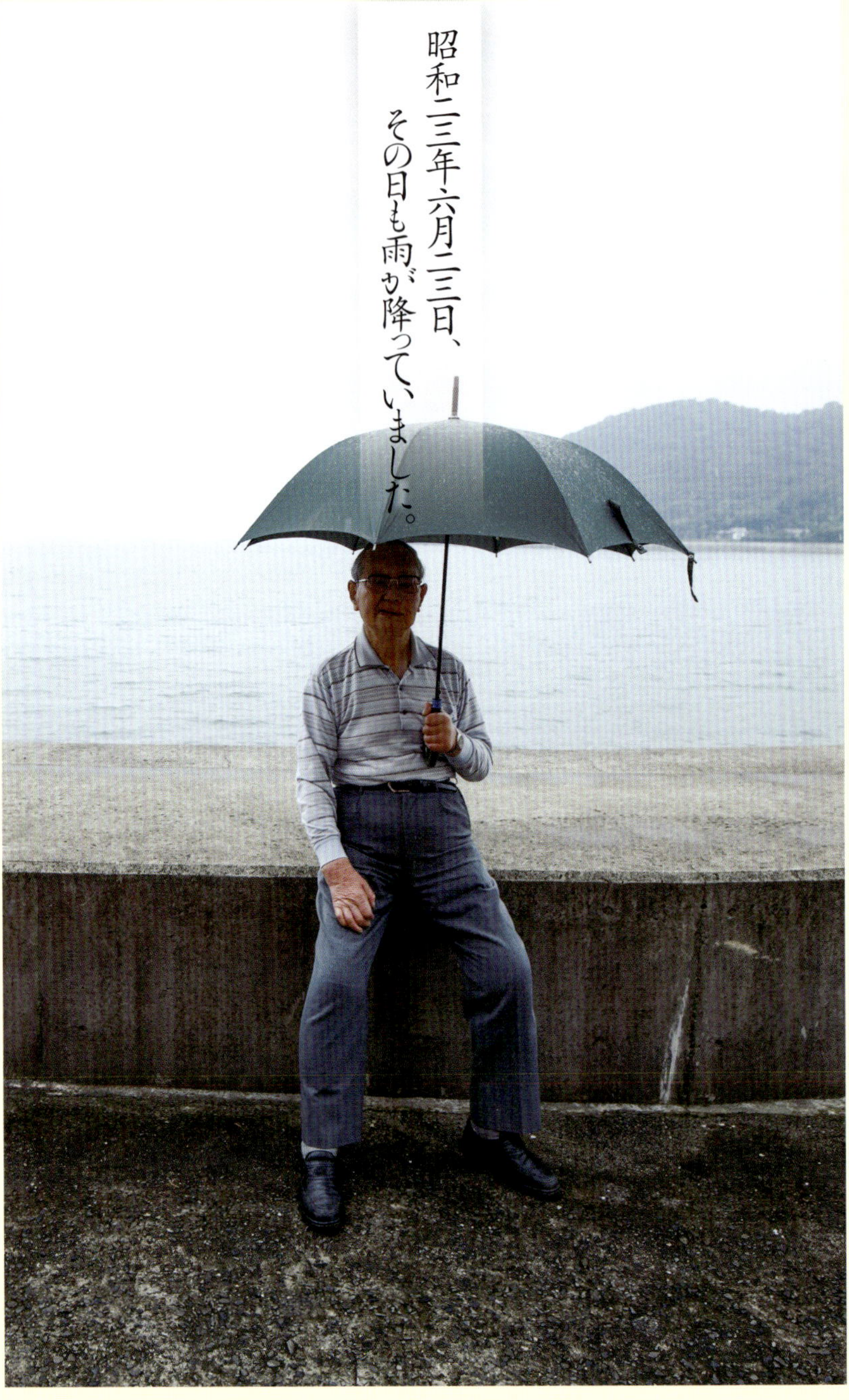

昭和二三年六月二三日、
その日も雨が降っていました。

隔離の島で生きる

ここがふるさと

中尾伸治

なかお・しんじ●一九三四年、奈良県出身。一九四七年、中学生のときにハンセン病と診断。翌年、愛生園に入所。愛生園では乳牛飼育の仕事に就く。自治会の書記長を経て現在、長島愛生園 入所者自治会長。全療協長島支部長。

ここに来るまで病気のことは知らなかった

僕は、十四歳のときに奈良からここに参りました。普通、患者の移動はいわゆる「特別列車」ですが、僕の場合、僕を診てくれた大阪大学の先生が「自分が愛生園に行くときに連れてってやろう」と言ってくださったので、病気が発見されてからも、そのまま一年くらいは学校に通ってました。

入所する一週間くらい前でしたか、校内放送で呼び出され、「すぐに家に帰りなさい」と言われて飛んで帰ると、入院が決まったという。それからは学校に行けませんでしたが、「らいになった」ということは聞かされてなかったので、いたって呑気なものでした。親にきくこともせず、親も普通の顔をして日常生活を送ってました。病気が発見されてからは週に一回くらい、大風子油《だいふうしゆ》の注射を打ちに行くんですが、通院して来る人がみんな健常者みたいな顔をしてるので、そこでもわからない。だから、ごくごく普通の病気だと思って過ごしてました。

いよいよ療養所へ行くという段になって初めて、「収容されるってどんな病気なんだろうか」という好奇心が出てきた。それが「らい」だとわかったのは、ずっとあと。ここへ来てからのこと。本当に呑気なものだった。大人だったら、とても正気じゃいられないところです。

家では療養所がどんなところかわからんかったので、お袋が、とにかく自炊できるようにと、ご飯の炊き方を教えてくれた。喧嘩の仕方は、兄貴の手ほどき。ここに来てから、一回人を投げ飛ばしたけど、役に立ったのは、それくらい。なんでもないことで喧嘩になって、兄貴に教わった柔道の巴投げで相手を家の外に放り出してしまった。あとで先輩方にえらい怒られましたがね。

そうやって入所の準備をして、昭和二三年六月二三日、雨の降る日の夜中に阪大経由でここに来ました。病人は僕一人、あとは阪大の先生と役所の人たち。岡山駅で降りてすぐに日本食堂で朝食を食べ、迎えの車がなかなか来なかったんで、戦災から復興されつつあった後楽園にみんなで行って、芝生の上でゆっくり遊んだことを覚えとります。僕の家族は、兄貴と僕とお袋の三人でしたが、兄貴とお袋とは大阪で別れたものの、それほどつらい思いはしないで長島までやって来ました。

岡山からこちらに車でやって来ると、どんどん山の中に連れて行かれる。「島だと聞いてたのに、山の中に捨てられるんかな」と思うくらい、山深かった。着いたら海がありまして、そこからは船。いまは壊れてしまった愛生園の収容桟橋に着いた。一緒に来た先生たちとは、そこでお別れ。そこからは患者と職員は、はっきりと分けられていました。

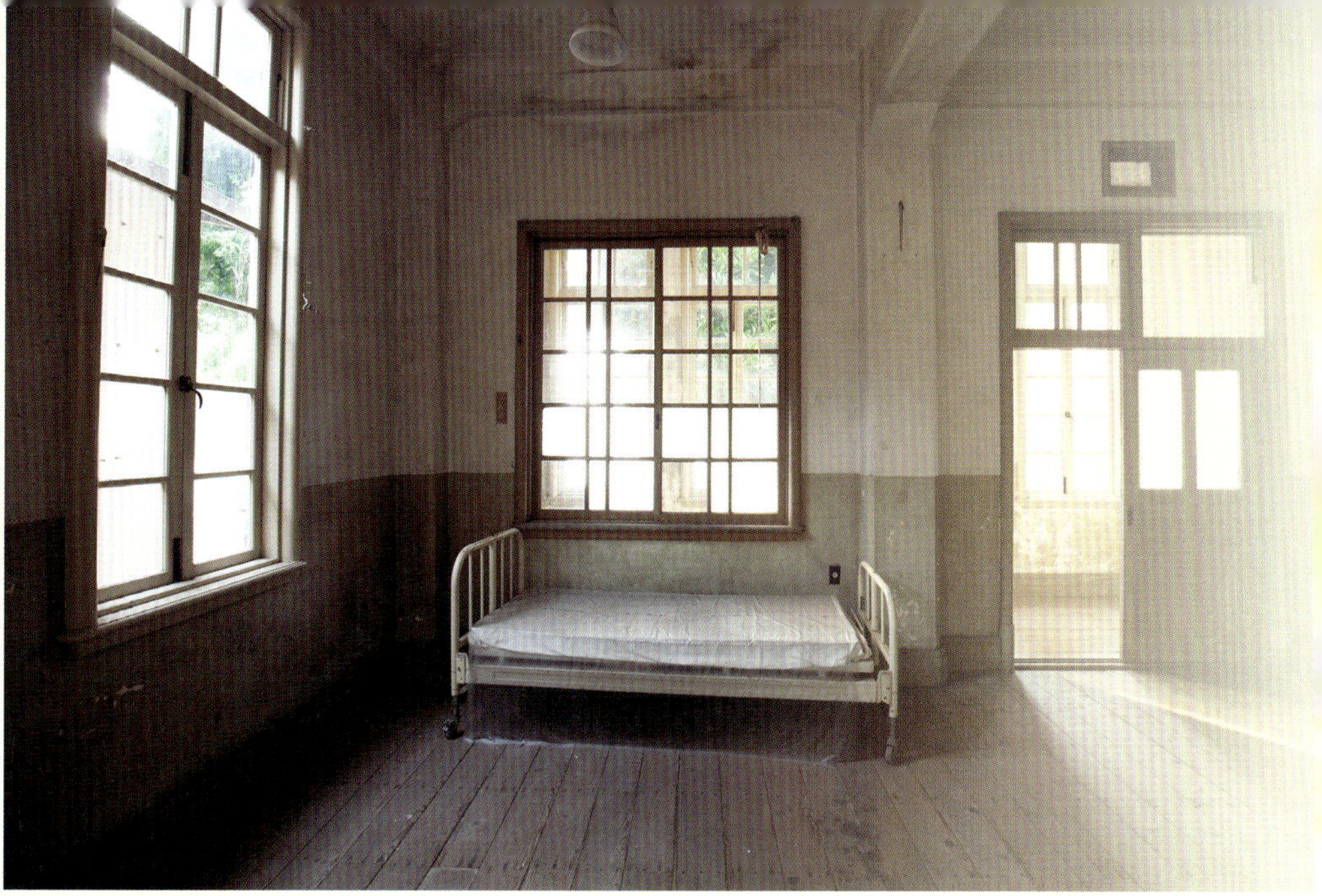

現在の回春寮。

そのまま、まず消毒と検査のため、収容所（回春寮）に入れられた。建物に入ったら布団にもぐったままのお爺さんのような人がいて、その人と二人きり。で、食事のときに世話をしてくれる入所者の顔を見たら、急に怖くなって、そこからは泣いてばかり。園のご飯は三日ほど食べられなかった。お袋が巻寿司を折り詰めに入れてもたせてくれたので、それを一つずつ食べてしのぎました。

本来なら収容所には一週間いなければならないところを、あまり泣くので、早めに少年舎に移された。当時七〇名ほどの子どもが生活していたと思います。少年舎で生活するうちに、すぐに馴染んで生活していました。

パティシエからの贈りもの

愛生園の語り部はいま、六人くらいかな。近くの学校からやってくる子どもたち、研修でやってくる人たちへの講演もするし、こちらからも出かけていく。子どもたちにも、どんどんこちらに遊びに来てほしいと思っているんですが、子どもたちだけでここまで来るのは、なかなか難しい。

子どもたちとの交流ということでは、僕も島根県出雲市の国富小学校の子どもたちと文通をしていた。彼らが卒業したあとも、ずっと続いて、そのうちに「結婚しました」「子どもが生まれました」なんていう手紙が届くようになる。

僕の場合、文通のきっかけは、まず向こうから園に、飛び出す絵本みたいになっている折りたたみの手紙がたくさん来た。それを病棟の玄関などに貼らせてもらった。誰も返事は出さんだろうなあと思ったので、僕が何通か返事を書いた。それがはじまり。その子どもたちに手紙を書こうと勧めたのは、池渕さんという女の先生ですが、その先生とも文通が続いてます。

最初に出雲の小学校へ行ったとき、「夢はもっていた方がいい。夢は大切だ」という話をした。子どもたちが「中尾さんの夢は何でしたか」ときくので、「お医者さんになりたかったけれど、勉強できなかったのでなれなかった」と答え、そこから一人ずつ将来の夢を発表してもらった。女の子では獣医や花屋さん、男の子ではプロ野球の選手、それからパティシエになりたいという子もおりました。

パティシエになりたいと言っていた子が卒業して、お菓子屋さんに勤めるようになり、最初に作ったお菓子を敬老の日に送ってきてくれた。ひとつはお店で売っているお菓子、もうひとつはその子が自分で作ったお菓子。「敬老の日おめでとう」という手紙の文字を見たら、もう涙が止まらなかった。

「ここより患者入るべからず」

僕は、青年団活動をしていたときに知り合った相手と結婚した。会ったとたんに「この人や」と思ってダーッと猪突猛進、他のことは一切目に入りませんでした。先立たれましたが、膠原病になって余命あと六年ですと言われ、その通りに亡くなった。園の先生の紹介で、京都大学の病院に半年入院しました。その間、土日はせっせと車で京都まで通ったものです。車の免許もそのために取った。朝ここを出れば、昼頃には京都に着く。病院には光明園の人も入院していたので、言付けもされたし、手紙ももっていきました。郵便屋さんみたいなもんです。

長島大橋の架橋（一九八八年）は、それはもう大きな意味がありました。あれがなかった頃は、お医者さんでも愛生園に来るのが嫌だったようです。桟橋もずっと後まで入所者用と職員用が別々だった。治療薬ができてからも、嫌がるお医者さんはいました。いまも「治った」とは言うけれど、「完治」とは言わない。「菌は検出されないけれども、まだどこかに菌をもっているんじゃないか」と言うお医者さんもいます。菌がおもてにおらんようになったら、それでいいじゃないかと思いますけどね。実際、結核にしろ他の病気は、菌が検出されなくなった段階で「完治した」と言っている。ハンセン病の場合は、そうじゃない。なぜかと言ったら、それはやはり患者の見かけ。結核は見かけは変わらんからね。言いたい人には言わせておけばいいと思ってますが、それでも大きな声で言われたらかなわない。

かつて本館の下あたりから職員地域には、入所者は行ってはいけないとされていた。本館からこちらが入所者、本館から向こうは職員地域。ここの歴史館（旧本館）に昭和三〇年代の愛生園を再現した模型があり、その「境目」が赤い線で記されている。僕が若い頃は、「ここより患者入るべからず」という看板が立ってましたが、みんなでそれを引っこ抜いて海に捨てたりしてた。明くる日になると新しい看板が立っていて、コンクリートで固めとった。それをまた夜中に根元から鋸で切って捨てる。

おかしなもので、職員地域の向こうに果樹園があり、入所者がそこへ作業に行くときには、職員地域を通っていく。「入るべからず」なんて看板は、意味がない。それは、入所者を怖がらせるためのひとつの手だったのかもしれません。僕らが看板引っこ抜いたりしていたのは戦後のことでしたが、戦前だったら、監房行き。戦後は、よっぽどのことでもない限り、監房には入れてもらえなくなった（笑）。

愛生園ってちょっとおかしいところがあって、あるとき虫明―長島―日生《ひなせ》という航路ができたんですが、船にはかなり早い時期から乗れた。「ここより入るべからず」なんていってるのにね。船で日生に行って買い物するなんてことは、普通にしてた。日生では僕たちのことを歓迎してくれて、いろんなものを売ってくれた。そうなってきたのは昭和三〇年代の初め頃からだったと思います。

日生に買い物に行った入所者も、許可など取らずに行ってます。日生から宇野バスに乗って岡山へ行くことも多かった。通っているうちに、岡山に知り合いや友達ができたりしてね。一日中遊んで、晩は焼き肉食って、帰りの船に間に合うように帰ってくる。友達がここに遊びにくることもあった。

僕は、夜に船漕いで、闇の酒を買いに行ったこともある。職員に見つかったら怒られるので、夜中にごそごそ起きて出かける。そしたらお店の人に「五千円払わなかったらお前らには酒は売らん」と言われ、理由をきくと、何日か前に行った連中に酒売ったとき、どうも計算間違いをして五千円とりそこなったらしい。それで、数日後にやってきた僕らにその分もまとめて払えという。なんで人の酒代まで払わないかんのかっていう話でしょ。その夜はすごい大波で、波と波の間に入ったときは向こうも見えないような状態だった。必死の覚悟で漕いできたので食い下がったら、「一人一本ずつ好きな酒もっていけ」となった。で、サントリーの角瓶二本もって帰りました。そのときは二人で漕いでいったからね。あんな疲れたことなかったですわ。僕はよう泳がんしね。

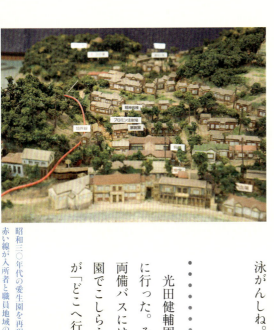

昭和三〇年代の愛生園を再現した模型。
赤い線が入所者と職員地域の境界。

光田園長と帰省診察

光田健輔園長が昭和三九年に亡くなったときには、お葬式に行った。そのとき僕は初めて両備バスに乗った。入所者は両備バスには乗ってはいけないとされていたんですが、愛生園でこしらえた花を抱えて乗っていきました。バスの運転手が「どこへ行くんじゃ」ときくので「光田園長のお葬式に行く」

と答えると「おう、それじゃ後ろの席に乗っとけ」。そんなこと言われたのも、あのときが初めてです。

光田園長と会うのは診察のときくらいで、その診察もめったにない。それなのに、あの先生は入所者の名前をよく覚えていた。自分がお客さんを連れて園内を歩いているときも名前を呼んで話しかけてくる。ある日、少年舎時代の友達の女性、彼女は見た目は健常者とまったく変わらん人だったんですが、その人に向かって先生が「治療せないかんぞ、病気が騒ぐぞ」と言ったんです。その人は若いから「はいはい」と言って、真面目に治療しなかったら、その後、具合が悪くなって手が不自由になってしまった。そういうところは、光田先生の凄いところ。すれ違っただけで診察できたというかね。

僕は昭和二七年に初めて帰省した。帰省許可が下りると「今日は園長先生の診察だから試験室へ行きなさい」と言われた。光田先生は、いきなりガッと金玉を握ってね、それが診察。もしかしたらそこに菌が集まりやすくて、具合が悪いと腫れたりするとか、そういうことがあったのかもしれない。まあ、それは後からいい方に解釈してそう思ったということでね。僕は二回握られたかな。それで問題なければ、「行ってこい」と尻叩かれて送り出される。

知らされなかった家族の死

園で生活していると、人と会うことが得意でなくなる。どうしても会わなければならんときも、いつの間にか隅っこの方にいってしまう。最初に帰省したときも岡山駅の待合室で隅の方におった。すると鉄道公安員が飛んできて「愛生園か、光明園か」ときかれました。「外出証明は」、「そんなものもらってない」と言ったら。「ここから動くな」と大声で言って確認しに行ったんですが、戻ってくると「気を付けて行ってな」と態度がころっと変わってる。ともかく、いつの間にか不審者みたいな歩き方になってるんですね。

兄貴が結婚して子どもができたときには、電報で呼び出され、喜んで帰ったら、家に泊まらないでくれと言われた。旅館に泊まって、その夜、酒を飲みながら兄貴に「すまんけどのう、自分の子どもが大人になるまでは家に帰らんといてくれ」と言う。僕はすぐに「いいよ、いいよ」と返事して、それから一度も家に帰ってない。そんなことが、いまもある。その子もいまはいくつになってるんやろ。五〇歳くらいにはなっとるのかな。お袋が死んだのも、兄貴が死んだのも知らなかった。

母親が死んだことは、奈良県が毎年やっている里帰りのツアーがあって、それに参加したとき、観光ガイドの人に知らされた。ガイドさんが、僕の家から二百メートルも離れていない家の親戚の方やったんですね。僕のことも小さいときから知っていたそうです。「お母さん亡くなったの知ってる？」と言われてまずびっくり。「いつ」とききました。後日調べて電話してくれたんですが、その電話で兄貴も亡くなっていたと知らされた。これはショックやった。友達の車で、慌てて墓参りに行きました。

そうなるのも無理はないと思う。僕は病気になって、何も知らないで家を出て行ったけど、よくよく話を聞いてみると、そのあとが大変。家中真っ白になるくらい消毒されたり。そんな中で兄貴もお袋も、どこにも逃げずに生活を続けていた。それはつらかったやろなと思う。兄貴が戻ってこないでくれと言ったのも、そんな苦労があったからなんだろうなと、振り返って思いました。

墓参りは年に三回くらいは行くようにしとりますが、ここ二、三年は行けてない。僕みたいな人ばかりじゃないでしょうけどね。ここで亡くなった入所者の遺骨を故郷に持って帰る家族もおるし、いろいろです。でも僕はここで暮らして六四年目になるかな。どこかに出かけて帰ってくると「やれやれ、ようやく帰ってきた」って、ほっとする。自分の故郷に行っても、なんだかよその家に行ったみたいですね。ここのことならようわかるけど、故郷のことは小さい頃のことしかわからない。これは他の入所者もそうだろうと思う。みんな何も言わんけど。

ここであまり苦しまんと生活できたことは、よかったと思う。昨日は、運転免許の高齢者講習会行ってきました。同じ組の人は八一歳と八二歳。この三人が教室でもクルマの中でもよく喋る。最後に一人が「また三年後、同じ日の同じ時間にみんなで高齢者講習受けるのがええなあ。今日は楽しかったあ」と言ってね。先生も「それなら次も三人が一緒に講習受けられるようにしましょうか」。たいがい小さくなって講習聞いてくるのに、昨日はそんな感じでものすごく賑やかでした。最近は、どこ行ってもそんな調子でやってます。六〇年の成果です。

（二〇一五年六月十七日・談）

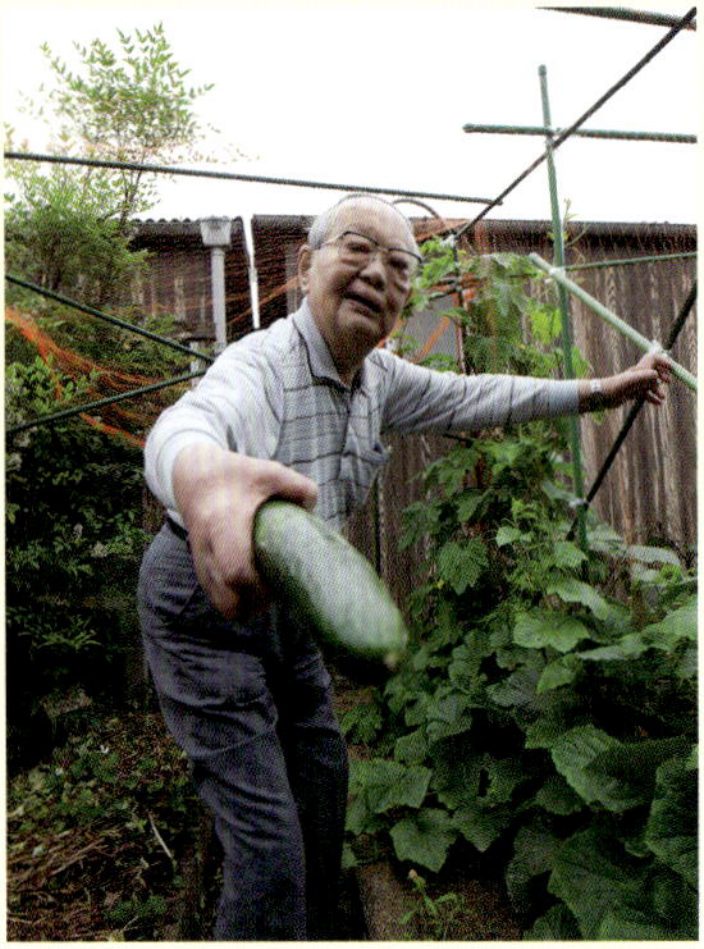

入所者が少なくなったため、一棟分の庭全部が長尾さんの菜園となっている。取材スタッフがいただいた胡瓜は、熟れすぎていてちょっと苦かった。

「ハンセン病について」——アンケート③

◉——さまざまな分野でご活躍中の方々に訊きました。
❶ハンセン病やハンセン病問題について知っていることは？
❷ハンセン病やハンセン病問題について思うこと、考えることは？

渥美雅子［あつみ・まさこ／弁護士］ 静岡県出身／74歳

❶かつては「らい病」と呼ばれた病気。顔や手足等皮膚に多数の斑紋ができたり、神経障害を生じたりする。一時は治療法がないと言われ、その伝染性と醜状痕故に様々な差別を招いた。差別が社会問題としてクローズアップされた事件に次のようなケースがある。

龍田寮事件（黒髪校事件）……一九五三年に熊本で起きた事件。龍田寮（菊池恵楓園内の児童施設）の児童が一般の学校（黒髪小学校）へ登校することが阻止されて問題となった。

ハンセン病元患者宿泊拒否事件……二〇〇三年十一月、黒川温泉にあったアイレディース宮殿黒川温泉ホテルがハンセン病元患者の宿泊を拒否した事件。いまだにハンセン病元患者に対する差別があることで話題となった事件。

また小説（松本清張『砂の器』）や映画（豊田四郎監督「小島の春」）のテーマにもなった。

なお、差別の根拠ともなった「らい予防法」は一九九六年に廃止された。

❷人の身体に発症する病気や障害を理由に差別的扱いをすることがあってはならない。

公衆衛生に関する問題を法で規制することはそもそも適切ではない、と思うのだが。

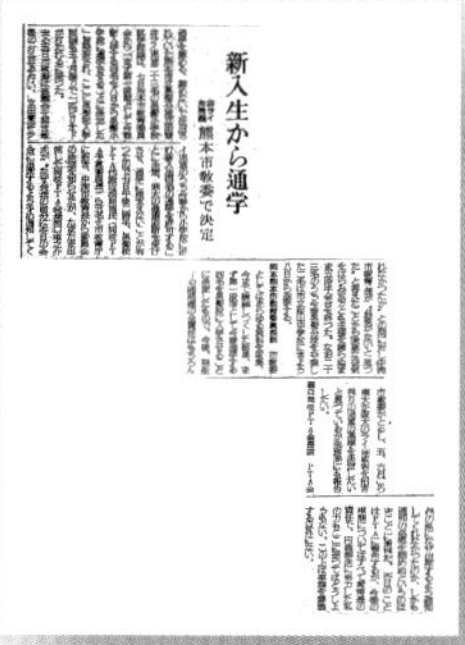
新入生から通学
熊本市教委で決定

一九五四年四月八日付。「黒髪校事件」を報ずる新聞記事。提供▼熊本日日新聞

病み捨ての戻り道

伊波敏男

いは・としお●一九四三年沖縄生まれ。十四歳でハンセン病を発病し、沖縄愛楽園に隔離収容。六〇年に愛楽園を逃走し、鹿児島星塚敬愛園へ。六六年、岡山県立邑久高等学校新良田教室卒業。一九六九年に中央労働学院を卒業し、社会福祉法人東京コロニー入所。一九九五年より執筆活動を始める。著書に『花に逢はん』（日本放送出版協会）などがある。

残された者の見送り

一九六六（昭和四一）年の三月、私は岡山県立邑久高等学校新良田《にいらだ》教室の八期生として卒業することになる。この高等学校はハンセン病療養者のための昼間に学ぶ、四年制普通科、一学年定員三〇名の全寮制定時制高等学校である。同校は三三年間に三〇七名が学び、一九八七（昭和六二）年に最後の卒業生を送り出し、閉校となった。

瀬戸内海小島の桟橋には小波が打ち寄せていた。療養所の専用船に乗り込んでいく、最後の同期生三名を見送る人の中に、ひとりだけ取り残される私がいた。陽春の陽ざしは背中で温もりを感じさせていたが、抑えがたい寂寞感に包まれながら、別れの手を振り続けていた。私には十二回目の整形手術が待ち受けていたからである。

長島と対岸への渡航手段は、療養所の所有船のみしか許されていなかったが、やっと、一九八八（昭和六三）年、邑久長島大橋の架橋により長島は陸続きとなった。この橋の名を別名「人間回復の橋」と、入園者たちは呼んでいる。

療養所でリハビリの日々を送る私のもとに、同窓生たちから時折届く便りには、勉学や就職先の様子が踊るように綴られていた。

整形手術後の機能回復訓練を受けながらも、「私もいつか……」との思いはつのるばかりであったが、医師や周囲の人からは、おしなべて「世間はそんなに甘くない」との反応しか返ってこなかった。鏡に映る自分の手足をながめてはため息をつき、それでもこのままハンセン病療養所の隔離生活という特別な環境で人生を送ることは、どうしてもあきらめがつかなかった。気弱になりそうな自分自身に鞭を打っていた。……あの沖縄戦でも守られた命だぞ、それでも、この隔離されてのうのうとした人生を選ぶのか……心の中では〝悶々〟というしこりが次第に膨れあがってきた。

それからの一年は、時間があれば手当たり次第とも言えるほど本のページをめくっていた。とりわけ私を捉えて離さなかった作家がロシアのマクシム・ゴーリキー（一八六八〜一九三六）であり、何度も読み返したのが「クリム・サムギンの生涯」と「私の大学」であった。私の意識の中に、社会との関わりと「学ぶ」ことの意味づけの座標軸が、次第に定まってきた。

「東京で学ぶ」。私の新たな夢が膨らみはじめ、その方策に熱中していた。その時、多磨全生園（東京都東村山市）の形成外科成田稔医師（現国立ハンセン病資料館館長）から、

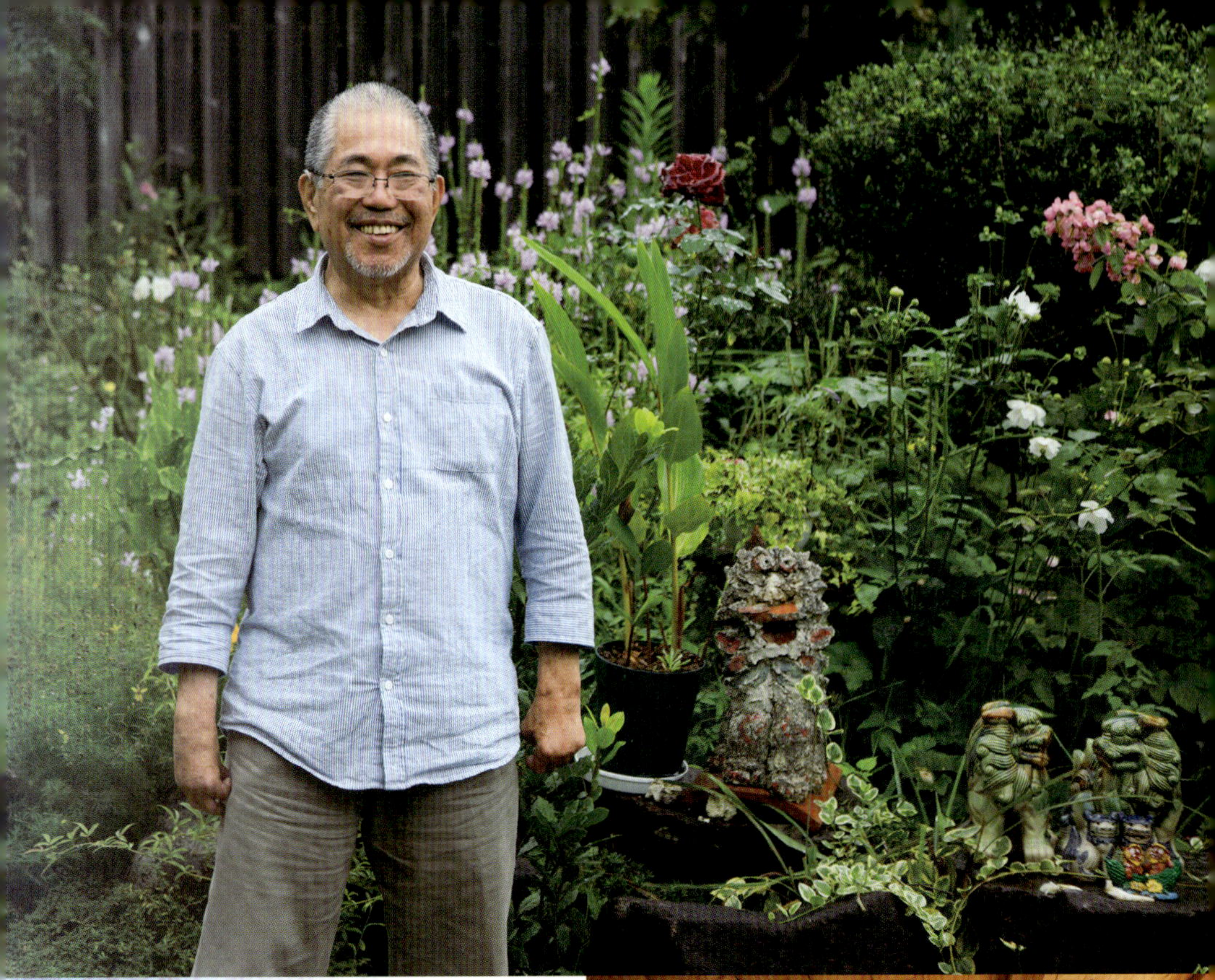

［上］自宅の庭には沖縄の魔除けの像とされるシーサーも。
［右］伊波さんの書斎。

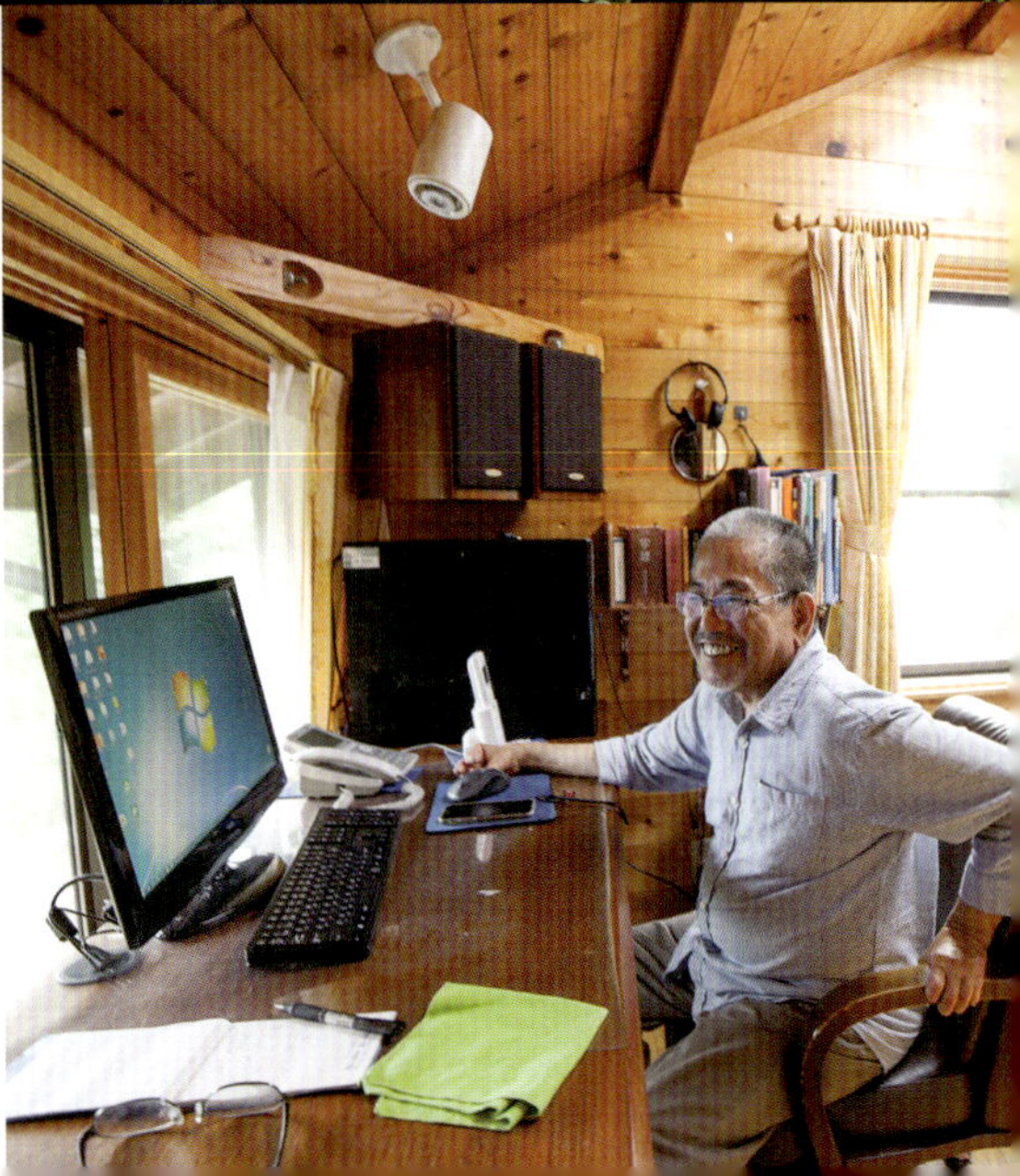

「伊波君、東京で学びたければ、私が治療の要有りと、多磨全生園への転園手続きをしてあげよう。そこから学校へ通えば、生活費も掛からない」との、ありがたい声がかけられた。

十一回の整形外科施術を受けながらの高校通学のため、授業単位日数の不足による留年があり、高校生活は五年間となり、最終手術のための一年を加え、私の長島愛生園の入所期間は一九六一年から一九六七年の六年間となった。

視線と深呼吸

高校在学中に私に多くの知的好奇心を与えた方が長島愛生園に療養中のN氏である。彼は大阪外国語大学在学中にハンセン病を発症し、入所中もフランス語の研鑽をつづけていたが、ある日私にこのように言われた。

「何事も原典が基本である。私がフランス語でマルクスの『共産党宣言』を朗読する。意味不明でも五感で感じなさい。最終ページの朗読が終るまで、日本語訳の同著を開いてはならない」

同氏の部屋に通い詰めた朗読会は約八か月を要した。そのことが契機となり、私の関心は、次第に「唯物論的史観とマルクス経済学」に傾倒していった。

ある日、N氏から手渡されたのが、中央労働学院の入学案内であった。学院案内を読んでみると、建学精神に「学問を象牙の塔から社会や生活の場へ」を掲げていた。一九五一（昭和二六）年に開校され、教授陣は左翼的理論家が大学の枠を越えて講座が並び、「社会との関わりの中の学問」を学びたいと願う私の思いにピッタリだった。学費と通学交通費を合算しても、ハンセン病療養所入所中の私の収入――生活給付金と障害福祉年金――の範囲内で、何とかまかなえそうであった。

直接、堀真琴学長（一八九八～一九八〇）に、ハンセン病回復者であることを明らかにしても、同学院は門戸を開いてくれるかとの手紙を書いた。返事はすぐに届き、「喜んで迎える」との望外のメッセージが、一字一句に人柄がにじみ出たような文字で記されていた。

学院は専門学校と位置づけられており、本科（政治・経済）と文学科があり、私は本科で二年間学ぶことになる。通学は東村山市の多磨全生園から、バス・西武池袋線・山手線に乗って渋谷で下車、そこから都電で港区南麻布の三ノ橋まで乗り継いだ。

働きながら学ぶ学生が多いこともあり、授業は夜七時からの二時間、週五日制となっていた。

強い覚悟の上の入学とは言え、私の通学は街中から向けられる視線におびえながらの毎日であった。それは、すれ違う人ごみでも電車の車中を問わず、いたるところで間断なく襲ってきた。ハンセン病者という烙印で、自分が丸裸にされ、正体が暴かれているという恐怖である。この意識は、療養所の外界を「社会」と呼んで、異界のように恐れる私たちの中に、隔離生活が産み出した妖怪である。

本来ならば不当で根拠のない社会的認識と拒否するはずが、十四歳からの十二年に及ぶ隔離生活は、いつの間にか私の心を蝕み、自分自身を「特殊な疾病」の経歴を持つ、下等な人間として位置づけていたのである。

授業を終え、多磨全生園の東側の上宮バス停に降り立つのは、いつも深夜に近い午後十一時頃となったが、柊の垣根の内側でしばらく立ち止まり、安全領域に帰還した安堵感から、いつものように闇に向かって、大きな呼気を吐き出していた。

ポケットの中の両手

教室は二人掛けの机が縦五列に並び、私の定席は一番前の列の左席であった。後日、国際政治学の畑田重夫主任教授が、私の著書『花に逢はん』(日本放送出版協会、一九九七)の出版パーティーの挨拶で「私の授業で一番熱心な学生は、沖縄の反戦基地撤去闘争のシンボルである阿波根昌鴻(一九〇一〜二〇〇二)さんに次いで伊波君であった。彼は一番先に教室に入り、一番前の席で講義を受けていた」と述べられたが、教授は大きな思い違いをされていた。

教室でいつも一番前の席で授業を受けていたのは、後遺症で変形した手に注がれる視線から、できるだけ逃れたいとの思いが働いていたからである。最前列席は、熱心な学びの姿勢から出た行為ではなく、幾度の整形手術を受けたとはいえ、変形した手指で講義ノートをとる必要があったからである。一番前の席では、他人の視線は、教授だけということが真の理由であった。このように、私の両手は必要最小限度しかポケットから出されることはなく、しまわれたままだった。

政経本科には、沖縄の米軍基地反対闘争の真っただ中にあった具志川村昆布や伊江村伊江島から、数名の若者たちが送り込まれ、社会科学や政治・経済・哲学などの講義を懸命に学んでいた。

入学の数日後、三人の学生が私に近寄り、声を掛けられた。

「伊波さん、沖縄の人でしょう?　出席簿を見てそう思いました」「私たち伊江島から来ました。金城です。よろしくお願いします」「平良です」「兼城です」

始業前や休み時間には、教室のいたるところからなつかしい沖縄訛りが聞こえていたが、私はその青年たちからの幾度の誘いにも加わることはなかった。

思い起こせばその頃の伊波敏男は、消え入りそうなほどに弱々しく、社会の偏見と立ち向かう活力など一欠片も見いだせない。ひたすら生活の場とする多磨全生園と中央労働学院の間を黙々と通学し、講義を必死に書き取り、自室でノートと参考図書を開いている日々の繰り返しである。学生の本分としては、極めて優評しても良い二年間だった。休日には神田の古本店めぐりをして、安価な社会科学関係図書を入手するのを唯一の息抜きにしていた。

隔離社会からのソフトランディングは容易なことでなく、思い返すと自分自身に愛おしささえ覚え、抱きしめたくなる。

尊厳の色相

私が定席にしている二人掛けの机の右側に、決まって席をとる学生がいた。作業服が窮屈に見えるほどの巨躯で、私にわずかに遅れて午後六時四〇分にその席に座り、挨拶もそこそこに菓子パン二個を牛乳で流し込むようにして口に運んでいた。

彼は山口と名乗った。休み時間にも私は、うつむいたまま自席で黙然としていたが、しきりに言葉を投げかけてくれた。

「伊波君は、何処から通学している?」

「東村山です」と、いつものように、できるだけ省略した言葉で返した。

「東村山って、あの多摩湖があるところか?」

これ以上の詮索は迷惑だとの素振りを込め、私は声を呑み、こくりと頷いた。

私が入学した翌年の一九六八年から七〇年にかけ、全国各地の大学で学生紛争が渦巻いたが、その前年からすでに胎動が始まっていた。学院でも「代々木系」だの「反代々木系」だのとの声が飛び交い、さまざまなサークルの集会や呼びかけが賑やかになってきた。私にもいろんな学生から声が掛けられたが、それらの呼びかけにも、「予定がある」と、嘘をついて逃げていた。後々、私の耳に「伊波君とは会話が成り立たない」との学院内の声が届いたが、当時の私には、かえって好都合だとの思いがあった。

入学後三か月が過ぎた頃、金曜日の最終講義を受けた私は、いつものように脱兎のごとく教室から廊下に飛び出した。

外に身を乗り出した私の開襟シャツの襟元が強い力でムン

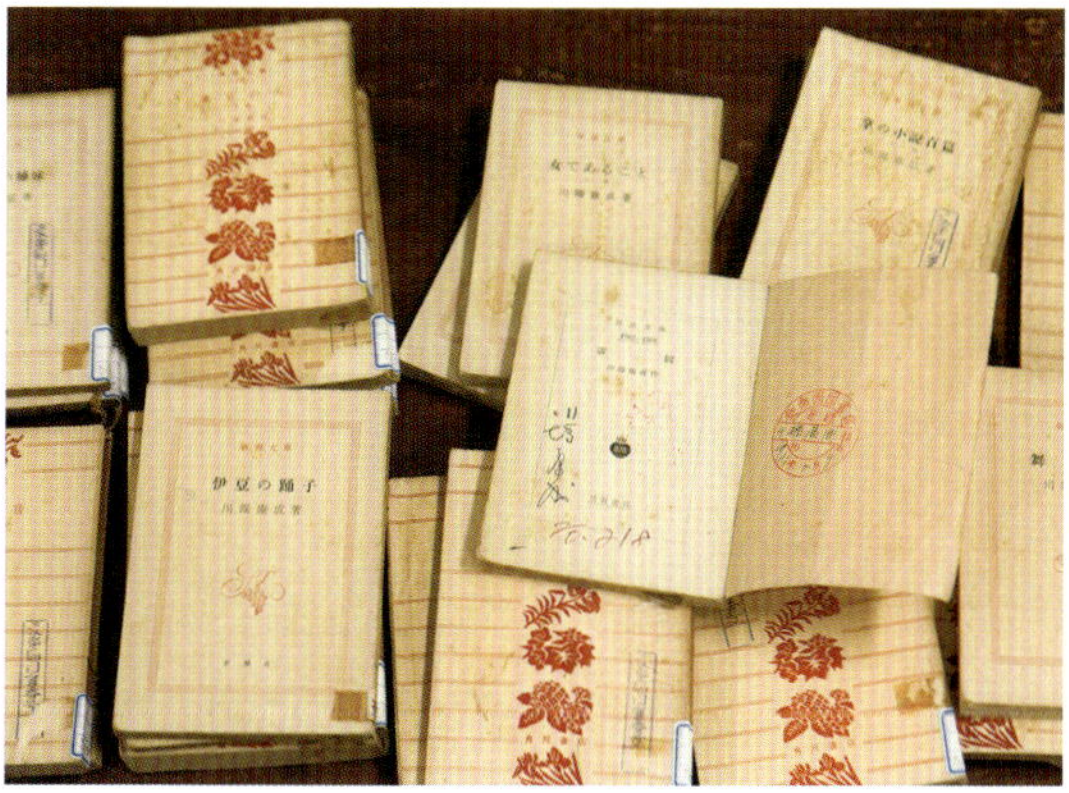

中学生だった伊波さんの文才を見出した川端康成が沖縄愛楽園に寄贈した「川端文庫」。

ズとつかまれた。振り向くと、山口が射抜くような視線でメガネの奥から見下ろしていた。

「明日は土曜日だから、遅くなってもよいはずだ。今日はどうしても、僕と付き合え！　逃げるな！」

引っ張りこまれたのは、三ノ橋停留所前の小料理屋「よしむら」で、座卓が部屋の中央に据えられた個室だった。

山口は私のコップに並々とビールを注ぎ、そして自分のコップにも注いだ。

型通りの挨拶の後、山口は大きく深呼吸をしてこう話し出した。

「いいか、これから自分の話をする。だからといって、君にも自分のことを話せとは言わない。聞き流せ……」

山口はメガネを外し、言葉を区切るように話し出した。

「俺は高校二年までワルガキで、いつの間にか学校の番長を張っていた。三年の直前、先輩たちから地域連合の番長に指命された。しかし隣町の農業高校の番長が、それに異議を唱えた。それではと、皆の目の前で素手によって決着をつけることになった。僕は柔道も空手も黒帯だから、わけもなく相手をのしたが、当たり所が悪く、彼は重症を負った。住民から、高校生たちが暴れている、と警察に通報がなされ、パトカーが何台も駆けつけ、あっさり御用。傷害事件として僕は家裁送りになり、お決まりの少年院。そして保護観察付きで、東京の定時制高校で学びなおして、ここの学院で君と机を並べている」

額に汗を浮かべながら、故郷の熊本弁を交え話す山口をみつめていると、……彼にだけは、彼にだけは……と、体の内側が得体の知れないものに揺すられた。いきなり、私の両手が、彼の鼻面前に突き出された。

山口は、一瞬言葉を失い、病と整形手術の縫合跡が刻みつけられた両手を凝視していた。

「どうしたその手！　病気でそうなったのか？」

「さんざん整形手術のお世話になったけど、こんな程度にしか……」「何の病気だよ？」「ハンセン氏病」「なに、それ、そんなカタカナの病名、俺は知らん」「君は、らい病は聞いたことがないか？」

しばらくの思案後、大きな声で「伊波君、その人たちの病院、熊本県の合志にあるか？」「あるよ」「それでは、親父やお袋たちが話していた、その人たちと同じ病気をしたのか？」

私が頷くのと同時だった。顔を真っ赤にした山口から、おしぼりが飛んできた。

「それ、病気だろう。病気の所為で、そうなったのだろう。俺はなー、ガキだったけど、仕出かしたことは俺の人間性の責任だ。だからその荷物は一生背負いつづけるよ。だけどよー、その手は病気だろう？　病気はお前の所為かよ……。それ……、お前の人間性と何の関係があるんだよー」

病気と人間性。

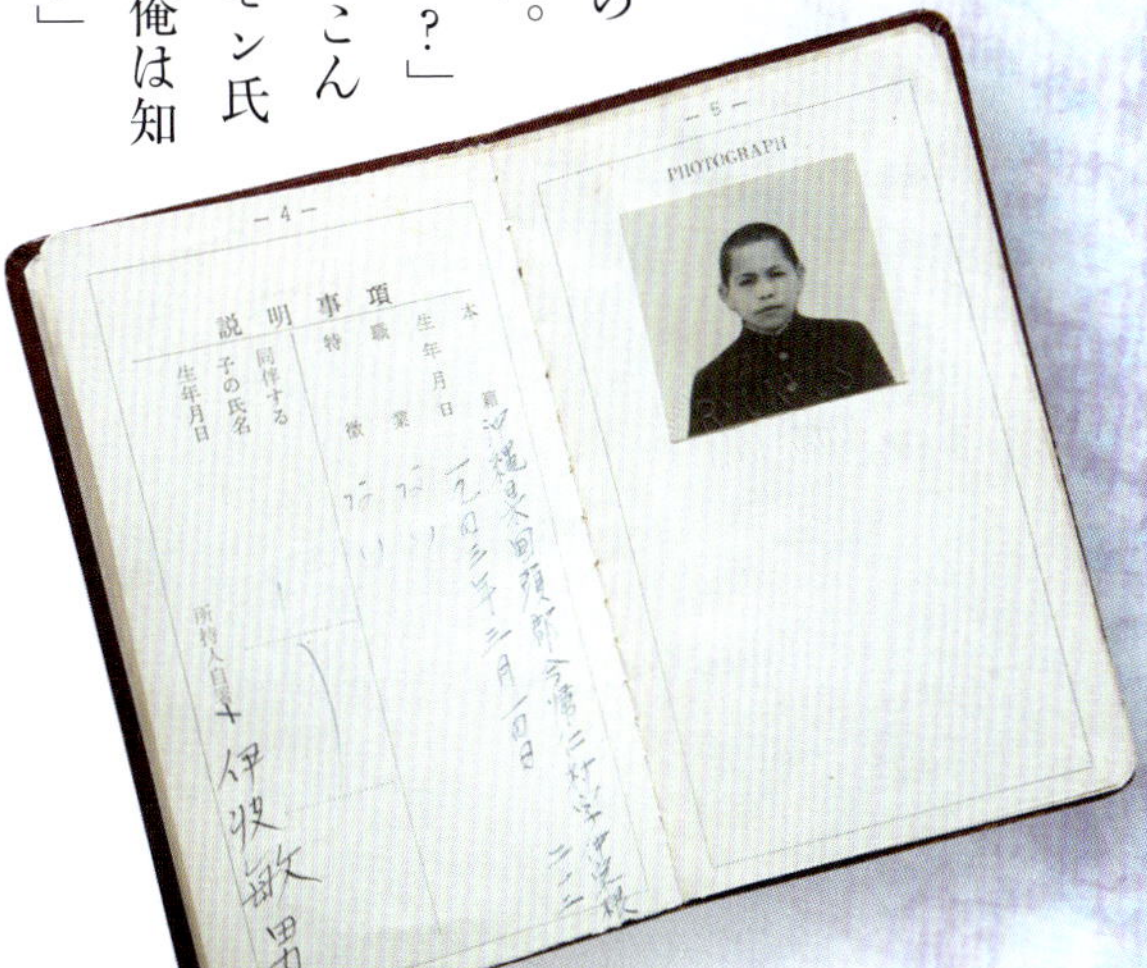

アメリカ統治下の沖縄から日本本土に出国した時の伊波さんのパスポート。

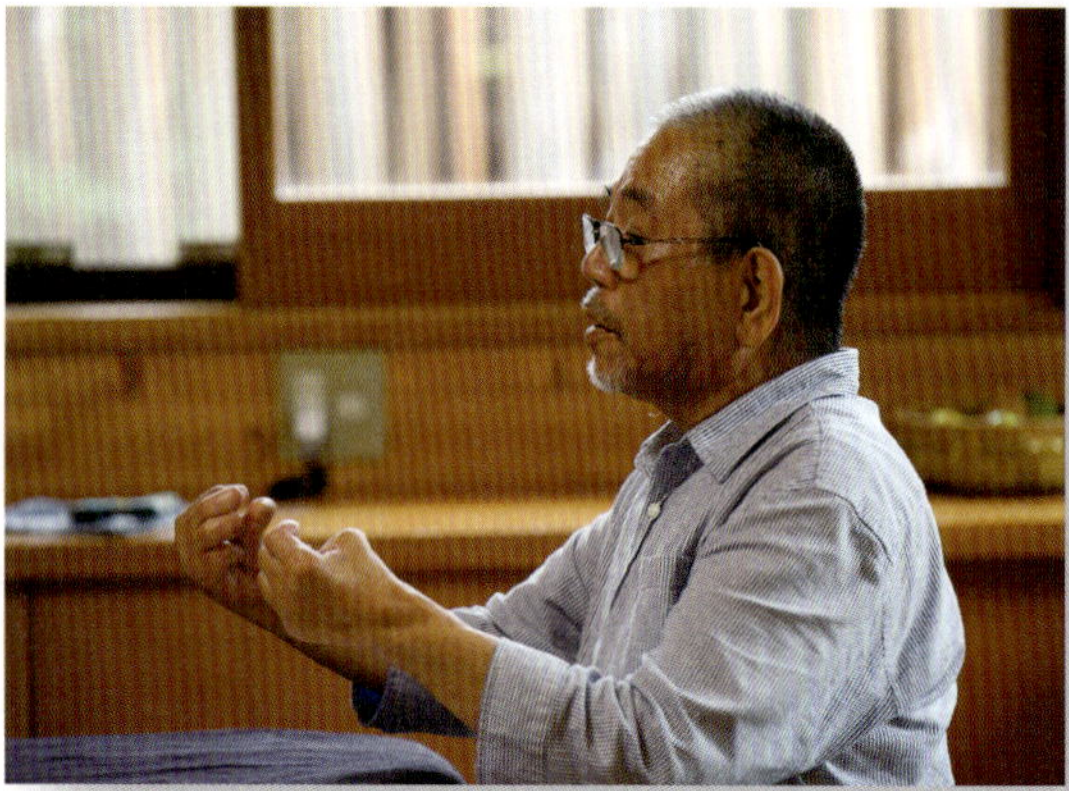

この言葉が落雷のように、私の身体を貫いた。それまで鏡に映る自分の手からさえ目を逸らしていたのに。はじめて、両の手をまじまじとみつめた。

この両手……。そうだなー、この手は、全部、僕、まるごとの私だ!!……

一九六九（昭和四四）年三月、私は中央労働学院を卒業することになる。驚いたのは、その期の卒業生総代として選ばれたことである。

「おめでとう。よくがんばりましたね」と、祝意を述べながら、堀真琴学長の手が差し出された。私はためらうことなく両手で握り返す。それから、私の両手はポケットから出た。そして、人間の尊厳を取りもどす、真の闘いが待ち受けていた。

「私には夢がある。それは、いつの日か、私の四人の幼い子どもたちが、肌の色ではなく、人格そのものによって評価される国に住むという夢である」

一九六三年八月二八日のキング牧師の演説が、魂の鼓動のように聞こえる。

「ハンセン病について」——アンケート④

◉——さまざまな分野でご活躍中の方々に訊きました。
❶ハンセン病やハンセン病問題について知っていることは?
❷ハンセン病やハンセン病問題について思うこと、考えることは?

金子兜太［かねこ・とうた／俳人］　埼玉県出身／96歳

❶学生の頃『小島の春』という題だったか、読んで、隔離状態の病者の日常を思いました。それと名前は忘れていますが（確か北條民雄だったか）、という歌人の歌集に感銘した記憶あり。
❷俳人で村越化石を忘れることは出来ません。小生より三歳年下（同世代感）ということもあり、「最後の癩者」の覚悟での生きざまには頭が下がります。「筒鳥や　山に居て身を山に向け」のような作。
『小島の春』以来、「隔離」という扱いの非人道が、いまも忘れられないのです。

麿　赤兒［まろ・あかじ／舞踏家・俳優］　奈良県／72歳

❶ライ病——不治の病。身体の形状が崩れていく恐ろしい病ということで、差別され、隔離されていた。
その病の原因が発見され、その治療も可能になり、様々な問題も近年解決に至っている。
❷多くの人の尽力で「その問題」もそれなりに解決していると考えているが、まだ問題があるとすれば、それが何であるかは、詳しく知らない。
▽北條民雄「いのちの初夜」
▽映画「パピヨン」
▽ダミアン神父
▽かったいのかさうらみ　等々

草津・湯之沢部落

病者にとっての「生きていく場所」

廣川和花

ひろかわ・わか◉専修大学文学部歴史学科准教授。専攻は日本近現代史・医学史。日本の近現代を中心に、地域における人々の身体や健康にまつわる諸問題を研究。著書に『近代日本のハンセン病問題と地域社会』（大阪大学出版会　二〇一一年）がある。

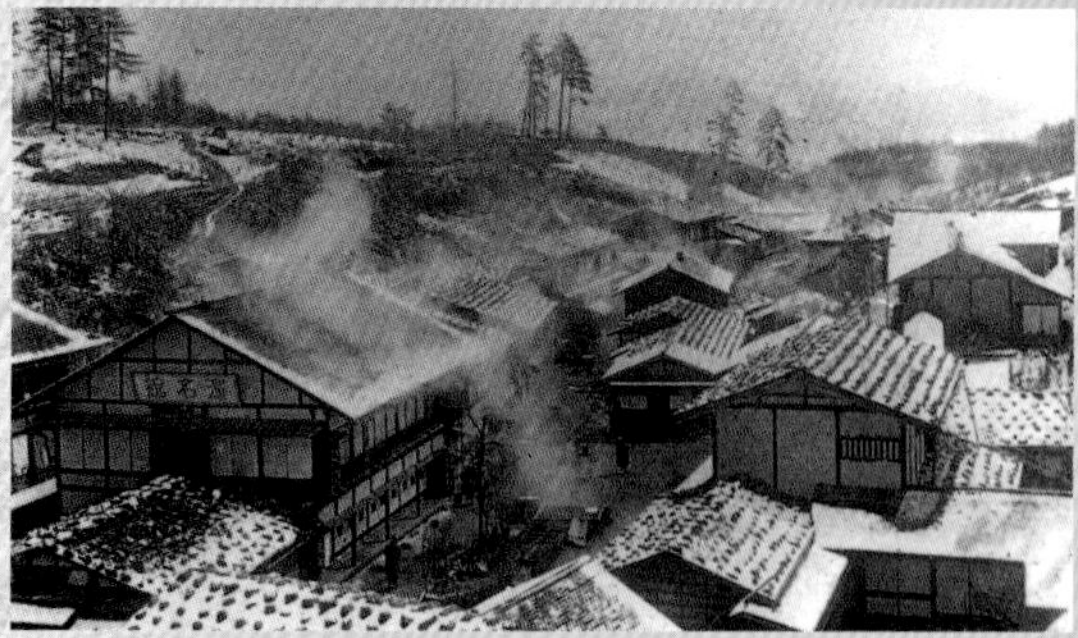

ところどころに湯けむりのたつ冬の湯之沢部落。故郷を離れたハンセン病者たちが集住していた。

名湯で知られる草津温泉の中心部に、かつて数百人ものハンセン病者が集落をつくって、町の人びとと隣り合わせで暮らしていた。この「湯之沢部落」は、ハンセン病への差別や隔離政策の歴史を念頭におけば、あまりにも不可解な場所かもしれない。しかし約六〇年間にわたって存続したその「病の共同体」は、社会的に弱い立場におかれた人びとと地域社会との「共生」の内実を、そしてその「共生」の条件とは何かということを、わたしたちに教えてくれる。

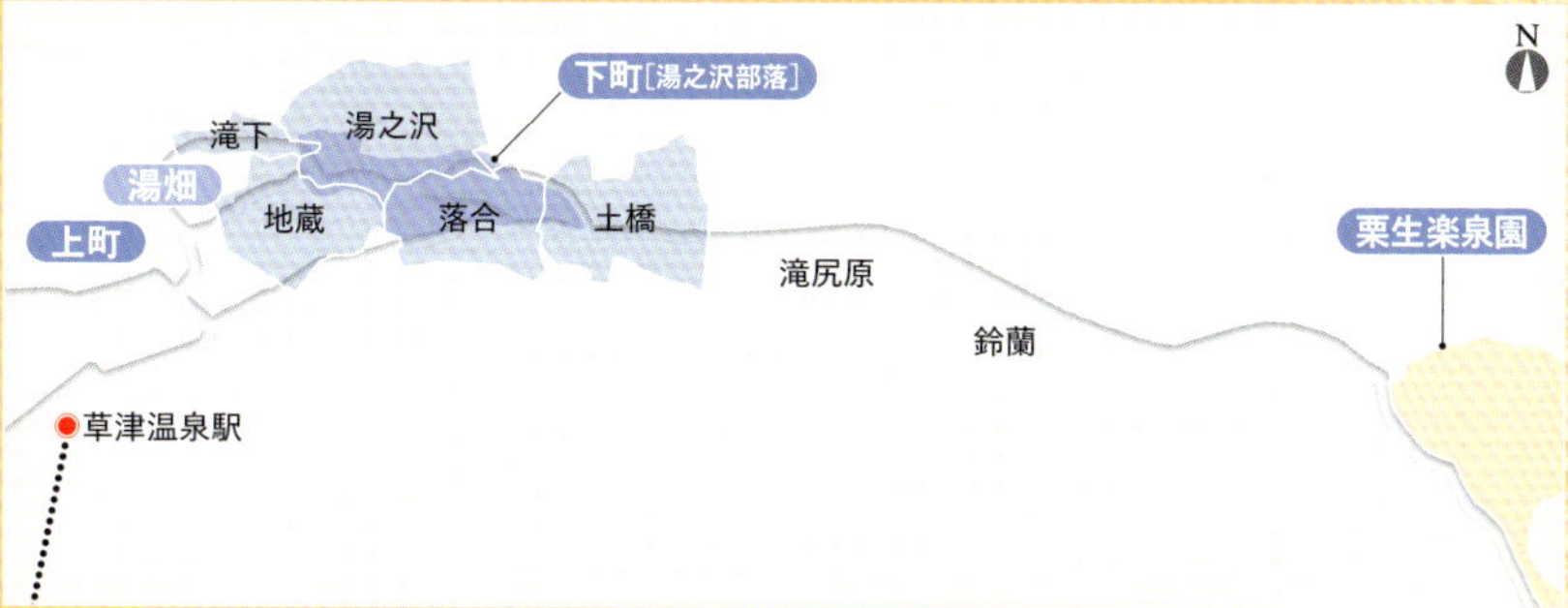

一九四一年当時の草津町（部分）

宣伝された効能
――草津温泉とハンセン病者たち――

ハンセン病者たちが草津温泉に治療効果を期待して集まってきた時期は、古くまでさかのぼるようだが、明治初頭のできごとが大きな意味を持つ。一八六九年（明治二）の「草津大火」により大きな打撃を被った草津温泉の経営者たちは、復興策として草津温泉のハンセン病への効能を宣伝した。その結果、多くのハンセン病者が集まってきたという。ハンセン病者は一般の湯治客とゆるやかに棲み分けながらも、温泉街のなかに滞在した。

　しかし徐々に草津町の人びとは、草津温泉にハンセン病や梅毒などの症状が著しい者が増えすぎていると考えるようになった。一八八七年、戸長らはハンセン病者を温泉街中心部の東側、字《あざ》湯之沢に集住させ、一般の湯治客の目からその姿を遠ざけようとこころみる。これを一般の温泉街（「上町」）に対し「湯之沢部落（下町）」と呼んだ。ただし、あくまで草津温泉の温泉場としての改良が目的で、感染防止のため隔離がはかられたのではなかった。湯之沢部落ができてからも、上町の旅館は、長期滞在するハンセン病者を上客として受け入れ続けていた。上下の町の境界も、あいまいなものであった。この状況を憂えた医師・光田健輔は、湯之沢部落があることで病者の移動が促進されるとして、その存在を問題視する（光田健輔「上州草津及甲州身延に於ける癩患者の現況（其二）」『東京市養育院月報』第二二号、一九〇二年）。

一九一〇年、草津町はふたたびハンセン病者たちを温泉街の中心部から排除しようとする。町議会による湯之沢移転の議決をうけて、町長は「湯之沢部落移転請願書」を県知事に提出した。これは、ハンセン病の「病毒の散漫を防止」するため、湯之沢部落を温泉街から離れた滝尻原へ移転することを要求するものであったが、病者を町から完全に追い出すことまでを求めたのではなかった。この時点ですでに全国五カ所の連合府県立ハンセン病療養所が運営を開始していたが、国の責任において草津のハンセン病者を施設に隔離すべきとの発想は、この移転計画には存在しない。ハンセン病者たちは、町の人びとにとってやや困った存在ながら、地域の社会生活に組み込まれた一員だったのではないだろうか。

草津の人たちは、病状を正確に見分けられるほどにハンセン病を身近に知っており、無闇に恐れることはなかった（前掲光田、一九〇二）。感染のおそれといっても、移転のための方便であったかもしれない。結局この移転計画は、湯之沢住民の反対にあい断念される。以後一九四一年の解散まで、草津温泉の一角に、世界にも類を見ない規模のハンセン病者の自治的集住地が存続することとなる。

草津温泉にやってくるハンセン病者は、それぞれに事情を抱えていたであろうが、多くは家族に迫害が及ぶことを避けるために故郷を離れた人たちであった。草津行きは一時的に身を隠すことであったり、二度と戻ることのない旅であったりしたのだろう。湯之沢部落は、そのようにして故郷を喪失した者たちが新しく形成する生活の場となった。住み慣れた自宅でもなく、隔離を強制される療養所でもない。その中間に、湯之沢部落はあった。定住した者は、病者を客とする宿屋や商店を経営し、あるいは労働に従事するなどして病者の社会を形成し、新たにやってくる者を時に温かく、時に厳しく迎えたのである。

病者の「生きていく場所」

――湯之沢部落での生活――

一九〇二年に草津町に「区政」が敷かれて以降、湯之沢部落は「第五区（湯之沢区）」となり、草津町の行政単位を構成した。湯之沢部落の居住者数は増加を続け、ひとつの地域社会を構成するまでになる。居住者数は一九三〇年代まで増加の一途をたどり、約八〇〇人もの患者が集まった時期もあった。人口増にともない、湯之沢部落は字湯之沢から字滝下・地蔵・落合・土橋にまでエリアを拡張してゆく。

湯之沢部落の病者社会は、宿屋組合を中心に構成される。「湯之沢宿屋組合」の組合事務所では、湯之沢に到着したハンセン病者を、各旅館へ割り当てる権限を有した。大正初年頃には、宿屋組合はみずからの利権を守るために、宿屋を出て自炊生活を営もうとする者に「保証金」を課そうとして反発を招いたほどである。なんとか宿屋滞在を抜け出した定住者は、湯之沢区に「加盟金」を納めて「区民」の資格を得た。一九三五年頃の様子をみてみると、区の事務と宿屋組合の所在地も同じであるし、第三代湯之沢区長は湯之沢宿屋組合長でもある。宿屋組合が、湯之沢部落の実質的な行政機構としての機能をはたしていたのである。

ここでは宿屋組合を中心とする有力者層を頂点として、定住する「区民」や旅館滞在者、後述する聖バルナバミッションのホームで暮らす人たちにいたるまで、階層構造が形成されていた。ここでの生活は「癩者の楽天地」とか「同病相憐れむ」といった生やさしいものではない。病者が病者を支配する資本の論理が貫徹し、療養を続けるにはさまざまな困難が立ちはだかった。しかし、一見特殊な病者の居場所である湯之沢部落が、一般の村落とかわらない経済的・社会的諸関係や、さまざまな矛盾を内在させた地域社会であることは、ハンセン病者の生存のあり方に、ひとつの方向性を示していたといえるだろう。

聖バルナバミッションと病者

湯之沢の厳しい生活条件に、ある変化が訪れる。一九一六年、イギリス聖公会（国教会）のキリスト教宣教師メアリ・ヘレナ・コンウォール・リー（一八五七〜一九四一）が来草し、ハンセン病者の救済事業を始めたのである。彼女はアメリカやイギリスの教会関係組織から活動資金を募り、私財もつぎこんで、男女別の「ホーム」の運営や病者への医療提供を行い、これを聖バルナバミッションと名づけた。コンウォール・リーは、困窮する湯之沢の病者たちについて次のようにとらえている。

ある男性患者は失明寸前にまで病状が悪化し、旅館を退去しなければならない。彼には三つの選択肢がある。身体に不自由のない女性と「草津式の結婚（内縁関係を結ぶ）」をし、世話をしてもらうこと。聖バルナバミッションのホームに入ること。東京の連合府県立ハンセン病療養所である全生病院に入所すること。この三つである。聖バルナバミッションのホームに入るためには、この男性患者が優先的に救済される理由があるかどうかなど、厳しい審査条件を満たさなければならない。

一方、ある女性患者は、発病後に離婚されて来草し、旅館で働いている。彼女はまだそれほど身体が不自由ではないため、身の回りの世話が必要な不自由な男性病者たちから求婚されている。しかし病状が悪化すればすぐに捨てられてしまうのだから、再婚はしないと心に決めている。ほかに、子供を抱え旅館で働いていたが、病状が悪化して路頭に迷う女性、治療も受けられずに自宅に閉じ込められている女性もいる。彼女たちは、何としてもミッションのホームにて保護されなければならない（McKim, John, D.D., "A Christ-like Life Among Lepers in Japan," *The Spirit of Missions*, no.12, 1927）。

こうした考えに基づき、より危機的な状況に置かれやすい女性病者の救療が優先された。少し遅れて男性病者のためのホームも開設され、最も多いときで二〇〇人を超える病者を保護した。

病者たちを住まわせるホームのほかに、ミッションは湯之沢に病院や教会、幼稚園や小学校などを設けて湯之沢全体に医療や教育を提供した。聖バルナバミッションは、湯之沢部落の自活から脱落した困窮者・重病者の受け皿となり、一時は部落人口の三分の一にも及ぶ病者の生活を支えた。同時に、その事業の規模の大きさで、湯之沢部落の消費活動に大きな経済的影響も及ぼしたのである。

草津町の人びととハンセン病

草津町の人びとは、温泉場経営におけるハンセン病者との長いつきあいのなかで、この病気が容易に感染しないことを経験的に知り抜いていた。草津を視察に訪れた経験を、中條資俊北部保養院長は次のように述懐する。

先年私は此地視察の序に町役場を訪ねた折、町長さんから問われるままに癩の伝染に就いて話をしたのに対し傍に耳を澄まして居た老助役さんが、ツト椅子を向け直して左の様に語られた。

明治二年に草津は全焼して復旧の見込なく、湯治客も殆ど絶えた程の惨めさで、困憊の極、浴客吸収策として、草津名湯の宣伝に努めることにしたのであったが、其宣伝文に世に難治と言う癩病も治るとの一節を表わしたのが強く響いたものと見えてボツボツ客も来る様になったが、多くは癩患者であった、我々

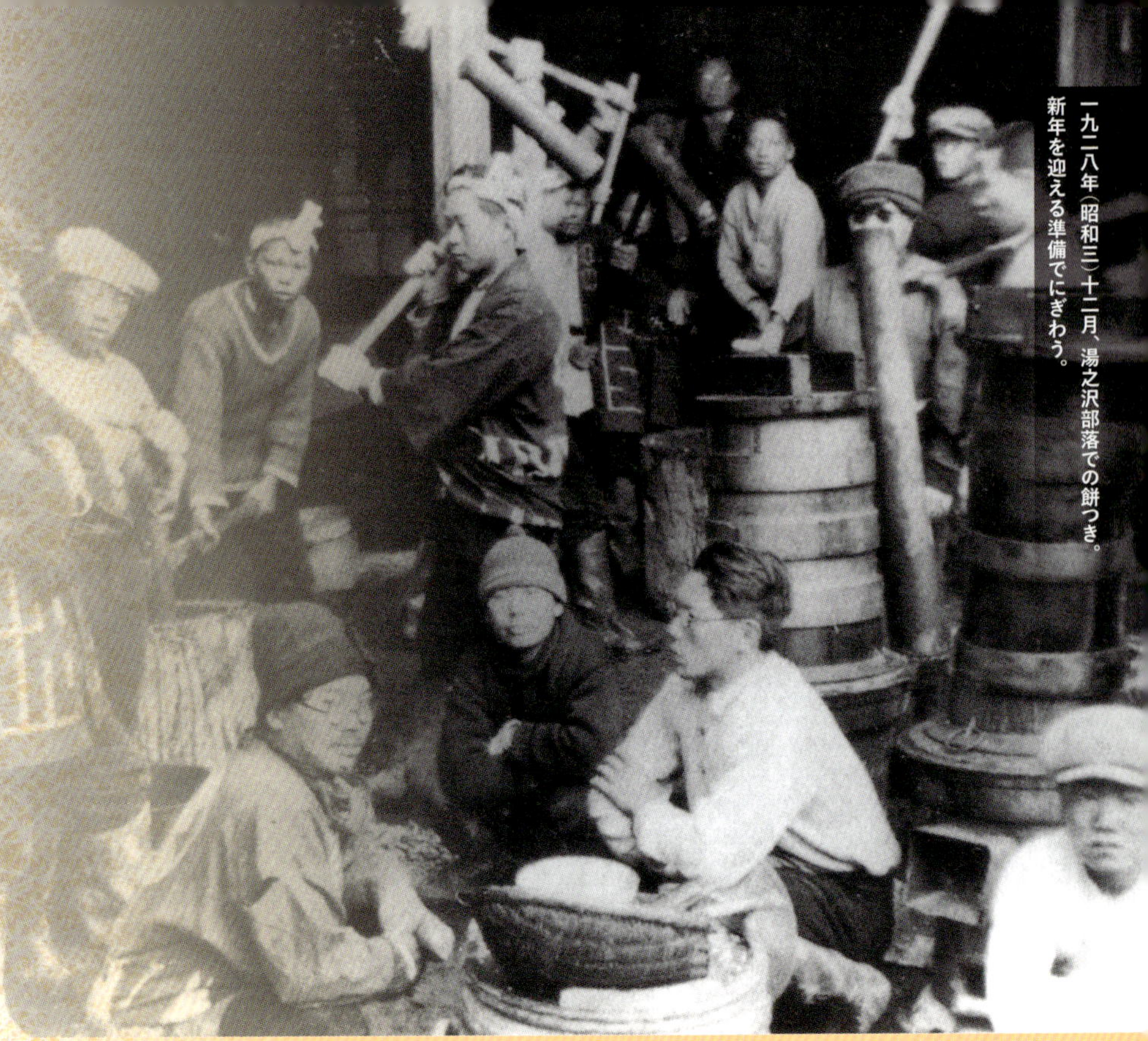

一九二八年（昭和三）十二月、湯之沢部落での餅つき。新年を迎える準備でにぎわう。

は引張り凧で客を引いたが、然し宿屋は甲乙なき孰れも掘建小屋、従って諸用具の不自由は勿論、夜具などは患者と共用も珍らしいことではなく、被服類の代借も普通、又食事も一つ鍋からと言う様なものでした、けれども自分の知る数十年来の今日迄、宿屋業者の家族で誰一人癩に罹ったものはなかった、之でも癩を伝染病と言い得るのか。

と中々條理ある反問を向けられた（後略）

（中條資俊『癩伝染の経路』癩予防協会、一九三五年）

「老助役」は、明治の「草津大火」以来、ハンセン病者を「客」として迎え入れてきた数十年間の「経験」のなかで、一度も自分たちに感染がおこらなかったのであるから、この病気が感染症であるとは信じがたいというのである。それに対して、ハンセン病政策を推進する立場の医務官僚、高野六郎はこういう。

癩というものは世間では可なりに忌がるが、年中癩に接触して居ると何とも思わなくなるものと見えて、草津の町の人達は概して癩を嫌わない。下町のカフェーへ上町の人達が遊びにも行けば、日曜学校では健康な子供と子供患者とが手をつないで、遊戯しているという有様である。癩を伝染病だなどとは信じて居ないらしい。癩と毎日接触している草津町の人達が癩を伝染病扱いにせぬ所を見ると、癩は中々伝染せぬものらしいが、元来草津へかくも多数の癩患者が寄って来たのは、そう古いことではないのだから、此の儘に捨ておいたら、上町の方にいつか多数の感染例を出さないと誰が断言することができよう。

（高野六郎『医者の黒焼』輝文堂書房、一九四三年）

たしかにこの時期すでに、ハンセン病がらい菌による感染症であることは、医学的には自明の事実となっていた。高野ら医療専門職の目には、未だにハンセン病が感染症であることを疑い、遺伝病であるかのようにいう草津町の人びとは、無知で無防備に映ったであろう。一方で、高野も草津の状況を眼前にして、感染が容易にはおこらないことを認めざるをえなかった。現在明らかになっているハンセン病の感染症としての特性からみても、草津町の人びとにハンセン病が感染する可能性は低かったのであり、そのことを彼らは長年の経験に基づく疫学的知見として共有していた。たとえそれが「遺伝病」であるからという「科学的に誤った」知識であったとしても、ハンセン病者との日常のつきあい方（感染を無闇に恐れない）においては「妥当な」解が導かれていたということができる。

しかし、隔離をおしすすめる医師や医務官僚たちの草津での「経験」は、彼らのハンセン病という病気の性質についての医学的認識をくつがえし、隔離政策について再考を促すにはいたらなかった。一九三二年、草津町の東端に国立癩療養所栗生楽泉園が開設され、湯之沢の病者たちを徐々に吸収してゆく。ついに一九四一年に湯之沢部落は解散させられることになる。ハンセン病者と町の人びととの「共生」は失われ、両者の直接的なかかわりは薄れてゆく。ハンセン病者の「生きていく場所」であった湯之沢部落を破壊してしまったことは、疾病の本質をとらえて政策に生かすことに失敗した日本のハンセン病政策の貧困を象徴するできごとであった。

近代日本のハンセン病の歴史は、今日遡行的にもたれているイメージほど一直線の道のりをたどってきたわけではない。いいかえれば、ハンセン病者の「生きていく場所」は、最初からずっとハンセン病療養所だけに限定されていたのではないということだ。国家によるハンセン病政策が始まる以前、近世の日本社会で

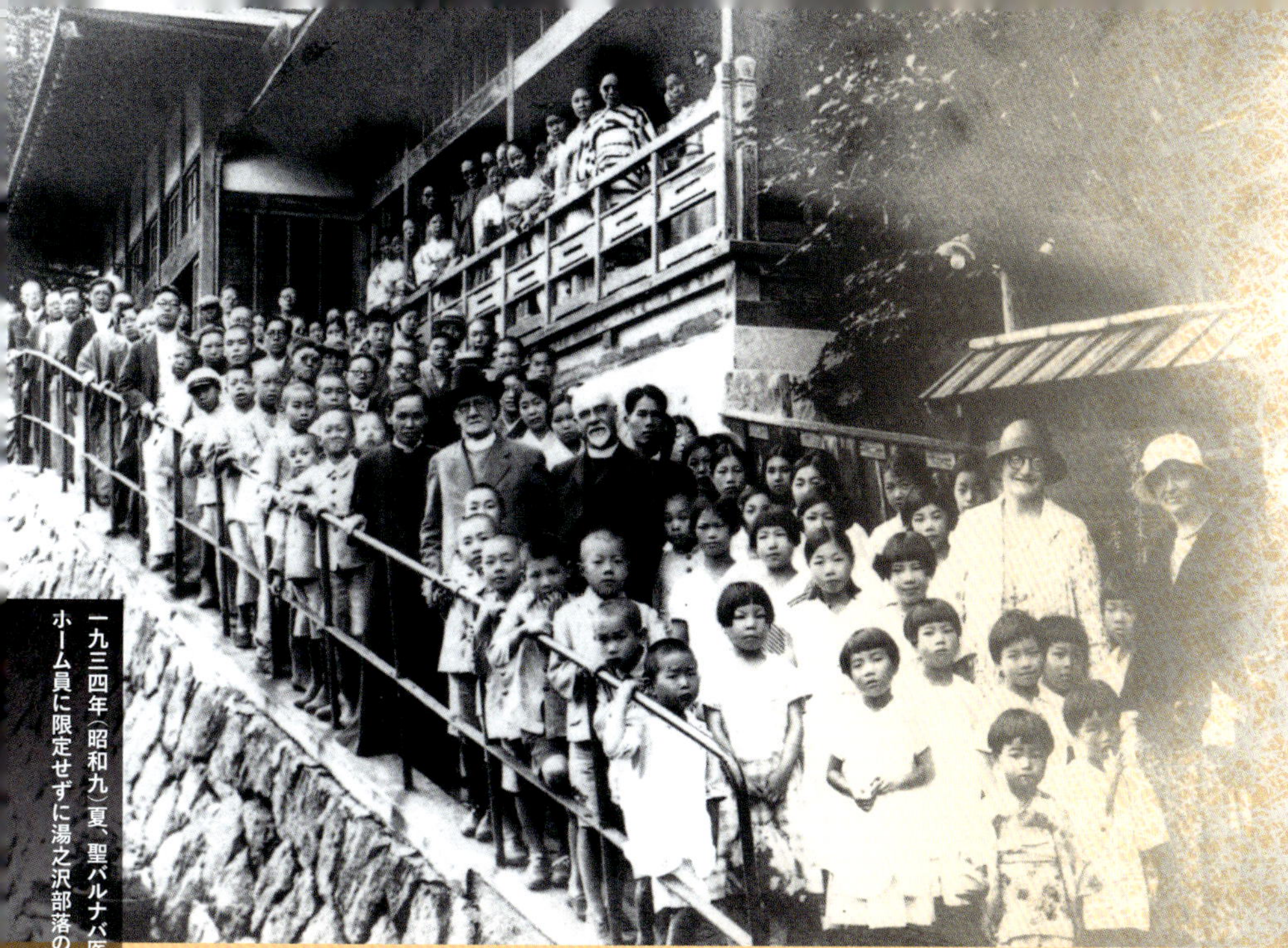

一九三四年（昭和九）夏、聖バルナバ医院前にて。
ホーム員に限定せずに湯之沢部落の住民全体の医療を担っていた。

は、周縁的な身分集団を形成したり、旅暮らしを続けていたハンセン病者の存在が知られる一方で、大部分のハンセン病者は自宅で療養を続けていたと考えられている。湯之沢部落は、近世的な身分制度が解体した後に新たに模索された、近代日本のハンセン病者の「生きていく場所」のひとつであった。このほかにも、私立のハンセン病療養所や、ハンセン病の外来診療機関などが戦前・戦中期を通じて存在し、いずれも国公立のハンセン病療養所に対するオルタナティブな選択肢を提示していた。

矛盾と制約のなかでなりたつ、多様な病者の生存の歴史を丁寧にたどることは、それをオルタナティブとして生かせなかった隔離政策の誤りをより明確に浮かび上がらせる。そして同時に、病者との「共生」の条件を、わたしたち自身の地域社会の課題としてとらえ直す手がかりをあたえてくれる。

【参考文献】

廣川和花『近代日本のハンセン病問題と地域社会』大阪大学出版会(2011)
中村茂『草津「喜びの谷」の物語　コンウォール・リーとハンセン病』教文館(2007)
岩田正美『ホームレス／現代社会／福祉国家　「生きていく場所」をめぐって』明石書店(2000)
鈴木則子「近世癩病観の形成と展開」　藤野豊編著『歴史のなかの癩者』ゆみる出版(1996)所収

【写真】

栗生楽泉園入園者自治会・国立療養所栗生楽泉園共編『熊笹の尾根　創立七十周年記念写真集』皓星社(2002)

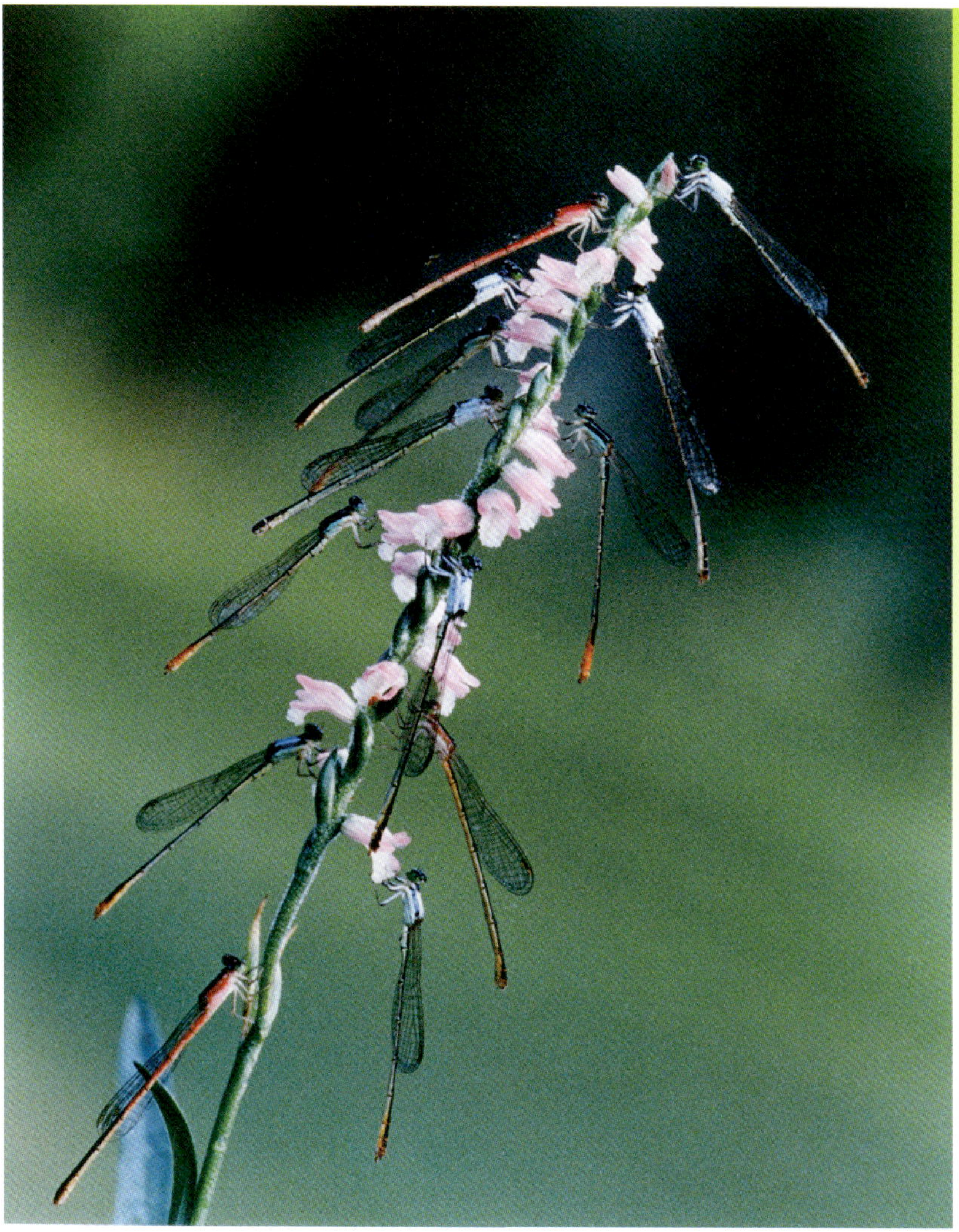

「トンボ王国」　撮影▼入江信（菊池恵楓園）

「午前四時には、トンボも眠っている」と発見。それほどに入江さんはイトトンボの観察に熱心だった。花はネジバナ。

回復者と服でつながる

ナグモ洋品店、本日も営業中

谷岡聖史

たにおか・きよふみ◉一九八〇年生まれ。東京新聞・中日新聞さいたま支局記者。二〇一〇〜二〇一三年、駿河療養所に近い静岡県の沼津支局に勤務。日本語や少数言語をめぐる問題にも関心をもつ。共編著に『ハンセン病文学読書会のすすめ』(2015、非売品)がある。

楽泉園への秋のドライブ

まだ十月半ばなのに草津は紅葉の見頃を迎えていた。いつものように助手席に妻の八重子を乗せ、南雲敬《なぐもたかし》は白い商用ワゴン車で山道を登っていた。五年ほど前、同じ道を帰る途中に、カーブで雪にタイヤを取られて観光バスと接触したことがある。大した事故ではなかったが、運転は慎重になった。毎月のように通ったこともある栗生楽泉園だが、今回は十一か月ぶりだ。十九年前の右目に続き、二年半前に左目も網膜剥離を患った。以来、疲れやすい目を気遣って長距離運転は控えている。東京を出発して五時間、楽泉園に着くと日が暮れていた。

南雲のような出張販売の業者は、二階建ての面会人等宿泊所「石楠花荘《しゃくなげそう》」

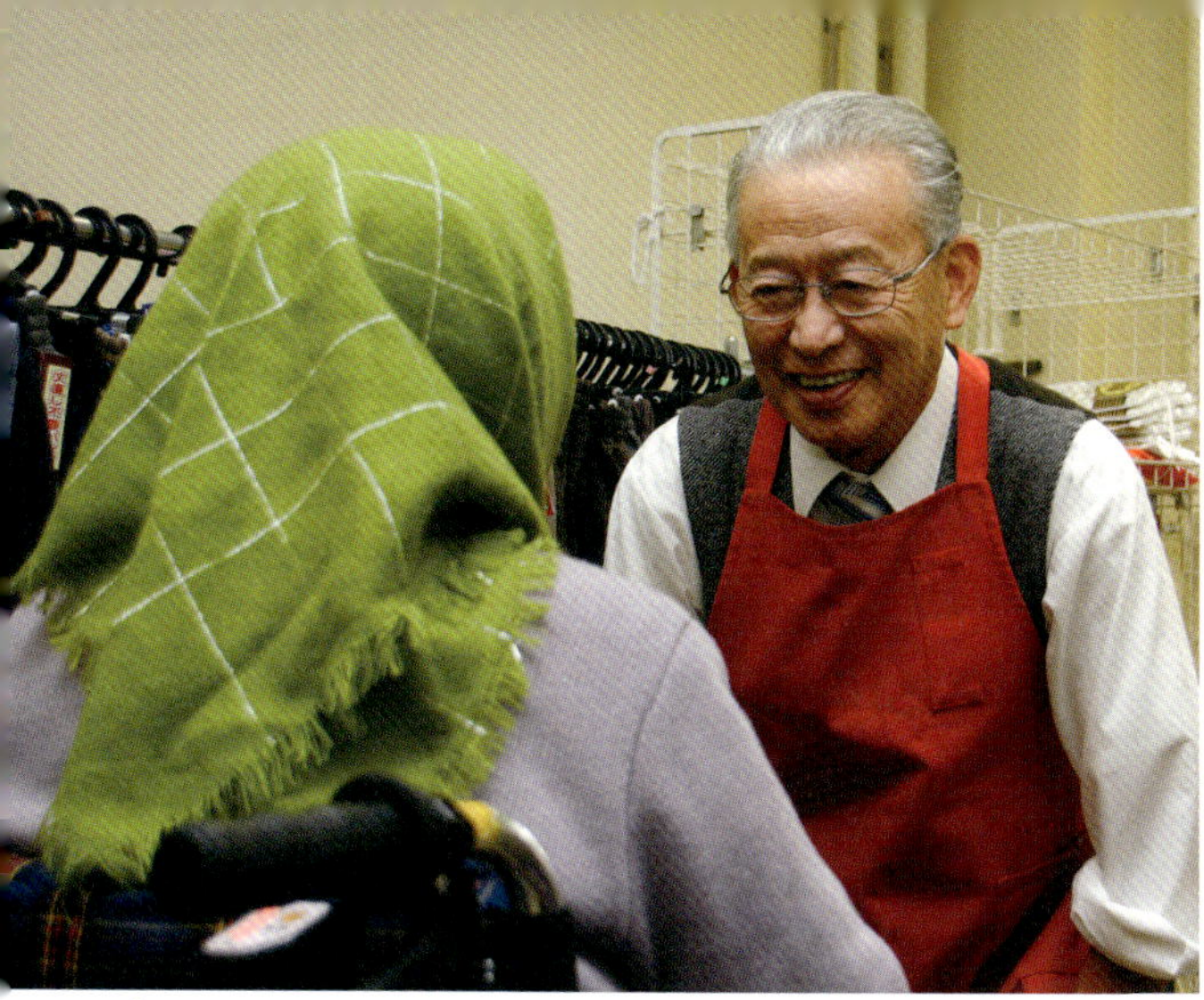

車いすの回復者女性客と談笑する南雲。

の一階部分にある販売所を借りる。休む間もなく車を販売所に横付けし、満載した荷物を運び入れる。ジャンパーなどの冬物から下着、帽子にいたる様々な衣料品を、持参したマネキンやハンガーに陳列していく。演歌のＣＤとラジカセは販売中に音楽を流すためだ。この後、温泉街の行きつけの浴場で汗を流すのを楽しみに、二人は翌日から三日間の営業の準備を黙々とこなした。

翌朝九時に店を開けると、待ちかねた客が次々と入ってきた。

「本当にしばらくでした。一年ぶりでした」

揃いの赤いエプロン姿の南雲と八重子が声を張る。

「また目を患ったのかい」

眼鏡の男性入所者が声を掛けた。馴染み客の一人だ。

「いや、そうじゃないよ。お茶飲んでいきなよ。洋服見るのは後でいいんだからさ」

南雲は暖房器具の周りに並べたパイプ椅子を勧め、

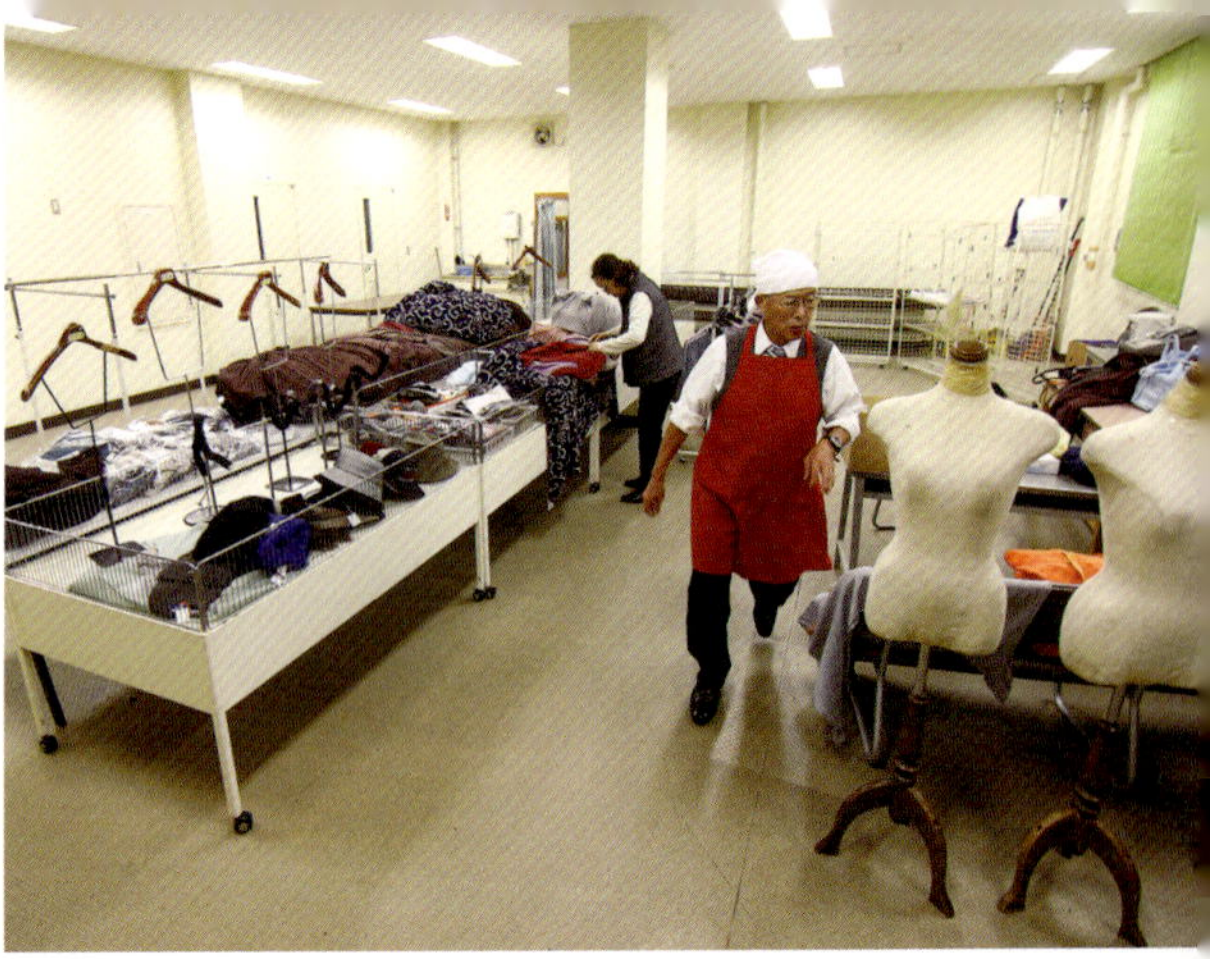

栗生楽泉園の販売所で営業準備に追われる南雲夫妻。

八重子が熱い日本茶を差し出す。南雲に言わせると、必ず客を茶に誘うのは「お国柄。寒いところで育ったから」。夫婦ともに出身は新潟である。

何気ない茶飲み話から客の考え方、ものの見方を知ることがある。盲目の入所者からはこんな「試験」の話を聞かされた。新しい職員が入ると、わざと自分の部屋に現金をばらまいておく。「落ちてますよ」と教えてくれれば信頼できるから合格、そうでなければ不合格だ、と。「目が見えない人だって、そうやって自己防衛しているんだ」と南雲は感心したのだという。

職員に車いすを押されて全盲の女性が入店してきた。

「これ、こういう肌触り。軽くて着やすいよ」

女性のあごの辺りに、南雲が一枚のトレーナーを押し当てた。女性は素材を確認するように頷いている。長年の療養所通いから生まれた工夫だ。「誰も教えてくれるわけじゃないんだけど、見ているうちにね。手の感覚がない人は服の厚さとか、どこが一番分かるのかなと。耳じゃない。鼻じゃない。

唇の下が一番敏感なんです」。そしてこう続ける。「だから昔から言うじゃない。唇を奪うとか、唇を許せばどうのこうのとか」

こんな調子の話術も客を楽しませる。すると入所者たちも近況を面白おかしく聞かせる。単なる買い物ではなく、南雲夫妻に会いに来ているのだ。この日の夜、二人は親しい入所者数人と石楠花荘の食堂でささやかな宴会を開いた。

「弱い者いじめだけは絶対に許せません」

京王線仙川駅から南に出て、都道一一八号を東に折れて数分歩く。左手の角地にある真っ白な三階建ての建物がナグモ洋品店だ。

中学卒業と同時に新潟県小千谷市から上京した南雲は、十年間の奉公人生活を経て、二六歳で当時同僚だった八重子と結婚し、独立した。最初の店は、ここから五〇メートルほど東にあった下駄履き住宅の一角を月三万円で借りた。裏手の銭湯は土木や建築の職人で繁盛しており、南雲にとっても上客だった。「風呂上がりは気持ちがいいから、ズボンでもタオルでも店先にぶら下げとくと買って行ってくれる。あの頃は売れましたよ」。銭湯は元日も営業していたから、南雲夫妻も八年間、一日も休まずに店を開けた。二階建て店舗の新築を目標に資金を貯めていたが、拓殖銀行の貸付係が二人の働きぶりを見込んで「何年かかって返してもいいから」と融資額を増やし、三階建てを勧めてくれた。

丸い布張りの庇はロンドンの老舗百貨店ハロッズと同型という特注品で、道路から二段昇って入るヨーロッパ風の玄関や大型ショーウインドウも、当時は珍しかったという。

苦労して手に入れたこの店で仕事をするのは、一か月のうち半分ほどだ。残りは早朝からワゴン車に商品を積み、老人ホームなど約十か所の施設へ出張販売に出かける。このうち、ハンセン病療養所は三か所。栗生楽泉園のほか、多磨全生園は月二回、駿河療養所は年二、三回の頻度で通っている。

出張販売は奉公人時代に経験済みで、仕事の段取りはよく知っていた。朝鮮戦争が始まった頃、日本人労働者が多く雇用された相模原の米軍施設へ通ったという。だが、現在のような医療、福祉関係の施設に出入りすることになったのは偶然からだった。

店舗が完成して間もない頃、鶯谷の料理屋で中学のクラス会が開かれた。都立の老人施設に勤めている同級生から「洋服屋やってるなら老人ホームに来なよ」と誘われ、それを機にいくつかの施設で販売を始めた。そのうちの一つを訪れていた全生園の職員が南雲を見かけ、最初は職員向けの販売として、全生園の本館の脇で露店を開いた。約二〇年前、一九九〇年代前半のことだ。国の隔離政策を違憲だと断じた二〇〇一年の国賠訴訟判決の少し後、全生園の自治会役員に推薦されて、楽泉園と駿河も訪問した。どちらも「すぐに来てほしい」と請われ、足を運ぶようになった。

判決の前後で療養所の中に起きた変化は、販売業者の立場から肌で感じていた。国の補償金が支払われ、商品を見る前に「これで俺に合う物を売ってくれ」とポケットから一〇万円、二〇万円を差し出されて慌てたこともある。出入りする業者の数も増えた。それは、ハンセン病が危険な病気ではないという理解が広まったためでもあった、と南雲は付け加えるが、中には金目当ての悪徳業者もいた。

全生園で全盲の入所者が「これ見てほしいんだけど」と、別の業者から四万円以上で買ったというコートを持ってきた。襟の部分が擦れ、色が落ちた粗悪品だった。似たような話は他の療養所でも聞いた。後で分かったことだが、全生園の自治会が楽泉園や駿河でも販売するように南雲に勧めたのは、こうした業者の存在が問題になっていたからだった。

「弱い者いじめだけは絶対に許せません」。同業者としての理屈ではなく、これは子供のころから体に染みついた感覚だ。

いじめ・上京・ボランティア

南雲とハンセン病療養所を結びつけたものは、病気を理由にいじめを受けた幼い頃の体験、それを撥ね返した生来の負けず嫌いと、おそらく無関係ではない。

南雲は一九四一年、小千谷の小粟田《こわだ》という里に生まれた。父の長作は越後大工だった。腕利きの職人によくある話だが、気に入った仕事しか受けない頑固者であり、また酒飲みでもあった。仕事の評判を聞き、わざわざ信濃川沿いの三仏生《さんぶしょう》という集落から訪ねてきた男がいた。だが、晩酌を始めていた長作は「大事な家を頼むのに夜に来る奴があるか」と追い返してしまった。雪深く長い冬の間、長作は出稼ぎ先の相模原で過ごした。

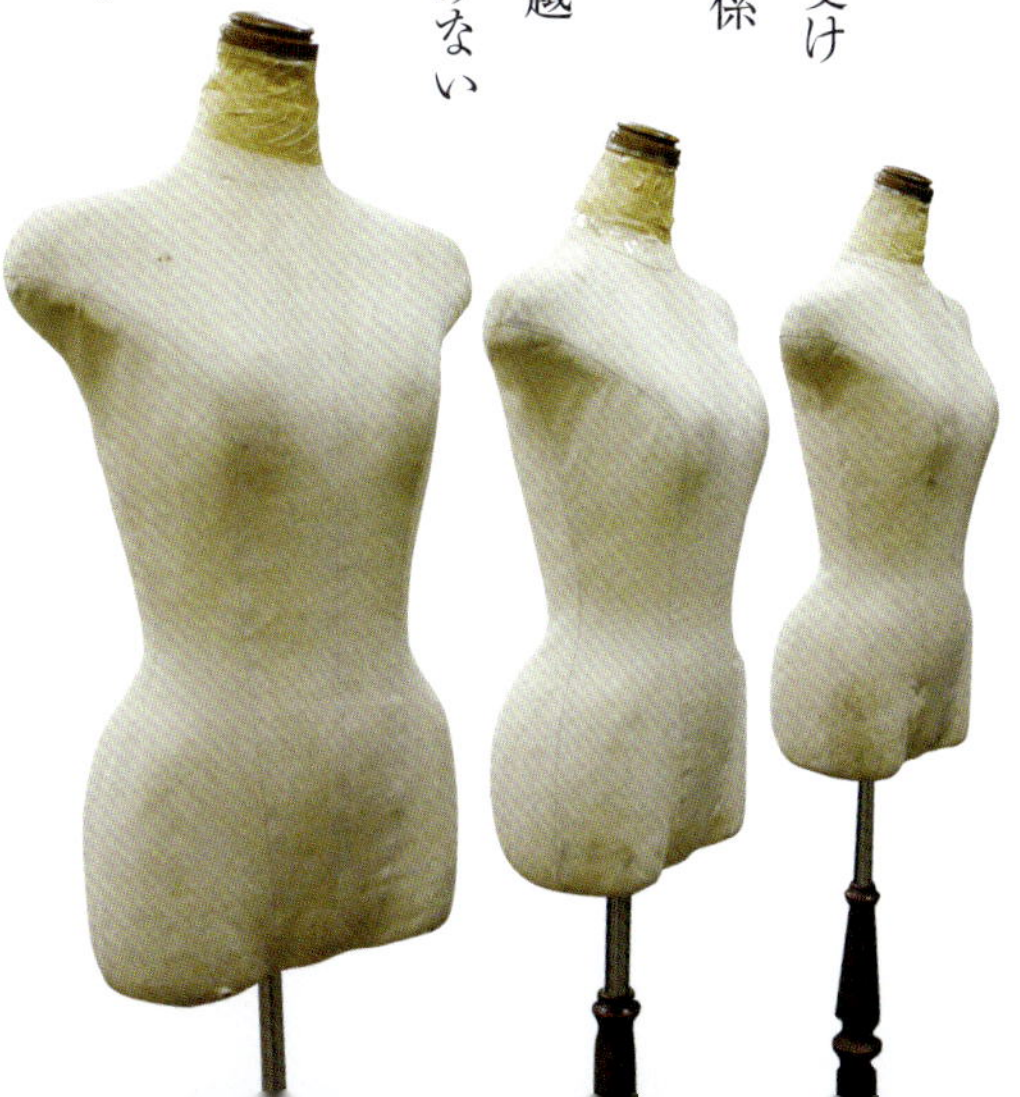

一年のほぼ半分を家族と離れる生活は自分には耐えられない、だから大工の道に進まなかったのだ、と南雲は話す。

雪の思い出には事欠かない。鼠径ヘルニアを患ったせいで、いつも「脱腸」といじめられ、取っ組み合いの喧嘩ばかりした。「参った、と言うまでやるんですよ。雪の中に顔を突っ込まれて。目を開けると、雪の中って青いんですよね、白じゃない。こういうのは忘れないね」。楽しみは雪解けの始まる四月後半だ。水田をシャベルで掘り返すと、冬を越して脂の乗ったドジョウが簡単に捕れる。獲物を売りに一人で町に出て、その金で鉛筆などを買って帰った。商人気質は自然に身に着いた。

中学校には独特の風習があった。信濃川を泳ぎ、できるだけ川下に流されずに対岸まで渡った者が次の番長になるのだ。番長は生徒の顔役であり、教師からも一目置かれる。中学一年の夏、南雲は挑戦を決めた。決して泳ぎは得意ではなかったが「俺を馬鹿にすんな」という一心だった。

勝負に挑んだのは全部で三人だった。川幅が広い場所だったが、真ん中まで進むと一気に流れが速くなった。左足がつり、焦って水を飲んだ。他の二人を見ると、すでに諦めて引き返している。急に不安が募った。村祭りで灯すぼんぼりが頭に浮かぶ。ああ、これが死ぬ時に見る走馬燈か。だが、これで渡らなかったら俺は、もう……。

その後のことは覚えていない。気づくと、足が川底の小石をぽんと蹴り、対岸に到達していた。酒を飲んで上機嫌になった時、南雲が口にする思い出話だ。

一九五七年四月、十五歳の南雲は蒸気機関車で八時間揺られ、上野駅に降り立った。着替えに歯ブラシと歯磨き粉、村の産婆が餞別にくれた一〇〇円札の入った木箱一つを抱えていた。金がなくて買えなかった行李の代わりに、大工の修行を始めていた二つ上の兄が作ってくれた箱だ。将来は地元名産の小千谷縮を扱う商人になる。そう決意して上京したが、中学の教師が斡旋してくれた烏山の「呉服屋」に着いてみると、すでに洋品店に業態を切り替えていた。騙された、と思ったが他に選択肢はない。初任給は月一八〇〇円。寮に住み込み、仕事の合間には問屋街だった岩本町の既製服会館に通って、洋服の採寸や仮縫いを学んだ。

この時の講師に叩き込まれた「機能性と審美性の両立」という基礎が療養所でも役に立っている、と南雲は言う。「普通は服を買う時、まず色を、次にデザインを考えます。審美性が先行して、それからやっと機能性を考えるわけです。ところが手足の不自由な人は、まず着やすくないといけない。つまり機能性が優先しますよね。その上で似合うこと、審美性がほしくなる。特に婦人物はね。一般の人とは優先の順位が違ってくるんです」。

例えば、療養所で販売するボタン付きシャツには細工を施しておく。元々のボタンは一度取り外して前面に飾りとして付け直し、その裏側にはワンタッチ式のスナップボタンを取り付ける。こうすれば手の指が不自由でも、手の平で押さえるだけで留めることができ、しかも外見は普通のシャツにしか見えない。南雲は経験上、障害者に最適なスナップボタンは直径一四ミリだ、と断言する。

上京して五年ほど経った頃、障害者のボランティアを募集する告知記事を新聞で見つけた。何かの役に立てないだろうか。国鉄田町駅の近くの東京都障害者福祉会館に入ると、他のボランティアは上智や青山学院など同世代の大学生が多く、少し肩身が狭かった。主催者は、上野公園までバスで出掛けるので、障害のある中学生か高校生ぐらいの男子生徒たちを手伝ってほしい、という。ところが上野に着くと、いきなりトイレの介助を命じられた。何の障害か分からないが、ヘッドギアのような物を被った生徒もいる。見よう見まねで車いすを押し、汗だくになって一日が終わると反省会が始まった。「指導する人たちに『手際が悪い』とか『これが足りない』とかぼろくそに言われるわけ。貴重な休みに手弁当で行ったのに、何だこの野郎、と思ってね」

意地になった南雲は、その後も数か月おきの活動に参加し続けた。回を重ねるごとに大学生の姿は減っていった。後に、指導役の一人だった医師は「叩かれて残るのが本物。十人に一人も残ればいい」と明かした。目の不自由な人に接した時、まずは握手をするのが大切だという心懸けも同じ医師から教わった。手の温かさや大きさからは体格が分かる、もっとすごい人は握り方で心まで分かる、と。この活動に南雲が通ったのは一年ほどだったが、学んだものは大きかった。

手直しの多い洋品店

今回の草津行きで最大の目玉商品は、一番奥のマネキンに飾った紳士用コートだった。仕立ての良い一級品だが、長年取引のある大手メーカーから二着だけ、特別に安く仕入れることができた。

「これ、俺も滅多な人には売りたくないんだって。騙されたと思って羽織ってみてよ」

南雲は自信満々で勧めた。眼鏡の馴染み客は気に入ったようだったが、値札を見て思案していた。

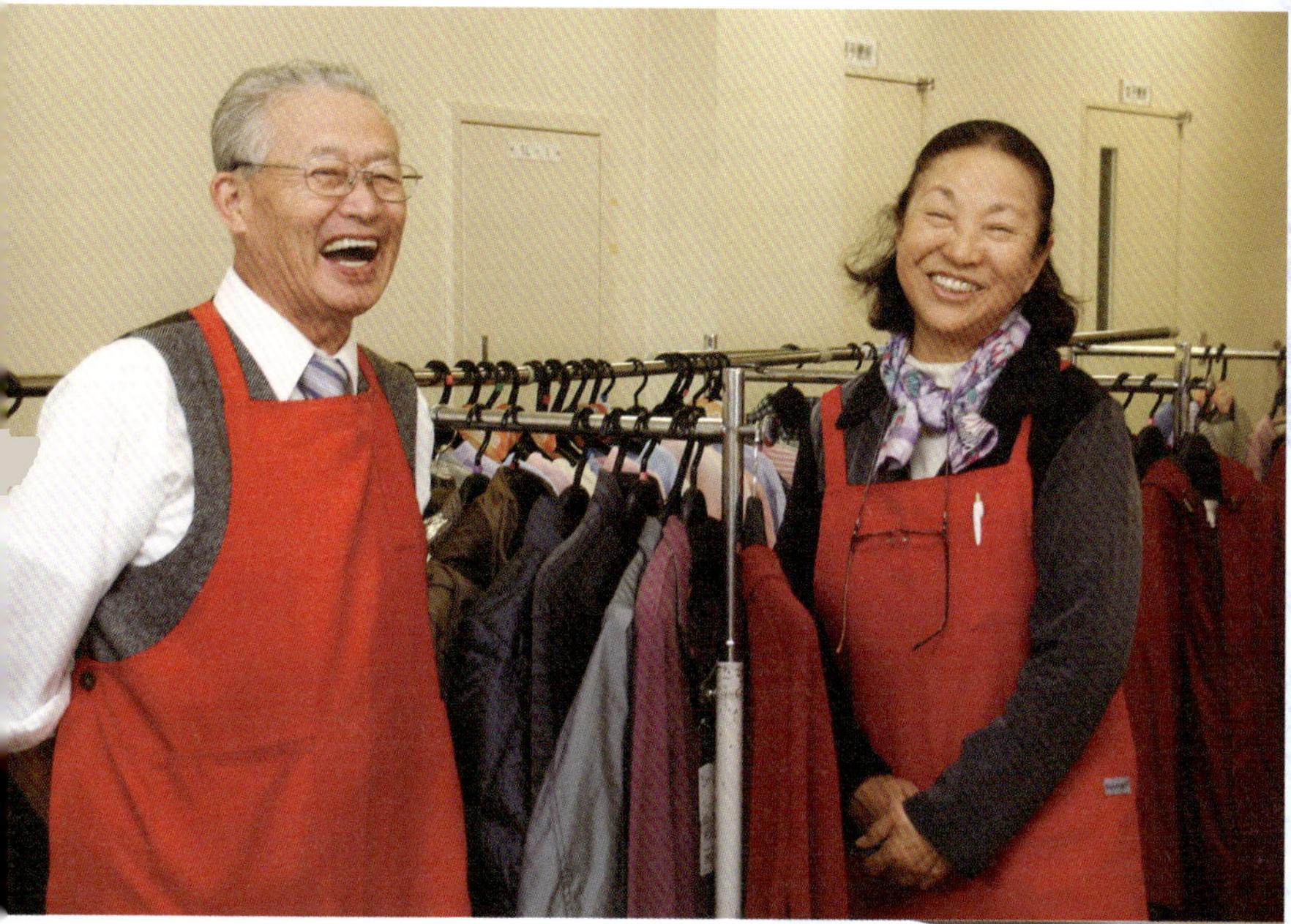

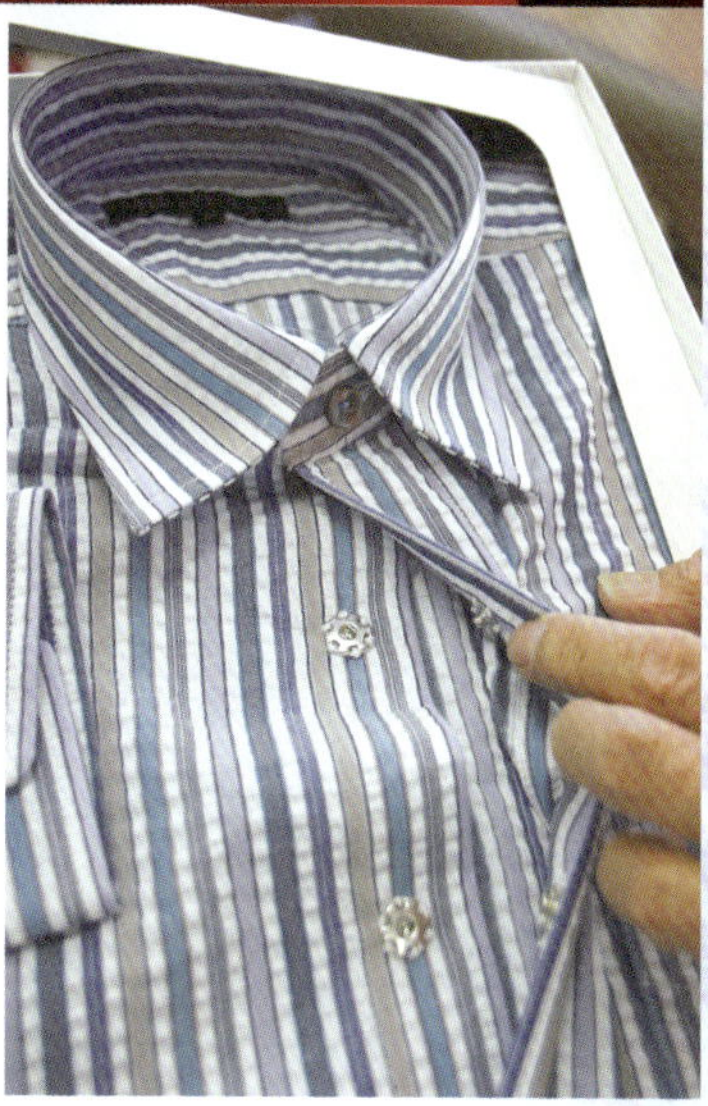

［上］お二人ともに七〇歳を越えた南雲夫妻。まだまだ療養所通いに意欲を見せる。
［下］手の指が不自由な回復者のためにスナップボタンに付け替えたシャツ。

「その値段じゃ売らないよ、商売じゃないんだから。原価でやりますよ」

あっさりと半額以下の値段を提示した南雲に、その客は「買うよ」と笑顔を返した。

これほど大きな値引きは例外的だが、「商売じゃない」のは他の品でも同じことだ。この日、十足の足袋の留め具をマジックテープに取り替えてほしい、との注文があった。療養所ではこういった手直しが多いが、南雲はその作業賃を受け取らない。療養所に後日発送する際の送料も無料だ。それに、出張販売の間は世田谷の店を閉めることになる。療養所の仕事で採算は取れるのか。「ガソリン代と高速代を差し引いて、まあ、赤字にならなければ」。南雲は恬淡と答える。「いいじゃない、温泉入りに来てるんだから」と八重子が茶化す。確かに、数年前に八重子が座骨神経痛を患ってから、湯治を兼ねて草津に毎月通った時期もある。その時にいつも「どうだい、売れてるかい」と南雲を心配していた一人が、コートを買ったこの客だった。「俺はね、よそじゃ買わないいんだ」と得意げに答えた。


「こういう人、けっこういるんですよね。『よく来てくれた』『待ってたよ』って。損得勘定で言えば、もう、いつやめてもいいという感じなんだけど……。とにかく洋服の仕事で人の役に立てれば、と。私の売った服を着ることによって、暖かかったり涼しかったり、日常が少しでも良くなったりしたら、私なんかは一番の喜びになるわけです」

この冬で南雲は七四歳、八重子は七〇歳になった。まだ当分の間、療養所通いをやめる気はない。

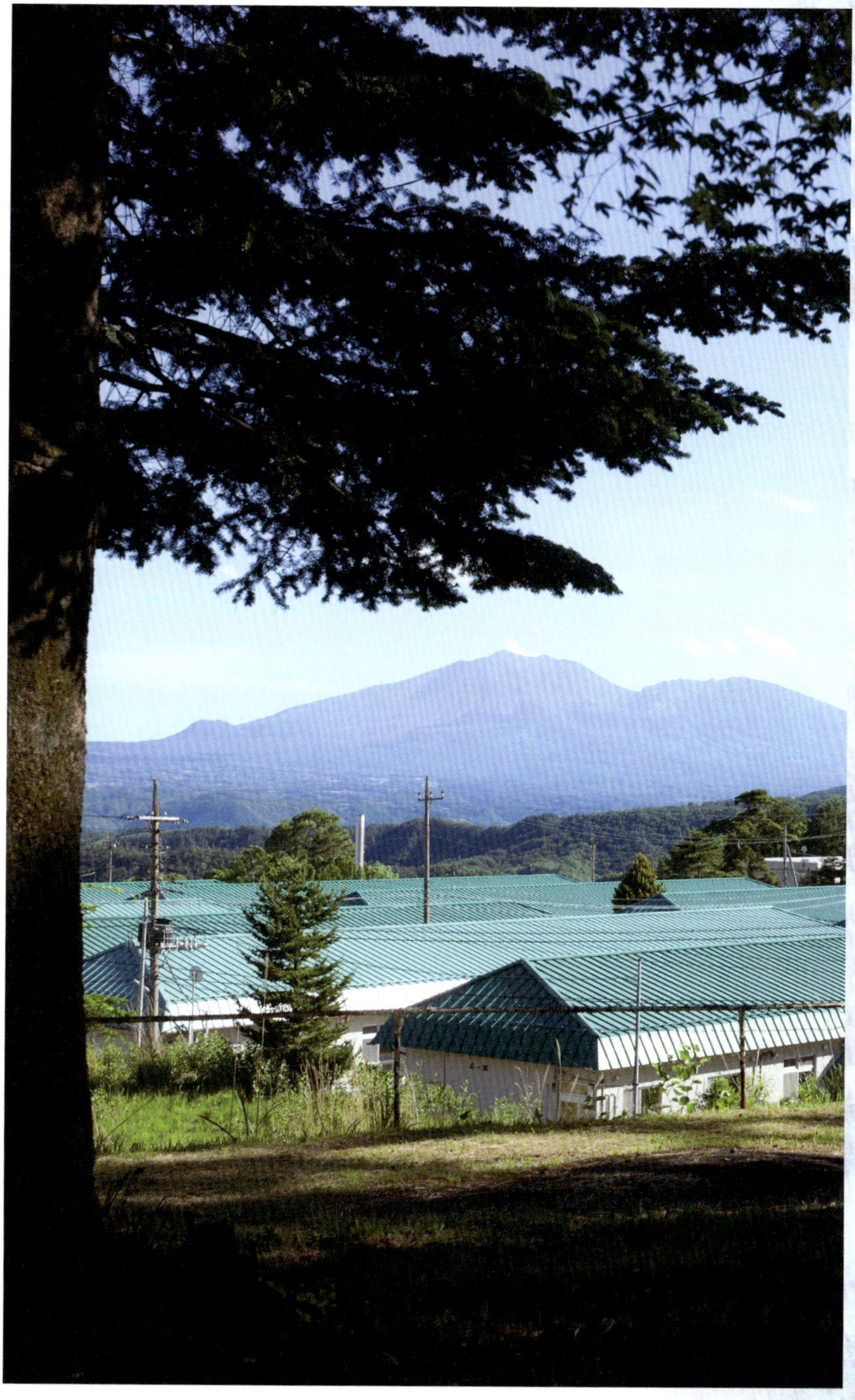

国立療養所栗生楽泉園は草津温泉の湯畑から東へ三キロ、標高一一〇〇メートルの高原に位置する。

隔離と大衆社会

伝染《うつ》る恐怖をめぐる制度と人情

武田　徹

たけだ・とおる◉ジャーナリスト・評論家・恵泉女学園大学教員。記号化された（メディアを経由した）事実をコミュニケーション・メディアのシステム的特性を視野に収めつつ論じ、高度情報化の進む社会の諸現象を分析・批評するスタイルで執筆活動を行う。主な著書は、『948歩目のトレンドウォーク』、『偽満州国論』、『隔離という病い』、『核論』、『戦争報道』。

国辱としての伝染病

一九九八年に熊本地方裁判所に提訴され、二〇〇一年五月十一日に原告全面勝訴の判決が下されたいわゆるハンセン病国家賠償訴訟で、判決は、らい予防法が日本国憲法に明らかに違反すること、遅くとも一九六〇年（昭和三五年）以降は厚生大臣（当時、現厚生労働大臣）の患者隔離政策が、また六五年（昭和四〇年）以降は国会議員の立法不作為が、いずれも違法且つ有責であって不法行為が成立すると認定した。小泉純一郎首相が控訴を断念したため、この判決こそ、ハンセン病隔離医療政策の過ちを司法が認め、国が追認したものとされる。

しかしこの判決は単に元患者側勝訴、国の敗訴という勝敗の構図をもって解釈されて済まされるべきではない。らい予防法に基づく隔離政策を行った厚生大臣の「作為過誤」、らい予防法の改正を行わなかった国会議員の「不作為過誤」を論じるにあたって、補助線をひとつここに引いてみたいと思う。日本のハンセン病隔離政策は極めて特殊なものだが、その特殊性に閉じこもることなく、たとえば他の感染症対策と相互に参照させ合わせつつ、一般論として論じる努力は必要だろう。そこで本論では感染症一般に対する予防接種政策をハンセン病隔離政策と並べてみるという方法を採ってみたい。

予防接種行政の変遷を論じる手塚洋輔『戦後行政の構造とジレンマ』（藤原書店）では予防接種行政の歴史を「潜在的」「不可避」「回避可能」をキーワードとして大きく三つに時代区分する。

最初は予防接種が社会防衛のために是が非でも必要だとされていた時期だ。日本の予防接種制度の嚆矢となったのは一八七四年の種痘規則だった。これは種痘医や種痘方法の整備を進めることが主目的で、接種を受ける側の義務化などの規定はなかったが、翌年には新たに天然痘予防規則が布達され、「生後七〇日から一年以内に必ず種痘」を義務付け、その時期に種痘ができなかったものは医務取締または区戸長への届け出を課し、接種を受けない場合の罰金も設けた。

この種痘法は功を奏し、天然痘流行の防止に効果を上げた。しかし日中戦争勃発後は医薬品や公衆衛生施設の不足により、国内の衛生状態は悪化し、終戦時には伝染病が蔓延する劣悪な状況になっていた。GHQはこうした状況を憂い、「保健及び厚生行政の改正に関する件」と題した覚書により、公衆衛生行政の立て直しを求める一方で約六千万人（四七年の人口は約七八〇〇万人）に対する強制種痘を実施させている。この結果、四六年には一万七千人をこえていた天然痘感染者は四七年には三八六人に激減している。

そして四八年に予防接種法が新憲法制定後最初の通常国会で上程され、成立している。これは「基本的な枠組みを旧来の種痘法に準拠しつつ、GHQによる強硬な占領政策を接ぎ木したもの」（手塚73頁）であり、

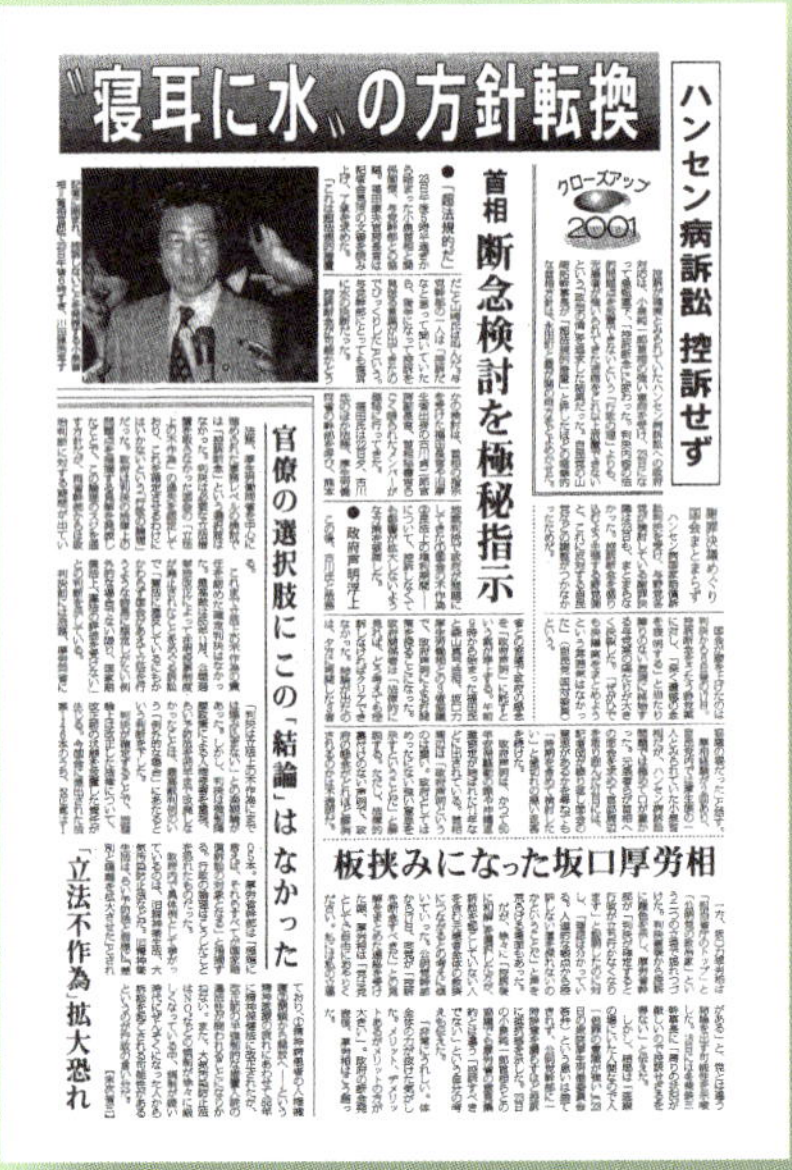
クローズアップ2001

ハンセン病訴訟 控訴せず

〝寝耳に水〟の方針転換

首相 断念検討を極秘指示

官僚の選択肢にこの「結論」はなかった

板挟みになった坂口厚労相

「立法不作為」拡大恐れ

二〇〇一年五月二四日、政府のハンセン病訴訟判決に控訴せずを報じる新聞記事。提供▼毎日新聞社

明治以来長期にわたって行われてきた種痘、戦時中に義務化されたＢＣＧを含めて十二もの感染症を対象とし、多くのワクチン接種を義務付けた点で先進国の中でも類を見ない強制性を伴っていた。

ＧＨＱにしてみれば占領軍兵士を感染症の危険から遠ざけるためにも強力かつ早急な対策が必要だった。とはいえ日本側も特に拒絶することなく、米軍の都合に従って予防接種体制を受け入れている。厚生省は「伝染病の流行は、他の文明諸国に対しましても一大恥辱と申さなければなら」ず、予防接種によって「国民をこれら疾病の災厄から免れしめ、その発生によります浪費を防止し、全国民が安んじて国家再建に邁進できることを期し、以て国民福祉の向上、文化国家の建設に資せんとするものである」と竹田儀一大臣が述べている。

戦後にまでハンセン病隔離医療が継続したことについて、基本的人権の尊重を謳う新憲法下でなぜそのようなことが起きたのか、謎めいて思われることが多いが、「自由と民主主義」をもたらしたＧＨＱ自体が感染症対策においては個々の人権よりも社会防衛を優先する姿勢を示していたし、感染症蔓延＝国辱とするハソセン病者隔離を進めた当初の価値観は戦後の時期にも健全であった。ちなみに日本国憲法第十三条には「すべての国民は、個人として尊重される。生命、自由及び幸福追求に対する国民の権利については、公共の福祉に反しない限り、立法その他の国政の上で、最大の尊重を必要とする」とされており、感染症対策が公共の福祉と考えられていれば、強制的な法制定や運用も許される余地があった。

そして、そうした政策運用を大衆社会も支持した。象徴的なのは六〇年前後のポリオ(急性灰白髄炎)流行に対する動きだ。ポリオに関しては五三年にアメリカで不活化ワクチンが開発され、五五年から予防接種が始まっていた。日本でも五九年に伝染病予防法による指定伝染病とし、感染状況の把握に努めた。アメリカ製ワクチンは任意接種のかたちとなったが、輸入量が少量だったので各地で接種のための順番待ち状態が作られていた。

そんな中で六〇年に北海道夕張で集団感染が発生し、防疫のために陸上自衛隊が投入される騒ぎとなる。こうした不穏な状況の中で、NHK社会部記者で後に国会議員となる上田哲がポリオ禍を取材し、ソ連で開発に成功していた生ワクチンの早期導入を訴えるキャンペーンを行った。この放送が追い風となってワクチン接種を行わない政府の不作為過誤を責める風潮が巻き起こる。こうした圧力の中で検証不十分を理由に生ワクチンは薬事法上認められないという立場を取っていた厚生省も姿勢を軟化させ、ウィルス学者や小児科医を集めて「弱毒生ワクチン研究協議会」を設置、「実験的接種」と銘打った生ワクチンの予防接種実施に踏み切った。やがてソ連とアメリカから一三〇〇万人分の生ワクチンの輸入が実現し、週単位の発生患者数が一〇人を切るところまで減少した。

「潜在化」する作為過誤

実は、こうして予防接種が華々しい効果をあげる中で予防接種による事故や副作用など作為過誤はクローズアップされずに「潜在化」される。実は予防接種法制定直後にジフテリアの予防接種で六八名もの乳幼児が死亡する京都ジフテリア事件が起きているし、種痘でも一定の比率で種痘後脳炎が継続的に発生していたが、この時期には「作為過誤」は副作用の情報自体が行政側の隠蔽やマスメディアの無関心によってそもそも流通しておらず、発生したとしても接種を受けた側の「特異体質」として処理され、見舞金などの措置で訴訟を回避することで「不可視化」されたのだ。こうして作為過誤を意識する風潮が社会的に存在しなかったことが、ハンセン病隔離医療を戦後も継続させた背景要因になっていたとはいえないだろうか。

ところが七〇年を境に予防接種行政は大きく転換し、第二期に入る。子どもが種痘接種後に脳炎で障害を受けた群馬県の家族が地元選出の国会議員や県議会議員に陳情し、群馬県議会は六七年に「予防接種実施にともなう無過失事故に対する救済措置の確立について」という意見書を厚生省に提出している。七〇年四月には子どもが種痘後脳炎を発症させた小樽市の家族が国・自治体・製薬メーカーを相手取り訴訟を起こしたことが報道された。七〇年六月に武田製薬製の種痘ワクチンの使用で発疹や発熱などの副反応が確認され、東京都衛生局がその使用を見合わせるように指示したことも新聞等で大きく取り上げられた。こうした圧力を受けて厚生省は作為過誤を正式に認めるとともに、無過失責任による被害者救済制度を創設することに追い込まれてゆく。

この時期にも行政自らが社会防衛の主体となるべきだとする規範意識は維持されている。予防接種をしないために感染蔓延を許す不作為過誤の発生を厚生省は恐れているが、同時に社会防衛のために一部の個人に被害が発生するリスクが不可避であることも認め、その救済措置を組み合わせることで作為過誤を「希釈」しつつ、予防接種制度自体を維持することを模索している。

ハンセン病医療でもプロミン以後の治療薬の進歩により、治療が可能になっていながららい予防法による強制隔離を続けたのは、依然として不作為過誤の発生を恐れる行政メンタリティがあったのだろう（それが国賠訴訟では逆に作為過誤責任を問われることになる）。ただ、その一方で救済必要性の認識はハンセン病医療行政にも及んでおり、患者に対する様々な生活保護的措置が展開されたのがこの時期であった。

その後、予防接種行政では接種制度自体を維持するためには作為過誤と不作為過誤の軽重を考慮する姿勢も現れるようになる。たとえば特に副作用が大きい腸パラチフスの予防接種の法定定期接種が廃止されるなど予防接種行政は方向転換を余儀なくされてゆく。こうした流れの中でらい予防法も廃

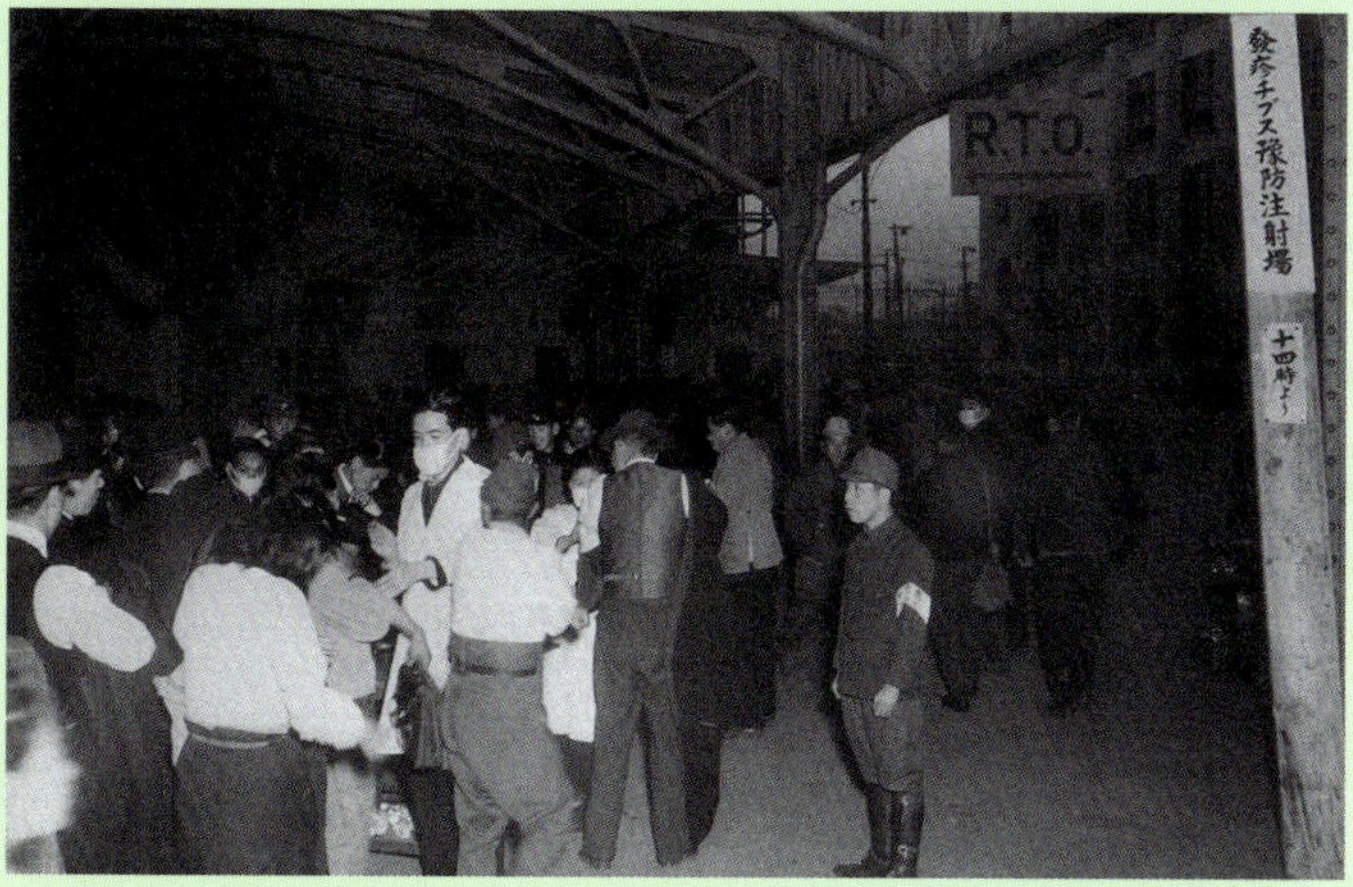

一九四七年三月、東京都内の駅でGHQによる発疹チフス予防接種が行われ、接種証明書のない者は乗車拒否された。写真提供▼毎日新聞社

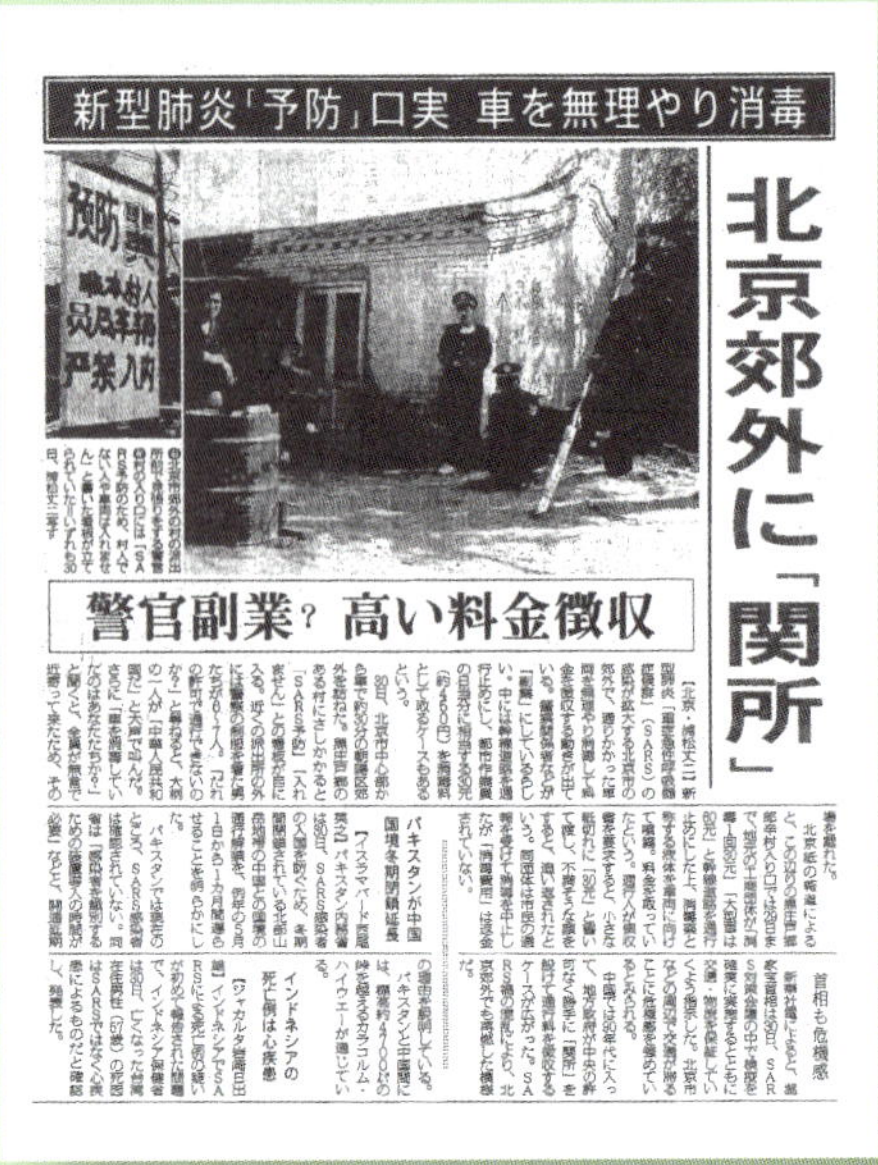

新型肺炎「予防」口実　車を無理やり消毒

北京郊外に「関所」

警官副業？　高い料金徴収

北京でSARS「予防」を口実に「関所」を設け検閲を行う警官。撮影▼毎日新聞社

止に向けた助走が始まってゆく。

予防接種行政はやがて作為過誤責任が重すぎて割に合わない予防接種を整理するだけにとどまらず、MMR混合ワクチン接種にあたっては保護者の同意を求める方法が採用される。接種行政における第三期に顕著なこうした責任の分散化は、作為過誤か、不作為過誤かの二者択一の選択・判断から行政責任を解放することを意味していた。こうした流れを受けて九四年には予防接種法を義務接種から勧奨接種に切り替える大転換に至る。

九六年のらい予防法廃止も差別的法律の撤廃という文脈で理解されがちだが、一方で過去の作為・不作為過誤を精算し、ハンセン病対策責任から行政が解放されたと考えることもできる。そう見てゆくと戦後のハンセン病隔離医療史は相当程度、感染症一般に対する医療行政の動きと歩みを同じくしていたと評価できるのではないか。

大衆社会の酷薄

ちなみに予防接種法の改正後、伝染病予防法も一九九九年四月にいわゆる感染症新法（正式名称▼感染症の予防及び感染症の患者に対する医療に関する法律）に改正された。

そこでは「国際交流の進展等に即応し、新感染症その他の感染症に迅速かつ適確に対応する」必要性を指摘しつつ、一方で「感染症の患者等が置かれている状況を深く認識し、これらの者の人権を尊重」することを求めている。たとえば「感染症のまん延を防止するために」都道府県知事に「指定医療機関に入院」を勧告し、勧告に従わない場合には入院を強制させる権限を認めた。しかしその一方で強制入院させられる期間は「七二時間を超えてはならない」とあくまでも緊急措置としての範囲内に止め、「当該患者又はその保護者に、適切な説明を行い、その理解を得るよう努めるとともに、都道府県知事が指定する職員に対して意見を述べる機会を与えなければならない」ともしており、ハンセン病隔離医療の反省が踏まえられたとされる。

これは作為過誤責任と不作為過誤責任の間で逡巡しつつ萎縮し、責任主体から撤退しがちな行政の姿勢を改め、社会防衛と個人の人権の尊重のバランスを取ろうとした姿勢だと評価できるが、そこで改めて考えるべきなのが行政に過誤責任を追求してきた大衆社会のあり方だ。

感染症新法は、制度設計上は社会防衛と人権侵害抑止の両立を目指しているが、その行政行為の主体である都道府県知事が首長選挙で選ばれる存在である以上、民意の動向はその政策選択に影響を与える可能性がある。九四年に制定された後、ＳＡＲＳや新型インフルエンザ等新感染症を対象に含むことに積極的だったのは、感染の不安に震える社会の動きを踏まえて不作為過誤を引き起こさない選択をしたと評価されよう。

そこで、むしろ気になるのは作為に過度に踏み込んで逆に過誤に至る可能性だ。大衆社会が感染症を恐れ、ゼロリスクを求めて患者を隔離しない不作為過誤責任を首長に追求するようであれば、かつてのハンセン病と同じような患者の人権への配慮を欠く酷薄な隔離がなされることもありえるだろう。

式場俊三の人情

最後に筆者が気に入っているエピソードをひとつ引いておきたい。ハンセン病文学史上に輝く傑作「いのちの初夜」によって文學界賞を受賞した後、北條民雄は療養所に秘密で無断外泊をしている。文學界の発行元であった文圃堂を訪ね、編集者の式場俊三に案内されて銀座の資生堂で横光利一、河上徹太郎と会っている。折しも雪が降っており、電車が止まってしまったので北條は全生病院に帰ることができず、式場の五反田の下宿に泊まった。

この夜の件には事後談があり、式場の兄である著名な精神科医の式場隆三郎が雑誌に弟が手に包帯をしていた話を雑誌に書いた。北條を泊めた後、部屋の中をアルコール消毒していてうっかり煙草を吸って火傷したというのだ。その記事を眼にした北條は自分がいかに忌み嫌われていたかを思い知り、ひどい自己嫌悪に陥ったというが、これは北條の方が大人げないと思う。

式場俊三は北條とも旧知の関係であったという兄・隆三郎からハンセン病がどの程度伝染しやすい病気なのか聞いていたかもしれない。感染リスクを減らすという医師として当然の技術を聞いていた可能性もある。だとすればハンセン病の感染恐怖が蔓延していた時代に比較的正確な知識を持っていた可能性もないわけでそれにしても伝染するかしないかは確率的な現象であり、絶対の自信はなかっただろう。それでも式場は北條を下宿に連れて帰った。

北條が帰った後に行ったアルコール消毒は、風邪が流行っている時にうがい手洗いを励行するのに通じる、リスクを最小化するリスクマネージメント作業であり、北條は式場がそうしたことを知って自己嫌悪に陥る必要はなかった。むしろそうしてリスクを減らす作業をしつつ、泊まる場所のないハンセン病作家に一泊の宿を提供してくれた編集者の意気に感謝すべきだったのだ。

式場のように相手を思い、リスクを出来るだけ減らしつつ感染の可能性がゼロではない人を受け入れる人情と勇気を備えた人が増えれば、そしてリスクを受け入れるためにそれを現実的な範囲で最小化する必要性への理解が広まり、うつすかもしれない側、うつされるかもしれない側の両方が日常的な技術としてリスクマネジメントを自然に実践できるようになれば、人権侵害に至る過剰な感染症対策を大衆社会が行政に求めるところまで事態がエスカレートすることもなくなるのではないか。ハンセン病国家賠償訴訟の勝敗をただ行政の過誤が認定された判決と見るだけに留めず、私たちの社会の、リスクに向きあう習熟度を省みる機会にもしたいものだ。

箸すべり　やすき癩の手　秋の暮……村越化石（栗生楽泉園）

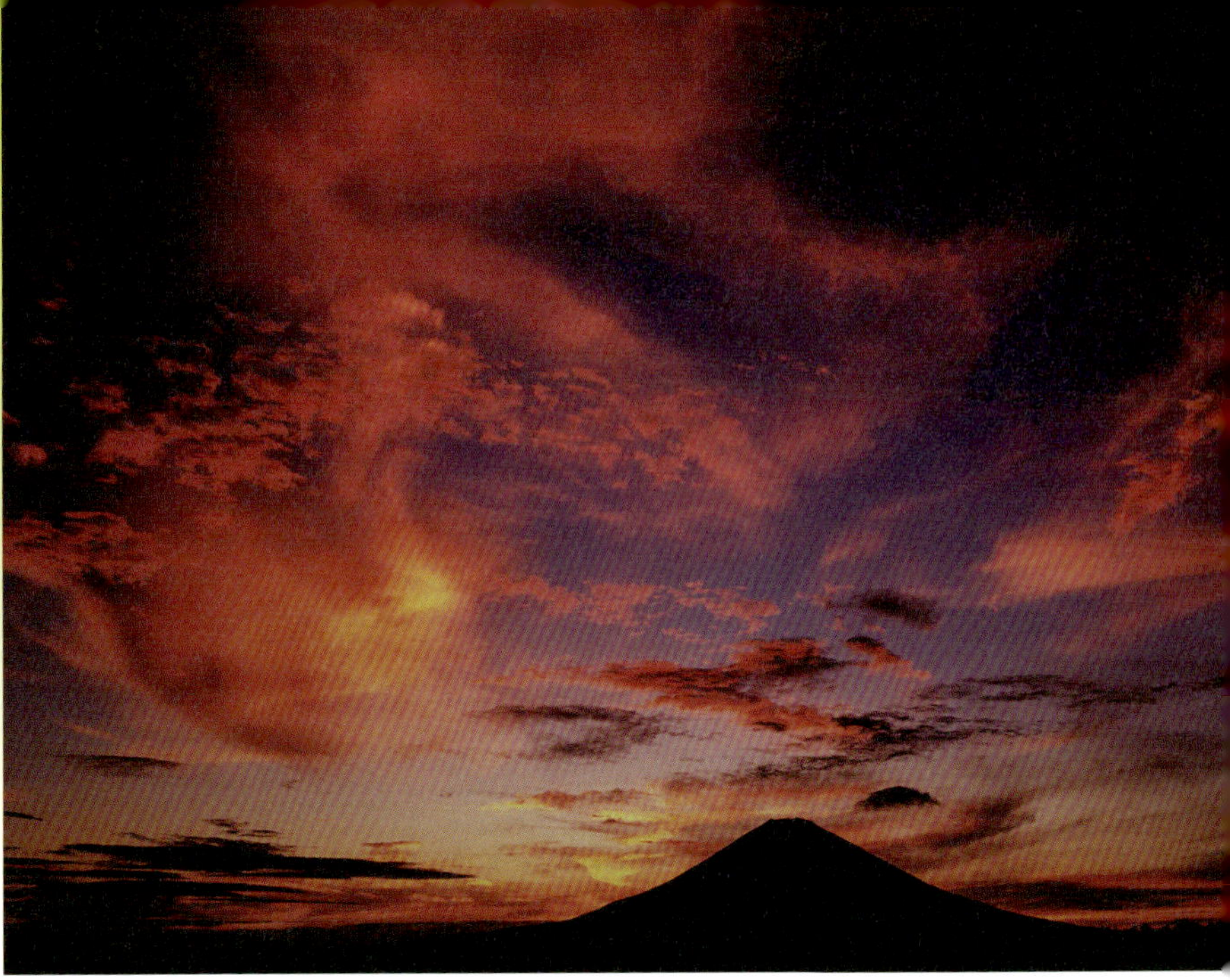

「夕焼け」　写真集『われ山に向かいて目を上ぐ』より。撮影▼伊藤秋夫（駿河療養所）
富士を撮りつづけ、二〇一一年夏には東京の国立ハンセン病資料館で遺作展が開かれた。写真提供▼国立ハンセン病資料館

4章——世界と結ぶ

永い間、施設の内側に隠され、
「見えない人びと」にされ続けていたハンセン病回復者たち。
その「いのち」の声に耳を傾けると、彼らが「見えない」のではなく、
われわれが「見ようとしてこなかった」ことに気づかされる。
「らい予防法」の廃止から二〇年のときが経つが、
大切なことは、いまだに見失われたままにある。

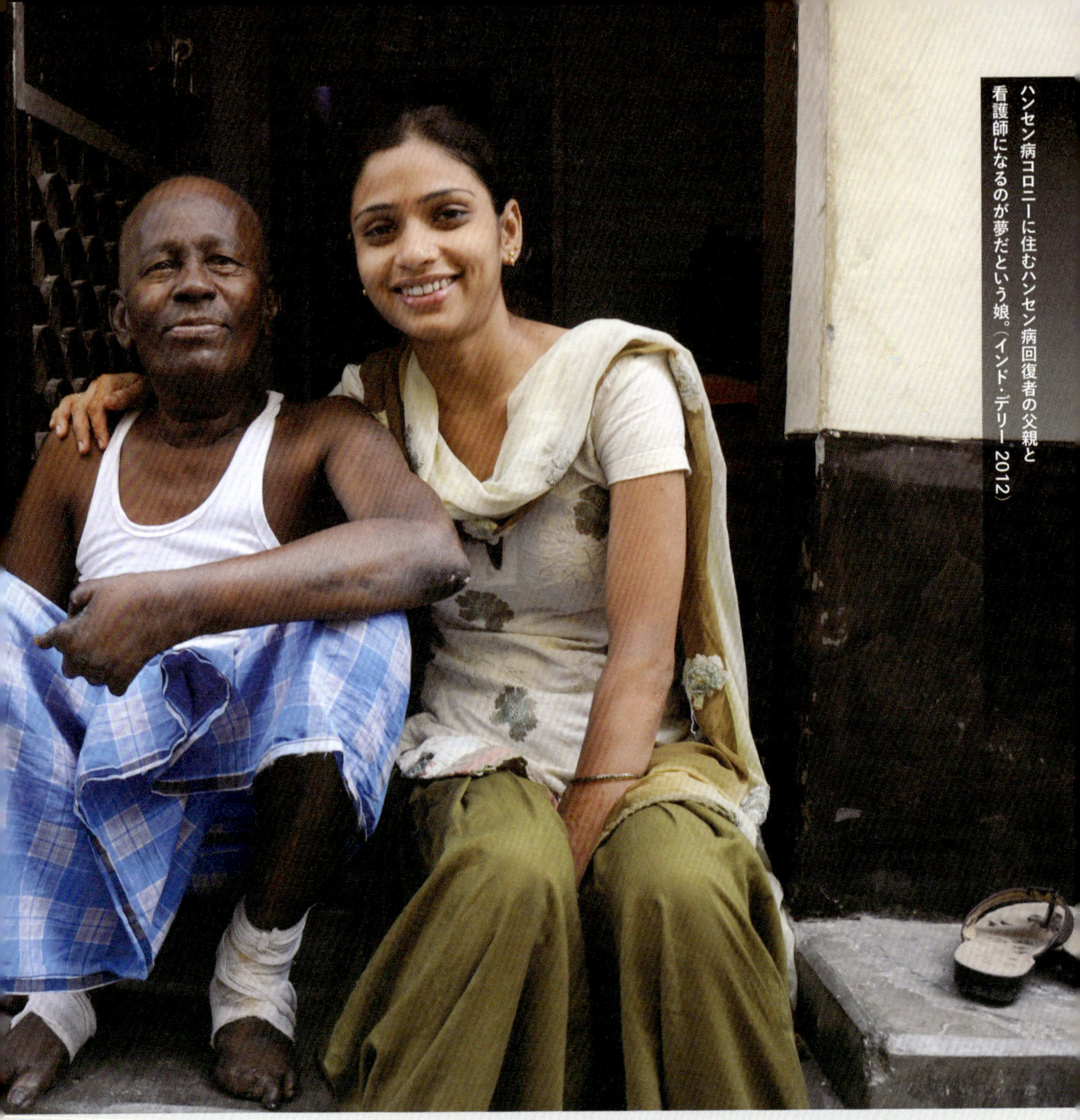

ハンセン病コロニーに住むハンセン病回復者の父親と看護師になるのが夢だという娘。（インド・デリー 2012）

ひとりと世界の物語

13年間で65か国、ハンセン病を撮り続けて

富永夏子

とみなが・なつこ◉日本財団フォトグラファー。
大学、写真学校を卒業後、テレビ局のスポーツ記者を経て、
2002年より現職。世界のハンセン病患者・回復者のおかれた現状、
人びとの暮らし、表情などを撮り続けている。

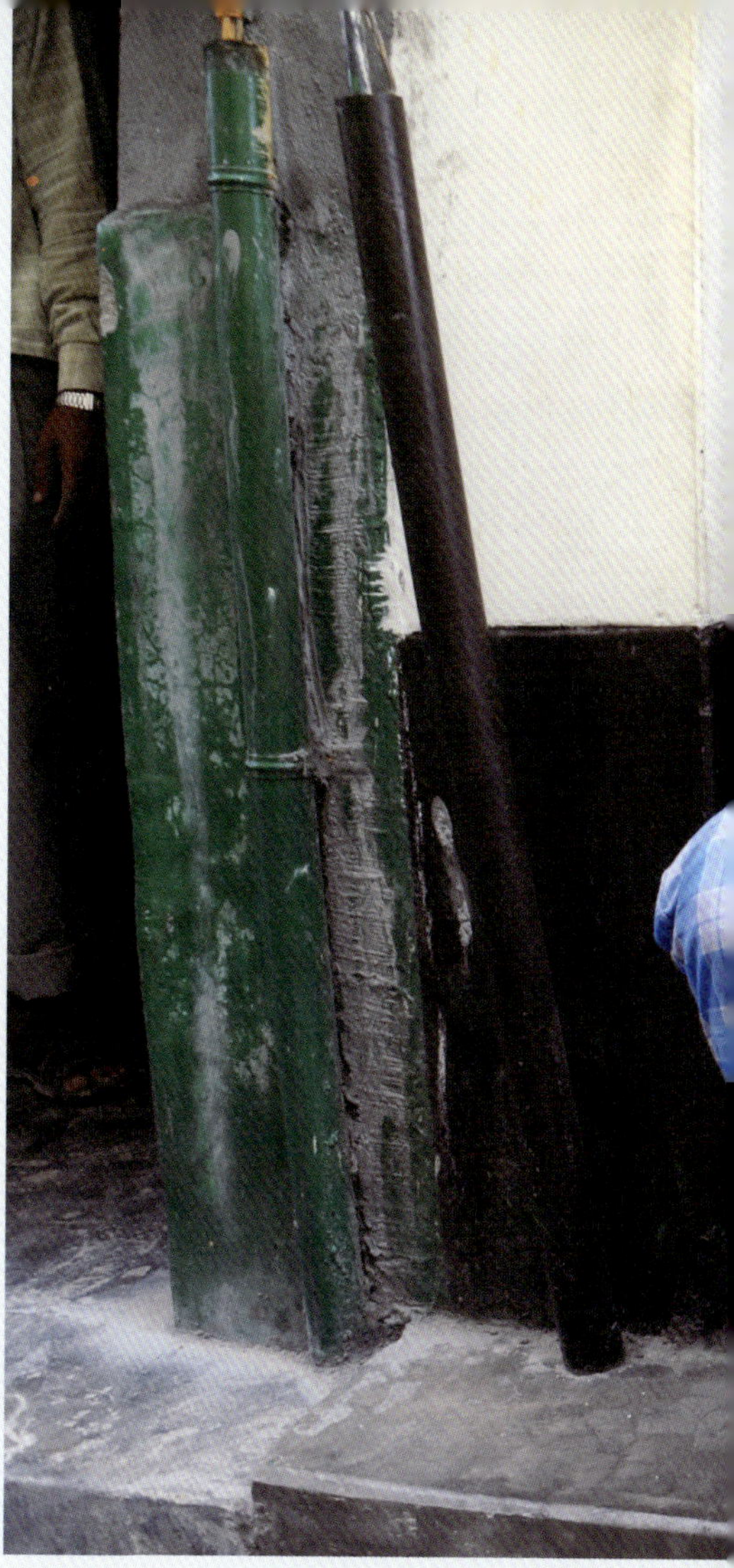

世界中の現場へ足を運ぶ

私とハンセン病との出会いは、二〇〇二年に日本財団のフォトグラファーとして働き始めたからと、いたってシンプルです。

そもそも日本財団に入ったのも、日本との違いを感じることのできる様々な国を〝撮る〟ことに憧れのようなものを持っていたのかもしれません。

そして、四〇年以上ハンセン病活動を行う日本財団に入って「ハンセン病」に関する写真を撮り始めるまでに時間はかかりませんでした。日本財団会長の笹川陽平が世界保健機関（WHO）のハンセン病制圧大使（二〇〇一年〜。二〇〇七年には日本政府からハンセン病人権啓発大使も委嘱）として毎月のように世界中の現場へ足を運びます。私はそれに同行し、少しずつハンセン病について知り始めました。以来

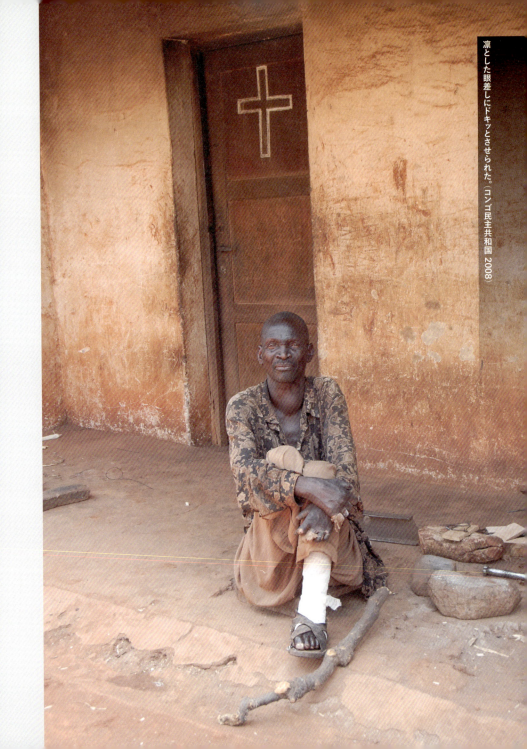

凛とした眼差しにドキッとさせられた。（コンゴ民主共和国 2008）

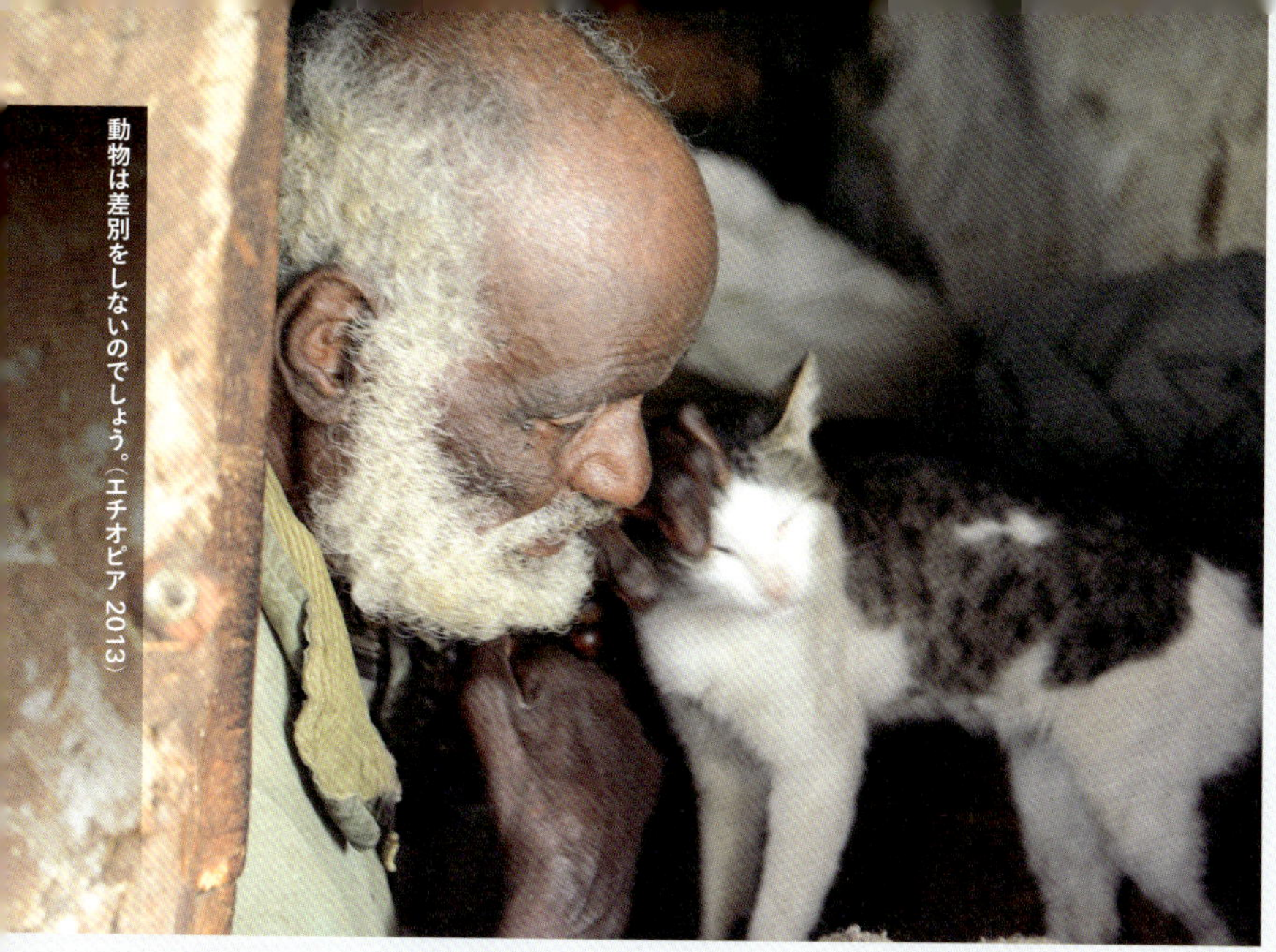

動物は差別をしないのでしょう。（エチオピア 2013）

十三年間で訪れた国は約六五か国。沢山の写真を撮りながら、私なりにハンセン病から様々なことを学びました。

逃げていた自分

私は、ハンセン病患者や回復者の方々と握手をするまでに何年かかかったと思います。理由は、怖かったから、嫌だったから、です。あまり清潔ではない環境で生活している方々の場合は、手が汚れていることもありますが、病気がうつるのかもしれない、と心のどこかで思っていたからでしょう。

そして、もっと醜いことに会長や長く活動するスタッフは何気なく握手をし、抱き合ったりしているのに、写真を撮るのに忙しいから、という言い訳を体で表し、患者や回復者の方々と触れ合うことを避けていました。

しかし、患者さんや回復者さんの中には魅力的で尊敬する人が大勢いることを知るうちに「ハンセン病」に対する恐怖心は全くなくなりました。「知らない」ことで偏見が生まれるということを体験として理解しました。

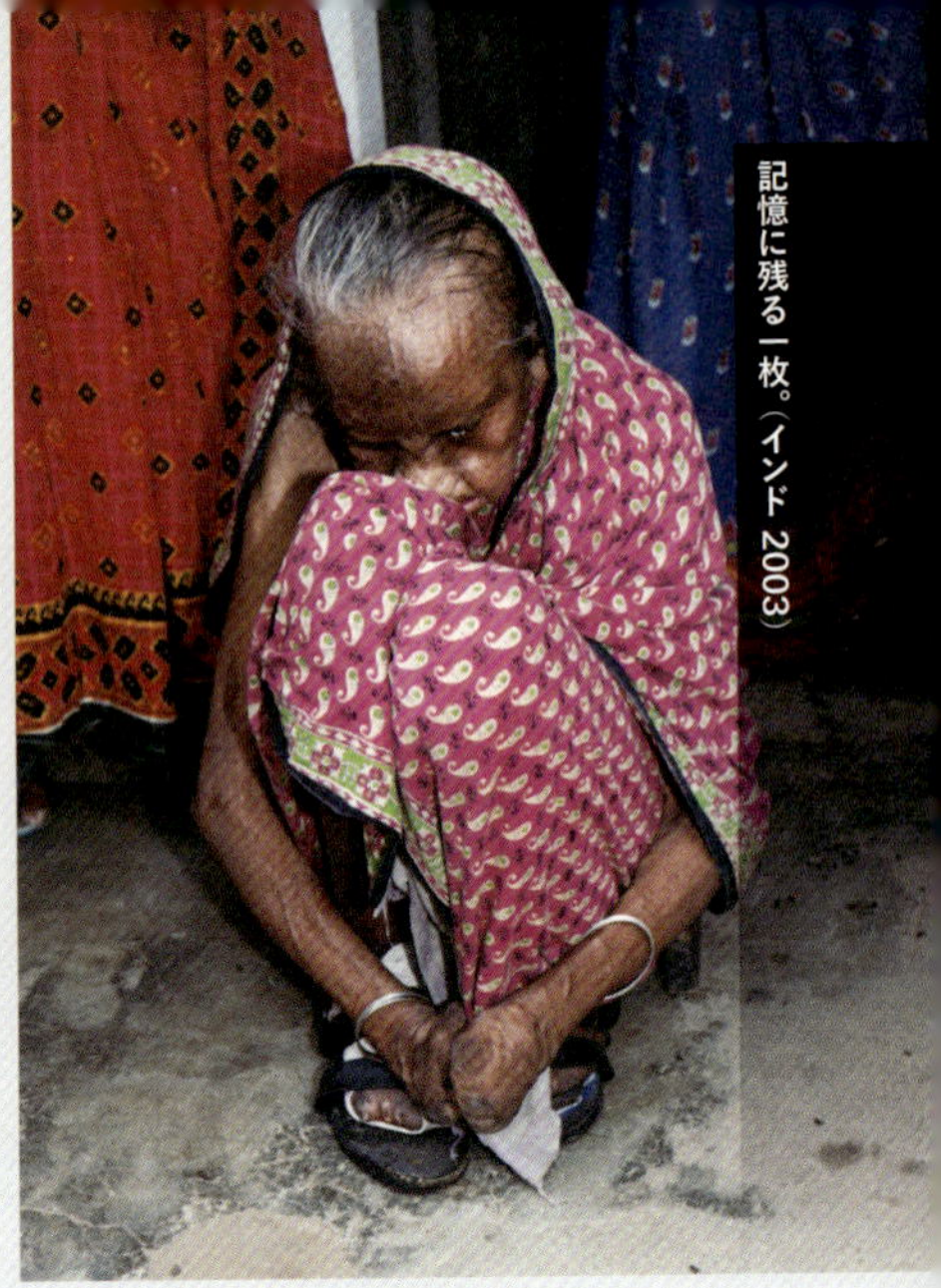

記憶に残る一枚。（インド 2003）

捨てられた人びと

多くのハンセン病患者や回復者たちは偏見や差別に苦しんでいます。島や施設や病院に〝隔離〟され、社会や家族から遠ざけられる。人間として持っているはずの自由を奪われた人を沢山見てきました。

私だったらどうだろう、と何度も考えました。昨日まで楽しい家族団らんの場にいた自分が翌日には孤島に向かう。昨日まで一緒に働いていた同僚に何も告げずに職場を去る。自分を生んだ親を恨み、病気を恨み、自ら命を絶とうとするかもしれません。

ハンセン病患者、回復者、家族が肩を寄せ合って住むコロニーと呼ばれる居住区が世界中にあります。多くはハンセン病になったという理由で家族を捨て（または捨てられ）、故郷から逃げるように移り住んだ人びとです。物乞いをしている人も多くいます。それでも、力強く生きている人も沢山います。自分たちの置かれた状況を改善するために駆け回る人もいます。彼らからどんな逆境でも人間は立ち上がれる、克服できる強さを持っている、と何度も教えられました。

ハンセン病が結ぶもの

ハンセン病に関わってから十三年たった今では、外国人に会って出身国を聞くと、その国のどこそこにはハンセン病の施設があるな。国内では出身県を聞くと療養所のある県だな。また、誰かがハンセン病の話しをしていると思わず振り向いてしまうほど、ハンセン病は私と世界をつなげてくれているものなのだなあと感じています。

私はハンセン病から多くのことを学び、考えるきっかけをもらいました。まず、私自身の中にある偏見や差別について。そして無知ということから偏見と差別が始まる。これは世界中どこでも同じで、様々なところで繰り返し起きています。そして、何よりハンセン病になって生き抜いてきた人びとが持つ強さ、優しさ、美しさ……。

私はハンセン病と生きて来た人びとから学ぶことは沢山あると考えています。そのために、ほんの少しでもハンセン病を語り継ぐお手伝いができたら、そのために写真を撮って行けたら、と思っています。

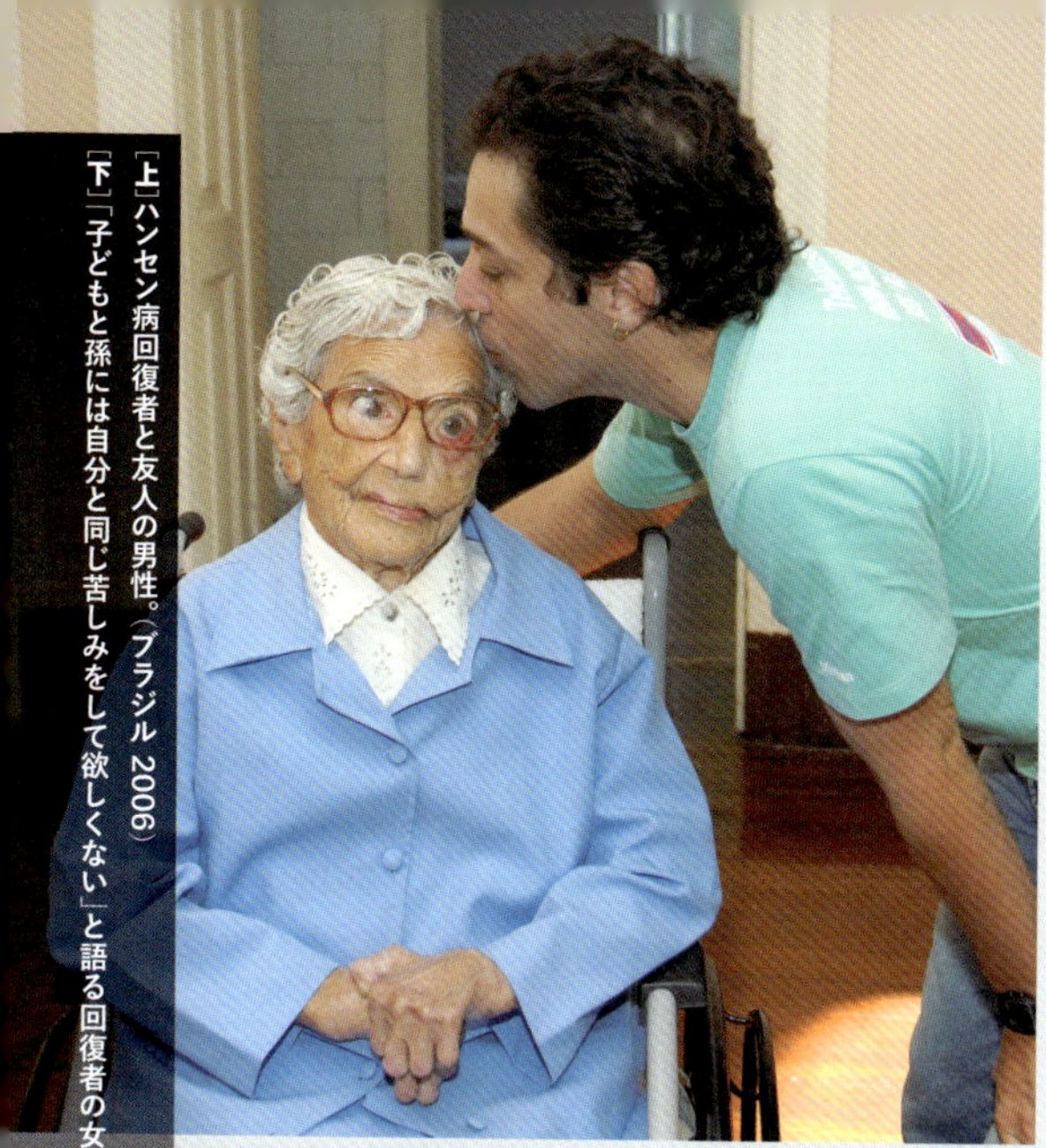

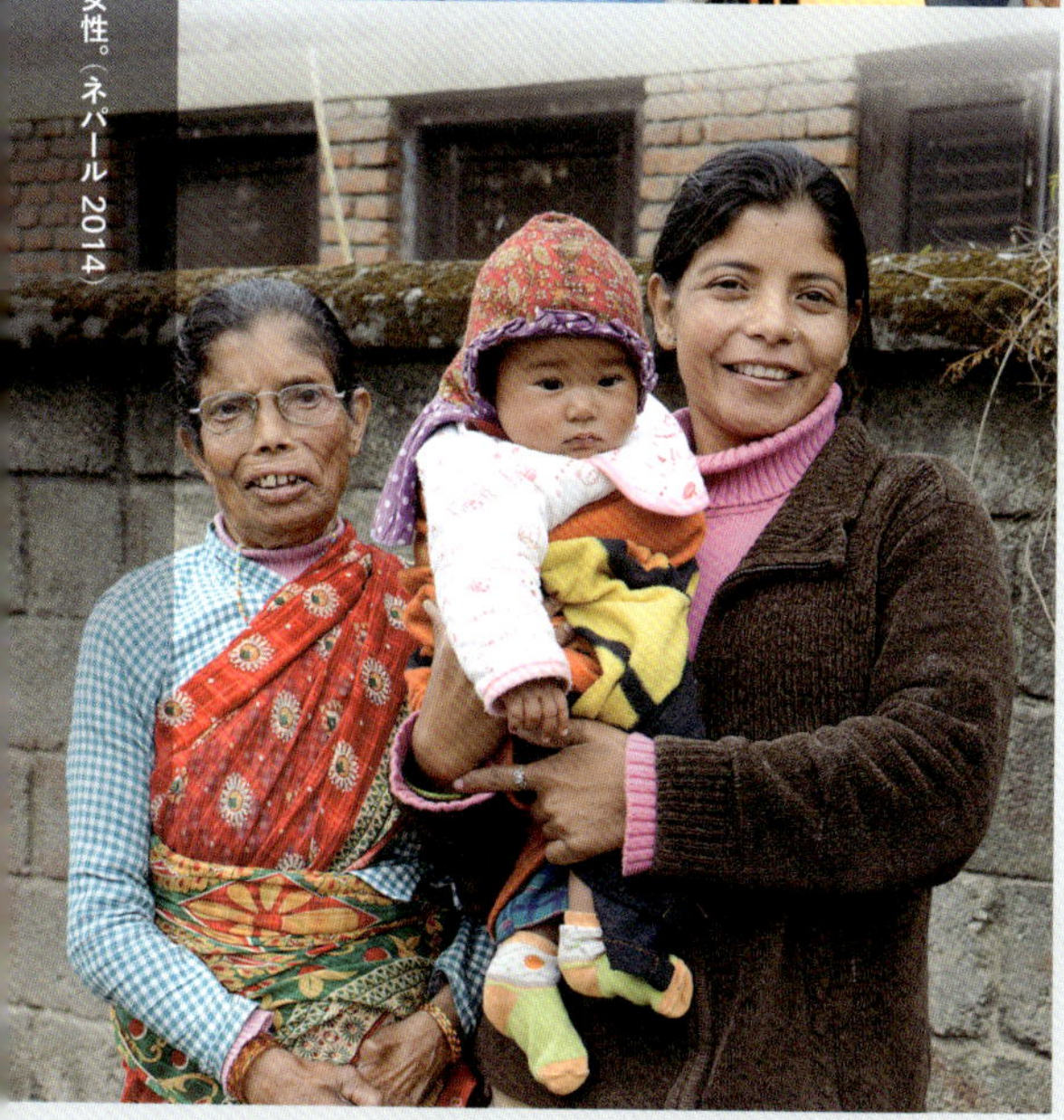

［上］ハンセン病回復者と友人の男性。（ブラジル 2006）
［下］「子どもと孫には自分と同じ苦しみをして欲しくない」と語る回復者の女性。（ネパール 2014）

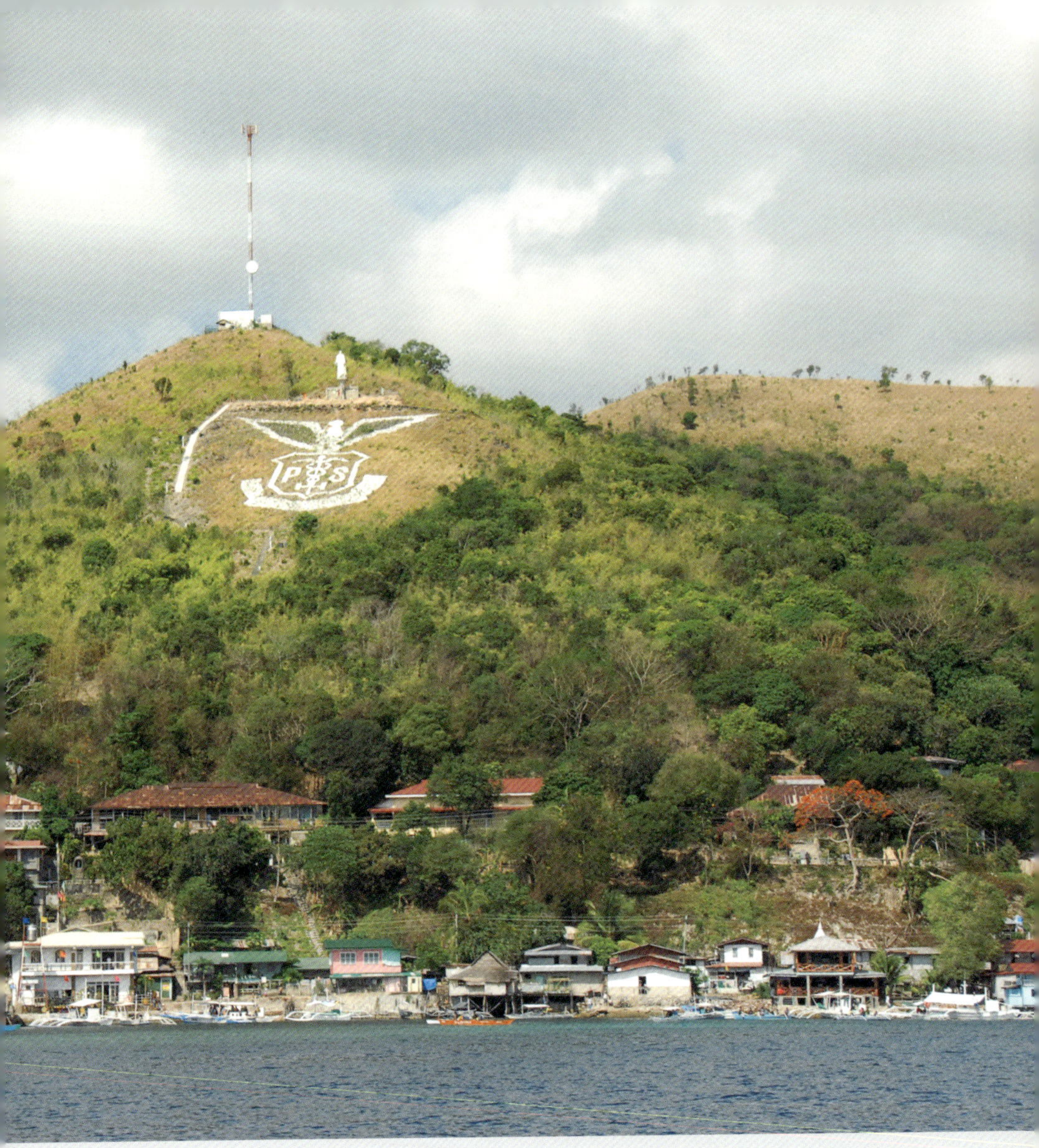

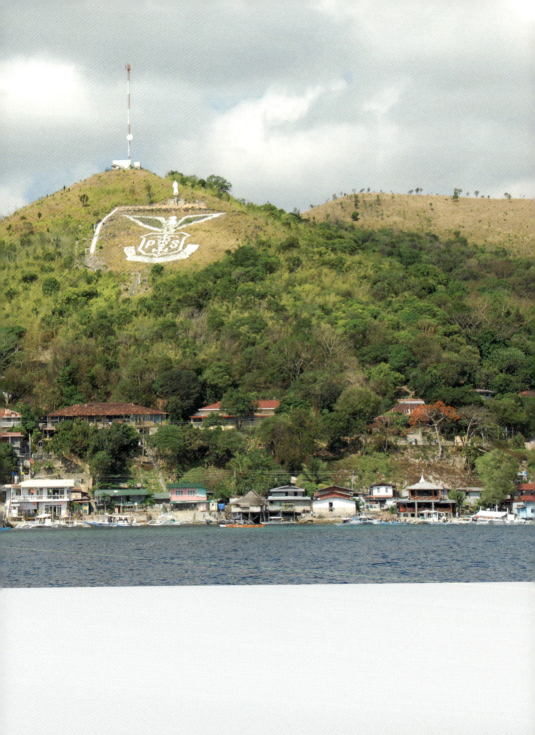

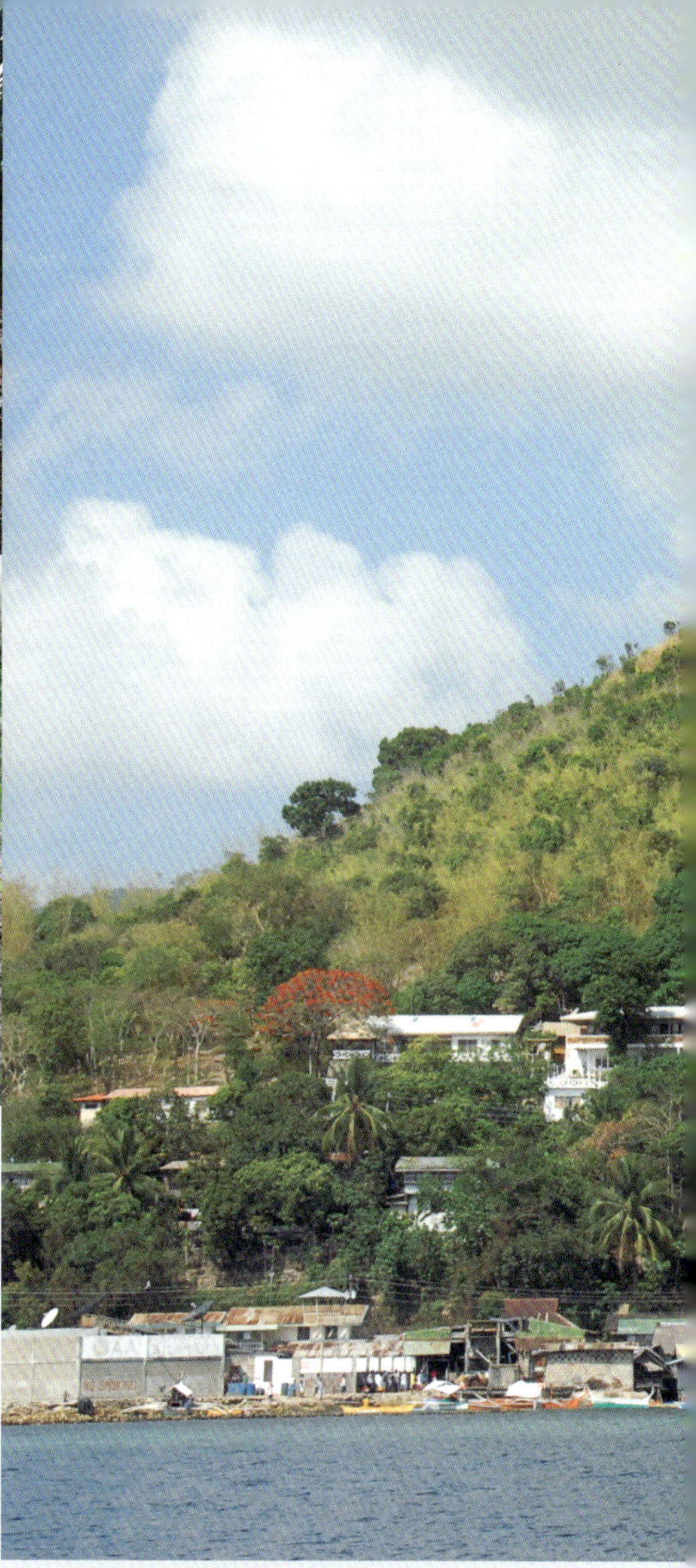

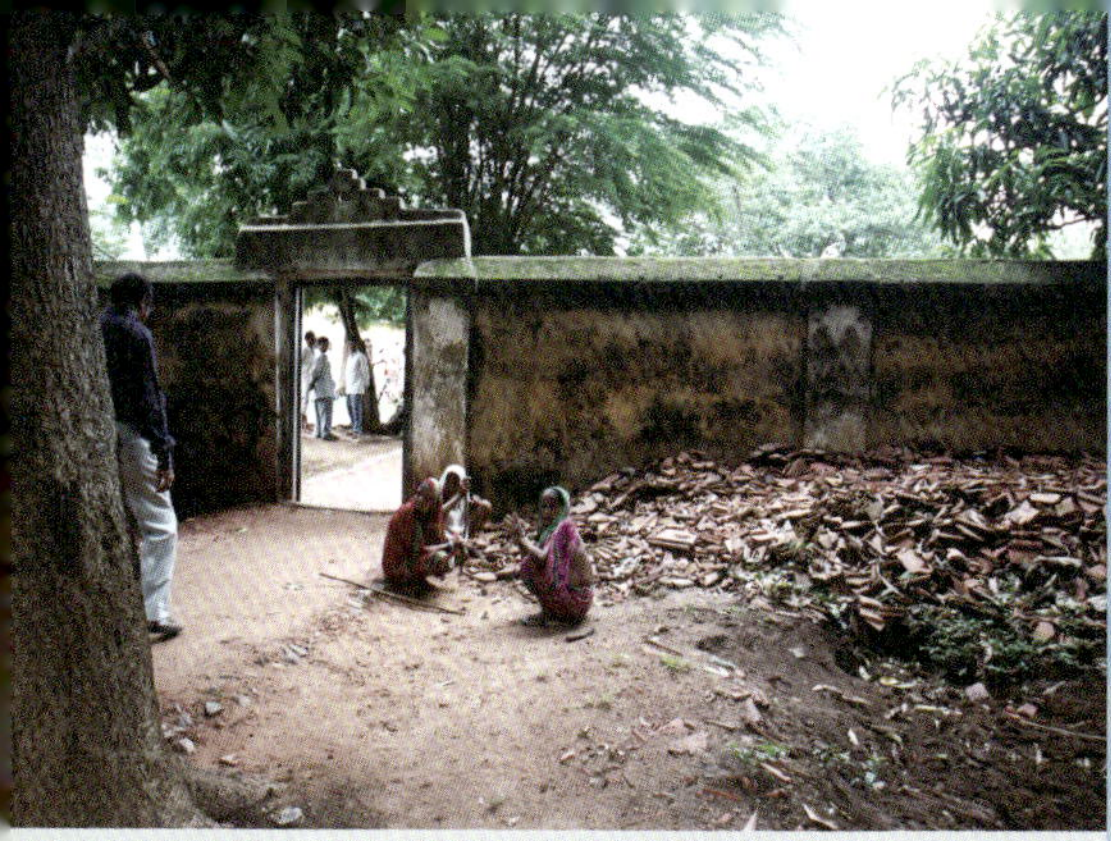

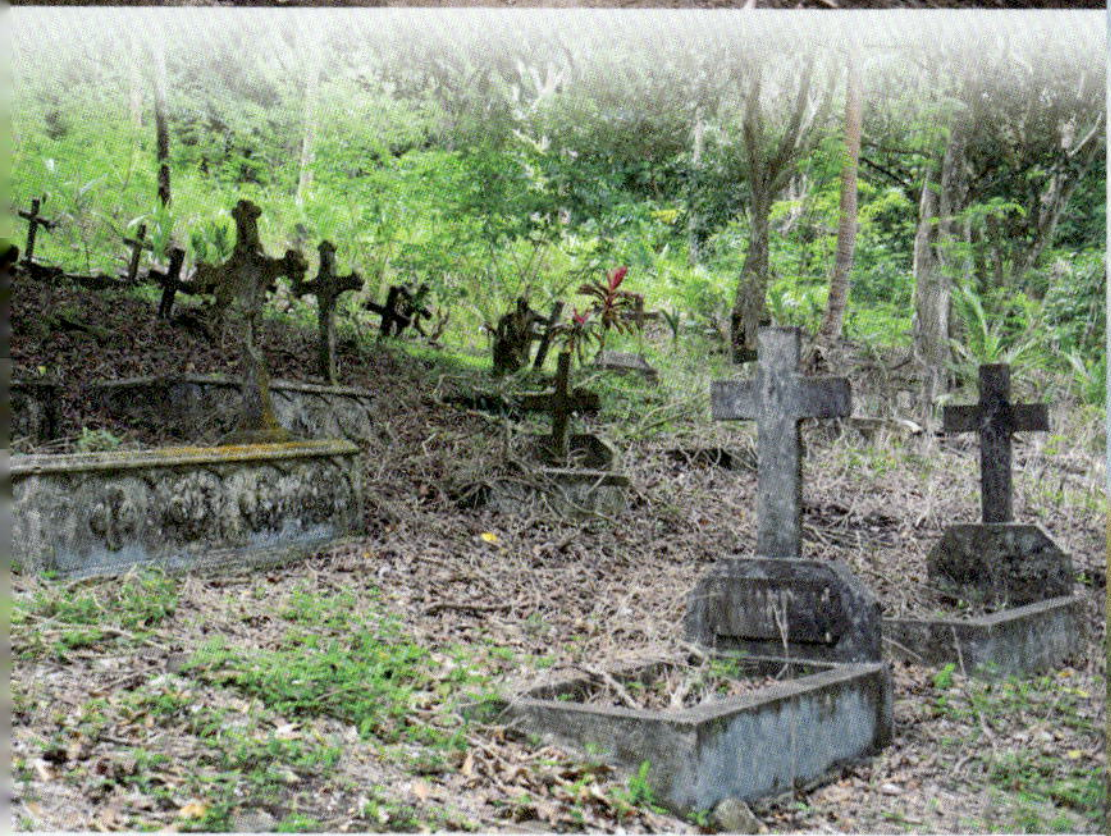

［**右**］かつては〝絶望の島〟と呼ばれたフィリピン・クリオン島。（2006）
フィリピンのハンセン病患者はこの島に強制隔離され、
多い時では五〇〇〇人が収容されていた。
［**左上**］塀で囲まれたハンセン病患者の居住区。（インド 2003）
［**左下**］かつてハンセン病を隔離したマコガイ島には
現在も約一五〇〇人のお墓や当時の建物が残っている。（フィジー 2015）

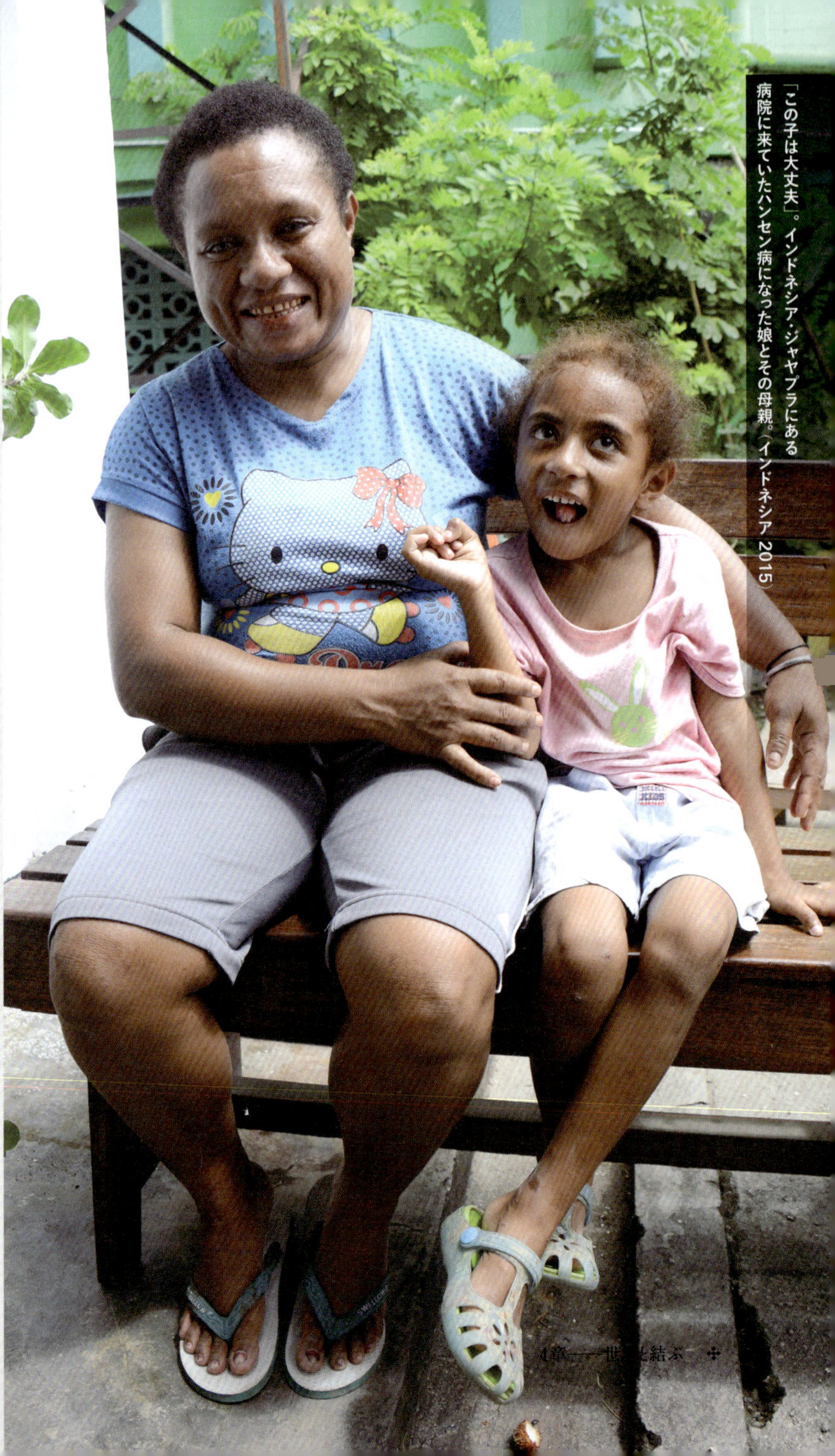

「この子は大丈夫」。インドネシア・ジャヤプラにある病院に来ていたハンセン病になった娘とその母親。（インドネシア 2015）

「ハンセン病について」——アンケート⑤

◉——さまざまな分野でご活躍中の方々に訊きました。
❶ハンセン病やハンセン病問題について知っていることは?
❷ハンセン病やハンセン病問題について思うこと、考えることは?

村上陽一郎［むらかみ・ようういちろう／**科学史家・科学哲学者**］
東京都出身／東京大学・国際基督教大学名誉教授／79歳

❶父親が病理学の医師であり、専門的な医学書（最も愛読したのは、土肥慶蔵『皮膚科學』、上・中と下巻の二冊、鶚軒書屋）も多く家庭にありましたので、平均的な意見分布から外れる対象であると思われます。一応、過去にどのような知識を得ていたか、その一部を以下に列挙してみます。

◉——**高校生ころまでにもっていた知識**

▼通常「レプラ」（ギリシャ語由来）の名で知られる
▼ほとんど歴史の始まるころから、様々な文献に全世界的に記載された病気であること（ヘロドトゥス、聖書、論語、黄帝内経などなど）
▼日本でも同様で、日本書紀、延喜式などに記載がある
▼聖武帝時代の奈良の悲田院における文書、鎌倉時代の一遍上人繪詞傳には詳細な描図がある
▼病原体による緩慢な感染症で、結節病変と神経病変に区別されるが、病気の進行によって、両者はしばしば共在する
▼大風子油が特効薬として認められていた
▼隔離政策が採られている

◉——**その後に知りえた知識**

▼サルファ剤系の医薬品の開発が進む中で、グルコスルフォンナトリウム（商品名プロミン）が生まれ、一九四〇年代初期に、ハンセン氏病に関する新たな、かつ決定的な治療効果が認められるようになった
▼ハンセン菌の感染力は極めて弱く、治療法が確立された現在では、隔離政策は意味を失った
▼法改正が行われた

❷過去の隔離政策が全面的に誤りであったと断じることは、現在を以て過去を裁くことになるので、必ずしも肯定できませんが、日本における問題の一つは、有効な治療法が開発された後も、永らく、それに対応する社会的対応がなされなかったことだと思います。ただ、例えば南北戦争におけるアメリカにおいて、奴隷解放を叫ぶ北軍が「正義」とされますが、あの段階で、単に、綿畑で働く黒人を「解放」したとしたら、むしろ生きるすべを失った彼らにとって、致命的な結果をもたらしたでしょう。それと同じことで、社会全体が問題の本質を理解し、それに見合う顕在的な制度改革と隠伏的な意識改革へ進まなければ、政策を変更しただけでは、問題の解決にはなりません。その意味では、現在でさえ、ハンセン氏病に関し、日本社会が十分な制度・意識改革を遂げているとは言えないことを憂います。

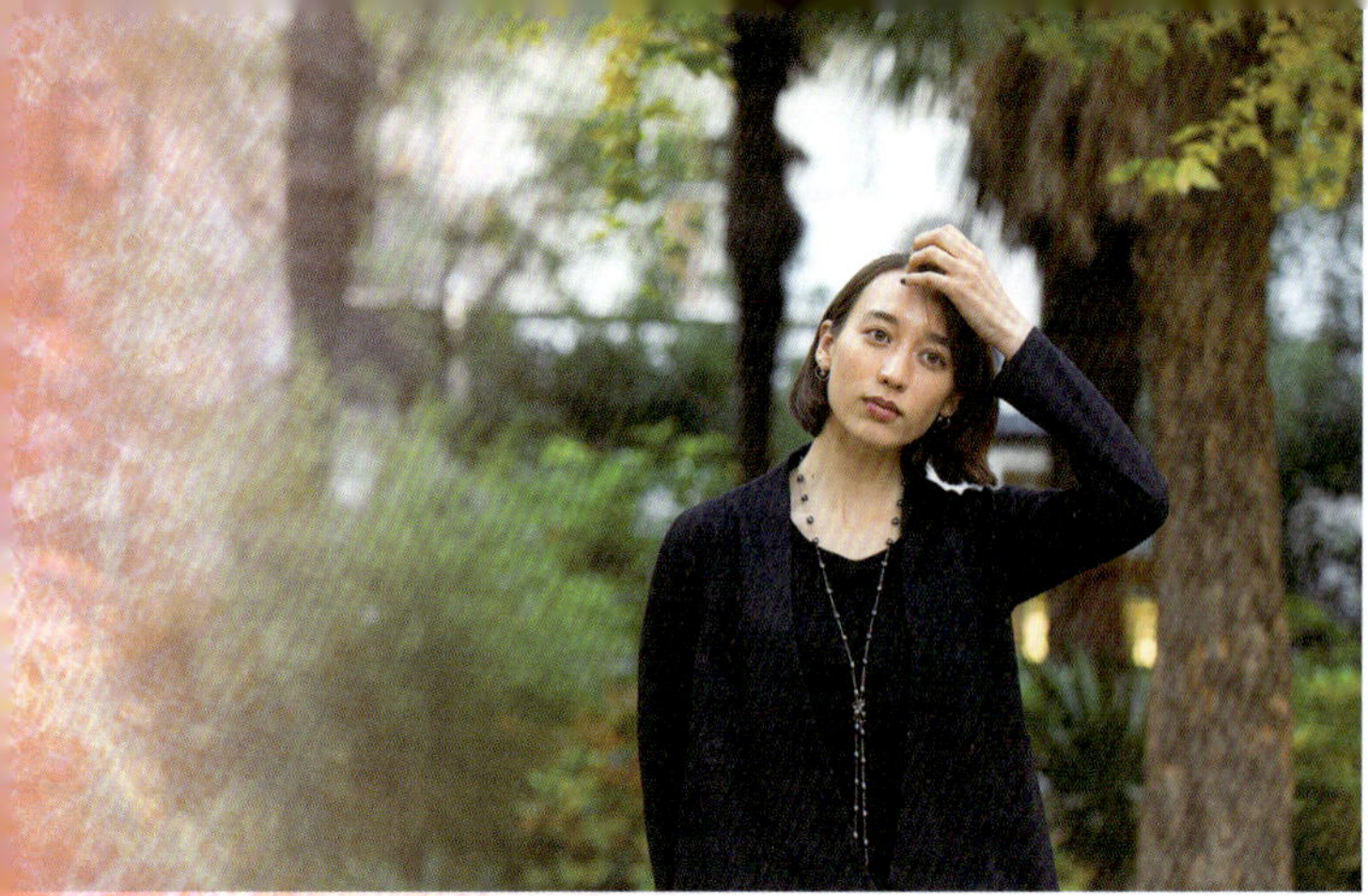

海外取材現場から

「不可触民」になるということ

華恵

はなえ●エッセイスト。一九九一年四月二八日、アメリカ生まれ。六歳から日本に住む。十歳よりファッション誌でモデルとして活動。二〇〇二年、全国小・中学校作文コンクール文部科学大臣賞を受賞。二〇一四年、東京藝術大学音楽学部 楽理科 卒業。

音が消え、作り笑いをうかべた

ハンセン病のドキュメンタリーに参加し始めたとき、私は大学四年生だった。

「医療のことより差別問題が中心になっていくと思うけど、興味ある？」と訊かれ、すぐに頷いた。ちょうどアメリカ・ニューオリンズのジャズフューネラル（音楽葬）について卒論を書いていたときだった。奴隷史や音楽や文化にどっぷり浸かっていたので、「差別問題」ということばに反応したのだと思う。私は漠然と期待を膨らませていた。

最初の土地インドには、やる気満々で入った。ハンセン病コロニーでは、いろんなものを見て、聞いて、理解して……そう思っていた。なのに、頭の中からことばが、音が、消えていく。頼りにすべき文字やことばが見あたらない。気がつけば、私は傍観者としてではなく、そのど真ん中に立っていた。目の前には、生身の人がいる。そこで生活しているひとりひとりがいる。私は、ただぎこちなく立ち尽くしていた。

道端に置かれたベッドに座っているおばあさんがいる。目が白濁している。少し離れたところから「ナマステ」と声をかけても、反応がない。耳も聞こえないのだろうか。脚は棒のように細く、右脚は足首で切れている。自分の肩を抱くように、腕を胸の前で交差している。その手には、指が一本もない。おばあさんは、しばらく口をモグモグさせると、いきなり、ペッとつばを地面に吐いた。

一日中こうしているのだろうか。いったい、日々をどうやって過ごしているのだろう。誰かと話すことは、あるのだろうか。聴覚も視覚も奪われ、指も一本もなく、周りの状況を、どうやって理解するのだろう。

「少し近づいてみたら?」とディレクターに言われて、私はとっさに「なんか、近づけないんですよね。嫌がられるかなと思って」と言った。足を前に踏み出せない。近づいて、おばあさんにペッと唾を吐かれたら? その唾が自分にかかったら? 本当はそう思っていたのだ。怖かったのだ。

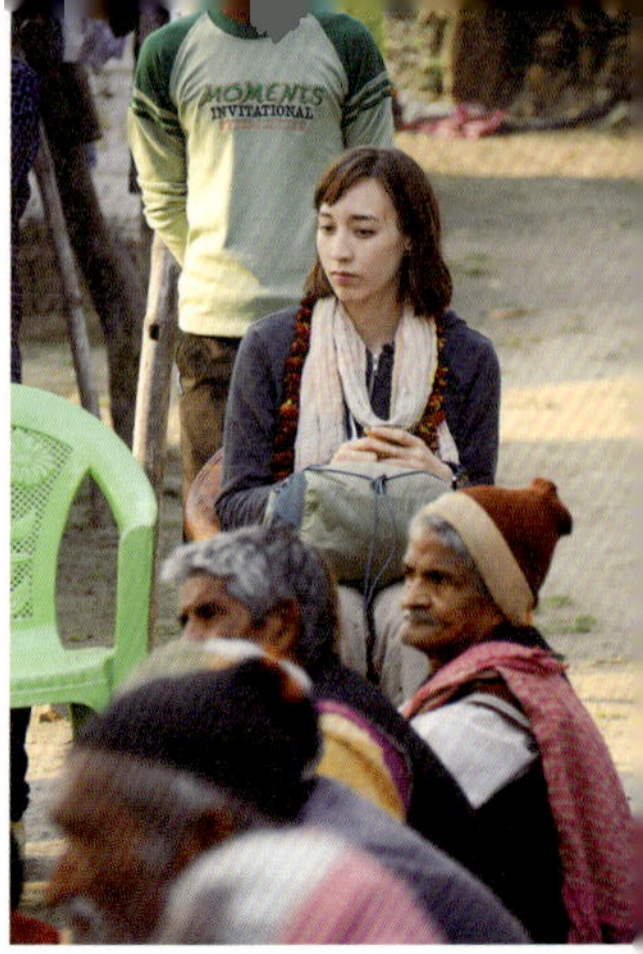

インドにて。

後にこの時の様子を映像で見て、愕然とした。私は、顔を歪めて作り笑いしている。嘘をついて、取り繕っているのが、はっきりわかる。

物乞いをやめるための仕事

インドは階級差別の問題が根強く残っているが、ハンセン病になると「不可触民」とされ、物乞いをせざるを得なくなる人が多い。

ハンセン病組織の地方リーダーをしている「サランさん」という人に会う機会があった。サランさんは、「物乞いをやめよう、セルフスティグマを取り去って、仕事をしよう」と主張し、回復者の自立支援となる農作業やサリーショップを立ち上げ、無償でその運営に携わっている。私たちがハンセン病関係の取材をするときには、必ずサランさんが立ち会ってくれた。意識の高い、頼りになる大人、という印象を持った。

奥さんのカラワティさんは、私たちに家族のアルバムを見せてくれた。サランさん十代の頃の写真は、七三分けの髪型に襟シャツ姿。溌剌としたインテリ、という雰囲気だ。「病気を発症する前、ですか？」と聞くと、「いいえ、病気になったのは、もっとずっと前ですよ」という。学校は病気の子どもも受け入れていたし、寄宿舎もついていたので、ハンセン病で差別を受ける、ということは、学校を出て初めて実感するようになったのだという。

それから、カラワティさんは夫のデジカメを取り出して、その中身を私に見せようとする。勝手に見ていいんですか、と聞くまもなく、カラワティさんは嬉しそうに画面を私の前に差し出す。それは、私たち取材スタッフの写真だった。何枚も、何枚も、入っていた。ディレクターと私が笑いながら話しているところ。ADとカメラマンが機材を運んでいるところ。記録に残すためというより、どれも、声が聞こえてくるような、動きのあるものばかりだった。私たちの表情や人柄を観察しているサランさんの目線がそこにあった。

取材最終日、サランさんから「私の仕事の様子を見せるから、朝の五時に来てください」と言われて、私たちは時間通り、彼の家に向かった。

夜明け前なので、よく見えない。玄関から出てきたサランさんは、こちらを見て軽く会釈し、大通りに向かって手押し車をこぎ出した。私たちは遅れまいと「オート力車」を捕まえて、サランさんの後を追いかける。思ったより遠くまで行くらしい。二〇分ぐらい走った頃だろうか。サランさんは小道へ入り、モスクの前で止まった。手押し車に乗ったまま、動かない。でも、モスクに入っていく様子はない。三〇分ほどすると、礼拝が終わったのだろう。モスクの中から人がたくさん出てきた。そのとき私はようやく気づいたのだが、ヒンドゥー教徒であるはずのサランさんが、イスラム帽を被っている。なぜだろう。

モスクから出てくる人の中には、時々サランさんに何かを渡す人もいる。私たちは五〇メートルぐらい離れたところにいるので、サランさんが受け取っているものが何なのか、よく見えない。三〇メートルくらいの距離まで近づいてみると、サランさんと目が合いそうになった。サランさんの視線は、時々こちらを見ても、何も言わない。そこで見ていればいいよ、ということだろうか。

それから数分後。サランさんは、モスクから出てくる人から紙幣を受け取ると、それを銀のお椀に入れた。動きがスムーズなので、仕事なのかもしれない。……集金か何か、だろうか？　お金を受け取って……それは、どこにいくのだろう。まさか……お金をもらっていたとか？　まさか、物乞い……？　そんなはずはない。ぎこちなさもためらいもないやりとりだったのだから、何かの仕事にちがいない。だって、「物乞いはやめましょう」と言う立場の人なのだ。物乞いなんて、万が一もあるわけがない。

と、思った矢先、サランさんは、また別の人からお金を受け取っていた。そして、手押し車の向きを変えて、こんどは私たちの前を通り、大通りへ出て行った。まるで、映画か夢を見ているかのようだった。

その日の午後、家に訪ねた私たちに、サランさんは言った。

「カメラを通して、世界にこれを見せたくて。最後はこういう仕事になるよ、と伝えたかったんです」

「でも、ソーシャルワークの方は……」思わず私が口を挟むと、サランさんはゆっくりと頷いて、「お金は入ってこないんです」と言った。

「だから、物乞いをせざるを得ないんです」

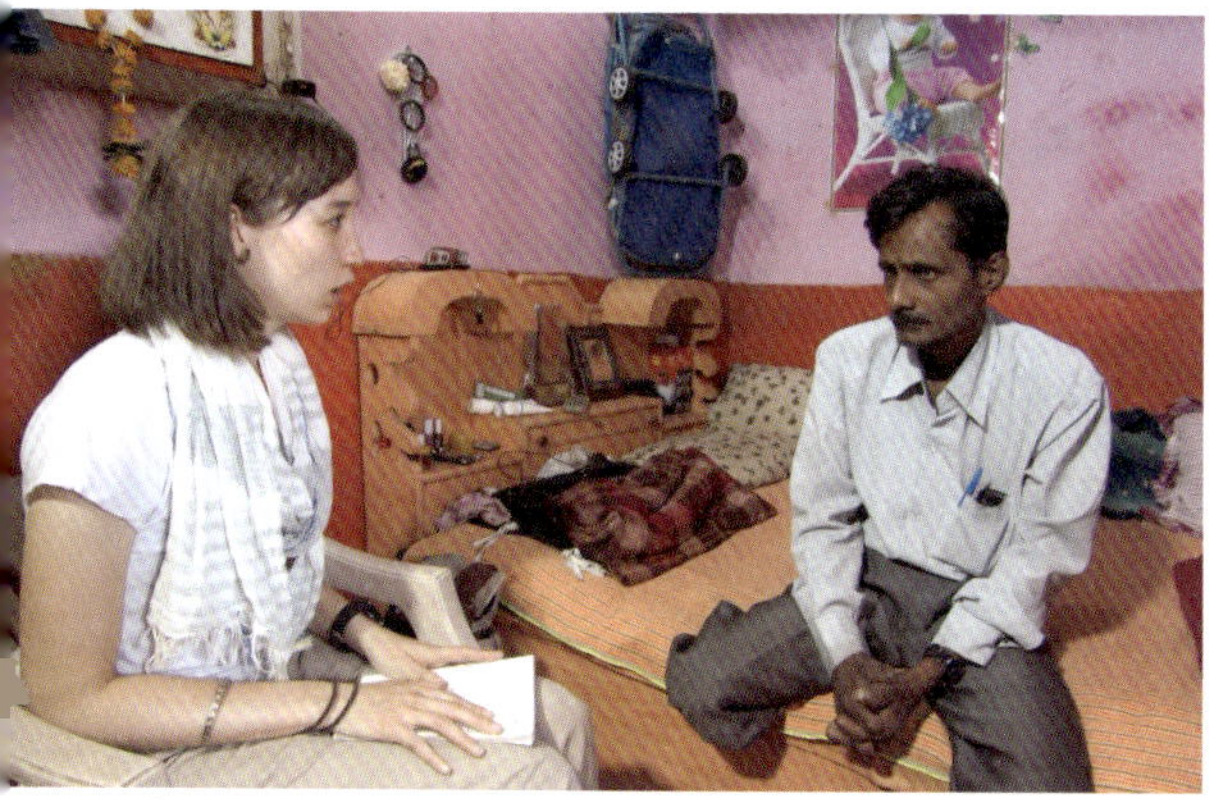
ハンセン病組織地方リーダーのサランさんと。（インド）

サランさんは、話しながら、膝のあたりを触り、ガゴッと足を外した。音も思いがけなかったので、私は後ずさりしそうになった。一週間ほど一緒に過ごしているのに、彼が義足だということすら、私は全く気づいていなかったのだ。初めて私たちの前で義足を外したサランさんは、何か重いものを取り払ったかのような、スッキリとやわらかい表情をしている。

彼自身の若い頃の話も聞いた。弁護士になろうと思い、高校生まではかなり勉強ができたこと。その後、ハンセン病になったせいで、その道は断たれてしまったこと。そして、物乞いを始めたときのこと。

「三日間よく観察したんです。どうすれば効率よくお金がもらえるか」

無表情で淡々と話すサランさんの顔を見ながら、私は正直、戸惑っていた。「最初は辛くて惨めで」というような言葉を予期していたのかもしれない。こんなふうに、方法論をとうとうと語るサランさんは、まるで保安官か学者のように見えてしまう。なぜこの人が？　と、私はますますわからなくなっていた。サランさんの「方法」というのは、義足を外さず、イスラム教徒のふりをして（彼自身はヒンドゥー教）モスクの前に行くことなのだそうだ。その方が「お金になる」のだという。

一番忘れられないのは、初めて道端に立ったとき、一緒にいた物乞いから「そんなに声が小さかったら何ももらえないよ」と言われたことだという。大きな声をだして人に「恵んでください」と言う。その日から、サランさんは「物乞い」となった。

数々の出逢いの行方

その後、私は、様々な人に出会った。

物乞いをして得たお金の中から、孫の学校の費用を捻出している、というおじいさんに、「それ置いていってよ」と私の腕時計を顎でしゃくって言われたときは、体が固まってしまった。

ネパールで、夫の暴力に苦しむ回復者の女性に話を聞いていたとき、夫が取材中に帰ってきてしまい、途中で切り上げた。彼女は自分がハンセン病だということを夫に隠していたのだ。あのとき、不審そうに私たちを見ていた夫は、その後どうなっただろう……。

エチオピアでは、奥さんの入院費用がないと言いながら、最近お金が入ったからソファやテレビを買った、という男性がいた。夫婦共にハンセン病の回復者なのだ。あの後、奥さんはちゃんと入院できたのだろうか。

ルーマニアで、姉妹で同じ部屋に住んでいる回復者に会った。彼女たちを訪ねる家族も友人もいないらしい。「私たちの存在を覚えていてくれる人がいると思うと、それだけで嬉しい」と、私に手編みのベストをプレゼントしてくれた。

人は、「ハンセン病」である前に、人なのだ。

いろんな思いを抱えて、それぞれの状況で生きている。当たり前のことだけれど、それは、実際にその人たちに会って、ようやくそう思えた。

帰りの飛行機の中で、手編みのベストをカバンから出しながら、二人の笑顔を思い出した。

彼女たちの目に、私たちはどう映っていたのだろう。東京の夜景が眼下に広がり始めたとき、サランさんが撮った私たちの写真が脳裏に浮かんできた。

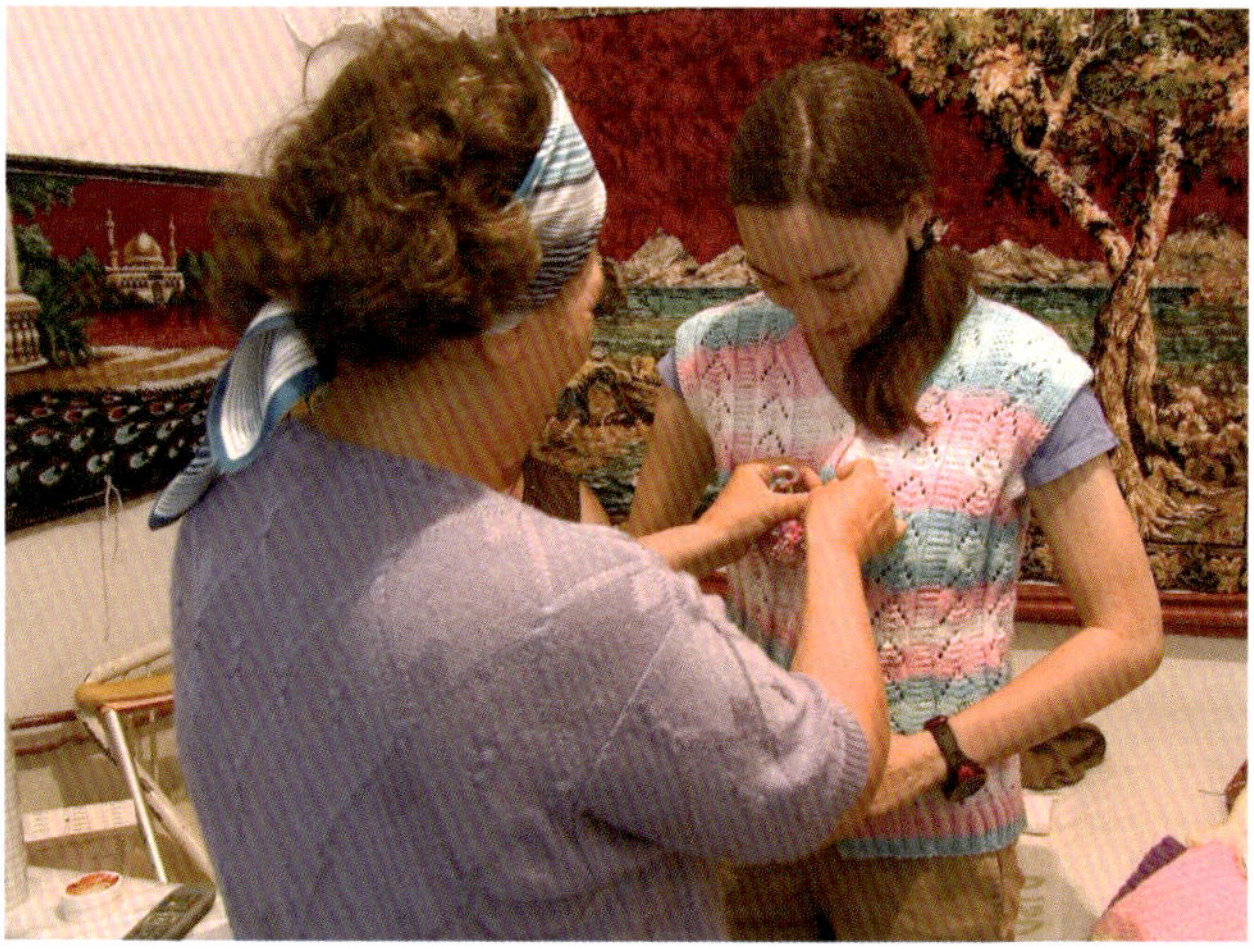
ルーマニアの回復者からのプレゼント。

ドキュメンタリー・ディレクターとして

〈病い〉を撮る

浅野直広

あさの・なおひろ◉一九七一年、大阪生まれ。一九九六年、テレビマンユニオン参加。二〇〇〇年、ETV特集「写真が手話で語りかけてきた…」でデビュー。代表作に「カルテットという名の青春」、「小澤征爾さんと音楽で語った日」、「木村伊兵衛の十三万コマ」、「テオ・オン・テオ」、「NO MUSIC.NO LIFE.」(タワーレコードCM)などがある。

深海に生きる魚族のように、自らが燃えなければ何処にも光はない。

この言葉と出会ったのは大学生の頃。映画監督の大島渚がサインをする際に、好んで書くことを何かで知ったからだ。「その魚のように生きていこうと思ったときから私は死からのがれ、ともかくも生きてある自分を肯定することができた。それは戦争が終わった混濁した日本の中で生きていく私のようすがであった」(大島渚「私の明石海人」より)。敗戦直後、早熟な中学生だった大島はこの言葉に衝撃を受け、生涯に渡り座右の銘とした。

冒頭の箴言を残したのは、ハンセン病者の歌人、明石海人。病のため視力も声も失うなか、明石は魂の奥底から叫ぶような短歌を数多く詠んだ。明石海人は、二六歳で発病後、死ぬまで瀬戸内の離島で過ごしている。妻子を守るために家を棄て、故郷を棄て、本名を棄て、療養所に移り住んだのだ。冒頭の言葉は、社会とのつながりを絶たれ、一切の自由を奪われた隔離施設での暮らしのなか、それでも希望を失わんとする明石の生への決意を詠ったものである。

この言葉と再会したのは、今から十五年ほど前。働き始めて四年が過ぎた頃だ。初めて決まった自分の企画、ある一人のハンセン病者を一年間取材する、という番組を撮っていたときだった。

そして今、またこの言葉を噛みしめながら取材を続けている。二〇一四年一月からずっと、ハンセン病の現場を撮影しているからだ。この間、何百人もの「明石海人」と出会った。またこの撮影を始めてから、年の三分の一以上が海外生活となっている。この原稿も、大湿地帯パンタナールで知られるブラジル内陸部マットグロッソ州のホテルで書いている。

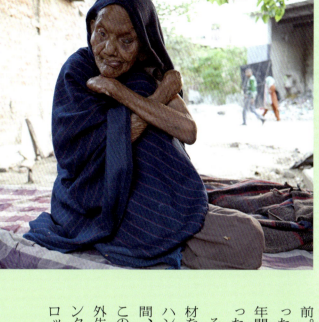

ハンセン病コロニーに住む老回復者。（インド）

笹川陽平をめぐる無知と誤解

なぜこれだけの海外取材をしているのか。それは今、日本財団の会長である笹川陽平さんに同行し、世界からハンセン病をなくそうという活動を記録しているから。これが非常におもしろい。

まず笹川陽平さんという人がおもしろい。笹川さんは知名度の割に、素顔がほとんど知られていない。というよりも「笹川」という名が日本のマスコミ界からタブー視され、ほとんど無視と言ってもよい扱いを受けている。おそらくそれは父親である笹川良一氏のイメージのせいだろう。かく言う僕自身も取材を始めた頃は、そんな目で彼を見ていた。「A級戦犯容疑者の息子」「日本の黒幕」などと。そして「ハンセン病をなくしたい」と言っても、所詮は偽善で売名行為にすぎないのではないかと。

ところが笹川さんに同行して取材を進めるうち、自分の間違いにすぐに気づかせられた。ハンセン病対策をはじめとする社会貢献活動のため、笹川さんは年のおよそ三分の一を海外で過ごしている。向かう先は都市部から車で四～五時間かかる僻地ばかり。要人に会うためだけに〇泊三日で海外に出掛けることもしばしばだ。七六歳の後期高齢者がすることではない。遥かに若い僕ですら、正直言って身体がきつい。それを誰に頼まれたわけでもないのに、五〇年間続けている。伊達や酔狂でできる仕事ではない。

そしてさらに驚かされたのが、海外における「笹川」という名に対する評価だ。日本とは一八〇度異なる。ハンセン病対策活動の「父」として、公衆衛生の分野では抜群の知名度を誇り、世界中から感謝と尊敬の念を持って迎え入れられている。実際、WHO（世界保健機関）で「笹川」という名を知らない者はいないほど。取材者たるもの色眼鏡をかけてヒトを見てはいけない。反省してます。

そしてハンセン病という病気もまた興味深い。ハンセン病は「らい菌」を原因とする感染症なのだが、とても感染力は弱く、患者と少々接触したところでうつることはない。しかもほとんどの人に自然免疫があるため、そもそもがうつらない。万が一発症しても、薬を飲むだけで簡単に完治する。ただ感染ルートはいまだ解明されず、ワクチンも開発されていない。つまり完全な予防ができないのだ。

また病状が進むと末梢神経が麻痺し始める。放っておくと、顔や手足など身体の一部の感覚がなくなる。たとえば指先にその症状が出ると、そこを火傷しても刃物で切っても、熱くも痛くもない。痛みの伴う病気は数多くあれど、痛みがなくなる病気はハンセン病以外ないのではないか。その「痛くなくなる」理由も解明されていない。ハンセン病は病理学的にとても不思議な、謎に満ちた病気なのだ。

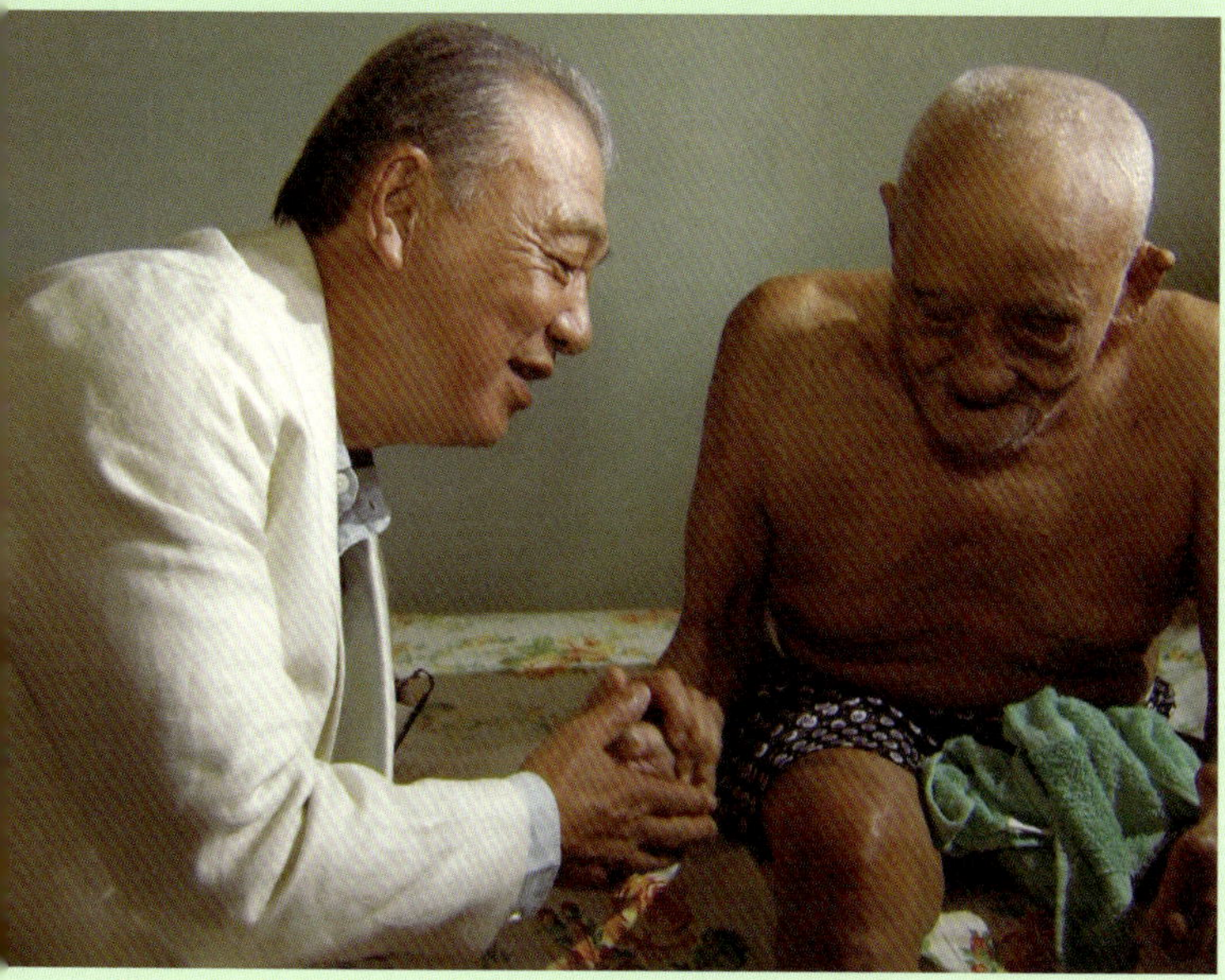

かつての隔離療養所を視察する笹川陽平さん。（ブラジル）

そして最大の問題は、人類史上もっとも忌み嫌われた病気であること。簡単に治る病気となった現代でも、偏見と誤解はなかなか解けず、一般社会で生きられない患者がまだまだ存在する。完治後も差別が続くため、「回復者」という言葉があるほどだ。一つの病気にすぎないのに、これほどの社会問題を何世紀にも渡って抱え続ける病気は、ハンセン病以外にないだろう。そしてこれが現在進行形の問題であることを、世界の現場を取材して何度も突きつけられた。

アビア・ルンビアックさんの「孤絶」

二〇一四年一月、インドネシアの東端に位置するパプア州を訪れた。その離れ小島、ビアク島の取材だ。ハンセン病蔓延地域のひとつであり、今でもハンセン病のことを呪いや祟りと考える人が少なくない。現地保健省による啓蒙活動によって正しい知識を持つ人は増えたものの、病気に罹ったことを隠す人は多い。その島に、コミュニティから追放されて独り暮らす人がいると聞き、笹川さんが視察に訪れたのだ。

親類縁者だけが寄り住む、海辺の小さな集落。その外れに、掘立て小屋が建っていた。中は粗末な寝床以外に何もない。壁には穴、マラリヤを媒介する蚊がぶんぶん飛び回っている。その人はそこでひっそりと暮らしていた。

かつては腕利きの漁師としてならしたアビア・ルンビアックさん。十五歳の時にハンセン病に罹った。病気そのものは完治したものの、片足の神経が麻痺し感覚を失ってしまう。漁をしていて足を切ったことに気づかず、バイ菌が入り感染症を患ったという。その足を見せてもらうと、指先はなくなり、いくつもの瘤が

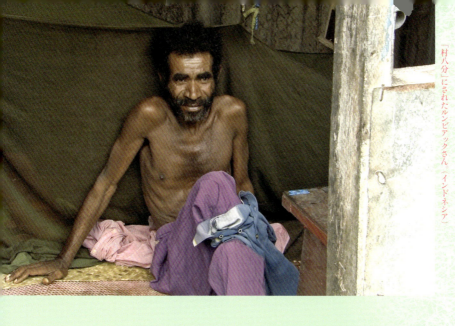

「村八分」にされたルンビアックさん。（インドネシア）

できて紫色に膨れ上がっていた。

症状が見た目に酷くなってから、自ら家族の元を離れ、掘立て小屋に閉じこもるようになった。生命を維持しているのは、朝夕に義姉が届けてくれるわずかな食事だけ。その食事も毎日ではなく、空腹のまま眠る日もあるという。誰とも話さず、小屋の中で膝を抱えて座るだけの日々。まさに「孤絶」としか言いようのない暮らしぶりだ。

この人の表情を初めて見たとき、戦慄が走った。諦念や絶望という言葉では生ぬるい、人間が持ちうる極北の表情が顔に張り付いていたからだ。自分は何故生きているのか。何のために生かされているのか。果てのない自問自答を繰り返したからなのだろう、寂しげな、しかしこれ以上ない優しい笑顔を垣間見せながら話してくれた。

病気が酷くなって、家族も友人も私を避け、意地悪をするようになった。

家から逃げるしかなくなった。
こんな体になった自分が恥ずかしい。
神様に助けてほしい……。

サラン・ガイダニさんの「矛盾」

世界で最もハンセン病者が多い国インド。新規患者は年間約十三万人、回復者の数は一二〇〇万人を超す。その世界一のハンセン病大国インドでも、忘れられない人と出会った。

廃止されたとはいえ、この国にはカースト制度が色濃く残っている。新聞の求人欄ひとつとっても、一般枠とは別に下位カースト枠が設けられている。そのインド社会で、ハンセン病者はカーストの外に置かれる。つまり「人間ではない穢れた存在（＝アウトカースト、不可触民）」とみなされているのだ。ハンセン病が完治しても働く場を持つことはできず、ほとんどの人が物乞いとして生きていかなければならない。回復者だけが住む「コロニー」と呼ばれる場所で、身を寄せ合って暮らしている。

この現実を変えようと回復者自身で立ち上がり、組織された団体がある。APAL（インド・ハンセン病回復者協会）だ。そのマディヤ・プラデーシュ（MP）州リーダー、サラン・ガイダニさん。おしゃべりなインド人が多いなか、サランさんは常に物静か。そして表情が硬いというか暗いため、とても繊細な印象を与える。両手指と両足に後遺障害があり、松葉杖が手放せない。にもかかわらず、回復者の状況改善のためインドで二番目に広いMP州のコロニー間を忙しく歩き回っている。

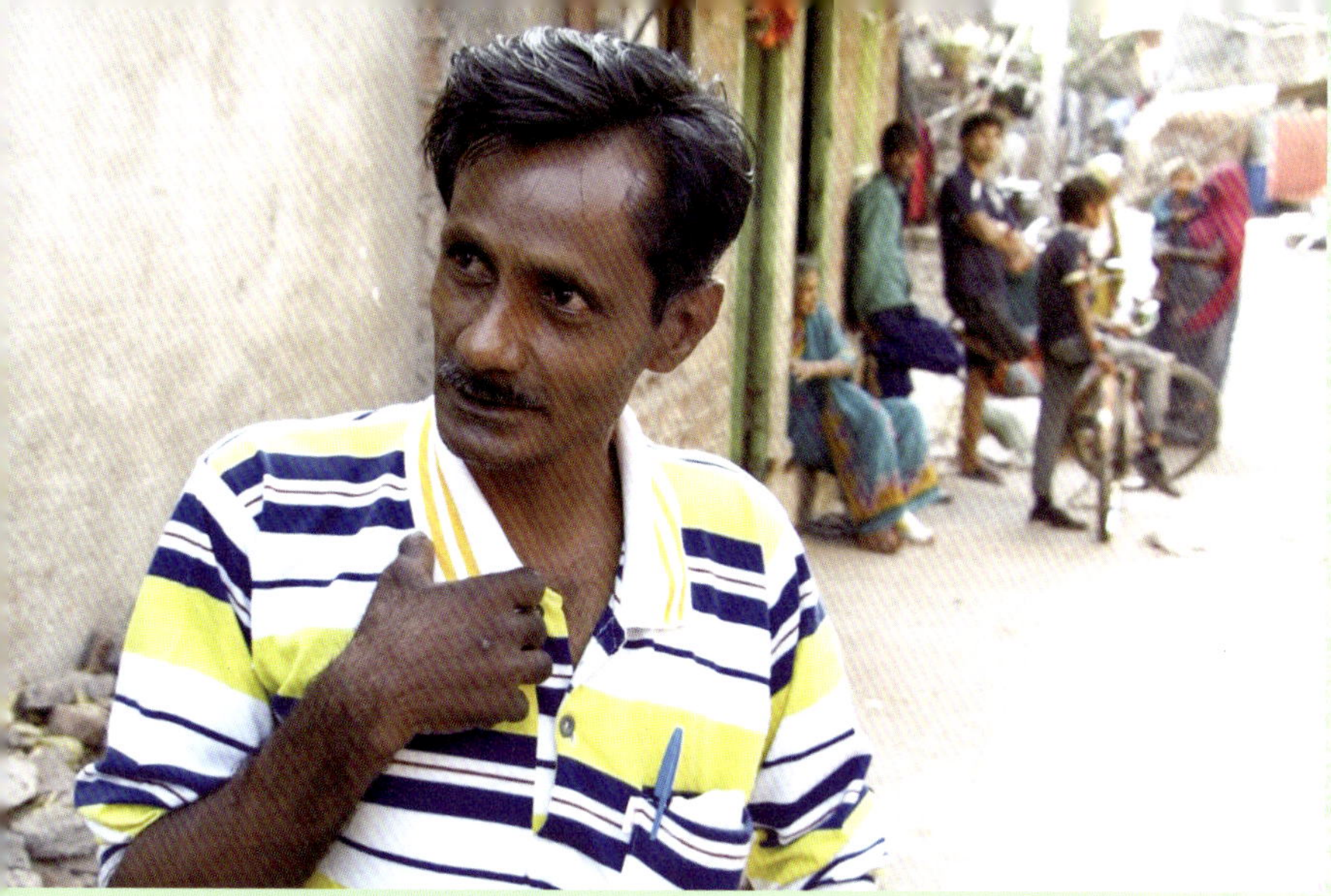

MP州リーダーのサランさん。（インド）

サランさんの住むコロニーでは、約七割の人が物乞いをしている。州政府から支給される障害者年金は一五〇ルピー（約二九〇円）で、とても生活ができる額ではない。そのため月に二五〇〇ルピー（約四八〇〇円）は稼げる物乞いに手を染める。

こうした状況のなか、サランさんは仲間たちに物乞いをやめるよう説得を続けている。とはいえコロニーの外に回復者を雇ってくれるところはほとんどない。定職を持っているのは、コロニーの中で住人向けの小さな商店を営む者くらい。日本財団の姉妹団体、SILF（笹川インドハンセン病財団）から資金を借りてサリーショップを始めた者もいるが、経営状態は芳しくない。それでもサランさんは主張する。「物乞いは人としての尊厳を損なう。だから回復者は物乞いをやめ、働く努力をしなくてはならない」と。

仲間たちの要望を聞くため日々忙しくMP州内を移動するサランさん。その移動費も通信費も自腹で賄っている。ハンセン病に罹る前、彼の夢は弁護士になることだったという。それが叶うことはなかったが、人の役に立つ仕事ができて嬉しいと語ってくれた。そのサランさんが私たちにある〈秘密〉を明かしたのは、取材最終日だった。朝まだき、サランさんは妙な変装をして家から出てきた。いつにも増してその表情は硬い。訊くとムスリムの格好で、これからイスラム寺院に行くとのこと。

実は彼も物乞いをしていたのだ。コロニーの住人たちと同じく定職を持てないサランさんに、APALの活動費を稼ぐための選択肢は他になかった。

物乞いは「人間の尊厳」を損なうと訴え、仲間たちに物乞いをやめさせるための活動を続けるサランさん。それには彼自身が物乞いをしなければならないという大いなる矛盾。この国の回復者が置かれた現実を、身を持って私たちに示してくれた。

「見てしまった責任」と「凡庸な悪」

「見てしまった責任」という言葉をスタッフに話したことがある。水俣病の現場から生涯離れず、数多くの劇症患者の治療にあたった医師・原田正純さんの言葉だ。

水俣病の患者たちは身体的な痛みだけでなく、村八分に等しい社会からの疎外を受け、生活も困窮に喘いでいた。そして患者のみならず家族までもが周りの目を気にして、息をひそめるように暮らさなければならない状況だった。もちろん彼らに非がある訳ではない。

そんな悲惨な現実を見た原田さんは、医師としてどのように生きるべきかを考え悩み、水俣病を一生の仕事としようと決意した。その意志を固めたときの心境を「見てしまった責任」という言葉で表現したのだ。

この水俣病の状況とハンセン病の現実は、ほぼ重なる。ハンセン病問題は対岸の火事ではない。今後も似たような問題が起こりうることを考えると、決して他人事ではないのだ。だからこのプロジェクトと関わった以上、自分たちと地続きの問題としてハンセン病の現場を見つめ、自分たちなりに「見てしまった責任」を果たしていこうと考えたのだ。


インドへ向かう機内で、映画『ハンナ・アーレント』を観た。ホロコーストの中心人物、ナチス・ドイツのアドルフ・アイヒマンの裁判記録を著したユダヤ人哲学者の伝記映画だ。裁判を通して、アイヒマンは自分のしたことが虐殺行為とは知っていたものの、命じられた任務を遂行しただけと主張する。その様子を傍聴したアーレントは、アイヒマンが極悪人ではなく、ただの小心者であることを看破。ごく普通の凡庸な人間に過ぎないと評し、彼の罪は自らが犯した行為の意味を「考えなかった」ことにあると結論づけた。そしてその罪を「凡庸な悪」と定義し、国際社会に大きな驚きを与えた。

この映画を観終わって、かつてハンセン病の療養所を取材し始めた頃、自分の中に贖罪意識のようなものがあったことを思い出した。問題があると知りながらも、それまでハンセン病に苦しむ人々のことを「考えなかった」ことに対して恥ずかしく思ったのだろう。社会の無理解とは、つまるところ自分自身の無理解と無関心。格好つけているようで恥ずかしいが、自分も「凡庸な悪」の一翼を担っていたと考えたのだ。

ただ療養所に通ううちに、その意識は次第に薄れていく。当初の問題意識とは全く別の、しかも強大な磁力がそこにはあり、それに惹かれる自分がいることに気づいたのだ。そこに住む人たちが、ハンセン病問題

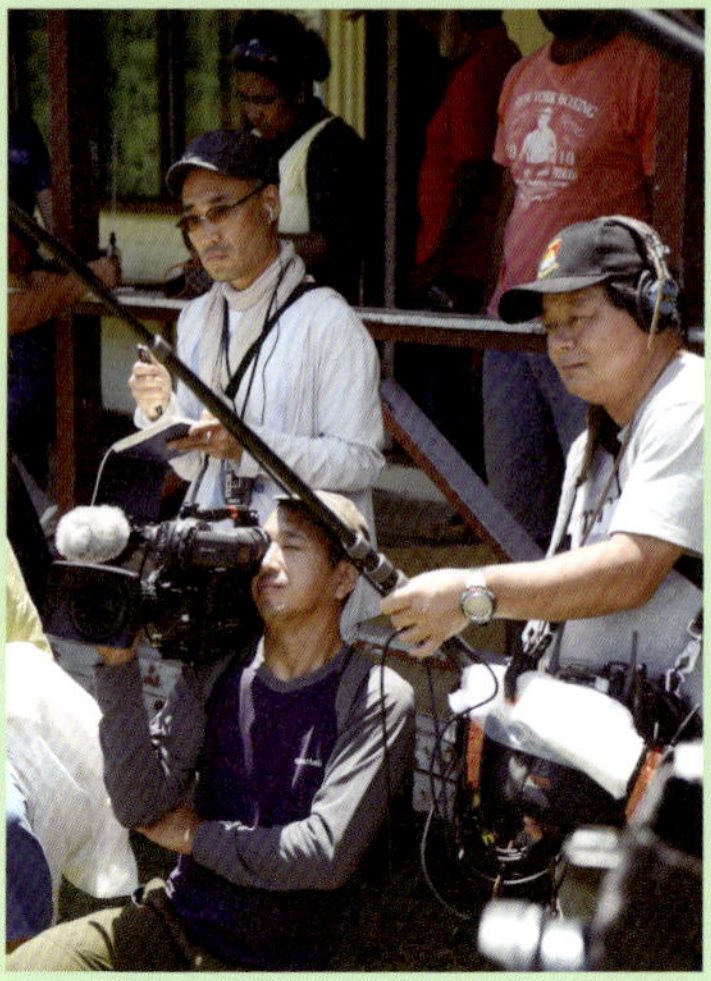
取材中の筆者(左)。

という枠を超えて、一人ひとりの人間として「魅力的」だったのだ。
人に「ハンセン病の現場を撮っている」と口にすると、だいたい似たような態度をとられる。「社会的に意味のある、良い仕事ですね」という感じだ。その通りだと思う反面、違和感を覚えることも否めない。何かが引っかかる。問題意識だけで、このプロジェクトを動かしているわけではないからだ。むしろ彼らと会って話をすることが、単純に楽しいときも多い。極限の状況を生き抜いてきた彼らならではの、強さ優しさ、そしてズルさが、とても人間的だからだ。

ハンセン病を撮る。
それは実に魅力的なことなのだ。

世界の現場で出会ったハンセン病者は皆、本当に良い顔をしている。ハンセン病という病気に罹ったことによって、「生きるとは」「自分とは」「人間とは」といった根源的な問いを否応なく突きつけられるからだろう。

彼らの表情からは、前向き、明るさなどといった言葉では決して辿り着けない、人間そのものの持つ強さ、深さが感じられる。

ハンセン病を撮ることとは、人間そのものを見つめ、人間そのものについて考え、人間そのものを撮ることに他ならない。

私たち撮る側にも「人はなぜ人を差別するのか」「自分の内にある差別心とどう向き合うのか」、「自分とは」「人間とは」という問いを次々に突きつけてくるハンセン病の取材現場。ドキュメンタリーを撮ることの面白さと難しさが高次で両立するこの現場に、明日もまた足を運ぼう。

（「テレビマンユニオンニュース」August 31 2015 No.632掲載記事を再編集）

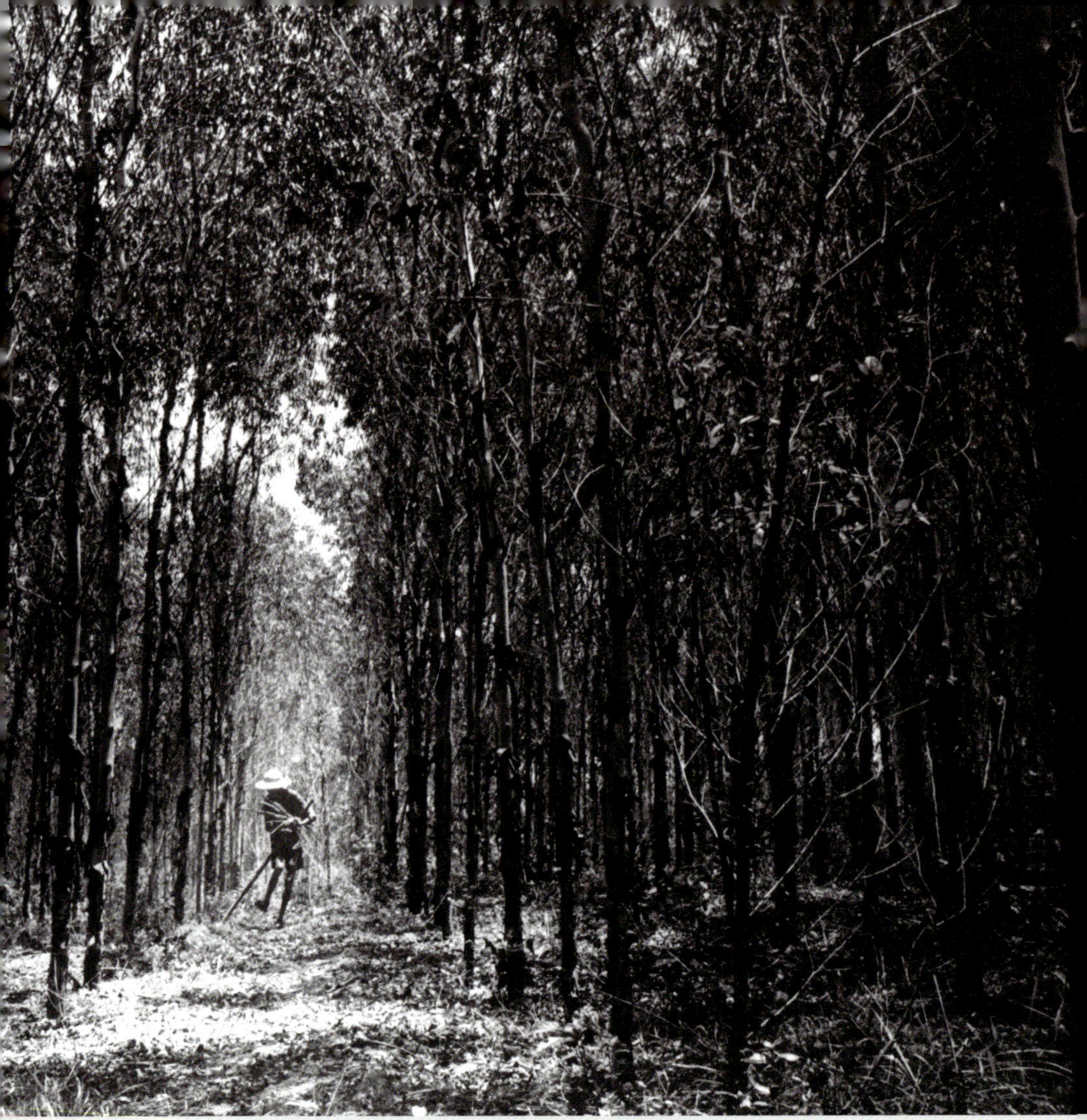

林の中で薪を集める回復者の男性。村に残っているのは彼ひとりだけになった。

中国南部の隔離村を訪ねる

生きた歴史・生きられる場所

岡原功祐

おかはら・こうすけ◉1980年東京生まれ。人の居場所を主題に世界の動態に臨む写真家。原発事故後の福島を撮影した『Fukushima Fragments』を2015年10月にフランスで刊行。

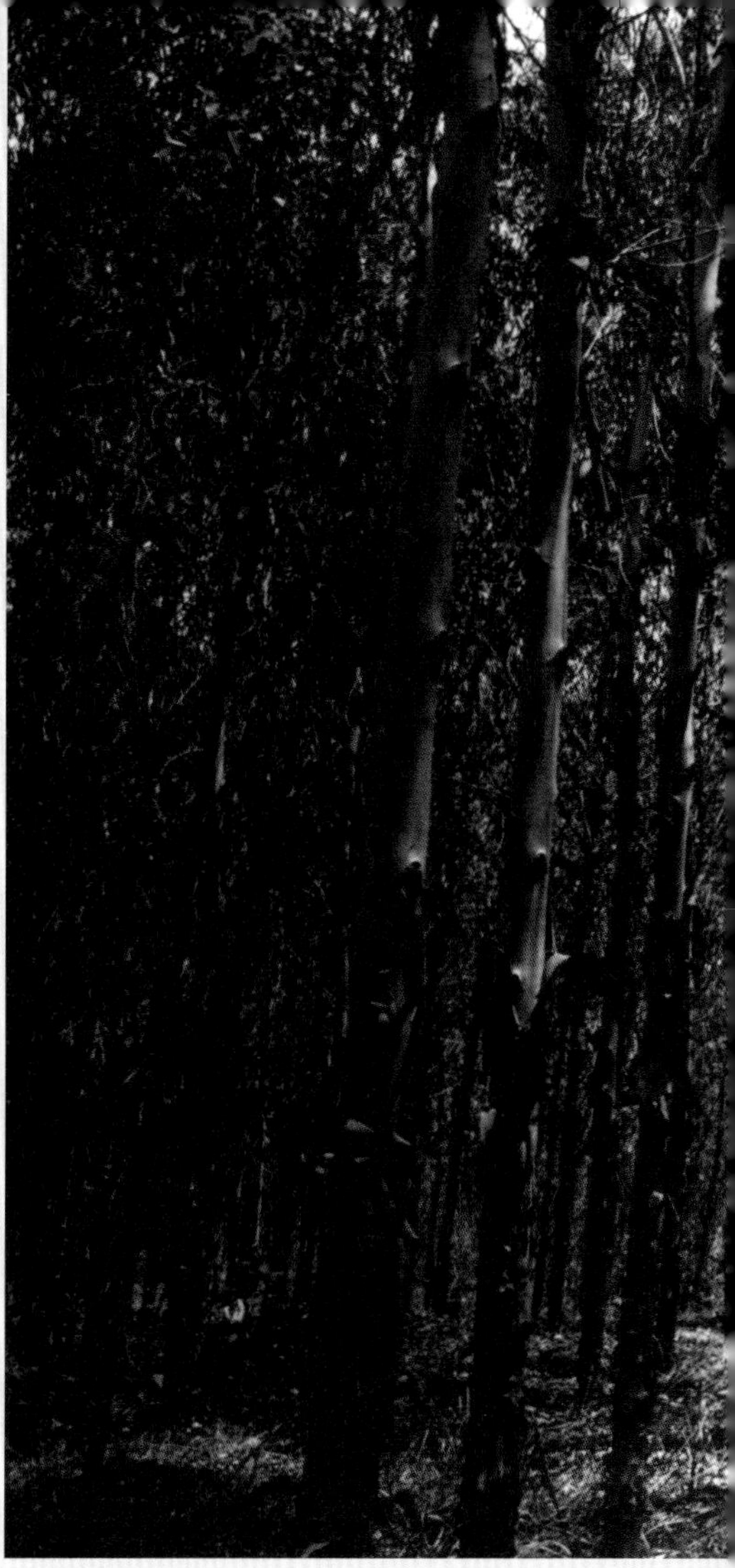

彼らが存在する場所

「一緒に中国に行こうぜ！」

これで何度目だろう。当時（2007）、早稲田大学で教員をしていた西尾◉が言った。彼に誘われたのは、南部に六〇〇もあると言われるハンセン病の隔離村への旅だ。法律上は隔離施設ではなくなったが、実際には家族の元に帰ることのできない、ハンセン病回復者たちが今も暮らしている。

◉——西尾雄志。学生たちによるボランティア活動を支援する日本財団Gakuvo（2010年設立）のセンター長。ハンセン病については、フィリピンのクリオン島や中国の回復者村でワークキャンプを展開してきた。著書に『ハンセン病の「脱」神話化』がある。

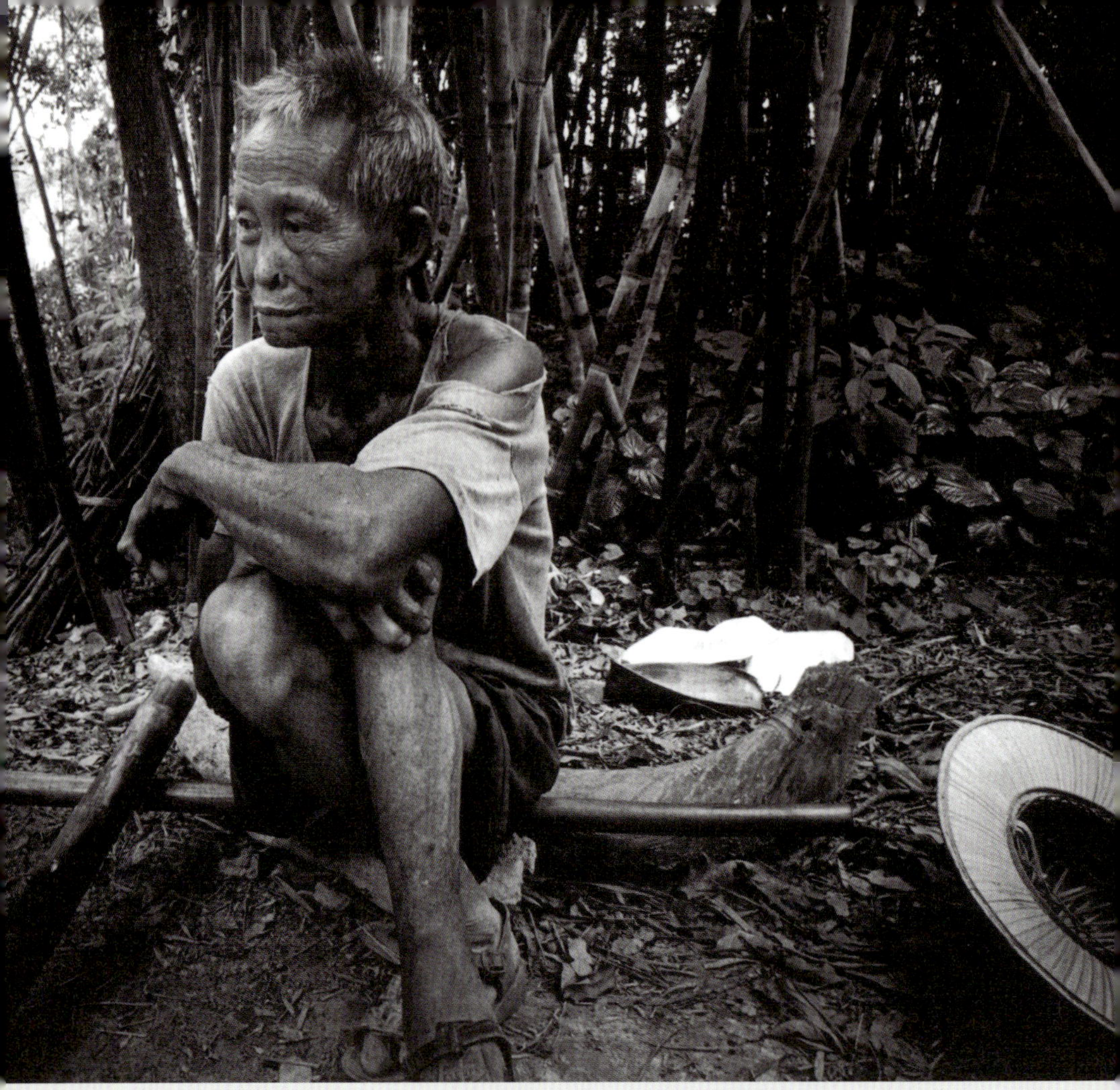

［上］広東省にあるハンセン病村に、ひとりで暮らす男性。
［左］川の向こう側にある村に暮らす女性。昼間は畑仕事に精を出す。

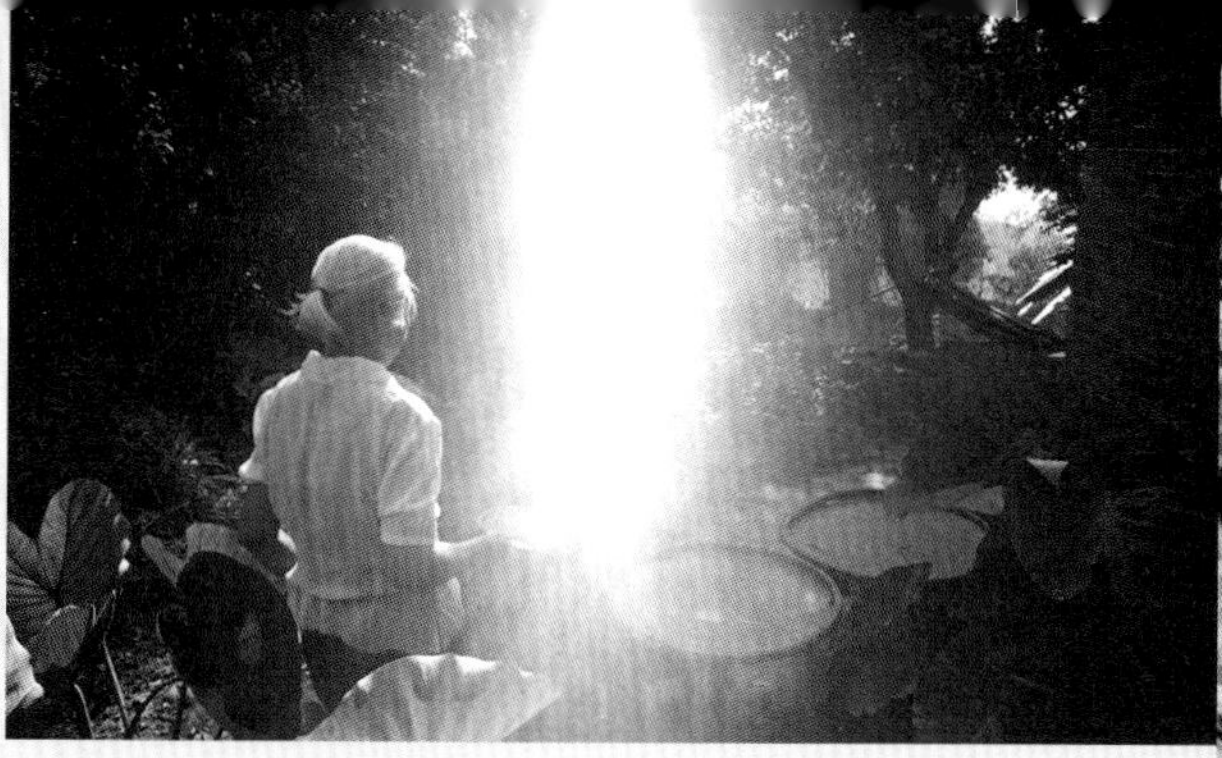

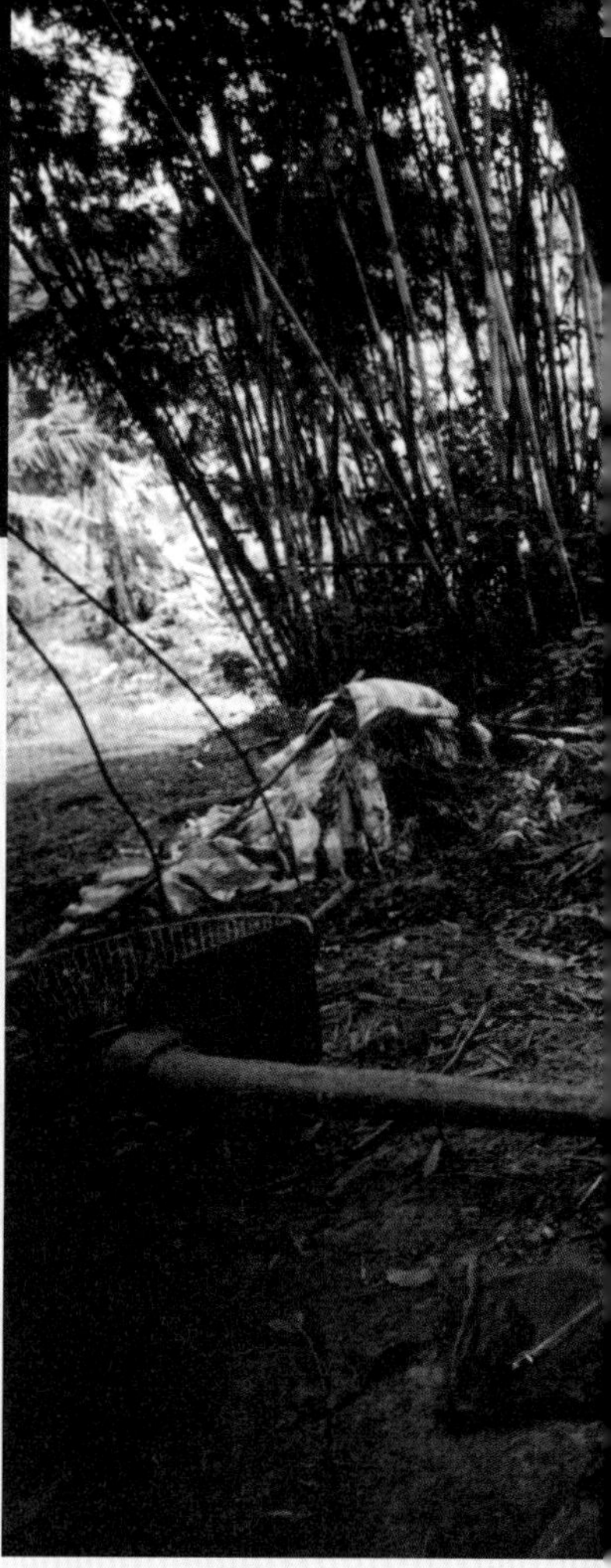

ハンセン病について勉強した訳ではないが、西尾がワークキャンプという名目で、ハンセン病の隔離村を訪れてトイレを作ったりしている話を聞いていたので、感染する病気ではないということ、そして歴史的にも最も古く記述されている病気の一つといった、多少の予備知識はあった。

ただ、撮影する理由がなかった。写真は内面を写すなんていう言葉も聞くが、そんなのは撮る側のロマンであって、写真には彼らの外見が必ず写る。もし僕が写真を撮れば、差別を助長することになってしまうのではないか。だから、西尾に行こうと言われても、いつも話し半分に流していた。

その夜、酔った西尾が真面目な顔をして言った。

「彼らの存在が無かったことにされるかもしれない」

ハンセン病の回復者は主に高齢者で、彼らはそう長くない。彼らが亡くなって、回復者がいなくなることで、彼らが生きてきた歴史そのものが、消えてしまうのではないか。そんな西尾の言葉に僕の心は初めて動かされた。それなら撮る意味があるかもしれない。

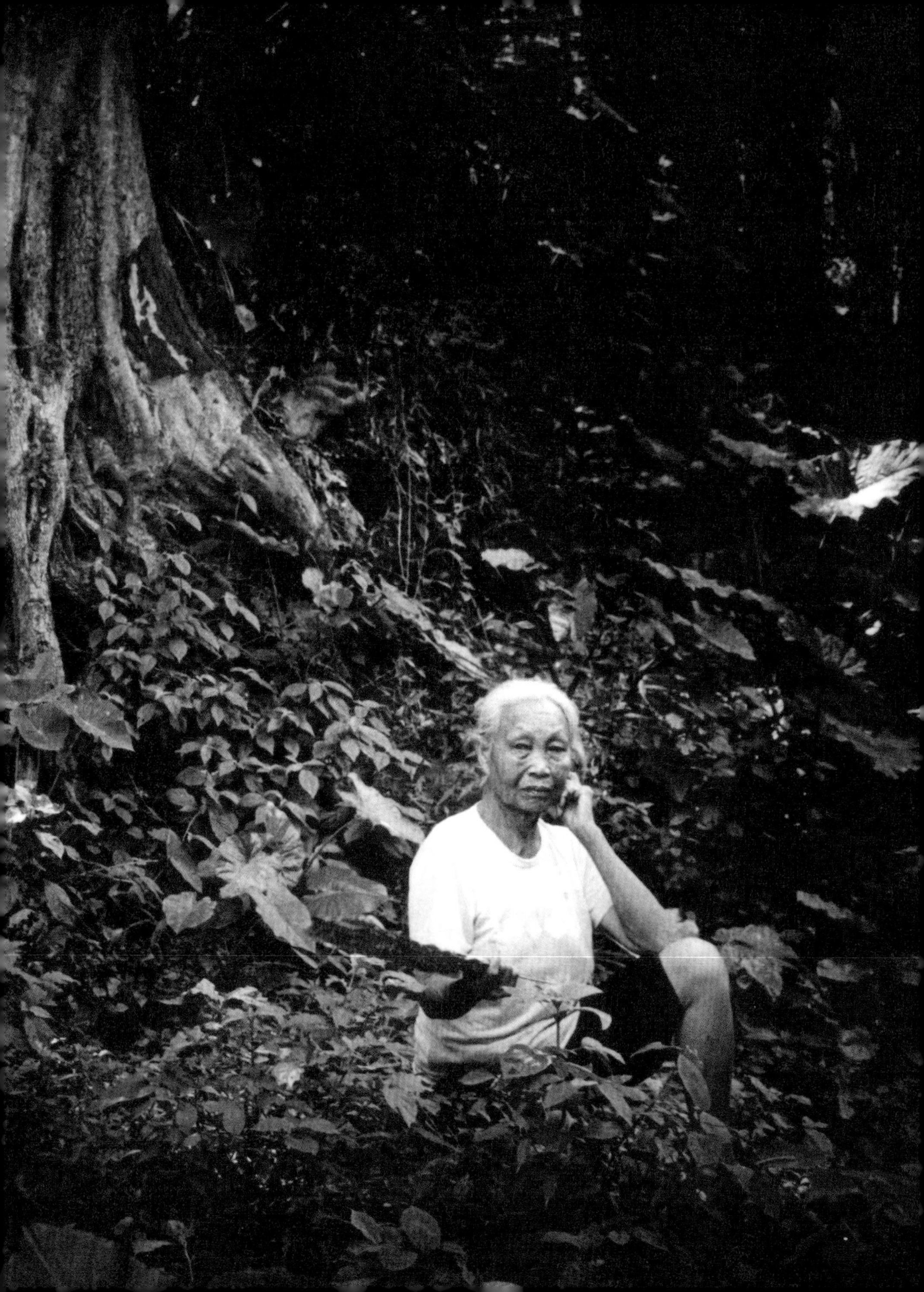

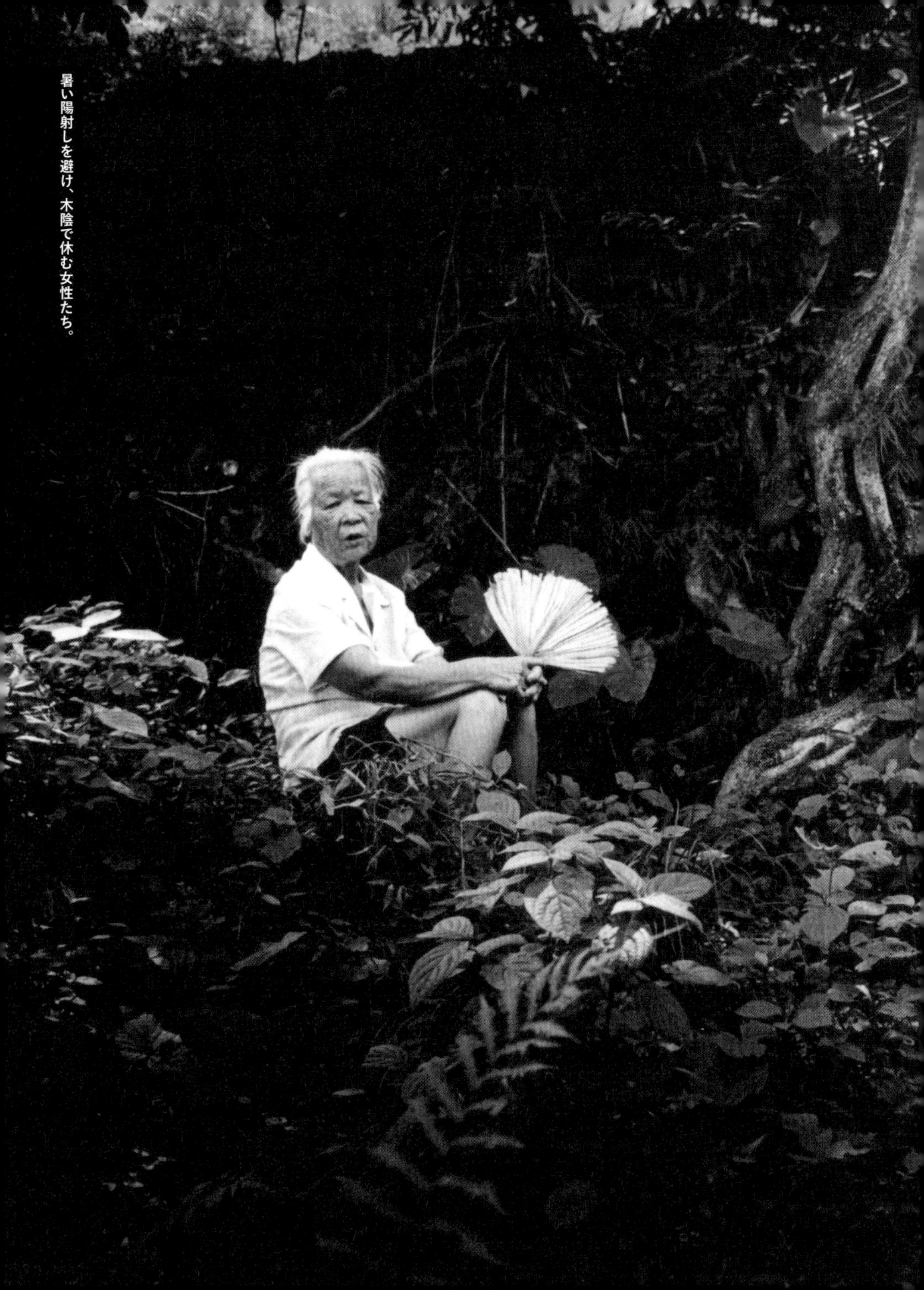

暑い陽射しを避け、木陰で休む女性たち。

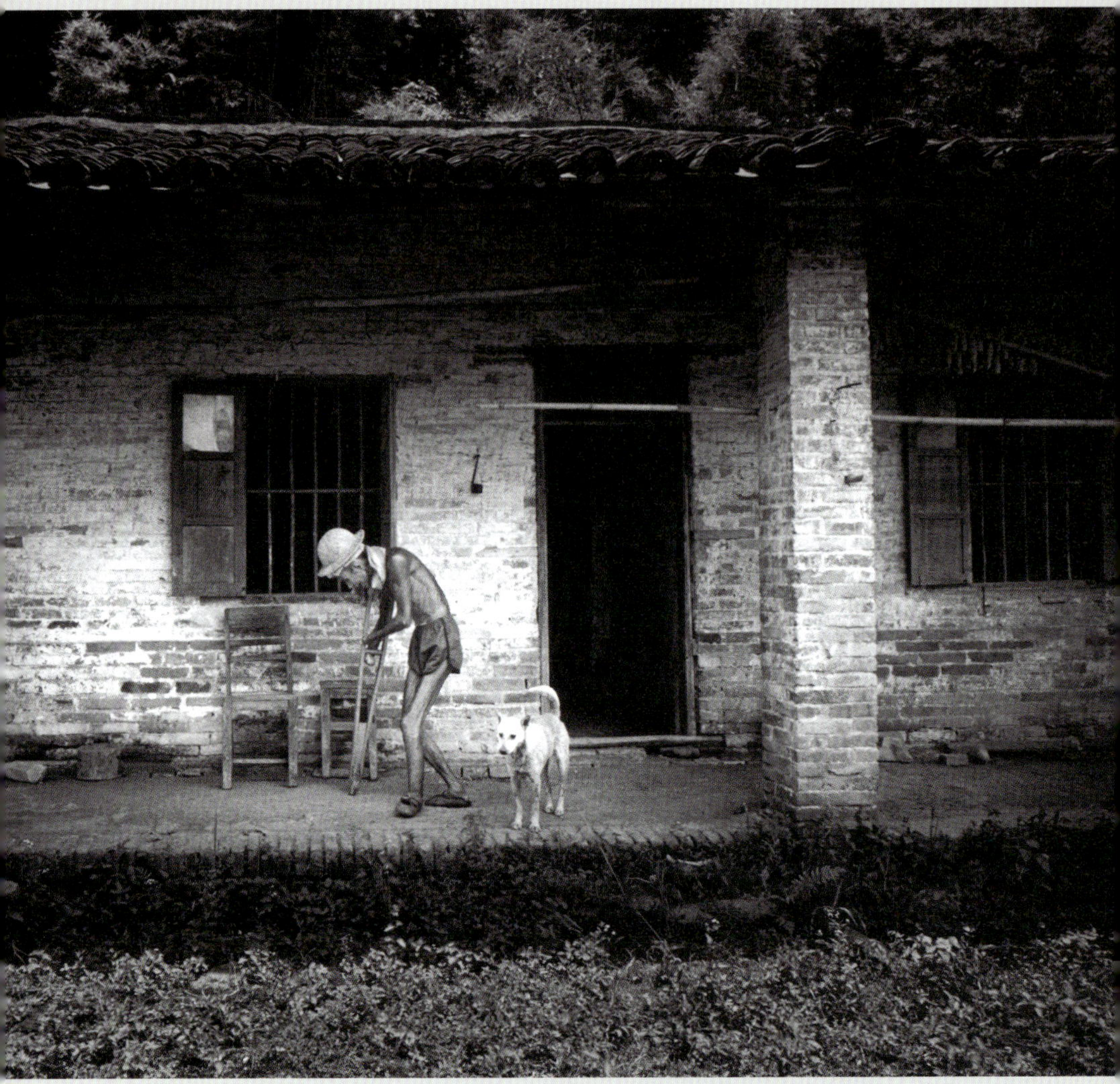

自分の家に戻ろうとする男性。28歳でこの村にやってきて、75歳になった。(2007年時点)

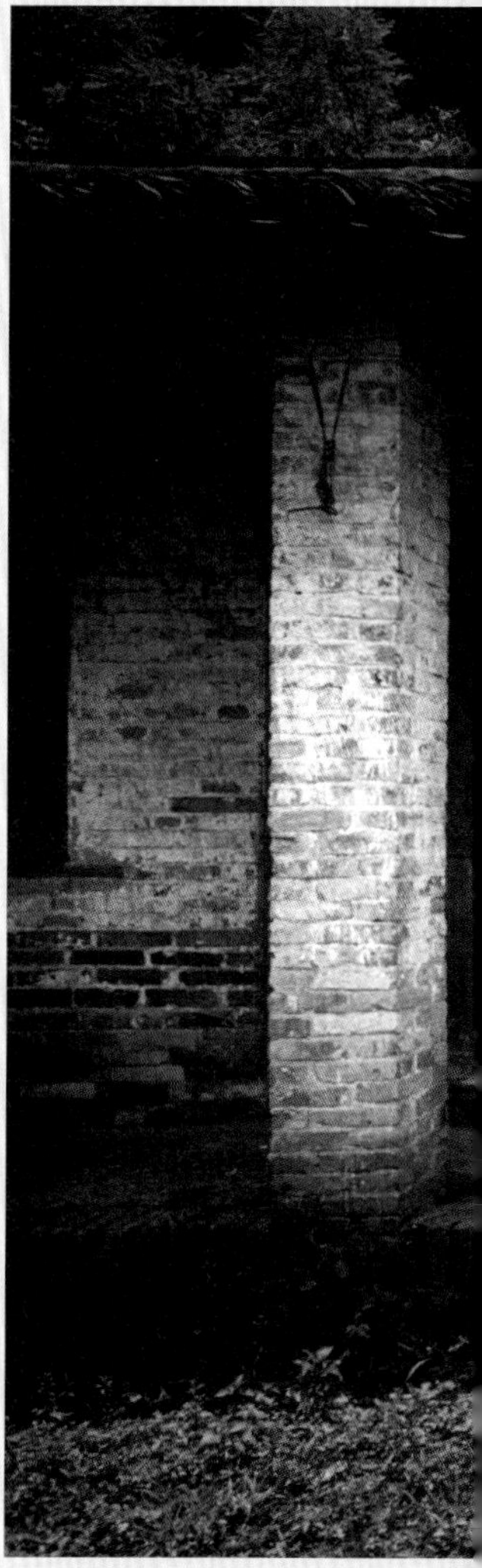

山の向こう、川の向こう

まさに水墨画のような世界が広がっていた。山を二つ越え、ようやく辿り着けた村があった。川を渡らなければ辿り着けない村も、山奥の炭鉱の中にある村もあった。一見すると、経済発展に取り残された貧しい農村のようだが、簡単には見つからない、そして辿り着けない場所にそれらの村はあった。そこで繰り返されてきた毎日の中で生き続けてきた人がいることに驚きを覚えた。

「中国にいる家族の村に送らなければ好きに撮っていいよ」

外国人を見るのが初めてだという村人たちは、孫みたいだ、と日本からきた珍客をもてなしてくれた。虫歯が痛いといつも愚痴っているお爺さんは、日本がどこにあるのか知らなかった。上海より向こうだと言うとびっくりしていた。彼らの世界は隔離された若い頃から広がっていないのだと知った。

中国の村に着くまで、僕はどう撮ればいいのか悩んでいた。方法論でも具体的な内容でもなく、何を撮るのか。どうすれば彼らの存在がここにあるということを写真にすることができるのか。そんな疑問がそのまま答えになった。彼らがここに「いる」、それだけ分かればいい。特にこれといった具体的な方法ではなく、その意識だけに集中して撮り続けた。

ハンセン病に対してよく言われる「恐れ」のようなものはもともとなかった。西尾からすでに話を聞いていたせいだろうか。

川の向こうにある村を離れるとき、村人たちが見送ってくれた。村人たちの姿が小さくなっていく。村での光景を思い出していると、僕らを乗せたボロボロの木舟はすでにこちら側の世界に着いていた。

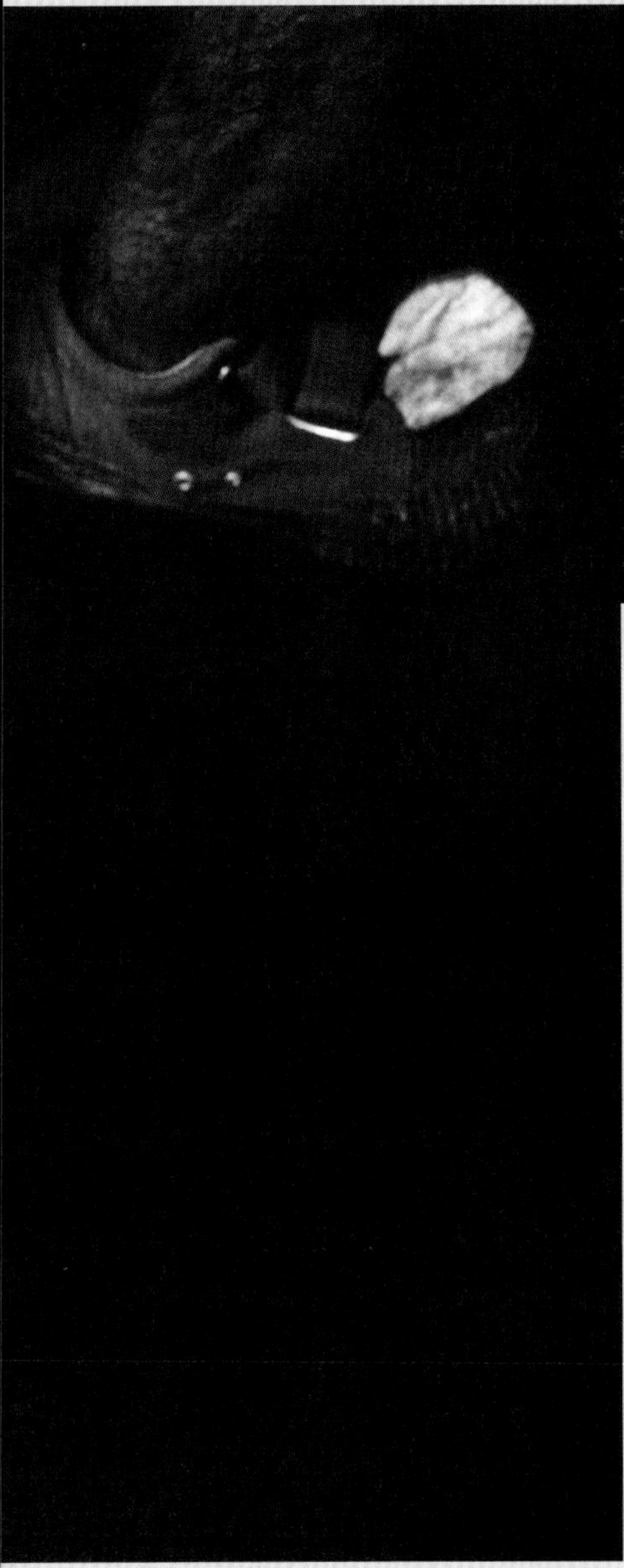

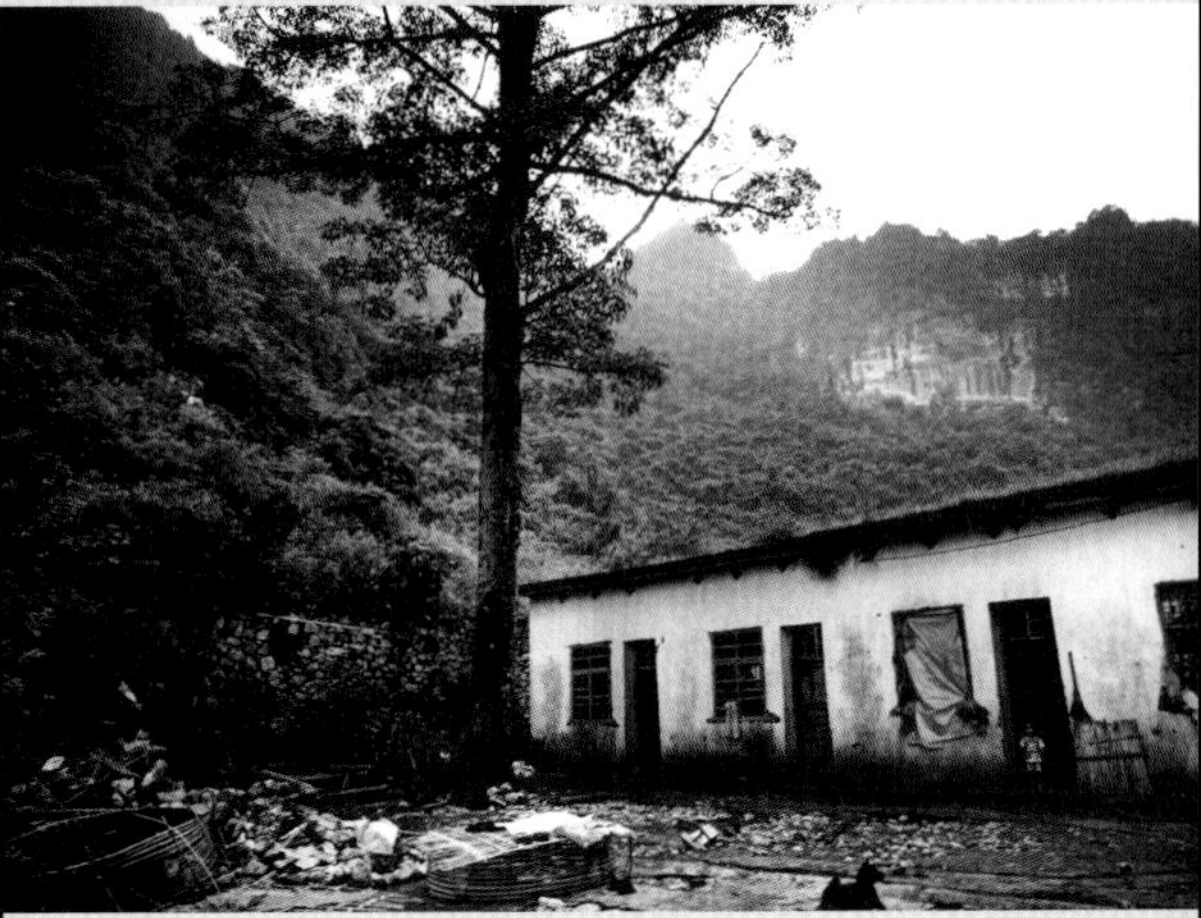

彼らがここに「いる」
それだけわかればいい。

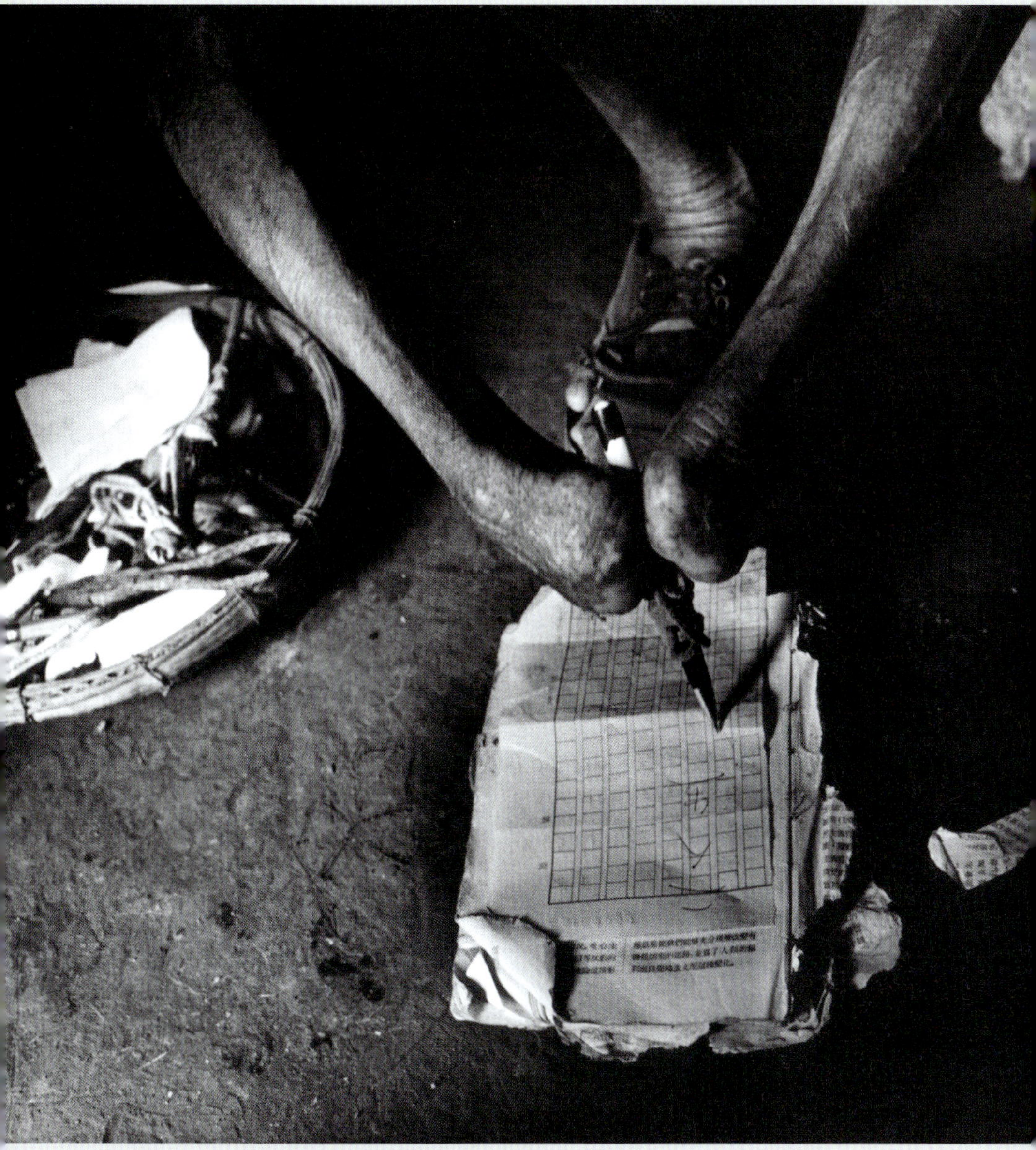

[右]山を二つ超えたところにある村。村人の暮らしがひっそりと存在していた。
[上]筆談をする男性。日本が上海より遠いというと、驚いていた。

編み上げたニワトリ用の籠を町で売るため、山を下る男性。

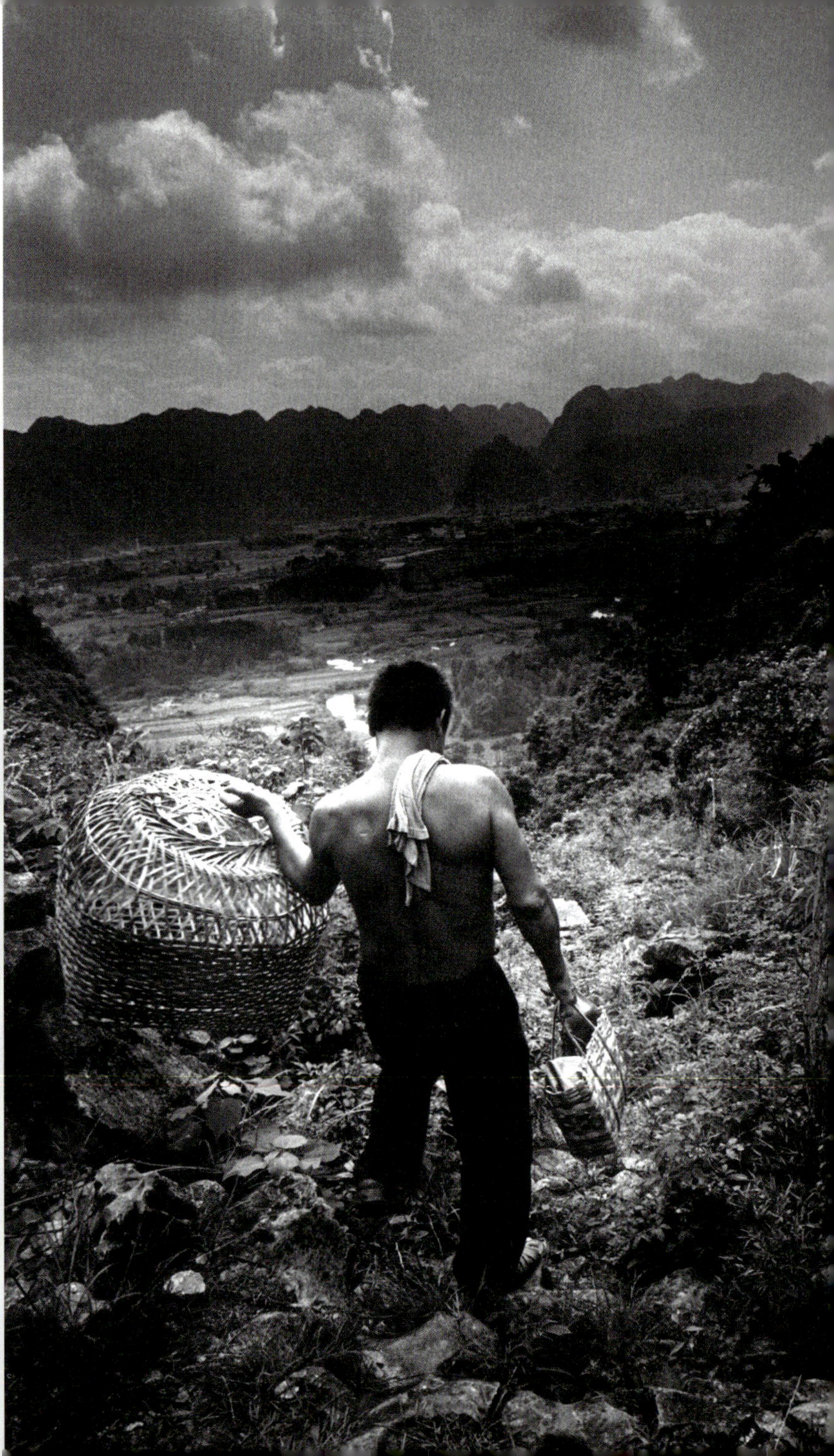

「ハンセン病について」――アンケート⑥

◉――さまざまな分野でご活躍中の方々に訊きました。
❶ハンセン病やハンセン病問題について知っていることは?
❷ハンセン病やハンセン病問題について思うこと、考えることは?

湯川れい子［ゆかわ・れいこ／音楽評論家・作詞家］

東京都出身／79歳

❶昔、子どものころに映画「小島の春」を観たのが強烈で、以来、小川正子さんに関する本を読んだり、テレビのドキュメンタリー番組なども見てきました。そしてハンセン病の方たちの悲惨な体験を、或る程度は理解し、認識しているのでは……と思います。

❷今では治る病気であると理解していますし、もともと伝染力も弱かったと。でも病状が目に見えることから、極度に恐れられたのであろうことは想像がつきます。それでも小川正子医師や岡村平兵衛、ゼローム・ロカゼウスキー神父、看護婦だった井深八重さんのように、人に恐れられる病いであったハンセン病の人々に寄り添って生涯を通した素晴らしい人々も居たということを、人々に伝えていくことができたらいいと思います。

もちろん知らないこともきっと山ほどあるでしょう。あらゆる「差別」を減らしていくためにも。

香山リカ［かやま・りか／精神科医］

北海道出身／55歳

❶子どもの頃、教会学校に通い、聖書になれ親しんでいましたので、イエスが癒した病がそれであることを知りました。その後、この病やこの病を抱えた人たちが、たいへんな誤解、偏見にさらされてきた歴史を知り、愕然としました。また医科大学を卒業し精神科医になりましたが、私が研修をした大学病院精神科は神経疾患の診断と治療にも力を入れておりましたので、そこである程度、くわしく症状などを学びました。ただ実際の患者さんを診察したことはありません。

❷私にとって、神谷美恵子氏は水俣病の原田正純氏と並び、尊敬する精神・神経科医です。医師として患者さんの治療だけではなくて、社会と向き合い、人権を尊重しつつ発言する姿を文章を通して知り、たいへんに励まされました。もちろん、自己犠牲、献身、研鑽とあらゆる領域で神谷氏の足元にも及ばない私ですが、彼女の姿を仰ぎ見ながらこれからも医療活動を続けたいと思っています。

日本財団とハンセン病制圧

いまだ闘いの途上

少年、笹川良一の体験から

田南立也
たなみ・たつや●一九五〇年二月四日生まれ、東京外国語大学スペイン語学科卒業、七三年より財団法人国際文化会館にて企画部長として日米欧、日・東南アジア間の文化交流、知的交流事業などに従事。九九年に日本財団に移り、国際事業担当、二〇〇五年より常務理事。ハンセン病制圧、人材育成、海外における日本理解増進などの分野の自主事業、助成事業を運営。

日本財団は、一九六二年に日本船舶振興会としてモーターボート競争の交付金を得て発足した。六七年、財団は、(財)アジア救ライ協会のインド救ライセンター整備事業に補助金を支出し、その後も七〇年代に韓国、ネパール、インドネシアなどの病院建設を支援するなど、発足当初からアジアのハンセン病の撲滅に強い関心をもっていた。創設者の笹川良一会長は「なぜハンセン病なのか」という問いに、幼少時に住んでいた村の娘がハンセン病の家族をもつことから差別を受けている事実に遭遇し、将来ハンセン病を世界からなくすことを誓ったのだ、と話されている。そして、海外に出張する都度、ハンセン病患者の施設を訪れ、患者や家族を激励することを常としていた。

その笹川良一会長と日本財団が本格的にハンセン病の制圧にむけて活動を開始したのは、七〇年代の初めのことである。それは、笹川氏とハンセン病の当時の特効薬である

「プロミン」を日本で合成することに成功した薬学研究の先駆者である石館守三博士との出会いから始まった。石館博士は青森県の出身、若いときにハンセン病の療養所を訪れ大きなショックを受けた経験から、薬学を通してハンセン病患者を救うことを夢とされていた。その二人を中心に七三年五月に行われた会合には、紀伊國献三氏（後に笹川記念保健協力財団理事長）と笹川陽平氏（後に日本財団会長）も参加していた。そこで決定されたのが、世界からハンセン病をなくすための活動を行う専門財団としての笹川記念保健協力財団の設立だった。石館博士は、キリスト者であり「海外でハンセン病で苦しんでいる人々の苦悩を少しでもいやすことは医学者の光栄な義務である」という信念をもっておられた。

笹川良一、石館守三という二人の先駆的な指導者の熱い思いが日本財団、笹川記念保健協力財団のハンセン病制圧活動の基本的な理念を形成し、進むべき道を決めたといってもいいだろう。この世界からハンセン病で苦しむ人をなくすというミッションである。これよりさかのぼる一九六五年、良一の息子陽平は、父とともに韓国のハンセン病病院を訪れている。その時、あまりに悲惨な患者の状況に遭遇したことが、笹川陽平をして、父と同じ思い、すなわちハンセン病で苦しむ人をこの世からなくすことを決意させたのである。

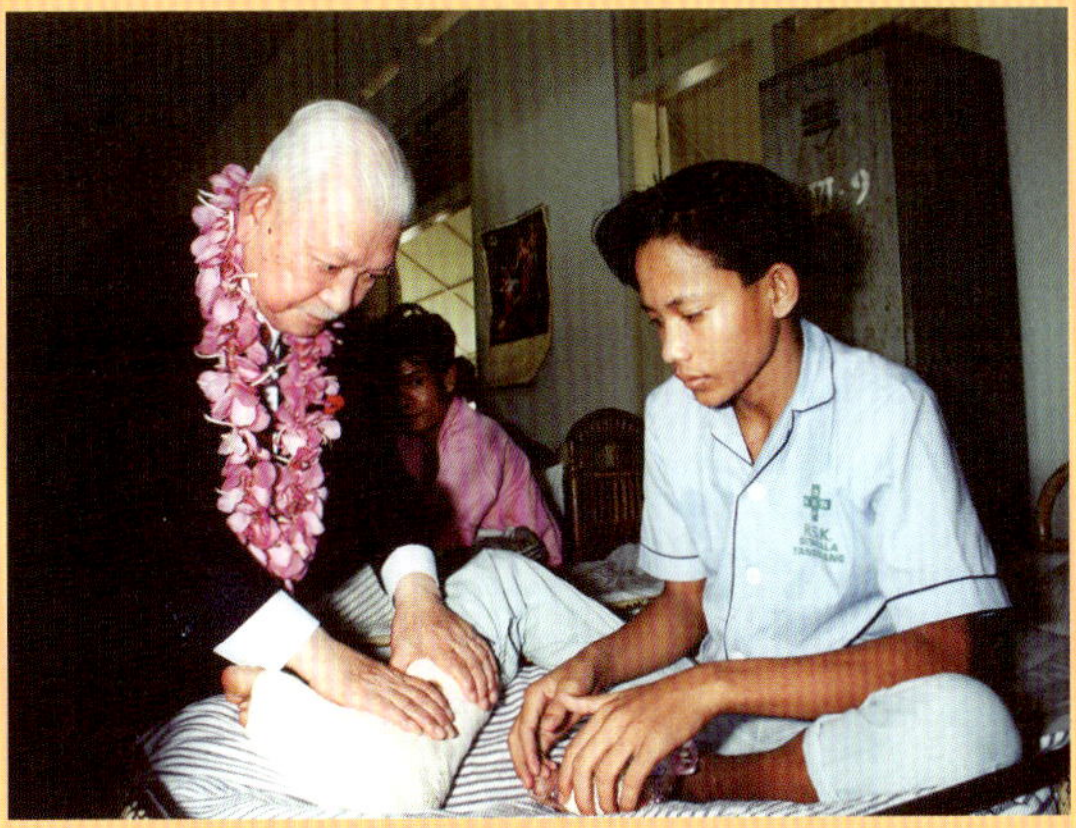

インドネシアのハンセン病病院での笹川良一。（一九七三年頃）

治療薬MDTの開発

日本財団は、笹川記念保健協力財団の設立（一九七四年）と同時期に、世界保健機関（WHO）に対してハンセン病制圧のための資金の供給を始めた。七五年にWHOに対し一〇〇万ドルを拠出したのが最初である。WHOは世界のハンセン病制圧のための司令塔として、病気蔓延国の政府に対して、政策形成支援や技術指導をし、必要な資金をも供給する仕事をしていたが、予算不足で満足な成績をあげられていなかった。七五年以来、WHOのハンセン病対策予算は日本財団がそのほとんどを賄い、二〇一四年までに日本財団がWHOに拠出した支援総額は、約一億三六〇〇万ドル、日本円で二〇二億円である。

ハンセン病との闘いを大きく変容させたのは治療薬の開発だった。これが日本財団、笹川記念保健協力財団はもとより、WHOや多くのハンセン病との戦いに従事している政府・民間の組織の仕事を決定づけた。長い歴史を通して不治の病とされていたハンセン病は、一九八一年の複合治療薬MDTの開発によって治る病気となった。この治療薬の開発を受け、九一年にWHOは、公衆衛生上の問題としてのハンセン病の世界的制圧、すなわち患者数を一万人に一人未満とすることを、二〇〇〇年までに達成すると宣言した。日本財団は、笹川陽平理事長の決断により、九五年から九九年までの五年間にわたって、MDTを全世界に無料で配布した。このために財団は五〇〇〇万ドル、日本円で約五六億円を拠出している。これによってこの五年間に五〇〇万人から七〇〇万人が治癒したと想定されている。現在までに世界中で病気から治癒した人の数は、一六〇〇万人とされている。この日本財団による治療薬の無償配布が、ハンセン病制圧の歴史を大きく変えた。無償での治療薬提供は、二〇〇〇年以降ノバルティス財団によって引き継がれている。一九八〇年代から現在までにこのMDTのおかげで全世界のハンセン病患者数を九五％減少させることができたと言われている。

しかし、ハンセン病の制圧の道は必ずしも平坦ではない。

ハンセン病制圧とグローバル・アライアンス

ＭＤＴの無償配布にもかかわらず、人口一万人に対して感染者一人未満という当初の制圧目標を各国が二〇〇〇年度までに達成することが困難な状況が続き、それを受け、一九九九年のアビジャンでの第三回国際ハンセン病会議

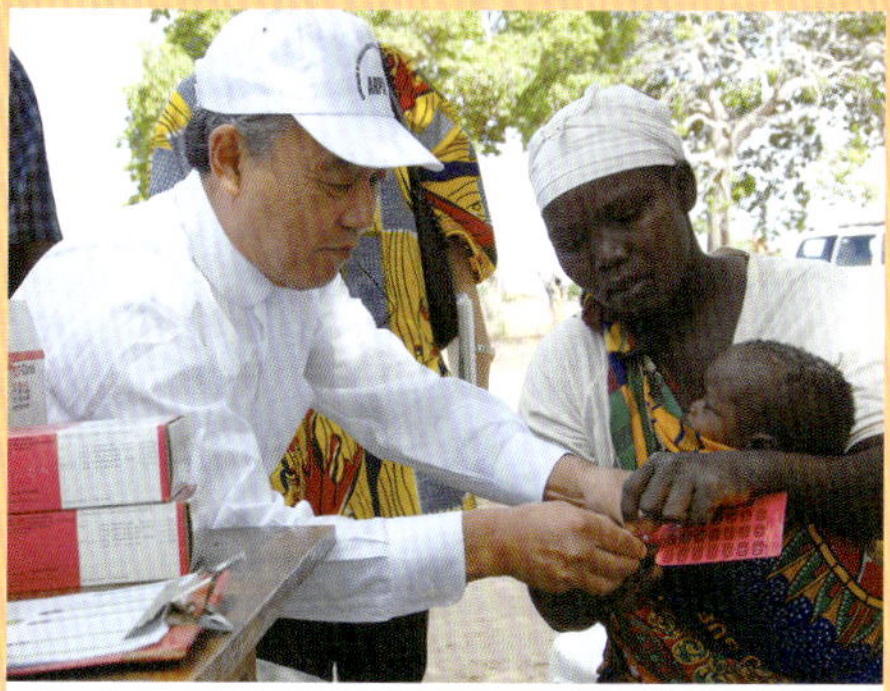

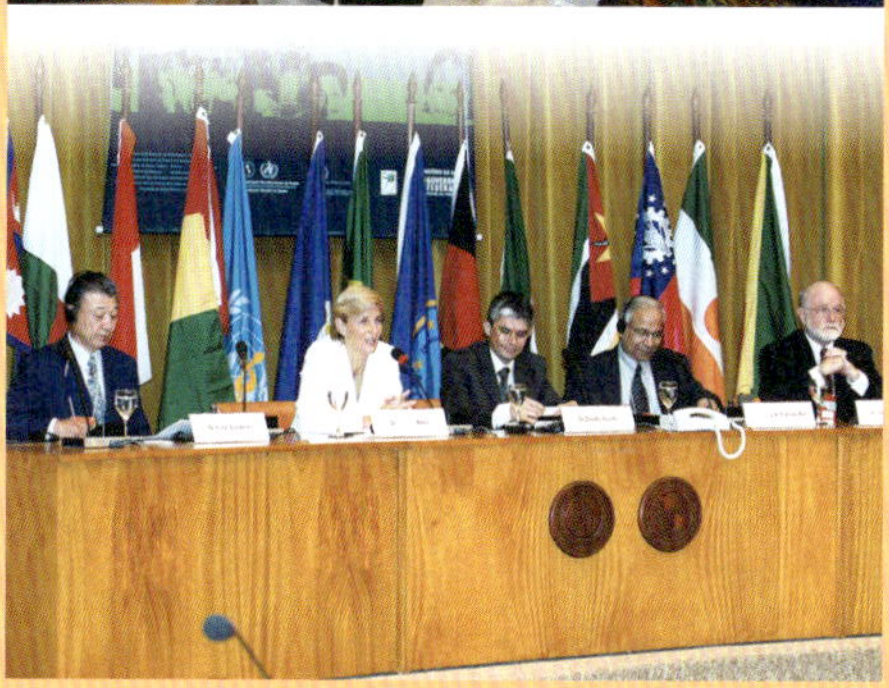

[上]二〇〇六年モザンビークで、笹川会長にＭＤＴを渡される母親。
[下]二〇〇二年一月、第二回グローバル・アライアンス。(ブラジル)

において、グローバル・アライアンスという新しい国際的な同盟が結成され、新たに国のレベルで二〇〇五年までの制圧を目標として再設定した。アライアンスのメンバーは、ハンセン病制圧に至っていない各国政府、世界保健機関（WHO）、世界救らい団体連合ILEP（International Federation of Anti-Leprosy Associations）、日本財団・笹川記念保健協力財団、MDTを製造し、日本財団の後を受けて無償で提供することを引き受けた製薬会社のノバルティス・ノバルティス財団であり、オランダの開発支援機関であるDANIDA（Danish International Development Assistance）、世界銀行なども参加していた。異なるステークホルダーが同じ目的のもとで結集し、協力して制圧達成の道を歩もうという動きである。日本財団は、このグローバル・アライアンスという枠組みによるハンセン病制圧活動のために、二〇〇〇年から〇五年にわたり総額二四〇〇万ドルの支援をWHOを通して行うことを表明した。

連帯の難しさと笹川大使の誕生

二〇〇一年一月、インドのデリーで第一回「ハンセン病制圧グローバル・アライアンス会議」が開催された。この会議においてWHOとILEPとの活動方針の違いによる不協和音が鮮明となった。そして、会議の終了前にWHOのアメリカ地域代表などから、笹川陽平理事長をグローバル・アライアンスの大使に任命したいという提案がなされ、可決された。故笹川良一会長の代からの努力を高く評価し、さらなるハンセン病制圧に向けての貢献を願ってのことである。大使に期待される役割は、まず病気についての社会の認識を高めることであり、①世界中から見える存在であること、②各国の政治指導者のコミットメントを強化すること、③様々なステークホルダーの仲介役であることなどだった。これが、以降の日本財団と笹川陽平現会長のハンセン病との闘いの方向性を決定づけたと私は考える。つまり笹川氏と日本財団は、WHO、各国政府、ILEPなどのNGO組織などハンセン病制圧という同じ目標を持つさまざまなステークホルダーのまとめ役、仲介役で先導者でもあるという図式である。この役割を負う日本財団とその長である笹川陽平WHOハンセン病制圧大使（二〇〇三年にはグローバル・アライアンスは解散し、それにともない笹川陽平大使は、WHOハンセン病制圧グローバル・アライアンス大使からWHOハンセン病制圧大使と名称と役割が変わった）は、世界制圧に向けて大きな動きを作り出してゆく。

WHOのハンセン病制圧大使に任命された笹川陽平は、各国が国レベルでのハンセン病の制圧をいかにして成し遂げてゆくかを考え、未制圧国すべてを足しげく回って現状を調査し、政治指導者に会い、メディアを味方につけ、そして現場の医療従事者を激励し、そしてなにより、患者、回復者を訪問して彼らの声を聴くことを、まず重要な役割と位置づけた。とりわけ、患者数の多いインドとブラジルをどうするかが焦眉の急であった。

インドへの努力の傾注

インドは、二〇〇一年末の時点で、まだ五五万人の新規患者を擁していた。日本財団は〇二年六月、東京に当時のインド保健大臣を筆頭に七つの高蔓延州の州保健大臣や保健次官を招き、インドにおけるすみやかな制圧を目指したサミット会議を行った。この会議が出した東京宣言が、その後のインドの制圧達成を進める鍵となる。笹川大使自らが、高蔓延州を頻繁に訪問し、州政府の要人、保健行政の高官、ハンセン病の行政担当者、メディア関係者を巻き込んで、地域的なアドボカシー活動を多いときは年五回ものペースで行っていった。これらの集中的な努力と、そしてもちろんインド保健省をあげての活動の集約化により、インドは二〇〇五年末に人口一万人に患者一人未満の制圧目標を達成したのである。このインドの制圧達成は、ハンセン病との闘いの歴史的な成果である。インドの達成に刺激を受け、モザンビーク、コンゴ民主共和国、ネパール、東チモールが次々制圧を達成し、二〇一一年以降、残る未達成国はブラジル一か国だけとなった（人口一〇〇万人以下の国をのぞく）。しかし、それと同時に、ハンセン病との闘いにある意味での達成感、安堵感が生まれてしまった。実際インドでの達成後、世界のハンセン病の制圧状況は大きな進展がなく、患者数に変化がみられない停滞状況が続いている。

ブラジルの困難

大きなハンセン病の問題を抱えるもう一つの国、ブラジルにおいても、笹川陽平大使の活動は集中的に行われてきた。ブラジルは、広大な国土を擁し、アクセスの難しい森林地帯などもあって、ハンセン病制圧を進めることが非常に困難な状況が続いてきた。現在（二〇一五年十月）も、国レベルでの制圧は達成されていない。制圧達成を困難にしているもう一つの要因は、長年にわたって皮膚科の専門医が診断してハンセン病かどうかを判断し、薬の処方提供も彼らが行うという方法が定着しており、専門医にアクセスすることがむずかしい地域では、診断そのものが不充分で、結果的に治療の遅れを招く状況が続いてきた。この方法をブラジルはかたくなに踏襲してきたのである。ようやく最近になって、この診断法が皮膚科専門医以外にも許される状況に変わってきた。

そのブラジルでユニークな活動をしてきたのが、ハンセン病回復者によって設立されたNGOのモハン（MORHAN）である。この組織は、広大な国土のブラジルのどこからでも、無料電話によってハンセン病の治療相談を行うという効果的な方法で、多くの患者を支援してきた。全国二四州に支部をもち、ハンセン病の新規患者の発見と治療への支援、および回復者の権利の擁護を進めるアドボカシー活動を続けている。日本財団は過去十一年にわたり、このモハンの活動を支えてきた。そして、ブラジルの回復者の人々が、世界にメッセージを発信することを奨励してきたのである。

未発見患者三〇〇万人

二〇一四年末のＷＨＯ発表の統計によると、全世界の登録患者数（ＭＤＴの治療を受けている人数）は総計で十七万五五五四名であり、年間に発見された新規患者数は二一万三八九九名だった。そのうち十五歳以下の子供の新患数は、一万九七九六名である。インド、ブラジル、インドネシアの三国が世界の新規患者数の八一％を占めている。そのほかにアジア、アフリカの十か国が年間一〇〇〇名から一万名の間の新規患者数を有し、全体の十三％を占める。南太平洋島嶼国にも、ハンセン病患者の比率が一万人に一人以上の国が数か国存在する。

障害をもつ患者を減らすには早期発見が要である。その目安は、目に見える障害を持つ患者数であるが、この数は二〇一四年には一万一一〇名だった。目標とされてきた二〇一五年までに目に見える障害を持つ患者数を、二〇一〇年の数（一万三二七五名）から三五％削減するというゴールは達成されていない。

前述のように、二〇〇五年のインドのハンセン病制圧以来、世界でのハンセン病制圧活動にゆるみが見え始めた。過去十年間の患者発見数も、年間二〇万人から二五万人という数字に大きな変化がない。そして患者たちの診断が遅く、すでに何らかの障害をもつケースが多い。また、子供の新患数が減少しないのも、いまだに感染が進行していることを示す懸念材料である。その原因は、制圧を達成したことによる、継続的なハンセン病の患者発見、治療活動に

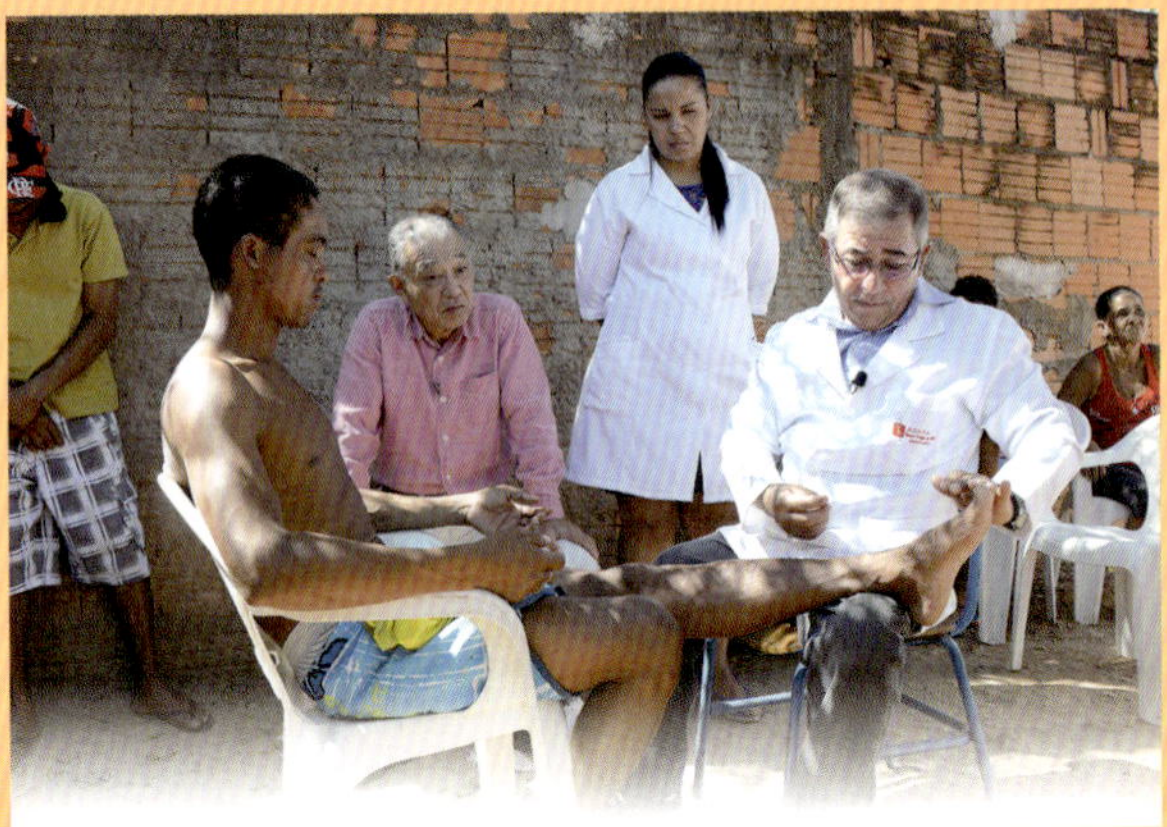

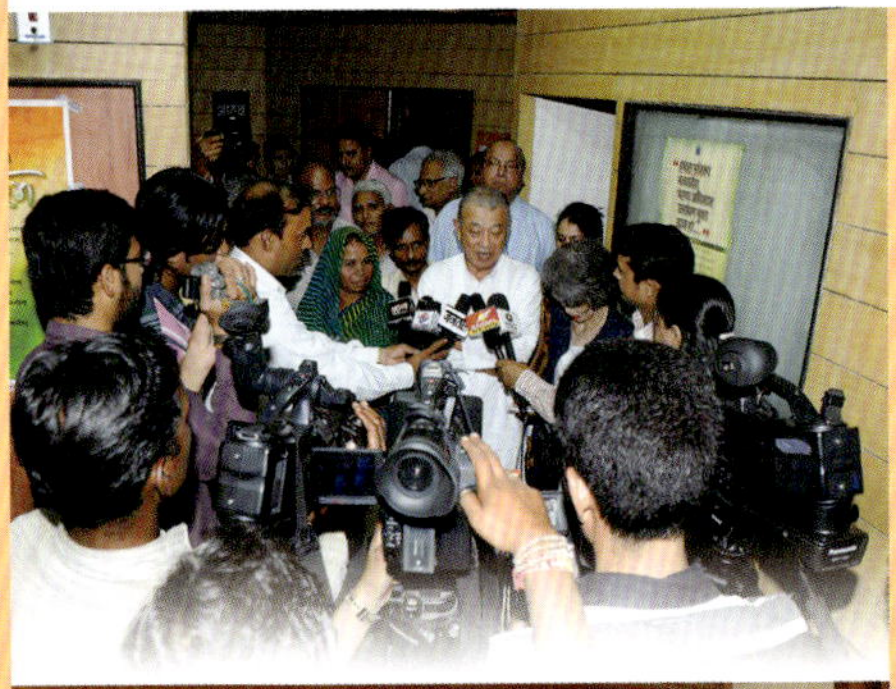

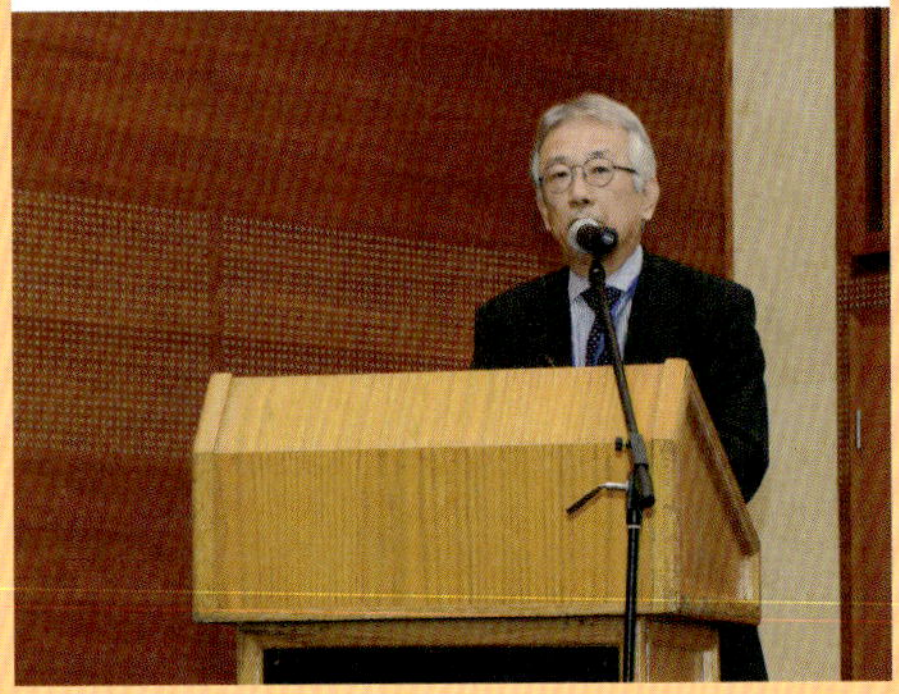

[上]二〇一五年ブラジル。各家庭を回ってハンセン病患者を診察するシセロ看護師。
[中]インドで取材を受ける笹川会長。メディアの役割も大きい。(二〇一二年)
[下]二〇一三年、エチオピアのハンセン病人権シンポジウムでの田南立也。

対する各国政府の意識の低下と予算の削減があり、経験ある医療従事者の減少がある。ハンセン病蔓延国には、蔓延率の極度に高いホットスポットと呼ばれる、アクセスのむずかしい地域が多く存在する。このような地域に隠れた患者、あるいは家族に患者がいて密接な接触により家族内で感染する患者など、見つけられていない患者数は、全世界でおよそ三〇〇万人に達するのではないかという試算もある。

このような現状を憂慮した笹川陽平大使の呼びかけで、二〇一三年七月にバンコクにおいて十七か国のハンセン病蔓延国の保健大臣、次官などを招いたバンコク・サミット会議が、WHOとの共催で実施された。この会議に集まった蔓延国の保健行政の責任者と、国際NGO、財団などが、バンコク宣言を発出し、ハンセン病の制圧の閉塞状況を打開するために、さらなる活動の活性化を図ることを宣言した。日本財団は、二〇一四年以降五年間で、これらの蔓延国の活動の活性化のために合計二〇〇〇万ドルの資金を供与する用意があることを表明した。

今、なにがなされるべきか?

公衆衛生上の問題として蔓延国の保健医療政策のハンセン病に対するプライオリティが下がっていること。これについては、保健行政に携わる各国の政治指導者への強い働きかけが重要である。政治指導者のコミットメントを強化することが、その国のハンセン病対策予算や、人員の増加につながる。

また、ハンセン病の問題を広くNTD(「顧みられない熱帯病」)対策の一環として取り上げることにより、病気発見と制圧のためのキャンペーンや、診断、治療を効率的、効果的に行えることをより重視すべきだろう。ただし、ハンセン病はWHOによって、その他のNTDと異なる位置を与えられてもいる。各地域事務所にハンセン病担当のアドバイザーを置き、世界のハンセン病制圧活動を進める本部(Global Leprosy Program)をインドの南東アジア地域事務所(SEARO)に独立して置いていることも、その表れである。

現在WHOは、二〇一六年から二〇二〇年の間の五か年戦略を策定中である。重要なのは、いかに新規患者の早期発見を進めるかということである。それには、ホットスポットという蔓延率の高い隠れた地域を特定し患者発見を集中して行うことがまず必要である。家族の間の感染を防ぐことも重要な仕事になる。二〇一五年夏に笹川大使がブラジルを訪問した折、蔓延率の高い州で、既にハンセン病患者をもつ家族に対する訪問診断に立ち会ったが、その際、訪ねたすべての家族に新患が発見された。このように密接な接触のある家族間の感染にいっそう注意を払い、診断を進めてゆくことが重要なのである。このような家族に対しては予防治療を行うことも、実験的にすすめられている。

隠れた患者の発見は非常に困難である。その理由は社会に存在するスティグマと差別である。ハンセン病についての情報、すなわち治る病気であり、薬は無料であり、早期発見により障害を残さず完治できる、したがって差別は許されない、という正しい情報を、広く社会に浸透させてゆく必要がある。そのために繰り返して啓発活動やキャンペーンを行ってゆくことが望まれる。

これまで患者数の減少が活動の最大の目標だったが、現在必要なのはもっと多くの隠れた患者を早期に発見することであり、それによって新規患者数が増えることを現場が恐れないことである。

また、今のところMDTには決定的な耐性をもつ菌がでてきていないが、それが出現して、MDTに代わる治療が必要とされることも予想される。新薬、あるいはワクチン、予防治療などの研究開発を進めることも必要である。

さらに、MDT治療を始めた患者が、その治療を完了させることが重要であり、その治療完了後も障害への対応、貧困など社会経済的問題への対応、尊厳、人権の回復など、回復者への長期的ケアを考える必要がある。

人権問題としてのハンセン病

日本財団笹川陽平会長のハンセン病制圧の取組みは、医療面だけでなく社会面でも顕著なものがある。私自身、南アジア、アフリカなどの療養所とは名ばかりの施設や、患者、回復者が集まって居住するスラム、コロニーなどを訪問させてもらったが、その生活実態の悲惨さに驚くことの連続だった。それでも一人ひとりが生き生きとした目をして苦難を乗り越えているのがよくわかる。病気にかかったというだけで、世間や自分の家族たちからさえも邪魔者とされ、差別の対象とされる状況が許されるわけがない。しかし、これは何世紀も続いてきた悲しい現実でもある。笹川陽平会長がＷＨＯのハンセン病制圧大使に任命されたときに掲げた、社会に対する三つのメッセージは、①ハンセン病は治る病気である、②薬は無料で手に入る、③差別は許されない、だった。

笹川会長は、この差別の問題を取り上げ、具体的な解決法を国連に求めた最初の人間だった。二〇〇三年七月、前触れもなく国連人権高等弁務官事務所の扉をたたき、当時の高等弁務官代理のバーナード・ラムチャラン氏に会ったところから、国連を巻き込む闘いは始まった。周囲の理解と支援を受け、日本政府をも巻き込み、ハンセン病の差別を撤廃する決議を二〇〇八年の国連人権理事会で勝ち取り、二〇一〇年には差別撤廃決議とそれに付随する「原則とガイドライン」を、国連総会で一九三か国の賛同を得て承認させた。

この「原則とガイドライン」を世界の蔓延国政府が関係団体に実践してもらうための啓発を進めるため、二〇一二年のブラジルを最初に、インド、エチオピア、モロッコ、ジュネーブと、世界の五地域において国際シンポジウムを主催もしてきた。現在も活動は国連人権理事会の諮問委員会に引き継がれ、調査が進められている。

このような国連中心のアドボカシー活動と同時進行で、二〇〇六年以来「グローバル・アピール」という啓発活動も笹川陽平大使のイニシアチブによって毎年実施されている。ハンセン病の患者、回復者、その家族に対する社会的差別を撤廃するためのメッセージを、ノーベル平和賞受賞者をはじめとする世界的なオピニオン・リーダーや、回復者自身、世界の大学学長、国際法曹協会参加の世界中の法律家協会、世界医師会、国際看護協会などの賛同を得て、毎年一月の世界ハンセン病の日の前後に発表してきた。世界中に、同志をつのり、差別をなくするための決意を伝える、大きな社会啓発活動へと発展している。

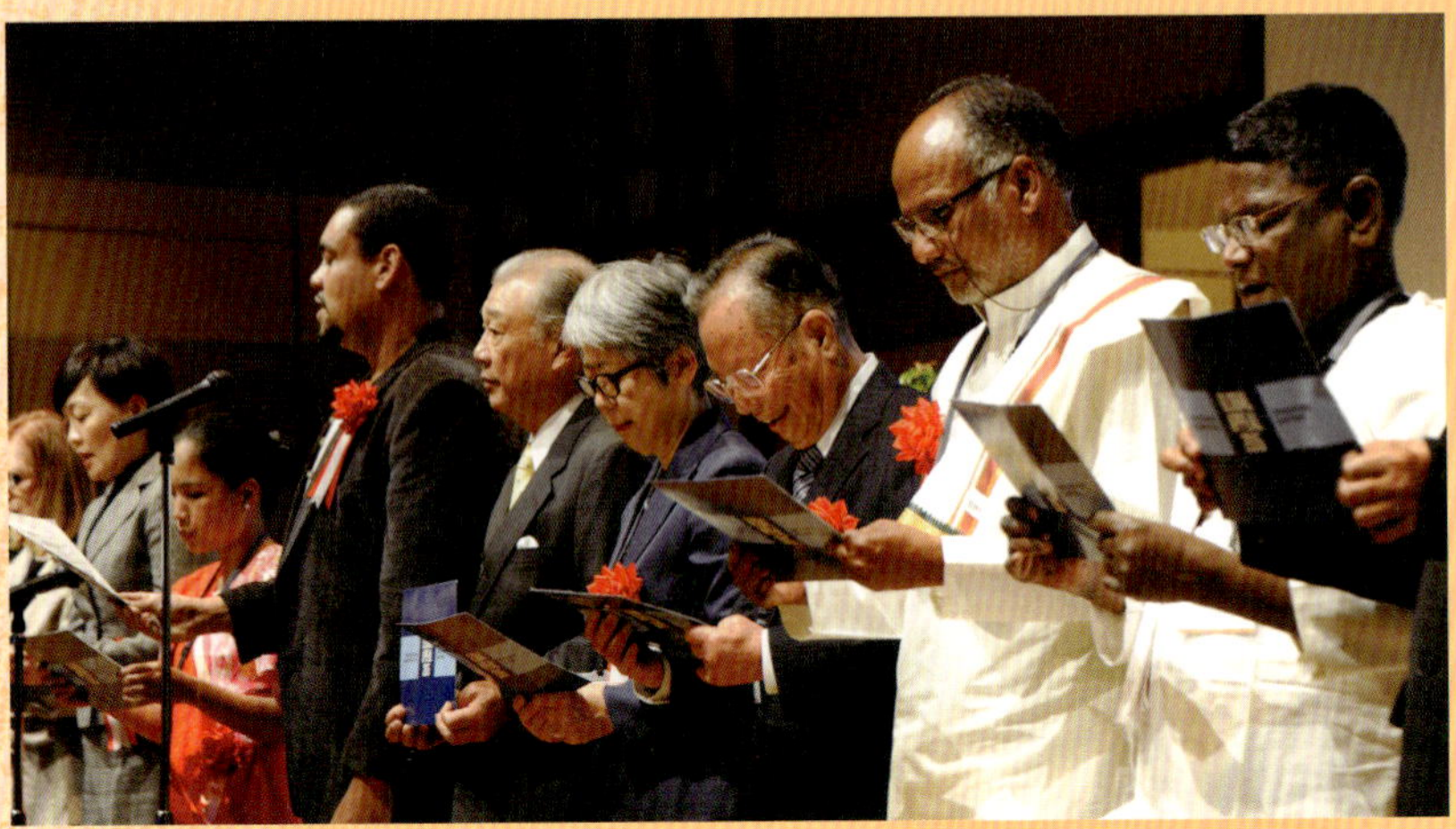

グローバル・アピール2015。

歴史の風化に抗して

日本財団は、笹川記念保健協力財団とともに、世界中のハンセン病患者・回復者のグループや組織を支援する活動を何年にもわたって続けてきた。ともすればスティグマと差別を恐れて身を隠し、隔離された場所に自ら住まい、社会との交流を避けてきた彼らの尊厳を回復し、普通の人びとと同様の基本的人権と社会的生活を享受することができるように、また彼らこそが活動の主役であるとして様々な社会的啓発活動を支援し、さらに彼らの生活向上のための自立活動を助けてきた。

彼らが、本当に隔離の生活から自由になり、社会の一員として正当な生活ができることで、本当の意味での「ハンセン病のない世界」が実現する。ハンセン病の歴史は患者、回復者、そしてその家族の、いわれのない差別による疎外と苦しみの歴史だった。その負の歴史を風化させず、そこから学び、その苦しみを生き抜いた人々の強い精神と生きざまを知ることを通じ、苦しみを乗り越えた人々の正の歴史として、次代へと伝えてゆかなければならない。

「ハンセン病について」——アンケート⑦

◉——さまざまな分野でご活躍中の方々に訊きました。
❶ハンセン病やハンセン病問題について知っていることは?
❷ハンセン病やハンセン病問題について思うこと、考えることは?

野見山杏里［のみやま・あんり／歌手］

東京都出身／制服向上委員会／18歳

❶
▼らい菌による感染病
▼皮膚がただれてしまう
▼今の日本ではほぼ感染することはない
▼差別がいまだにある
▼強制的に療養所にいれられていた
▼入所するときに偽名をつかうようにと言われた時代があった
▼入所者の平均年齢が80歳をこえている

❷きちんと今、ハンセン病をとりまく状況について説明したりして、誤解をしている人がいるなら減らしてほしい。昔の考えや差別問題が今も残っていたり影響しているなら、一日でも早くそういったものがなくなればいいと思います。回復した方や、ハンセン病の方々が安心して暮らせる社会になってほしいと思います。

木梨夏菜［きなし・かな／歌手］

東京都出身／制服向上委員会／17歳

❶
▼らい菌
▼感染症
▼病名の由来……らい菌を発見した、ノルウェーのアルマウェル・ハンセン
▼感染力は弱い
▼ハンセン病患者のためにマザー・テレサも活動
▼ハンセン病にかかり、国の政策により療養所に終生強制隔離されて、今でもその被害が続いている。
▼無らい県運動
▼差別問題の一種

❷ハンセン病と聞くと差別問題を思い浮かべます。らい菌の病原性は低くて、感染してもほとんど発症しないそう。なのに強制隔離されたり、家の中を真白く消毒され、ひどい。

世界の回復者の証言・アメリカ

ハンセン病とスティグマの肖像

ホセ・ラミレス・ジュニア

José Ramirez, Jr.◉一九六八年、ハンセン病と診断され、カーヴィル療養所に入所。所内の教会や食堂などでの差別的な扱いの排除に取り組み、大学への患者の入学規制と闘い復学を認めさせた。退所後も「カーヴィル最後の語り部」として、ハンセン病に対する正しい知識の啓発や差別撤廃のために、世界中を飛び回っている。

療養所には「霊柩車」で運ばれた

一九六八年二月十九日の朝、テキサス州ラレド市のマーシー病院の病理医のホアキン・シガローア氏と私の主治医のリカルド・ヴェラ氏が研究室長のオフィスに入室。私の姉ラケルのスーパーバイザーでもあった研究室長のシスター・デ・リリスに会い、すぐに退室。

シスターが、ラケルに疾病管理センター（CDC）のレポートを見せました。レポートは、患者ホセ・ラミレス・ジュニアのハンセン病罹患が確認されたことを告げていました。姉がレポートから目を上げると、シスター・デ・リリスが泣いています。シスターはどんな状況でも沈着冷静であることで有名であり、それまでそんな様子を見たことがありませんでした。

姉も泣き出し、二人は抱き合いました。シスターがほかのスタッフをオフィスに呼び、私の診断結果を告げ、皆が私の回復のための祈りを捧げました。

厳粛な祈りの後、シスター・デ・リリスが、冷静に「医者たちやラミレスさんの家族に知らせるまで、このことは秘密にしておきましょう」とグループに伝えました。

しかし、私の診断結果の噂は急速に広がりました。私がいた五階の担当看護婦は、ほかの患者やスタッフを別の階に移動させ、私の部屋に入る人は、必ずキャップ、ガウン、手袋とマスクを着用せよ、との指示を出しました。私の家族は、そんな指示を無視しました。この騒動は、午前の「見舞い時間」の真っ最中に起きたので、母と私の恋人が病院に駆けつけました。二人とも隣の部屋に案内され、私の診断結果、そして私をルイジアナ州のカーヴィルにある国立ハンセン病病院に移送することなどを告げられました。母には医学的知識はほとんどなく、それが「神様からの罰」であることを確信していました。号泣しながら、「この病気は自分のせいだ、これまで冒した罪への天罰だ」と告白しました。母は以降、三六年間もその痛みとともに暮らしていましたが、私が、教皇ヨハネ・パウロ二世の「すべてのハンセン病患者は私の兄弟だ」という言葉を教えたとき、「やっときれいな魂で死ぬことができる」と答えました。

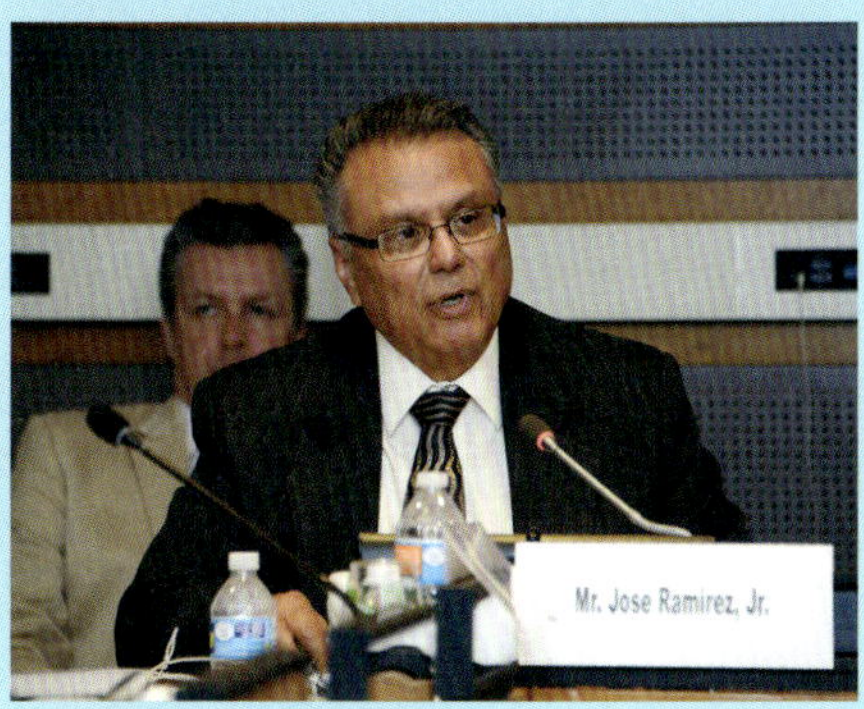

二〇一五年七月、ニューヨークの国連でのハンセン病と障害者サイドイベントにて。

　マーシー病院への入院は、一週間続いた高熱、ひどい神経痛、増える一方の身体中の傷と結節のためです。病院までの旅は短かいものでしたが、その前に長い遠回りをして、何人もの医者に検査され、涙が出るほどの激痛を体験し、代替医療の開業医の診察も受けました。そのうちの一人はいわゆる「クランデロ」(呪医)で、私の傷を見ると「あなたは聖書の病気を持っている」と、私たちを追い出してしまいました。両親は、その言葉の意味がよくわからず、CDCのレポートによって、クランデロの恐ろしい発言を理解することになります。

　診断の午後、テキサス州の保険局長が私の部屋を訪れ、「ハンセン病患者のためのハンドブック」というパンフレットを手渡しました。それは私にとって、誤解に満ちたこの病気の入門書になります。私は翌日にルイジアナの「らい病院」に運ばれることを教えられ、恐ろしいレッテルが私に貼られることになったわけです。

　その晩、この病気が神の罰だと信じている両親が代わるがわる病室に来て、自分たちの罪の許しを祈りました。両親は泣き、私も一緒に泣きました。私がまだ理解できなかったのは、世界から隔離された息子の姿を見ることが彼らにとって信じられないほどの苦悩であったことです。夜、痛み止めを注射され、両親、十二人の兄弟、そしてガールフレンドに闇をもたらした神様を呪い、嘆きながら眠りました。その呪いは何十年も消えることがありませんでした。翌朝四時に母に起こされ、「らい病院」への一二〇〇キロの旅が始まりました。そこでは最終的に七年間過ごすことになりました。看護婦にモルヒネの注射をされ、家族とガールフレンドが私のベッドを囲み、祭祀が、「最後の秘跡」を行いました。

　病院までは、霊柩車による十八時間の行程でした。「救急車は生者のため、霊柩車は死者のため」。あの冷たい朝の最後の秘跡と霊柩車は、私が「生きている死者」であることを意味していました。私の前にも後にも、何百万人もの人たちが、こんな烙印を押されてきたのです。

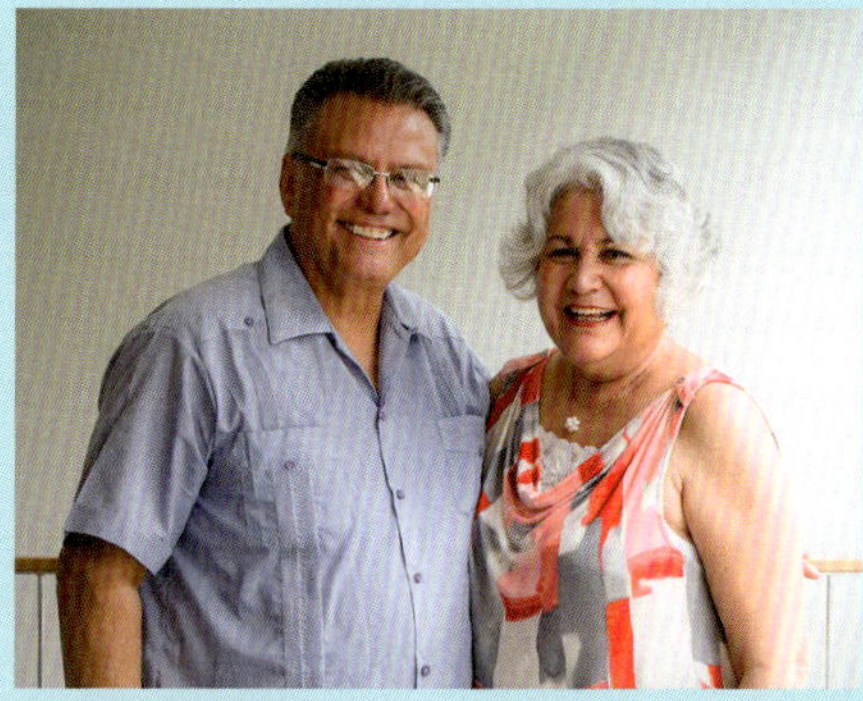

ラミレスさんと彼を支える夫人のマグダレナさん。
ラミレスさんは「いちばんつらかったのは、カーヴィルにいたころ、我々の結婚を認めないという妻の母の気持ちを理解できなかったこと。妻と一緒になるという希望を一時失い、神への希望も失いかけました」と語る。病気が完治してマグダレナさんと結婚。

合衆国でのホロコースト

　国立ハンセン病病院は、一八九四年に開院した自閉的なコミュニティです。蛇行するミシシッピ川と蛇やワニだらけの湿地に囲まれた約一・二平方キロの敷地には、水処理プラントも発電所も供え、施設には保健室や手術室、トレーニング部や治療部、二つの礼拝堂、学校、図書館、社交クラブ、寮、スタッフや尼（聖ビンセンシオ・ア・パウロの愛徳姉妹会のシスターたち）の家、レクリエーションエリア、郵便局、警備員、墓場、そして刑務所までありました。エリア全体は、有刺鉄線の高いサイクロンフェンスと二つの監視塔に囲まれ、外出は書面による許可を得た上で、セキュリティーゲートを通してのみ可能でした。許可なしで出た患者は逮捕され、施設に戻されます。

この病院はまた、世界最先端の研究・治療施設でもありました。暗黙のルールが沢山ありました。例えば、スタッフと患者を分別する仮想線を渡ることは禁止。カフェテリアや礼拝堂にまでそんな仮想線がありました。この分離は私に個人的な悲しみを与えるもので、結果的に私は何度もルールを破りました。「懲役」だと脅されたこともありますし、スタッフや他の患者からの数か月にわたる沈黙を耐える体験もしました。ただ、薬(プロミン)の実験が導入された直後に、この米国で唯一の施設に収容されたのは幸運でした。その薬は、施設にいる間の十七回もの再発を防ぐには役に立ちませんでしたが、目に見える障害を残さない助けにはなりました。

カーヴィルの七年間に会った患者の多くは、一生そこにい続けました。家族を守るために名前を変えた人も多く、ほとんどは足枷付きでホロコーストを思わせる列車で移送されてきました。家族に捨てられ、既婚患者の多くは強制的に離婚させられました。もう一つのホロコーストに思わせる習慣は、個人番号を付けることです。刺青でこそありませんが、私の番号は2855番でした。

こんな虐待や人権侵害を許す法律が、州や地域のレベルに存在しており、連邦政府は虐待に目をつぶっていました。やがて患者の権利はゆっくり回復して、暗黙のルールの施行はなくなりました。基本的人権、尊敬、尊厳を拒否されるのは、人を唱道者にするいちばん簡単な方法です。しかし、あまりにも多くの人への露骨な、あるいは暗黙の偏見を目撃したことが、国際的な唱道の道に出る強力なきっかけになりました。心の傷、母の涙、そしてカーヴィルの仲間の苦しい思い出を聞くことが、偏見に対して闘う力を与えてくれました。私にとって、偏見とは「人に対するレッテル張り、拒絶、理由のない恐怖」のことです。

一九九九年、国立ハンセン病病院は新しい患者を受け入れることを停止、当時入院中の患者に生涯にわたって給付金を支払う大統領命令に、クリントン大統領が署名しました。しかし、その命令には一九九九年以前に強制入院させられた患者への補償は含まれていません。

現在、米国は国家ハンセン病プログラムを運営しており、全国に十三か所の外来病院を運営しています。菌の活動を二四時間以内に止めることができる治療があるため、新規に診断された人は普通入院する必要がありません。様々なレベルの障害は未だに存在しますが、偏見と汚名による情動的なトラウマは、あまり話題にされません。専門的な訓練を受けたカウンセラーによる対応の不足は、深刻な問題です。

米国の全人口に比べれば、新規患者数はきわめて少ないものの、世界のほかの地域と違って少しずつ増えています。また、全世界の患者数が減っても、偏見・汚名の影響は減ってはいません。

ハンセン病の記録は四〇〇〇年前まで遡りますが、当初より常に「スティグマ」がつきまとっていました。今後の研究次第で、新患者数の減少、あるいは安定化に結びつく治療法が見つかるかもしれませんが、偏見とスティグマは、これまで医療研究の進展には影響されてこなかったし、これからもされないでしょう。だから「ハンセン病」と「スティグマの肖像」は、それぞれ別のキャンヴァスに描かなければなりません。

私にとって、ハンセン病の旅は非常に苦しいものでした。身体的にも、感情的にも、精神的にも。両親、六人の姉妹、六人の兄弟の愛とサポートによって、その苦しみを乗り越えてきました。現在は危機のケアを専門にする臨床ソーシャルワーカーの免許を取得し、結婚して、情報セキュリティーの学位を持つ息子と法律の学位を持つ娘もいます。今後は、ハンセン病の患者が、普通の人間と同じ基本的人権、尊敬、尊厳を持つことを阻むスティグマの壁との戦いを続けていきます。

残念ながら歴史的には、ハンセン病者の血は、一般の人の血と別の色であるとされてきました。今こそ、歴史の惨禍を逆転させ、皆が同じ色の血が流れる人間であることを認めるときがやってきたのです。

世界の回復者の証言・ブラジル

九歳の少女のひとりぼっちの旅

バルデノーラ・ダ・クルス・ロドリゲス

Valdenora da Cruz Rodriguez●一九六〇年五月二四日、ブラジルのアマゾナス州テフェ市のアラウイリ地区に生まれる。少女時代にハンセン病を発症、入院。施設退所後、一九八〇年代より、回復者の社会復帰を進める運動にかかわり、現在も差別・偏見との闘いを続けている。

ヒーラー治療と乗船拒否

私の実の両親の名前は、ライムンド・マシエル・ドス・サントスとジュセリナ・ドス・サントスですが、母は私が生まれて十五日目に結核で亡くなり、私は私の洗礼の立会人であった代父母のジョアン・ロドリゲス・ダス・シャーガスとマリア・メイデ・ダス・シャーガスに預けられました。私は病気がちで、母乳育児ではなかったことも栄養状態に深刻な影響を及ぼしたようです。私が預けられたとき、養母は自身の最初の子を妊娠していました。そんな状況だったので、主に私の面倒を見たのは叔父でした。その叔父は、診断も治療も隔離もされていないハンセン病患者でした。八歳のとき、私にもハンセン病の初期徴候があらわれはじめました。斑紋、手、足、耳の腫れ、そして全身の痛みでした。

当時、ブラジルの田舎の川辺の村には、よくヒーラーの小舟がやってきました。養父母は彼らに相談し、誰にも分からぬ病の治療を依頼しました。ヒーラーは、薬草入りの飲料を使ったり、降霊会に連れていったりしましたが、病気はますますひどくなる一方。一年間そんな治療を受けながら、イワシしか食べていませんでした。なぜなら、イワシは「レモーソ」(ブラジルで、脂っこいものなど、身体に悪いとされタブー視されている食べ物)ではなかったからです。

養母は、コミュニティの唯一の学校の先生でしたが、私の状態に気づいた子どもたちが私から離れていくよう

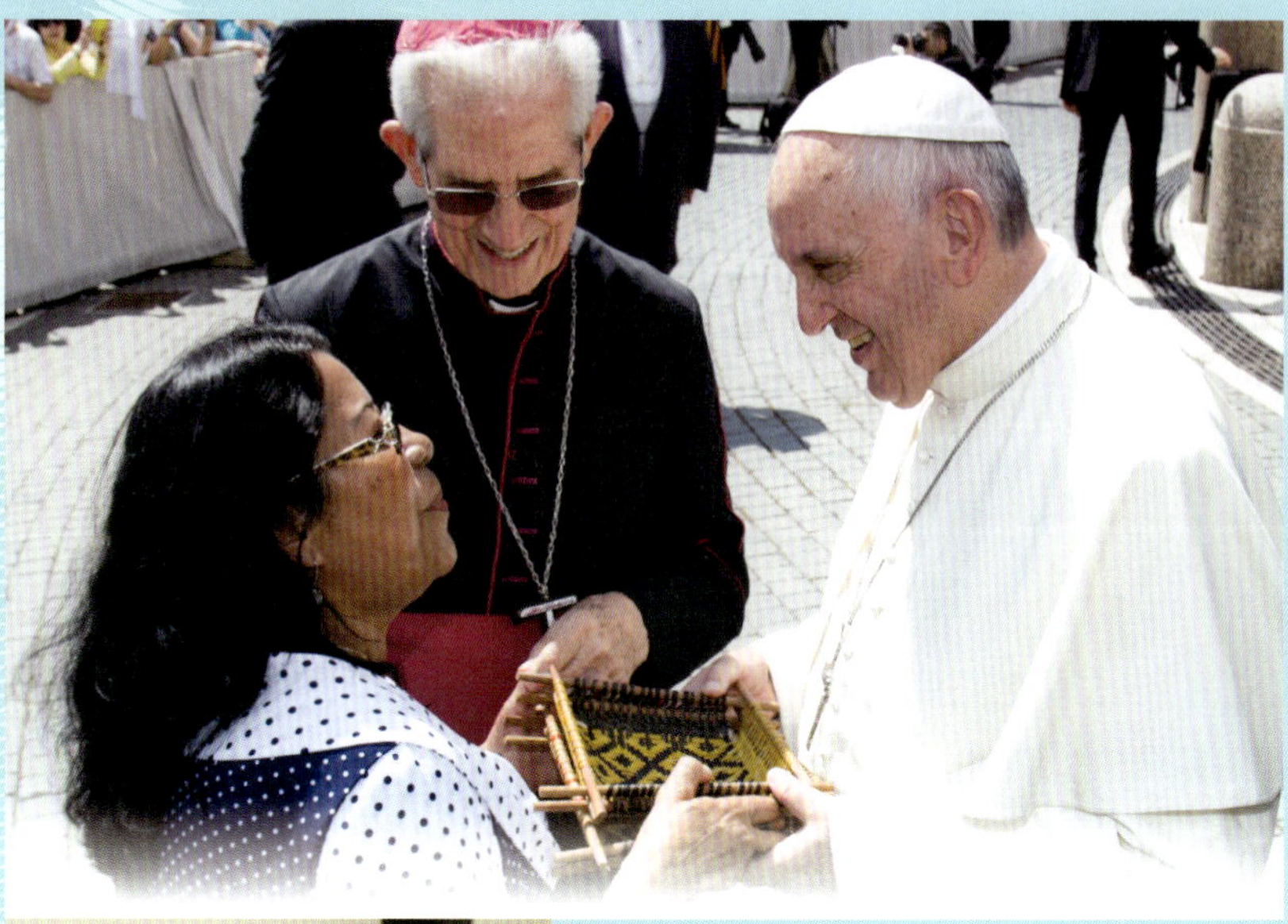

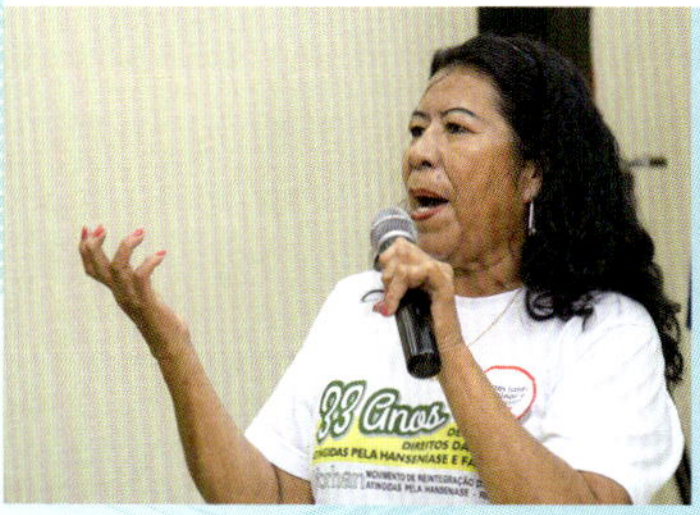

［上］二〇一五年六月十八日に開催された「第五回ハンセン病と人権国際シンポジウム」の前日、バチカンでローマ教皇と面談するロドリゲスさん。
ローマ教皇は以前に無意識的にだが、ハンセン病を否定的な意味の象徴として使用されたことがあり、面談では、法王がleper（癩）という差別的表現を使わないことを約束された。

［下］世界各地で、自らの体験と差別との闘いを語るロドリゲスさん。

になり、やがて父兄たちが、私の病気を怖れて子どもたちを休学させたため、養母は失業してしまいます。

ある日、両親は私をテフェの病院に連れていくことを決心しました。夜明けに出発し、手漕ぎの舟で四時間かけて到着。しかし、医者たちも私を診断できません。通院の旅を四度繰り返し、一九六九年に、やっと「ハンセン病」の診断を受けました。医師たちは、アマゾナス州の首都、マナウスのアントニオ・アレイショ・コロニーのハンセン病専門の病院に入院することを勧めました。まだ九歳だった私は、彼らの言うことをほとんど何も理解できませんでした。

病院へ行く準備は、両親がしてくれました。私はそれまで靴を履いたことがなく、はじめて両親がサンダルを買ってくれました。足が痛むので靴を履くのは苦痛でしたが、それでもサンダルを持つこと、履くことは、とても嬉しかったことを覚えています。叔母は、新しい服を持ってきてくれました。砂糖袋でつくったそれまでの服は古くなりすぎていたのです。

養父は、マナウス行きの船を手配しようとしましたが、ほかの乗客と一緒に私を船に乗せることを拒絶されてしまいます。修道女と医者にも助けてもらい、船のオーナーを説得しましたが、結局、私を船の後ろに繋いだカヌーに乗せて運ぶ、という妥協案を受け入れるしかありませんでした。落胆した父は、ヤシの葉で覆いを編んで私のカヌーにとり付けけました。旅の間、雨と太陽から私を護るためのものです。

準備が終り、両親は私のところにやって来ました。皆で泣きました。出発まで十五分しかありません。母は、寝場所が濡れないようにカヌーの底からこまめに水を掬いだすように、と注意し、私を抱きしめ、「神様とともに行きなさい」と告げました。三階建ての大きな船を見たとき、胸に強い痛みを感じ、泣き叫びたい気持ちにおそわれました。父はオーナーと船とカヌーの距離を確認し、食べものを少し持ってきて、その日は夕食抜きになる、と言いました。

一九六九年十一月二八日午後六時、私は三階建の大きな船に牽引されたカヌーで出発しました。川辺で見送る両親は、ひどくとり乱していました。

私は日没まで泣き続け、疲れでやっと眠りました。翌日、船のスタッフが紐付きの二つの缶を投げてくれました。一つにはコーヒー、もう一つにはクッキーが入っていました。私は悲しみと、恐怖と、困惑と、大好きだった弟たちへの思いで、食べることができません。両親のいない寂しさと、将来の不安でいっぱいでした。ときどき船客たちが、船尾からカヌーに乗った私の方をじろじろ見ます。十歳にも満たない私の二泊の旅でした。

何もわからないままの入院でした。隔離の理由も、家族から離れなければならない理由も、わかりません。病院とコロニーでは、泣いてばかりいました。

一九七六年に退院して、実家に戻りました。十六歳でした。周囲は、私のことを「戻ってきたあの病気の子」と蔑視しているので、馴染むことができず、一年後再びコロニーに行きました。あの周囲の態度が私に汚名を刻印し、苦痛と恥を押しつけました。

パートナーと出会い、MORHANと出会う

一九七八年、保健省の命令でコロニーの隔離が中止。一九八一年、私はアマゾナス州の保健局に准看護師として雇われ、助産師として勤めながら、病院とコロニーでの経験を生かし、地域活動をはじめました。

同じ年、エドジルソン・バロンカスと出会い、いまも一緒に住んでいます。八二年には、仲間とともに社会運動にかかわりはじめ、八三年には、MORHAN（Movimento de Reintegração das Pessoas Atingidas pela Hanseníase（ハンセン病患者の社会復帰のための運動））のアマゾナス州部を設立することができました。

一九八四年三月八日の国際女性デーに、私はハンセン病回復者の女性代表として、サンパウロ州サンベルナルド・ド・カンポ市民ホールで行われた大会に出席しました。同年、ブラジリアで開かれたMORHANの第三回全国大会にも参加しました。

一九八五年には、病気が再発し、手足が「鍵爪」形になる筋肉の反応が引き起こされ、いちばん好きな仕事だった助産ができなくなりました。子どものころから医療関係の仕事に就く夢を見て、白衣への憧れからいつも白い服を着ていたのに、治療とリハビリのために、二六歳で失職してしまったのです。あまりの怒りで「神様と世界」と共に戦いました。それがきっかけになり、州の保健局が私に注目し、ハンセン病の患者もその障害のための退

職金を求めることができる政令が定められました。私は、そうした退職金を受給されるハンセン病障害者の最初の一人でもあります。

一九九四年、パートナーのエドジルソンと私は、愛する息子となったワルター・クルス・バロンカスの養親になりました。彼がいま、私たちの戦いを手伝ってくれていることは、何よりもの誇りと喜びです。

私は、一九九九年にアマゾナス州立保健委員会次長に選出されました。二〇〇五年にはMORHANの執行委員会のメンバーに、二〇〇六年にはMORHANの評議員に選ばれ、ハンセン病に関する省庁間のワーキンググループに、CONADE（障害者の権利の全国協議会）を代表して参加しました。四年間、MORHAN／マナウスのコーディネーターも勤めました。

いま、五五歳になって、CONEDE（障害者の権利の州立協議会）とCMDPD（障害者権利の市評議会）の評議員として戦い続けています。私の人生にとっていちばん大切なのは、ハンセン病患者や身体障害者の救援と生活する場所の保証のための運動や戦いにかかわることです。当然、私たちにもそんな権利があります。偏見や差別とは無縁な平等と自由、そして権利と義務も、ほかの市民たちとまったく同じです。私の偏見と差別との戦いにおける勝利と成果は、すべてMORHANで受けた訓練、そしてそれによって得た知恵と尊厳を持った市民としての生き方のおかげです。

（マナウス、二〇一五年十一月七日）

世界の回復者の証言・インド

「リトル・フラワー」から

ランバライ・シャー

Ramavrai Sah ◉ 一九七〇年、インドの東北部ビハール州のラムナガール村に生まれる。二〇〇九年から、ハンセン病回復者協会での活動を開始。現在は、インド・ハンセン病回復者協会理事。

私は、インドのラクソールという町の「リトル・フラワー」（小さな花）という名のハンセン病コロニーに住んでいます。

一九七〇年、私はビハール州のラムナガールという村に生まれました。十歳のとき、最初の斑点が身体にあらわれました。その後、少しずつ斑点が増え続け、そこは感覚を失っていました。しばらくして、左足の爪先に水膨れができ、最初の潰瘍となります。一九八三年のことでした。

当時、小学校三年生で、学校では潰瘍を隠そうとしましたが、無理でした。同級生は、私から離れ始めました。誰も話しかけてくれず、誰も隣に座ろうとしません。学校でも村でも、噂が広がっていきます。ある日、校長に呼ばれ、教科書を学校に返させられ、「二度と学校に来るな」と言われました。

まもなく、村長が父を呼び、私を村から追放するように指示しました。従わなければ、私たちの家族を村八分にすると脅しました。父は村外れの川辺に小さな小屋を建ててくれ、私はそこで二年間を過ごすことになります。

初めは家族が食べ物を持ってきてくれましたが、その回数はだんだん減っていきました。両親は私以外にも四人の子供の世話をしなければなりませんし、彼らが「社会」で生きていくには、私との関係は障害になったのでしょう。というわけで、二年間は物乞いをして暮らしていました。

ある日、ハンセン病患者の男性が村にやってきました。わずかな食べ物をもらい、座って食べられる場所を探しているうちに、私の小屋に来ました。彼は、私を見た瞬間、私がハンセン病患者であるとわかり、どんな薬を飲んでいるのかを聞いてきました。それまで、ハンセン病の治療薬があるなんてまったく知りませんでした。彼は「リトル・フラワー」というハンセン病のコロニーの住所を教えてくれたので、翌日さっそく、父と一緒にそこに行きました。ハンセン病の病院に入院し、左足の爪先は切断されました。数日後、父が見舞いに来たとき、爪先を見て泣き出しました。私も泣きました。

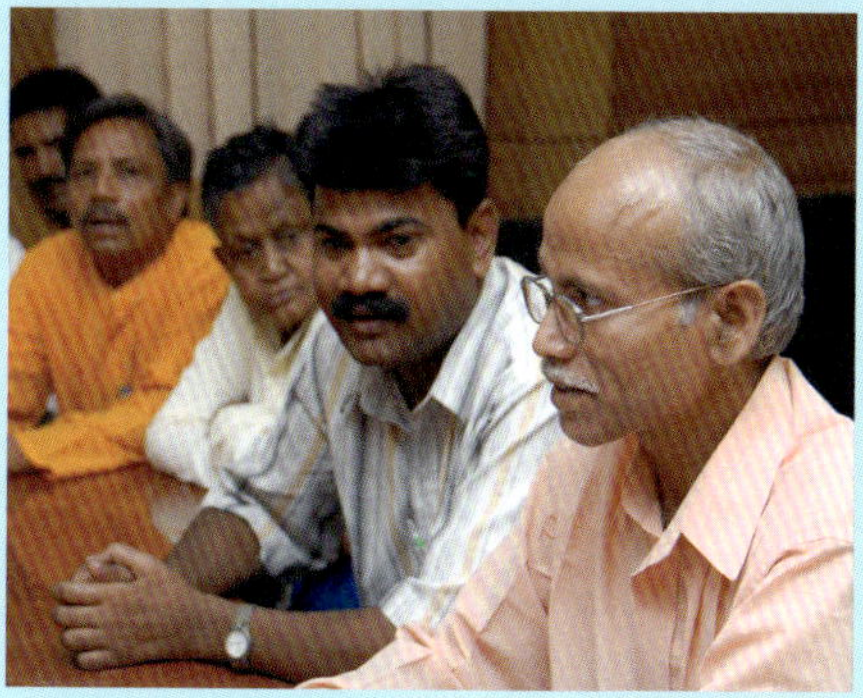
二〇一〇年、ビハールの保健大臣に年金の増額交渉中のランバライさん。

回復後に、またひとりぼっちの小屋に戻るのが怖かったけれど、リトル・フラワーの創設者のババ・クリスタ・ダス氏がコロニーのホステルに残ることを許可してくれました。そこの生活にはすぐ馴染み、新しい友達もできました。みんなが私と同じです。差別されないことは、ハンセン病になってから初めてでした。

数年後、妻と出会いました。彼女も当時ホステルに住んでいました。一九八九年に結婚し、すぐに長男が、一九九一年には次男が生まれました。今は二人ともデリーの大学に通い、私は二人のために働いています。彼らはいまだに泣くことがあります。かつての私のように。ハンセン病をめぐる差別と偏見に対して。そして人権のために戦っています。

国連決議と日本財団

差別の問題に世界が取組む

横田洋三

よこた・ようぞう●東京大学大学院法学政治学研究科博士課程修了。世界銀行法律顧問、国際基督教大学教授、アデレード大学客員教授、ミシガン大学客員教授、コロンビア大学客員教授、東京大学大学院法学政治学研究科・法学部教授、中央大学法学部・法科大学院教授を経て、現在は法務省特別顧問、人権教育啓発推進センター理事長、日本ユニセフ協会顧問。

置き去りにされた問題

私の両親はクリスチャンで、子どもの頃は毎週日曜日には教会学校に通い聖書の話を聞くという生活を送っていた。そこで、当時は「らい病」と呼ばれていたハンセン病についても、キリストが患者に触れて不治の病が治ったという話を何度も耳にした。ハンセン病は重い皮膚病の一つで、医学的な治療方法は見つかっていないが、信仰を通して病気を克服することができると教えられた。ハンセン病については、その程度の知識のまま大人になり、日本ではハンセン病が病気としてほぼ制圧されたこともあり、この病気についてはいつしか私の意識の中から次第に消え去っていった。

その後、大学や大学院で国際法や国際人権法に関する本や論文を読むようになったが、ハンセン病に関する記述を目にすることはなかったので、ハンセン病に関して深刻な人権問題があるという認識も私にはなかった。やがて研究生活を始めて二五年が過ぎ、国連の人権促進保護小委員会という人権委員会のもとの専門家委員会に出席するようになり、毎年八月に四週間ジュネーブの国連欧州本部で世界の人権問題について議論するようになった。そこにおいてもハンセン病に関しては誰も言及することはなかった。この状況が一変したのは、二〇〇三年の夏に、笹川陽平会長を団長とする日本財団の一行がジュネーブの国連欧州本部を訪れ、ハンセン病差別問題を国連で取り上げるよう働きかけたことが契機であった。私はそのとき人権小委員会の委員としてジュネーブの会合に出席していて笹川会長の熱のこもったお話を伺い、重大な人権問題がこれまで国連の場で置き去りにされてきたことに気づき、私の立場でできる限りの協力をさせていただくことにした。

国連へのプレゼンテーション

二〇〇三年の夏にジュネーブにやってきた日本財団の一行は、国連に対する働きかけの一環として、人権小委員会の委員を招待して昼食会を開催した。その席で、笹川会長および紀伊國献三笹川記念保健協力財団理事長による「ハンセン病と人権」に関するプレゼンテーションがあり、また、日本財団が作成したビデオも紹介され、出席した委員全員が、ハンセン病に基づく差別の深刻さを理解し、ただちに人権小委員会の正式議題として取り上げることを決め、私を特別報告者に任命した。

こうして、国連の人権機関においてはじめて、「ハンセン病と人権」が正式に討議の対象となったのである。私は特別報告者として二〇〇四年に予備報告書、そして翌〇五年に最終報告書を人権小委員会に提出した。その最終報告書の中で、私は「ハンセン病に基づく差別撤廃に関する原則と指針案」を採択するよう親委員会である人権委員会に提案した。この提案は、翌〇六年三月に行われた国連の人権関係の機構改革によって人権委員会と小委員会が解散されたためしばらく棚上げにされたが、人権委員会に代わって設置された人権理事会とそのもとの諮問委員会がその作業を継承することになり、二〇一〇年九月、「原則と指針」が人権理事会において正式に採択された。同年十二月、国連総会は、日本政府が中心になって取りまとめた「ハンセン病差別撤廃決議」を採択し、人権理事会が採択した「原則と指針」を歓迎するとともに、加盟国や国連関係機関がそれを尊重し実施するよう求めた。

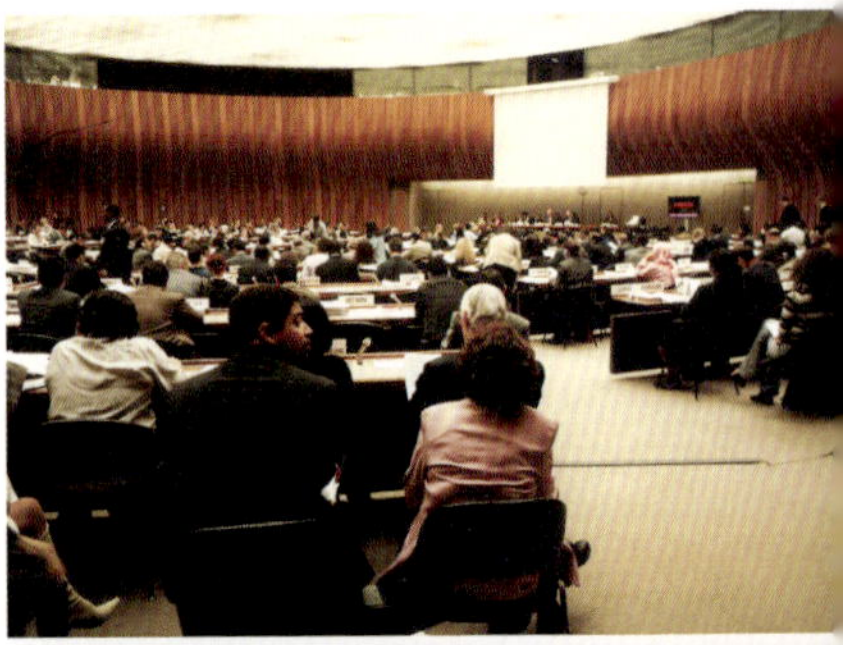

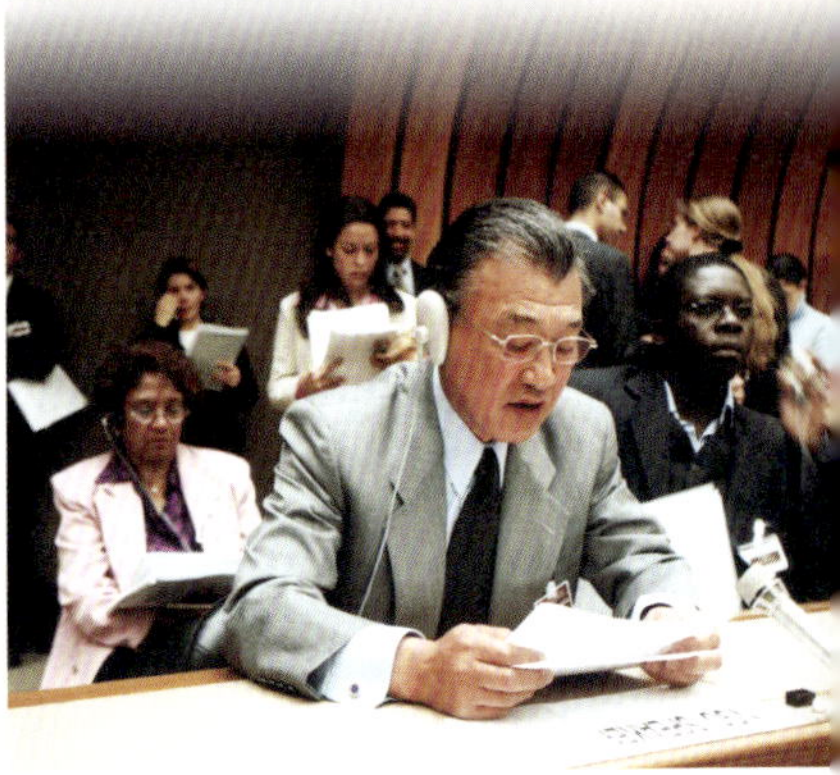

［上］二〇〇三年の国連人権小委員会。
［下］人権小委員会でプレゼンテーションする笹川会長。

「原則と指針」ダイジェスト

国連総会が尊重と実施を呼びかけた「ハンセン病差別撤廃のための原則と指針」は、全部で九項目の原則と十四項目の指針からなる大部のものである。その概要を要約すると、次のようになる。

①ハンセン病は感染しにくい病気で今日では無料で配布される治療薬により完全に治る病気である。したがって、ハンセン病患者に対する隔離政策は間違っており、隔離を前提とする法令や政策はただちに廃止すべきである。

②国は、隔離政策によってハンセン病施設に強制隔離された人の尊厳と自由を回復し、被った精神的、身体的被害に対しては適切な補償および救済の措置をとるべきである。

③国連、国連関係機関、国、自治体等は、ハンセン病に基づく差別を撤廃するための、教育、広報を含むあらゆる効果的な措置をとらなければならない。

④企業、宗教団体、メディア、学校などは、ハンセン病差別を撤廃するために適切な活動を行う。

⑤これらのハンセン病と人権に関する施策を立案し実施する際には、ハンセン病患者、回復者、そしてその家族と関係諸団体の意見を求め、その参加を積極的に進めるべきである。

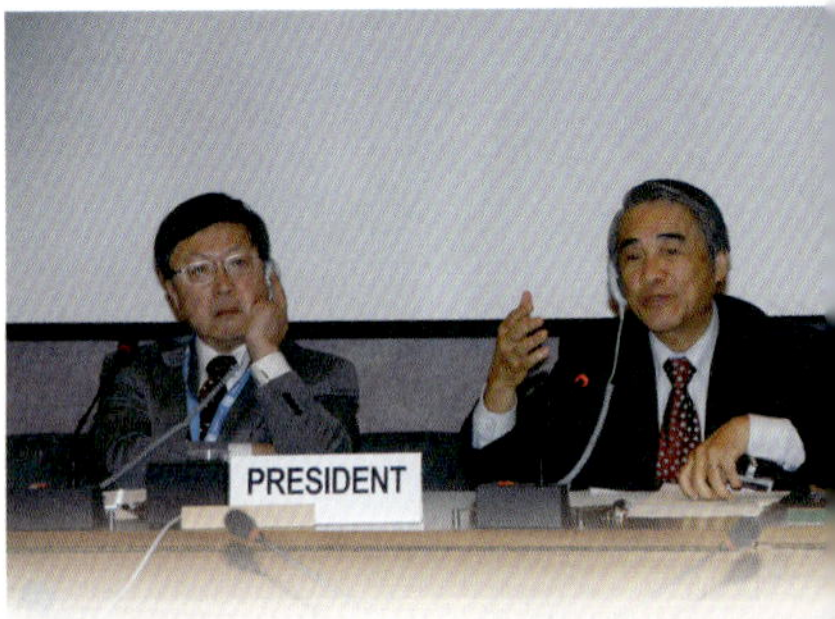

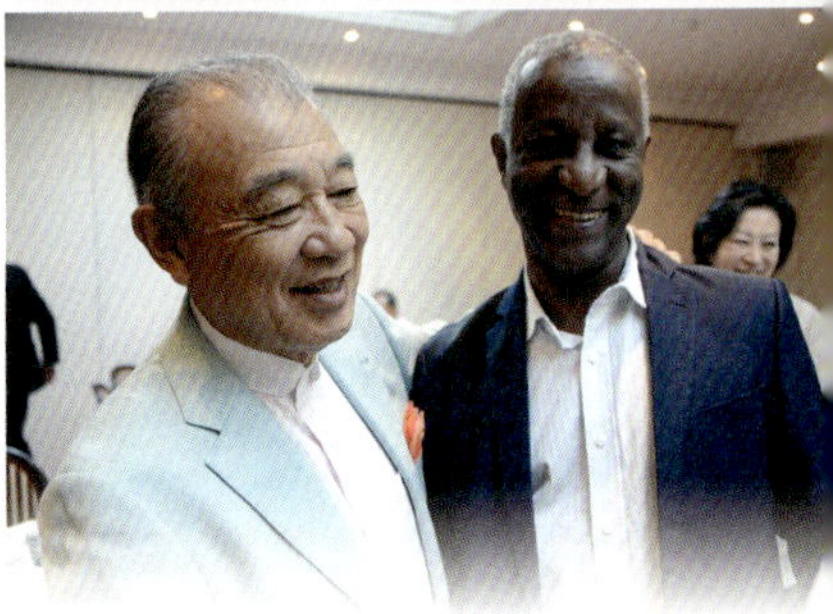

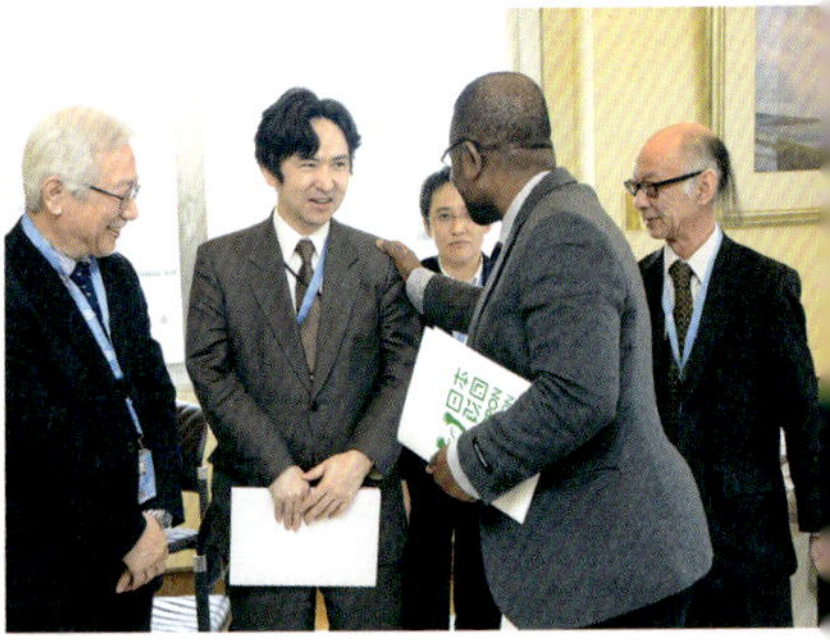

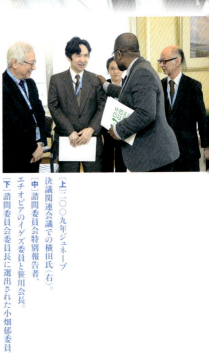

［上］二〇〇九年ジュネーブ決議関連会議での横田氏（右）。
［中］諮問委員会特別報告者、エチオピアのイゲズ委員と笹川会長。
［下］諮問委員会委員長に選出された小畑郁委員。

フォローアップの重要性

国連総会が「ハンセン病差別撤廃決議」を採択し人権理事会が作成した「ハンセン病差別撤廃のための原則と指針」を尊重するよう呼びかけたことは、大きな成果であったが、「原則と指針」が実際に各国や国連関係機関、さらには企業、団体などの非国家行為主体によって理解され、実施されなければハンセン病差別はなくならない。その意味では、国連総会決議採択後の各国や関係機関・団体による実施状況をフォローアップすることが重要になってくる。

その目的のために、日本財団は、二〇一二年秋以降、米州、アジア、アフリカ、中東、ヨーロッパの五地域において、順次地域シンポジウムを開催し、またそれと並行して、「原則と指針」をフォローアップするための仕組みについて検討する国際的専門家十数名からなる作業部会を設置して、報告書をまとめる活動を進めた。

二〇一五年八月、人権理事会の会合に合わせて第五回(最終回)地域シンポジウムをジュネーブで開催し、「原則と指針」の実施状況をフォローアップするための国際的仕組みに関する作業部会の最終報告書が公表された。また、人権理事会においては、日本政府が中心になってまとめたフォローアップに関する決議がコンセンサス(総意)で採択され、諮問委員会に対してはそのための国際的仕組みに関する研究調査を行い二年後の理事会に報告するよう指示が出された。かくして、「原則と指針」採択後五年目の節目の年に、フォローアップに関する決議が採択され、現在諮問委員会においてその研究調査が進められている。諮問委員会では、エチオピアのイゲズ委員が特別報告者に任命され、また八人からなる報告書起草委員会も設置され、その委員長には日本の小畑郁委員が選出された。

病気の克服から差別の克服へ

ハンセン病との取組みは、これまで病気の克服が主要テーマであった。この問題が、世界保健機関(WHO)、日本財団、そして日本を含む関係諸国政府の熱心な取組みによって、ほぼ制圧に成功したと言える。残る問題は、ハンセン病に基づく差別の克服である。幸い、多くの国や回復者団体、人権関係の市民団体、とりわけ日本財団の熱心な取組みによって、二〇〇三年以降国連関係機関がこの問題を正面から扱うようになり、「原則と指針」の採択、フォローアップに関する決議の採択へと大きな成果をあげてきた。これからは、この「原則と指針」を実効性あるものにするために、人権理事会と諮問委員会が進めているフォローアップに関する研究調査の進展に期待を込めて注目していきたい。

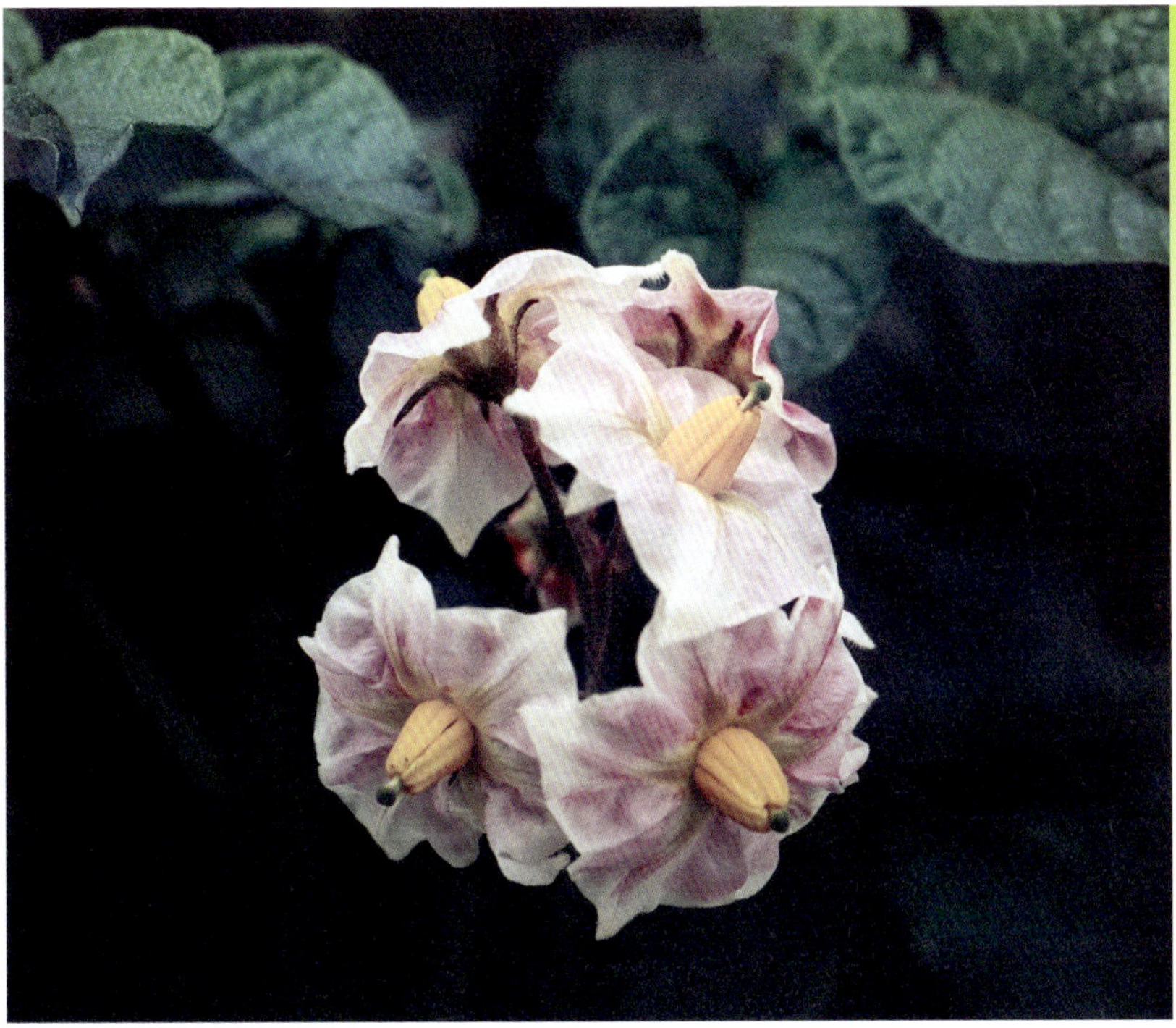

「じゃがいもの花」　撮影▼山本勝正（多磨全生園）
被写体には、花が多く選ばれている。写真提供▼国立ハンセン病資料館

花仰ぐ　女患者は　眉書けり……武尾涙草花（回春病院）

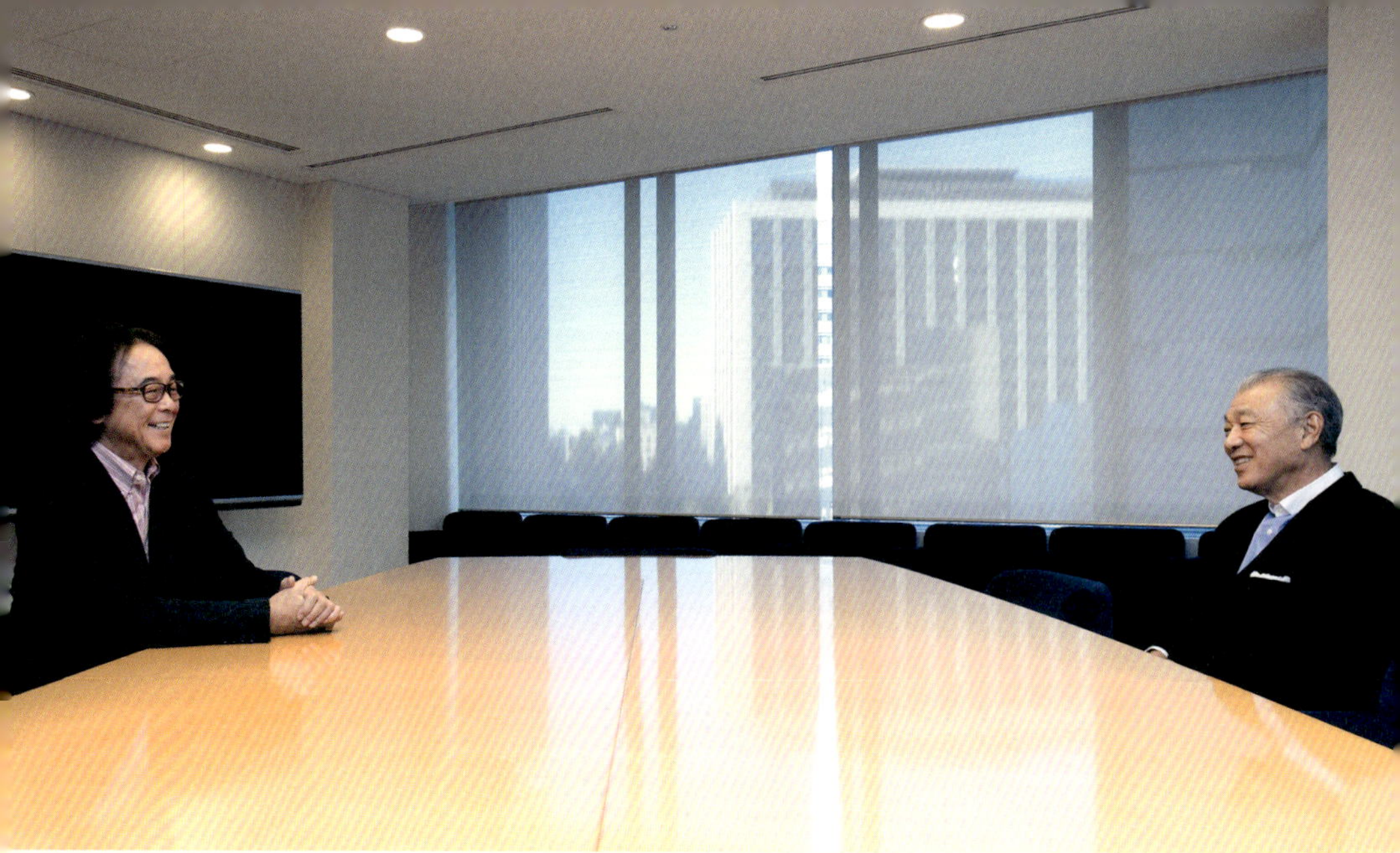

笹川陽平

ささかわ・ようへい●一九三九年東京生まれ。明治大学政治経済学部卒。現在、日本財団会長、ミャンマー国民和解担当日本政府代表、WHOハンセン病制圧大使、ハンセン病人権啓発大使（日本政府）ほか。四〇年以上にわたるハンセン病との闘いにおいては、公衆衛生上の問題だけでなく、人権問題にも取り組み、差別撤廃のための運動に力を注ぐ。著書に『残心』『この国、あの国』『紳士の「品格」』などがある。

対談・ハンセン病制圧活動をめぐって

人類史の負の遺産に挑む

高山文彦

たかやま・ふみひこ●一九五八年宮崎県高千穂生まれ。法政大学文学部中退。ハンセン病文学者北條民雄の評伝『火花』で大宅壮一ノンフィクション賞、講談社ノンフィクション賞を受賞。『宿命の子』では濃密な検証作業をもとに、笹川良一と笹川陽平親子と戦後史を描く。他の著作に『水平記』『鬼振る森』『エレクトラ』『どん底』『大津波を生きる』『ふたり』などのノンフィクション作品、『父を葬る』などの小説がある。

膿臭と笹川良一の平然

高山――笹川さんのハンセン病との闘いは、一九六五年にお父様の笹川良一さんの韓国出張に同行され、現地のハンセン病病院を訪問されたことが、大きな転機になっていますね。その韓国渡航以前、ハンセン病についてどのような認識をお持ちでしたか。

笹川――実は、ほかの療養所にも四、五か所行ったことがあるんです。とはいえ、父親のかばん持ちで主役でもないですから、あまり記憶がはっきりしない。ハンセン病についての思いもほとんどなく、療養所の中に入ることもなかった。

高山――韓国での体験は、大きな衝撃だったようですが、そもそもなぜ、韓国に行かれたのでしょうか。

笹川――金山政英というクリスチャンで、名韓国大使と言われた人が日本財団を訪問され、笹川良一に「韓国ではハンセン病で苦しんでいる人が多いので、ぜひ病院をつくっていただきたい」と、協力を要請された。私もその場に居合わせていました。この依頼の発端は、美智子妃殿下(当時)に届いた韓国のシスターからの手紙でした。妃殿下は大変心を痛め、金山大使に「なんとかならないでしょうか」と相談されたそうです。それで日本財団に協力を要請された。笹川良一はインドのアグランに病院をつくった経験があったので、「そんなに困っているなら、よっしゃ、すぐやろう」と、研究所と療養所を兼ねた病院を設立しました。

私はその開所式に同行したわけです。青い病衣でベッドに横たわっている人もいれば、ベッドの上で韓国式の立膝をついている人もいる。血の気がなく表情もない蝋人形のようでした。絶望の極みという印象でした。

そんな中、私の父は平気で患者たちの膿の染み出た足を触るし、ハグもして、「夢と希望を持って生きてくださいよ」と声を掛ける。「いや、すごいことをやっているな」と思いました。私は近寄ることも

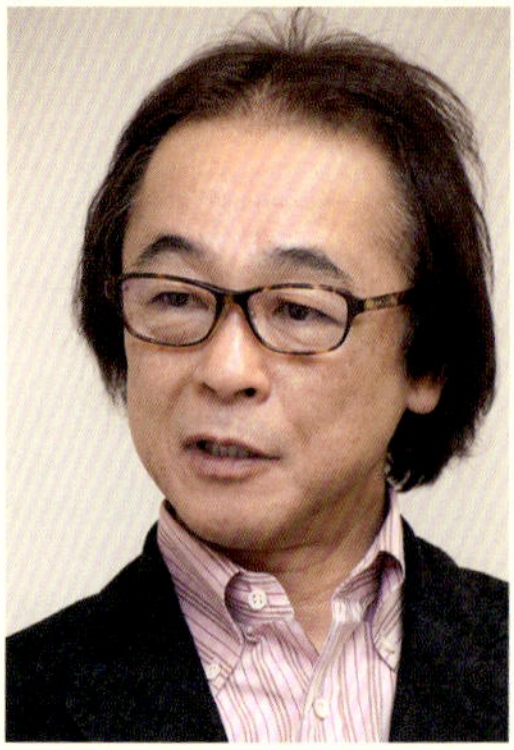

できず、遠くから表情を見ているだけです。ほとんどの患者は、父のスキンシップを受けても、まったく表情が変わらない。私も含めて何十人もの集団で行きましたが、笹川良一について歩いているだけで、誰も近寄ろうとも触ろうともしない。一種の見世物みたいなものです。患者の病状にもショックを受けましたが、父の患者たちへの振る舞い方にも衝撃を受けたわけです。いわゆる膿臭が強いのですが、父があの特殊な匂いにも平然として、普通に接していたのには驚きました。

高山――お父様はなぜそこまでできたのでしょうか。

笹川――笹川良一という人は、つねに死を考えていた人なんです。父の知人に、解剖学の教授で京都大学総長になった平澤興先生がいたのですが、京都に行くたびに彼の解剖教室に立ち寄っていました。そこでは人体に蛆をわかせ、精密な骨格標本をつくっていた。父は何千匹もの蛆がわいている部屋に入るとまず、深呼吸をするそうです。家に帰ると「魚臭いけど、どこに行っていたのですか」と聞かれるほど、父のからだにも匂いが染みついている。「臭かったでしょう」と聞くと、「臭いけど、俺は部屋に入るとすぐに深呼吸するから、そのあとは何も匂わない」と言う。そんな話を聞いてから、私もハンセン病の膿臭は平気になりました。

　父は生前、財団の関係者にも、美智子皇后の話は一切しなかった。今年の一月、皇后に拝謁した際、「韓国はどうですか」とお聞きになられた。「いまはハンセン病の方はいらっしゃいません」とお答えすると、「それは良かった。あのとき私には何の力もないので、高松宮様と金山大使にお願いしたのです」というお話でした。失礼にあたるかもしれませんが、皇太子妃のお導きで私はこの世界に入ることができたわけです。

九州山地のサンカとハンセン病患者

高山――僕が、ハンセン病文学者の北條民雄をテーマとした『火花』を書き始めたのは、彼の「いのちの初夜」を読んでから、ずいぶん経っていました。二〇歳のときに読んで、『火花』に取りかかったのが三八歳、書き上げたのが三九歳です。「いのちの初夜」を読むまで、日本に隔離政策があることなどはまったく知りませんでした。ただ僕の田舎には、収容されていないハンセン病患者の方が何人かいた。九州の高千穂のさらに奥で、彼らが「らい病」だということは、まわりから聞かされていました。

笹川――それは珍しいですね。らい予防法が廃止される前ですから。

高山――ええ、昭和四〇年代です。あの頃の九州山地はそういう状況でした。

笹川――おおらかさがあったんでしょうか。

高山――多磨全生園に初めて行ったとき、日本財団からの資金を受けて、隔離されていないハンセン病患者たちを九州山地へ捜しに出た話を聞きました。それ以前、僕が子どもの頃も捜索していたようです。サンカ（山窩）の人もうちの近くにいました。軒下にござを敷いて、包丁研ぎの店を出す。母や祖母がおにぎりを出したりしていましたが、その集団の中にも、ハンセン病患者もいたようです。指が曲がって

笹川良一という人は、つねに死を考えていた人なんです。――笹川

隔離政策は「いのちの初夜」で初めて知って大変衝撃を受けた。——高山

いる人もいました。

笹川——サンカの人びとはどういう差別を受けてきたのでしょう。ハンセン病患者として生活していると捕まるので、サンカの仲間に入ったという例もあるかもしれないですね。

高山——サンカへのあからさまな差別はなかったと思います。後に彼らは平地で暮らさなければならなくなり、人によってはテキヤ（的屋）になったり肉屋になったり、うちの近所では民宿を始めた人もいました。

笹川——いつ頃から平地に降りてきたのですか。

高山——戦時中にサンカ狩りがあった。戦地や植民地に行かせるために、消防団たちが山の中に入っていった。そのときに一斉に山から追い出されたようです。戦時中は兵隊として、満州などの厳しい戦地に送られたようです。

笹川——サンカとハンセン病の関係はとても興味深いですね。患者が療養所に入りたくなくて、山に逃げてサンカとともに生活をしたというのは、想像に難くない。

高山——やはり僕の田舎の話ですが、山中の道の悪い場所に神社があって、いつ行っても綺麗なんです。階段や境内が箒で掃いてある。裏には小さな小屋があって、包帯ぐるぐる巻きの人が二人住んでおられた。この方々は間違いなくハンセン病患者だったと思います。人が来ないときを見計らって掃除をされていたようです。そういう方々を養っておられた宮司さんも、いい方だったのでしょうね。

小さいころにそんなことがありましたが、隔離政策など全く知らずに、「いのちの初夜」で初めて知っ

たわけです。大変衝撃を受けました。

笹川———それは高山さんが差別問題を扱うようになってからの話ですか。

高山———いいえ、学生のときですから。ただ、北條のことを書きたいとは思っていたんです。いろいろな資料を読むことで、どんどん身近に感じるようになり、徳島にある彼の生家を訪ねたこともあります。そこの方々は北條の実家であることを固く伏せていらしたので、家の中までお邪魔することはしていません。せめてお墓参りをと思い、ようやく見つけたお墓に行きましたが、もう北條の昔の墓はなく、寄墓というような形でまとめて葬られていました。以前の墓にも、北條の名前は記載されていなかったようです。

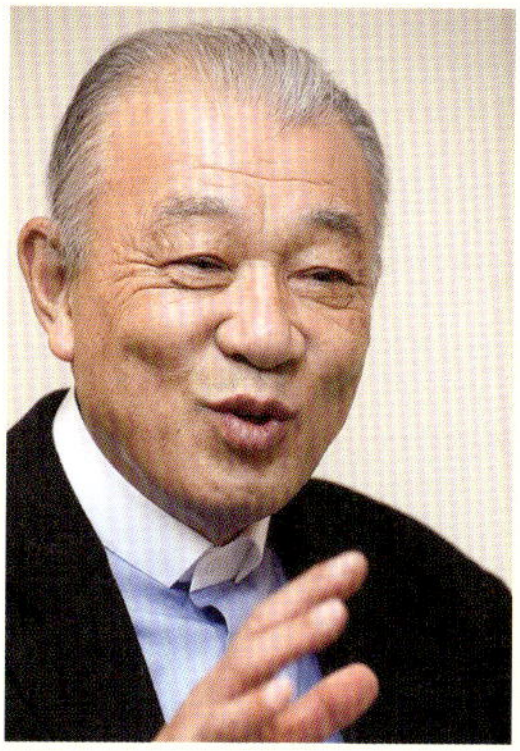

笹川———それで一昨年、ちょうど生誕一〇〇年のときに、市長を脅かして、本名を明かさせたんですよね(笑)。

高山———いや、僕がしたんじゃないですよ(笑)。阿南市の岩浅市長が北條の遠戚で、実名を知っていました。たまたま市長の在任中に生誕一〇〇年を迎えるので、文学者有志が集まってつくっている郷土の偉人を紹介する冊子(『阿南市の先覚者たち』)で発表しました。新聞発表ではなかったのは、よかったと思いました。

アレクサンドリアの「望郷の丘」で

高山———笹川さんのことを書こうと思った動機は、簡単には言いがたいのですが、かねてから誰かが書かなければいけない話だとは思っていました。

笹川———私には興味がなかったんでしょ。親父の方に興味があったんだよね（笑）。

高山———工藤美代子さんの『悪名の棺』も、読んではいました。笹川さんにお会いする前ですが、関心があったんでしょうね。もちろん笹川良一という人物に関心があり、『悪名の棺』は、そのすべてが書かれているという触れ込みに魅かれて読んだのかもしれません。僕はジャーナリズムの世界を生きてきて、「文藝春秋」などのキャンペーンが、その悪評に相当影響を及ぼしていることは目にしていました。ただ、すべてに目を通すことはしていません。本質的なこ

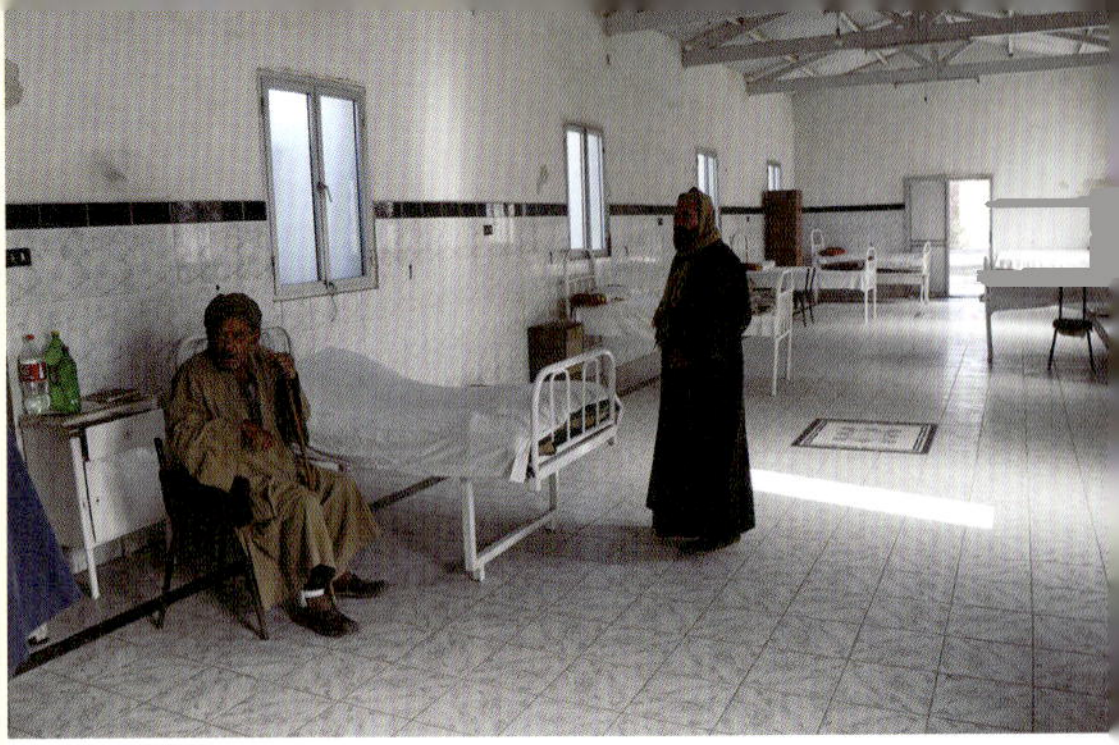

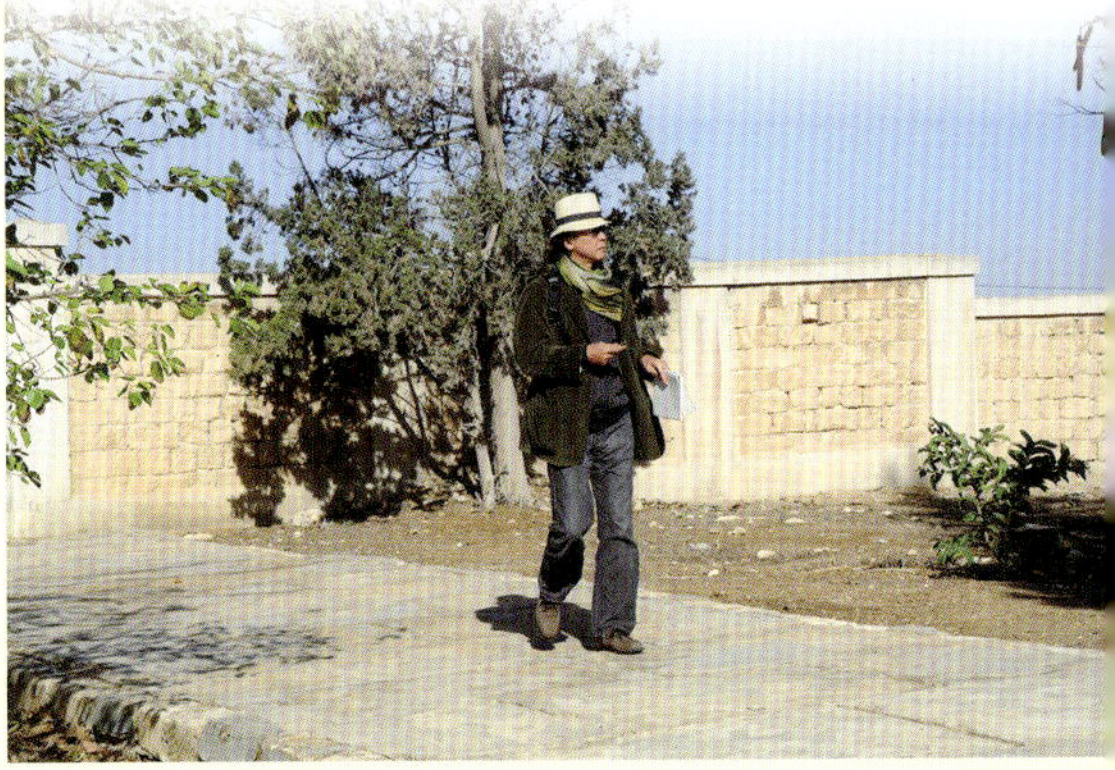

［上］エジプト、アレクサンドリアの療養所。
［下］アレクサンドリアの療養所を訪ねる髙山氏

とは何も書かれていないと思ったからです。本当のことには触れることさえできていないのではないかという気がしていた。新聞もいろいろ書いていましたから、僕にも刷り込まれた先入観があり、染められた色から抜け出せない自分もいたことは事実です。確かな情報が何一つない状態でした。

　それで、じっくり見極めてから書き始めたいと思い、笹川会長にお目にかかったわけです。海外のハンセン病制圧活動にも同行させてもらうようお願いしました。

　現地に行って、笹川さんへの認識が劇的に変わりました。エジプトのある療養所に行ったとき、現地のアテンダーの方が、ハンセン病とは関係のない彼の知り合いのところに無理に笹川さんを連れて行った。社会福祉関係の事務所です。その人は自分の事業の話を延々と聞かせていました。笹川さんが大金持ちだと思い、寄付金が欲しくて連れて来たのです。事務所を出たとき、笹川さんがこう言った。「すみません、本当に。こんなところをお見せしちゃって」。僕はそのとき、この人はいたるところで同じような思いをされているのだと感じた。ハンセン病の制圧活動とは違う話ですが、僕はそのときに初めて笹川陽平という人に触れたというか、何か実体のようなものに触れた気がした。覚えていらっしゃいますか。

笹川――覚えていますよ、もちろん。

高山――もう一つは、アレクサンドリアの高台にある療養所に、傷が露出したままでガーゼも巻いてもらっていない患者さんたちがいた。やはり、独特の匂いを放っている。みんな眼の光が失われ、生きていないかのようでした。そのときに笹川さんが「こ

現地に行って、笹川さんへの認識が劇的に変わりました。――高山

私は若いときから口舌の徒にはなりたくなかった。——笹川

とを目の当たりにし、笹川さんは世界のハンセン病を制圧すると言っているけれど、本当に可能なのだろうかと思ってしまった。笹川さんが途方もなく大変なことに挑んでいることを思い知ったわけです。

僕が初めて同行させていただいたのは二〇一〇年の十二月で、エジプトの前にインドに行っています。国連決議があった頃で、笹川さんはコロニーの回復者たちに、「これを台所に貼っておきなさい」とコピーした紙を配っている。よく見ると国連決議に基づいた各国に対する具体的な指示が書いてある。「差別撤廃のためにこういうことはしてはいけません」というガイドラインです。「家の中に貼って、毎日これを眺めてください。あなたたちにはこういう権利があります。ただし国連決議には法的拘束力がないので、これを武器にしてください。あなたの国もの人たちの目は絶望しか映していない。さまざまなところを見てきたけれど、こんな経験は初めてです。これは療養所というより収容所だ」とおっしゃいましたね。

笹川——強制収容所ですね。

高山——僕はそこに、生身の笹川陽平の感情に触れた思いがしました。高台から内海を見下ろす立地で、僕が写真を撮っていると、「髙山さん、髙山さん」とお呼びになる。海を見て「ここは望郷の丘ですよ」とおっしゃいました。望郷の丘は、多磨全生園の患者さんたちがつくった築山のことです。子どもも大人も故郷に帰れない患者さんたちがそこに登り、「お父さん、お母さん」と呼んだといいます。アレクサンドリアの望郷の丘でも、患者たちは何もかも奪われてしまい、帰るにもすべがない。僕はそういうこ

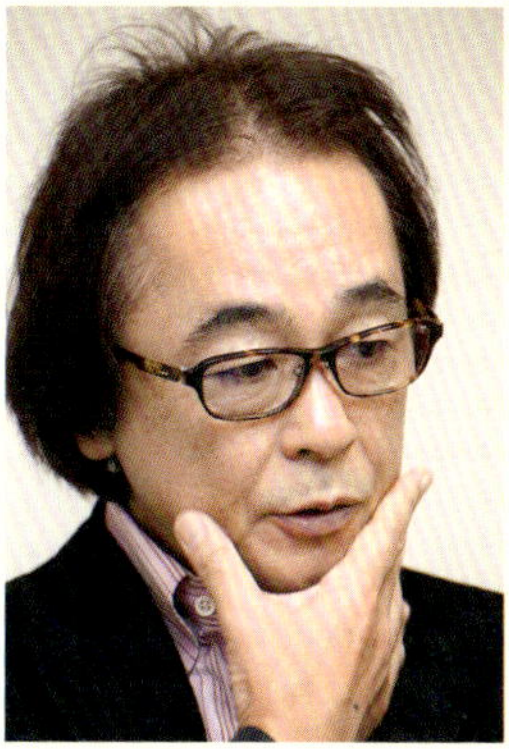

国連に参加しているのだから、このガイドラインを守らなければならない。これに反することをされたときには敢然として抗議をし、自分たちの権利を勝ちとってください」とおっしゃった。

僕は最初の同行で、これは全身で向き合わなくてはだめだと感じました。聖書にはキリストもハンセン病を癒したと書かれていますし、近年ではガンジーもマザー・テレサも出ていますが、制圧ということに具体的に挑んだのは、世界史始まって以来、おそらく笹川さんが初めてではないか、僕は大変なものを目撃しているのではないかと思ったわけです。

死を想う

笹川――高山さんは松本治一郎についてお書きになられているように、部落問題にも関心のあった方ですから、直接お会いする前から、差別問題への理解が深いという印象を持っていた。上からものを見る人が多い中で、地を這うというか、社会から疎外された人に対して正面から対峙し、しっかりとした見方をお持ちの方だと思いました。

高山――笹川さんは、韓国の衝撃をきっかけに、制圧事業に乗り出したわけですが、これを実行に移すのは相当大変なことだったと思います。

笹川――私は若いときから口舌の徒にはなりたくなかった。なかなか理解されないかもしれませんが、私は二〇歳前後から、常に死というものを意識して生きてきた。毎日考えている。恐怖ではないのですが、終点であることは間違いない。そのときに悔いの残らない人生を送りたいと、考え続けている。そ

人間がしていることで解決できないことはない——笹川

れができれば、死の恐怖は克服できる、いつしかそう思うようになったので、やはり行動をしなければいけない。

高山——そこは、良一さんにも通じるところですね。

笹川——また、以前から私はさまざまな仕事に携わってきたので、どんな戦略的思考に基づいてどういう戦術をとれば物事が解決するのかということを考えるのは、得意なんです。スッと絵が描ける。絵を描くことは誰でもできますが、有難いことに、日本財団の資金があってこそ実行できたと言えます。資金がなければ、行動しようにもできないこともありますから、私はとても恵まれていたわけです。

高山——途中で挫けそうになったり、大きな壁に突き当たるということは、なかったのでしょうか。

笹川——私の人生でそういう経験は一回もありません。もちろん難しい問題はしょっちゅうあります。でも詰将棋だと思っています。どうすればうまく解決できるか、というゲームです。笹川陽平の中にはもう一人の自分がいて、どうこれを組み立てられるか、あるいは解決できるかを考える。人間がしていることで解決できないことはないという楽観論者でもある。嫌ならとっくに辞めています。「よく五〇年もやるね」なんて言われますが、やればやるほど成果が出る。

高山——今年の八月に、ブラジルで保健大臣が逆切れするという出来事がありましたね。「笹川の視察には一切部下をアテンドさせない」と言った。だから誰も迎えにも来ない。そのときの笹川さんが面白かった。大きな声を出すことはないのですが、なんだか「やったるぜ」という意気込みを感じた。保健大臣は四〇代後半くらいだったかな、大声でまくしたてていた。「きみたちは何も知らないんだ。十二月十八日に制圧というメッセージを出すから見てろ」と。笹川さんは平然としている（笑）。話を平気で止めて、「まあまあ」とか言っちゃって。その後、別れてからすぐに、「よし、明日から視察にまわるぞ」なんて自分に気合を入れてるんです。

笹川――私はWHOの大使だから、他国へ行くと必ず歓迎してくれる。いわゆる歓迎ロードを歩かされる。ハンセン病の施設でもいいところだけを見せる。だから、見せられたいいところから、「ここでの〈最悪〉はどれくらいなのか」を推察するプロの目が必要です。彼らは「いいところを見せたから、喜んで帰った」と思っているのでしょうが、私が見ているところはぜんぜん違う。

ブラジルでは会議で、私が「ブラジルはワールドカップもオリンピックもできるのに、どうしてハンセン病を制圧できないんだ」と言ったのを、保健省の人が聞いていて、大臣に「ご注進」したんです。それで大臣がカッとなってしまった。実は前日に大統領の支持率が八パーセントにまで落ち、閣僚が逮捕される事件があった。そんな中、先の会議が全国放送されたわけです。それで怒って、「見せてやらない」という話になった。だから私は、テレビマンユニオンの浅野さんたちの取材に同行し、マットグロッソ州に行った。大臣からアテンドするなと命令されているにもかかわらず、そこの州知事は日曜日なのに夫婦で出迎えてくれ、「うちのエリアは患者が多い。ぜひ視察してくれ」と家庭訪問をさせてくれた。通常ルートでは見られない、現場の実態を見せていただけたわけです。

高山――そのときはハンセン病の制圧を志したお医者さんがいらして、一家族の中でいっぺんに新規患者を三人も見つけられた。

笹川――通院している親父さんだけ登録されていて、試しに自宅を訪問してみると、奥さんと弟さん、そ

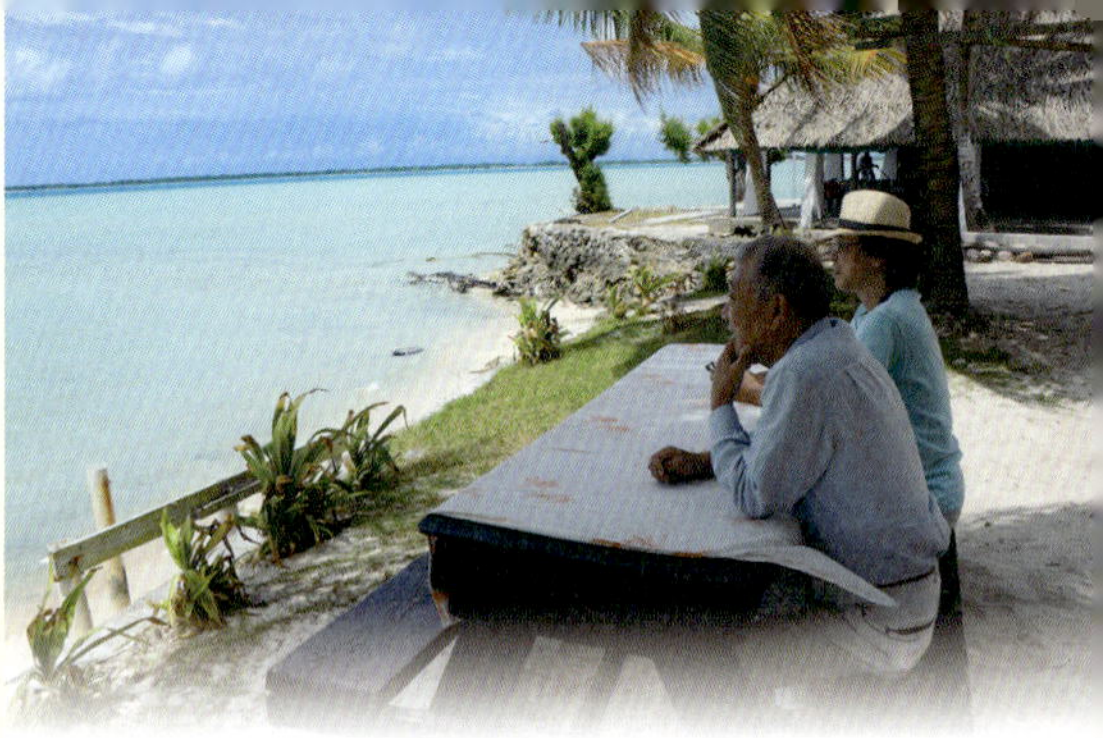

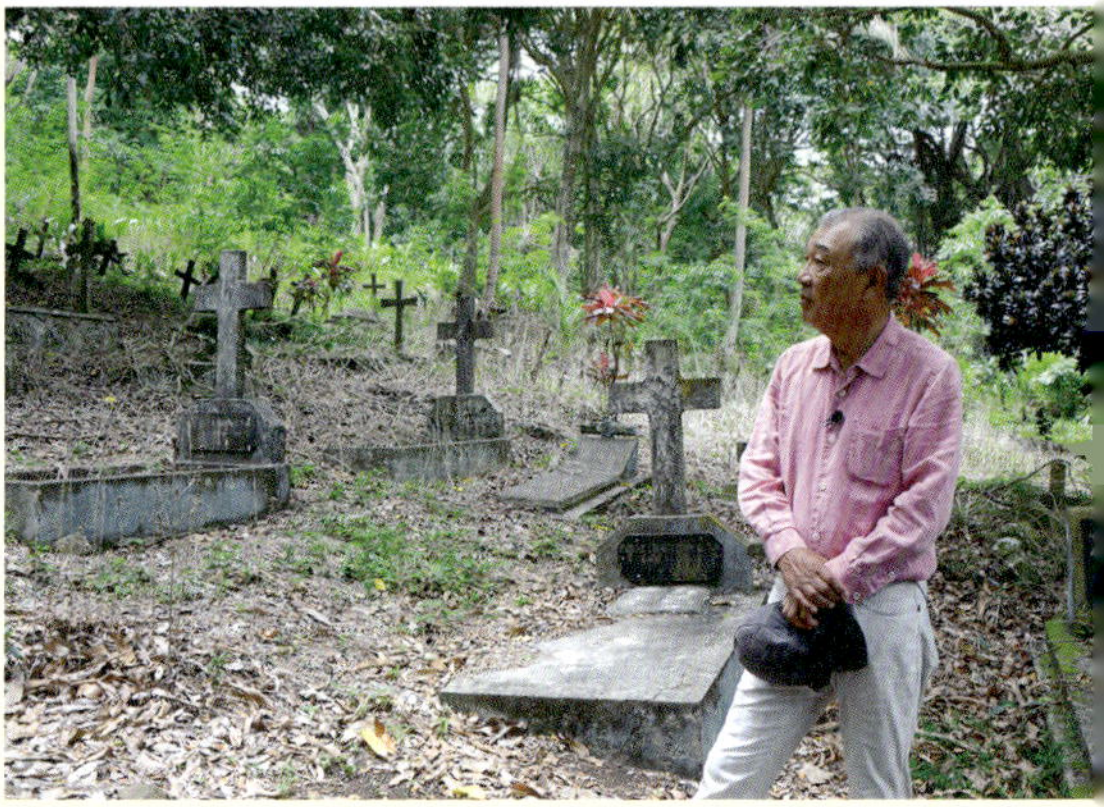

［上］キリバスにて。
［下］フィジー、マコガイ島の墓地の前で。

して娘さんがハンセン病患者だった。もう一軒の家でも、新たに三人見つかりました。たくさんいる。前の州知事は、「我がマットグロッソ州にはハンセン病患者はいない」と公言していたんですよ。

棄てられた島、希望の島

高山――いちばん最近ご一緒したキリバスはよかったですね。

笹川――三日月形の大きなサンゴ礁の国でしたね。

高山――二〇五〇年までに国が沈んでしまうと言わ

れています。「笹川さんがキリバスに来ることを聞いた」と、あるお母さんが十六歳の娘さんを連れて来た。「うちの子はハンセン病じゃないでしょうか」と聞く。WHOの南太平洋担当者が一緒にいたので診てもらうと、やはりそうだった。その場でMDTを飲ませましたね。僕はあのときに初めてMDTを飲み下すところを見たんです。少女が飲むと、まわりの皆から拍手が起こりました。本人もお母さんも、一度も悲しい顔にならずに済んだんです。笹川さんはまずお母さんを褒めました。それから、現地の看護士たちに尊敬の念をもって言葉をかけていました。ああいう小さい国でも、船で行くしかないから時間がかかる。それでいて地域の看護士さんもちゃんと教育されている。病気の知識がきちんと定着していることにも驚きました。制圧活動の成果ですね。昔はフィジーの離れ小島にハンセン病者を隔離していたんですから。

笹川――世界中で島に棄ててきた歴史があるんです。いまや地中海の観光名所になっているような島もね。ハンセン病は、謎の病気です。治療薬ができたのに感染経路がわからない。中世ヨーロッパであんなに広がり、生きているうちから「死のミサ」をされていたのに、突然鎮静化したかと思うと、今度は急に寒い地帯、ノルウェー、ロシア、カナダに広がる。またそれが突然なくなり、いまは南の暑いところだけに残っている。キリバスやソロモン諸島のハンセン病は、専門家によるとちょっと性質が違うらしい。指や手に障害が出にくい。ハンセン病には南洋型と北方型があるんじゃないでしょうか。学者にそれを話したら、研究すべきテーマだと言っていました。

世界中で島に棄ててきた歴史があるんです。――笹川

笹川さんを見ていると、そうできない自分が悔しくなります。——高山

体質の問題もあります。日本の場合には目をやられる人がすごく多い。外国では目に障害が出る人は、比較的少ないんです。

高山——ところで笹川さんは、どこでも寝られますね。ガタガタ道を走る車の中でも、寒い空港で六時間も待たなければいけなかったときも、寝ていた。僕は風邪ひかないように、寒い空港内をジョギングして体を温めていましたが、笹川さんは平気で熟睡している。見ていると、そうできない自分が悔しくなります。省エネタイプなんですね。

笹川——いや、ハイブリッドなんだよ（笑）。

高山——食事も、よく召し上がりますね。

笹川——うちは現地主義だから、スタッフに日本食なんて食べさせません。疲れたとか、時差ぼけとかも言わないように教育しています。仕事なんだから、疲れないほうがおかしい。帰りがけに「お疲れさま」っていう挨拶もやめてもらっています。なんて、意地悪なこと言ってますけど、心の持ちようです。「ここは踏ん張りどころだ」と思えば疲れません。

高山——笹川さんは財団の頭脳でありつつ、最前線で活動されている。そんなことができる人はほかにいない。

笹川——大将と一等兵と両方やっている。

高山——だから、後を引き継ぐ人たちが困るんじゃないかとも思う。なかなか笹川さんのようにはできない。

笹川——地位が人をつくるんです。誰だってなれる。徐々にできてくる。ダメならダメで、ダメな中からいい人が出てきたりする。そういう繰り返しが人類史です。いつも立派な人が治めている国など、世界

史にはありません。国も長く続いて一〇〇〇年、中国では唐の時代も漢の時代もほぼ三〇〇年、日本の徳川時代が二六〇年です。尺度を大きくとれば、人間はもっと楽に生きられるはずだけど、なんで「今日、明日、今年」などということを深刻に考えているのか、私にはさっぱりわからない。

人類史の巨大な負の遺産

笹川――私は、視察の行先はだいたい自分で決めていますが、行っていないところや重点地域に、なるべく足を運ぶ。世界は広いですが、御用聞きみたいなものなんですよ。患者が一〇〇〇人以上いる国は、公式には十六か国しかない。十六か国しか患者がいない病気は、結核やエイズなどとは比較対象にもならない。なかなか取り組みの対象にならない。だから足を運んで国家元首と話をして、「こういう病気があって、薬もタダなんだから」と伝える。国家元首の横には、必ず保健大臣が座っている。つまり大統領や首相を説得すると、予算がつきます。日本も同じ。予算が必要なら、上から攻めなければいけない。私が首相や大統領に会っているのは、そういう理由です。

高山――そういえば、コンゴ民主共和国の保健大臣がいいことをおっしゃいました。「新規患者を見つけると、患者が増えることになる。それは制圧のための大きな一歩なんだ」と。あれは笹川さんの入れ知恵ですか(笑)。

笹川――いや、自分から言い出したんだよ。

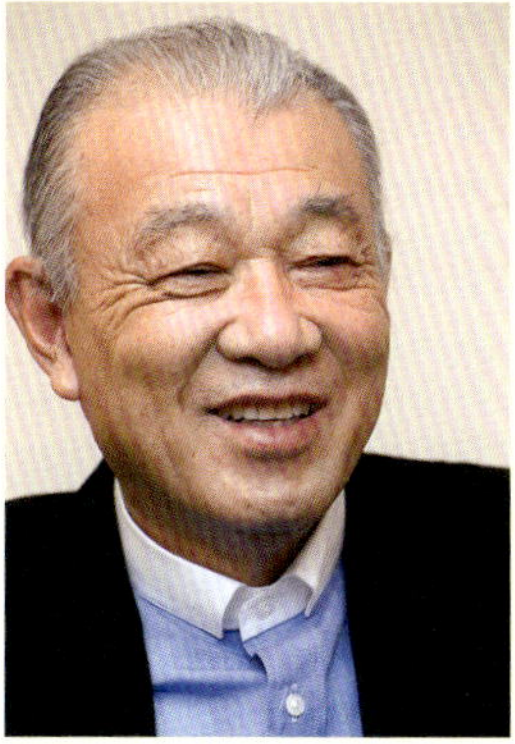

話が大きくなって申し訳ないけれど、ハンセン病の問題は人類史の大きな負の遺産のひとつです。いまではエイズも薬ができましたが、ハンセン病以外の病気は命をとられる。逆説的ですが、命をとられるとそこで完結する。ハンセン病は命をとられないで、かなり長生きする。そこに別の大きな悲劇が生まれます。

家族に棄てられ、山中でヘビやネズミを食べて生きていた子どもが発見されたとか、ネパールでは村から棄てられ村はずれの便所の中で家族三人が生活していたとか、そういうことが、いまだに世界中で日常茶飯事になっている。家族の同情を呼ばない病気というのも特異です。私は、ハンセン病が人類に対して根源的なものを問いかけ続けているのではないかと思っています。

表に出てこないだけで、誰もがハンセン病の菌は持っている。にもかかわらず病者を差別する。なぜ人間はそうなってしまうのかと考えると、やはり人間は、性善説で解釈できる存在ではないのでしょう。

戦争をしてしまう暴力衝動、あるいは嫉妬などと同じように、差別をする心が人間の中にはある。それを解決していくのは、生きとし生けるものの中で人間だけが持つ理性による力なんです。理性が働かなければ、差別の心は永遠に治癒されないでしょう。ハンセン病は、「人間とは何か」という非常に深い問題を問い詰めている病気なんです。ただ、人間の理性が、どれだけ自分自身を制御できるかというと、私は悲観的になってしまいます。

人類の進歩と言われているものは、やはり科学技術の進歩なんです。科学技術は確かに進歩しましたが、人間の精神性が進歩してきたのかどうかは、はなはだ疑問です。だからこそ、ハンセン病との闘いが終ったとしても、それを人間についての根源的な問題の一つとして継承することが、きわめて重要になるんです。

髙山——ローマ法王の失言についても、あのような聖職者から無意識のうちに出てしまうこと自体が、宗教がどのようにハンセン病を扱ってきたかを如実に物語っています。日本の聖書でも、僕が持っているものには「らい病」とある。新しい版では「重い皮膚病」と書き換えられている。重大な書き換えにもかかわらず、なぜそうしたかは明記されていない。「書き換えればお咎めなし」ってことで、蓋をしている。

DNA研究によって、当時のパレスチナやメソポタミアではハンセン病がなかったことが判明しています。だから書き換えられたとも言えるのですが、「らい病」と書かれた聖書はこれからもずっと残る。書き換えるならきちんとした声明を出すべきだし、宗教者は自分たちも差別者であったことを明言すべきです。一方ではシスターたちによって患者たちは癒されてきましたが、他方ではとんでもない差別も行われてきた。「らい病」「ハンセン病」「レプラ」といった言葉が、プロパガンダのためのメタファーとして使われてきました。患者たちは道具として使われたわけです。病いを布教のための道具にするという、最悪の差別だと思います。人類史は一面で宗教史であり、宗教史はハンセン病史だと言ってもいいほどだと思います。

笹川——問題は多いですが、それでも諦めてはいけない。前に進まないといけない。自分で納得したときに、自分の人生は終わってしまう。常に疑問符をもって前に進まなければいけない。

歴史は繰り返します。いまの日本の人たちによく言うのは、まず日本の歴史、とくに近代史をよく勉強してほしいということ。皆、あまりにも知らない。日本人としてのプライドもアイデンティティもなく

人類史は一面で宗教史であり、宗教史はハンセン病史だと言ってもいい——高山

している。自分の国の歴史を通じ、我々の先祖たちがどんな困難を経て今日の日本をつくったかを勉強しなくてはいけません。ただし、次の世代に託す、というようなものはありません。私は、若い人たちにあれこれ言いたくない。若者批判をするようになったら棺桶です。私自身がいま、遅れてきた青春時代を満喫しているところですから、「私から若者へ」じゃなくて、「私も若者のひとり」なんです。

（二〇一五年十一月二七日、溜池の日本財団にて・談）

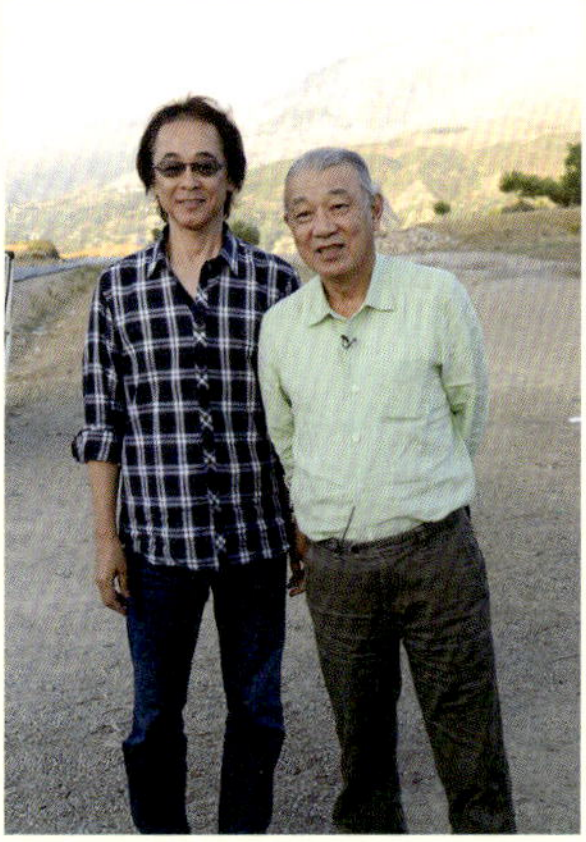

モロッコでの高山、笹川両氏。

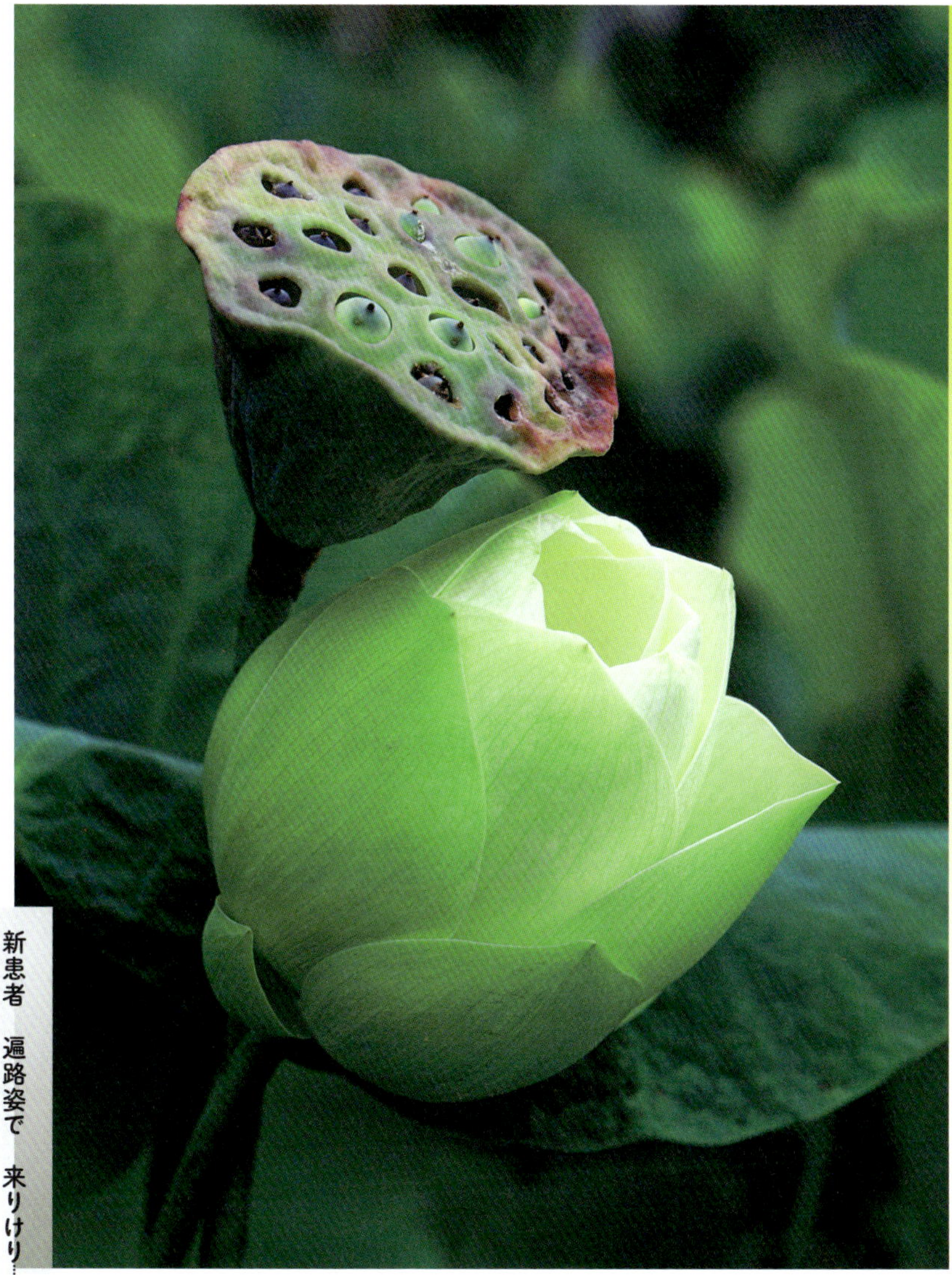

「明暗」　撮影▼加藤健（駿河療養所）
「地中で半年も眠り、また美しく花を咲かす蓮に生命の営みを思います」（写真集『蓮物語Ⅱ』より）写真提供▼国立ハンセン病資料館

新患者　遍路姿で　来りけり……伊集院杖兒（九州療養所）

違例と救済

「癩」が歴史を語っている

松岡正剛

まつおか・せいごう●一九四四年京都生まれ。東京大学客員教授・帝塚山学院大学教授をへてイシス編集学校校長となる。七一年、オブジェ・マガジン「遊」創刊。八七年には編集工学研究所を設立。二〇〇〇年よりウェッブ上ブックナビゲーション「千夜千冊」をスタート。著書は『自然学曼陀羅』『遊学』『日本という方法』『日本流』『フラジャイル』『にほんとニッポン』など多数。

1　謂れなき烙印

アーヴィング・ゴッフマンに『スティグマの社会学』がある。ゴッフマンは、近現代社会では多くの者たちが「本来の自分自身にもとづいた自己」ではなく、「社会に照らし合わされた自己」に帰属させられていることを一貫して研究してきた社会心理学者だった。多くの自己は何かに反映させせられた自己なのである。そうしたソーシャルセルフには、これまで社会や他者がむりやり押し付けた自己を強制してくることがあった。

この、強制してくるものがスティグマだ。『スティグマの社会学』は「烙印を捺されたアイデンティティ」いわゆる「ペグ・アイデンティティ」をめぐってさまざまな問題を浮上させた。そこにハンセン病も含まれていた。歴史上、最も長期にわたったスティグマだ。

スティグマ（stigma）とは個人や集団に捺された「謂れなき烙印」のことである。ゴッフマンによると、スティグマはさまざまな社会的な作用を通して傍若無人に出入りする。犯罪、戦争責任、事業上の失敗、公然たる失態、猟奇や虐待などの目立った〝傷痕〟がスティグマになるが、でっちあげ（frame up）や罠（entrapment）でもおこるし、自分で作曲していないのに作曲家だと偽ってしまうといった身分詐称によってもおこる。まちがった噂や流言飛語が特定個人に付着してスティグマになることもあれば、寄ってたかっての「いじめ」もある。目立つだけではなく、目立たされてしまうのである。

そこにはしばしば「外聞を憚《はばか》る秘密」（skeleton in the closet）の捏造がともなってきた。人は他人の秘密を知りたいので、秘密めくものならそれがどこまで事実かどうかとは無関係にレッテルをでっちあげてきた。だからどんな隠しごとも「スティグマの伏せられた入口」になりえたのである。

　こうして、当初はそれほどの烙印だとは思っていなくとも、スティグマの猛毒はたちまち周囲を破り、とりわけマスメディアが君臨する社会ではどこの誰兵衛であろうとも、あっというまに「同類」(own)や「正常」(normal)から引きずり降ろしてしまう毒をもつ。スティグマは自発的応諾(compliance)からではなく、他律的順応(conformance)によって成立してしまうのだ。

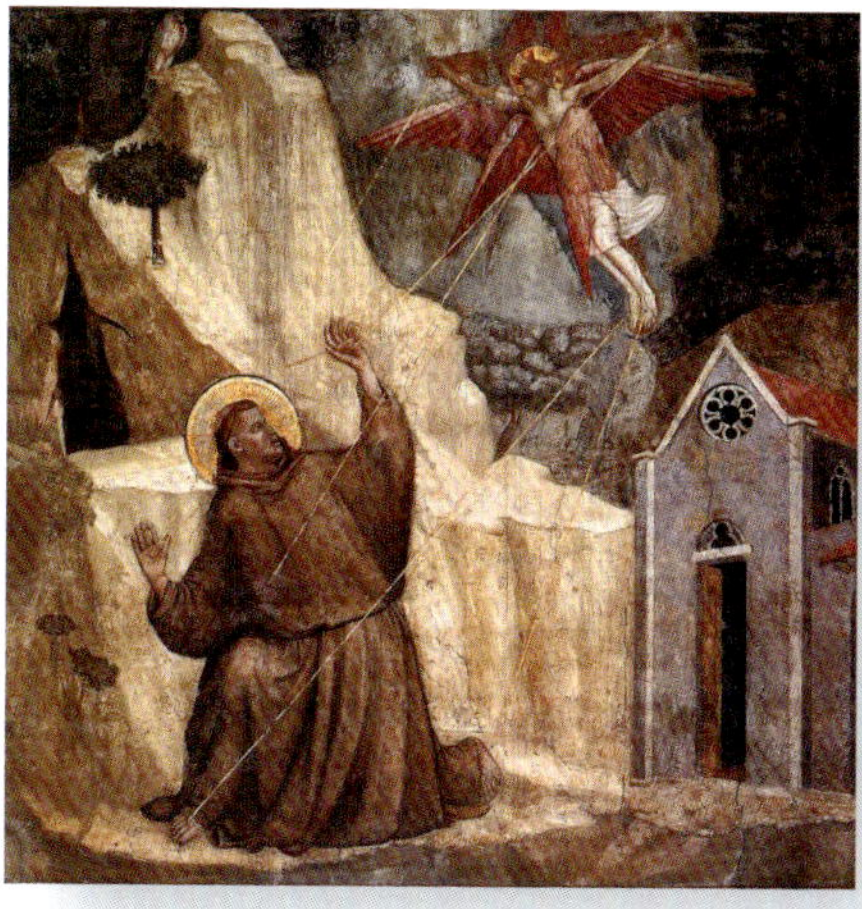

ラテン語「stigma」の語源は「焼印」であり、汚辱を示す一方、イエスが磔刑となった際の傷をあらわし、カトリック教会では奇蹟の顕現を示す聖痕(stigmata)の意味でも使われる。図は、聖痕を受けるアッシジの聖フランチェスコ(ジョット)。

　個人のスティグマもさることながら、集団やグループに付与されたスティグマはかなり厄介である。

　そのことはユダヤ人に付与されたスティグマが古代の生け贄から中世の魔女狩りをへてナチスのユダヤ人ゲットーにいたるまで、集団差別や集合差別が何度となく繰り返されてきたことを思えば、スティグマがとんでもなく執拗な性質をもっている社会記号であることが見てとれる。未開部族も貧窮者も、敗北者も異教徒も、精神異常者もフリークも、そしてハンセン病患者も「癩者」として、蔑視され差別されてきたのである。

　ゴッフマンは、このようなスティグマという言葉が「見た目」を重視する古代ギリシア人によって最初に用いられたことをあきらかにして、スティグマが歴史的に用いられてきた意図を抉《えぐ》っていった。

　古代ギリシアでは、奴隷・犯罪者・謀反人とともに「穢《けが》れた者・忌《い》むべき者・避けられるべき者」をスティグマとして扱った。そのなかには「異様な病人」も含まれた。どんな病気が異様であったのかは正確に特定しきれないのだが、一説ではアリストテレスが「サテュリア」とか「獅子顔症」(erysistratos)とかと呼んだ症状や、ストラトンが「カコキミア」と呼んだ症状が、ヒポクラテスによって「フェニキア病」（フェニキア人が運んできた症状）と名付けられていた癩病、あるいは「象皮病」(elephantiasis)のことだったのではないかとみなされている。

その後のローマ以降のキリスト教社会では、皮膚を侵された者、身体上の異常をもつ者が特段に強調されて「謂れなき烙印」の対象になった。古代ローマ最大の医師ガレノスは象皮病を六つに分類し、レプラを類結核型とみなした。しかしレプラについての見方はそうした医療的な見解よりも誤解に満ちた噂になることのほうが多く、その烙印は個人の過度な性格異常に対しても、部族や集団のトライバル・スティグマに対してもところかまわず向けられるようになり、さらに片輪者、私生児、白痴などにも刻印されるようになった。

これらのなかにどのくらいハンセン病の症状がスティグマ扱いされているのかは、いまなおはっきりしない。しかし一方、聖書にも「癩」めく記述があったのだから、事態は当初から複雑怪奇だったのだ。

あらためて整理しておくと、聖書が癩病や癩者を特別視していたかどうかは厳密にははっきりしていない。旧約聖書七十人訳の『レビ記』や『出エジプト記』が、ヘブライ語の〝苦痛〟や〝汚染〟という意味をあらわしていた「ツァーラト」(sara'ath)にギリシア語の「レプラー」をあてはめ、その後のラテン語も「レプラ」を使ったことが、さまざまな差別的偏見を生む要因になったのだと推測されているだけなのだ。おそらくはひどい皮膚疾患のことを総称していたであろう「ツァーラト」が、聖書のギリシア語訳やラテン語訳のプロセスを通るときに〝癩病化〟されてしまったのである。

古代ユダヤの民が使っていた「ツァーラト」がいったいどのくらい「癩」を暗示していたかはわからない。アレキサンダーのインド遠征によってヘレニズム世界に「癩」が入ってきたのだという研究もあって、そうだとするとそれ以前の七十人訳の聖書に「癩」めいたことが残せるはずがないとも見られるからだ。

とはいえ誤訳を通してではあれ、『出エジプト記』のモーセをめぐる解釈はその後の歴史のなかで定着してしまったのである。まさに歴然と——。とくに次のようなくだりがハンセン病のことだとみなされてきた。神がモーセに見せた奇蹟のうちのひとつの場面だ。

「主はモーセに言われた」「お前の手をふところに入れなさい」「モーセが手をふところに入れそれを出すと、手は癩にかかって雪のように白くなっていた」「神は奇蹟をおこしモーセの手を元通りにさせた」。またモーセが「患部をもつ癩者は、その衣服を裂きその頭を現しその口髭を覆って〝汚れた者、穢れた者〟と呼ばわれる」と言ったというくだりになっていることも、これらの記述が癩者をめぐる始原の解釈だとされてしまった。

のちのちアメリカ現代文学の旗手ジョン・アップダイクが小説『あるレパーの記録』を世に問うて、『レビ記』『出エジプト記』だけでなく『ルカ伝』も同様にレパーに関する記述をしていると主人公が説明したため、いっそう「聖書すら癩を差別した」という見方が広まった。

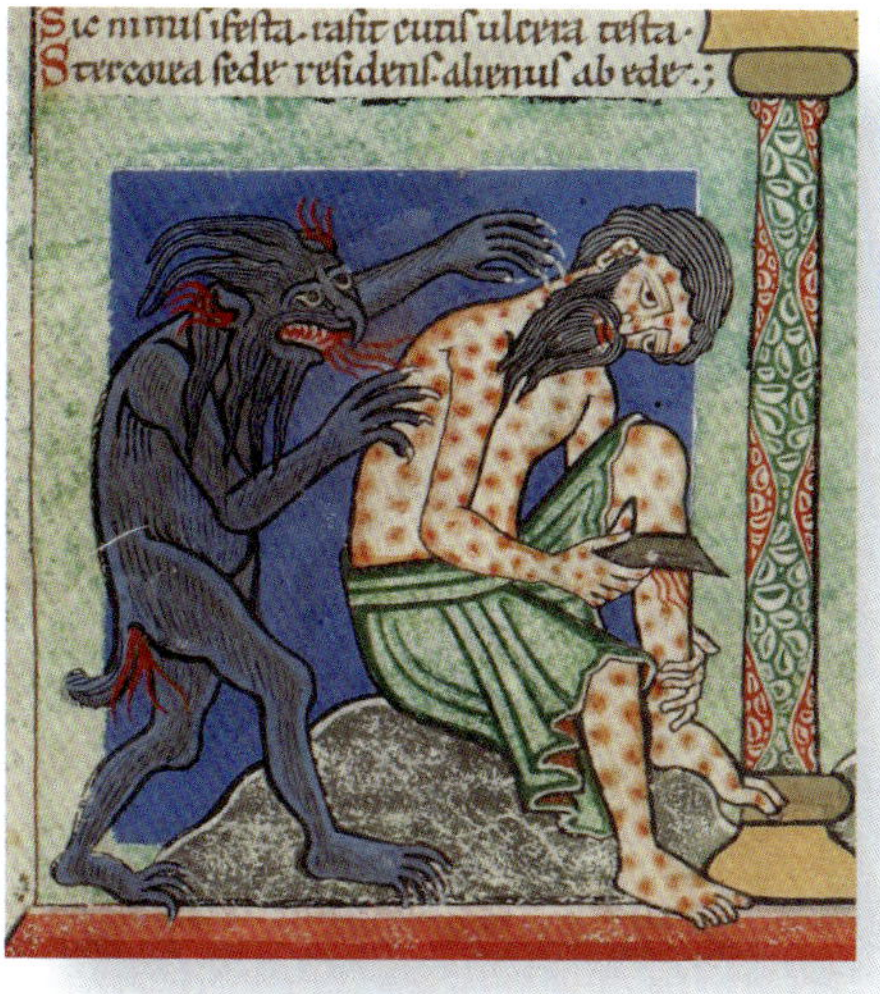
Sic nimus ifesta. rasit cutis ulcera testa.
Stercorea sede residens. alienus ab ede.

六世紀の聖書解説書の写本（十二世紀複写）より、ハンセン病患者と悪魔。

もっとも、こんなふうに書いている私も、かつては旧約『ヨブ記』の記述は神が与えた試練として想像を絶する地獄の苦しみのような皮膚上の病い「ツァーラト」の一端を暗示しているのかと思っていた。

サタンによってひどい皮膚病の責め苦を受けるヨブの話は読んでいるだけで辛くなるが、私はこの話が一神教的社会における神の裁きと人間の苦難の根本問題を扱っていながら、その目立つ〝傷痕〟として皮膚上の苛酷な変形をあげているところに、ヨーロッパ社会がその後の変形蔑視を増長させてきた遠因がひそんだのではないかとも思ってきた。

以上のように、ゴッフマンは古代以来のスティグマのもたらす「歪んだアイデンティティ」を説明しようとしたのだが、実はその説明をしようとすればするほど、そもそもなぜ業病がスティグマになったのか、その起源は突き止めにくくなっているとも言わざるをえない。

それというのも、ゴッフマンは個々の難病や差別の歴史がそのままスティグマの広がりをもたらしたのではなく、相互解釈がしにくい多くの異様な現象や痕跡が何かのきっかけでスティグマに転じうるということだけを立証したかったからである。

ゴッフマンは処女作『行為と演技』においては、どんな自己提示も他者隠蔽とのあいだで相互作用をおこしていると解説し、『アサイラム』において（アサイラムとは誰もが侵すことのできない神聖な場所のこと）、どんな種類の「全制的施設」（total institution）であっても、被収容者たちが「家郷世界」（home world）からもちこんだアイデンティティはたいてい破壊されるか、破壊に等しい屈辱と無力化によって迎え撃たれることを述べた。また、そうした全制的施設の機構と制度こそ、人類の歴史が隠蔽してきた恥辱のあらわれなのだと説明したのだった。その一方で、そうした閉鎖社会では、開放的な社会では問題にならないような「ささやかな特権」が必ずやつくられていることも強調した。

これらのことは、欲望のミメーシス理論を提唱したルネ・ジラールが話題の書『世の初めに隠されていること』であきらかにしたことにも呼応していた。ジラールは「本当に犠牲を受けている者たちのことこそ、歴史はどんな別の犠牲を払っても隠蔽する」ということをあきらかにしたのだが、このことはまさにスティグマの歴史において継承されてきたわけである。

つまりは、ハンセン病が特別に嫌悪されたという歴史的起点の事実は、いかに溯って起源を突き止めようとしても、その最初において「犠牲とともに隠されてきた」ということなのだ。スティグマの歴史は、スティグマを利用した側の者たちの歴史化のからくりによって、別の制度と記述に押しこめられてきたということなのだ。

2 レプラ・癩・ハンセン病

ハンセン病（Hansen's disease）は最も忌まわしい見方によって、人類を苦悩と差別のどん底に落としてきた病気だったと思う。最初のスティグマの一撃がそのようにしたのではない。難病を派生させてきた社会そのものが、その社会の構成員に繰り返しもたらした禁忌と隠蔽の制度によって形成されてきた病気なのである。

ハンセン病についての医学的な誤解は、一八七三年にノルウェーの医師アルマウェル・ハンセンによって、この病気の原因が抗酸菌の属性をもった一種の「らい菌」（*Mycobacterium leprae*）によるものだということが発見されたときに（アルバート・ナイセルも同様の発見をした）、ある程度の終止符を打つはずだった。しかし、そんなふうにはならなかった。

「らい菌」が発見されても治療薬がまったくなかった

こと、またいっさいの外科手術も不可能であったことが、この病気をその後も長らく不治の病としてきた。けれども、それだけでもなかったのである。

スーザン・ソンタグが『隠喩としての病い』で指摘したように、難病の病名はしばしばメタファーとしての社会的な発言力をもってきた。たとえば「やくざは社会のガンである」とか「お前はこの会社のガンだ」とか言われることは、癌そのものの病状と無関係な社会的なレッテルになってきた。

ソンタグはこのことに着目して、その病いに医療技術が部分的にかかわることが、かえってその医療の限界を社会的メタファーにしてしまうことに気が付いたのだった。かつてのペストや結核のように、また癌やエイズのように、その存在の危機を迫る病いにおいて、その病名自体が社会的なスティグマになってきたのである。

ソンタグによれば、それはたいてい当時の医療の限界と分かちがたく結び付いていた。「癩」もそうだったのである。

ハンセン病の病名はずっと「癩病」(leprosy) または「レプラ」(lepra) というふうになっていた。この名はすでに紹介したように、ヨーロッパ社会では古代社会からのものだった。そのためこの病名には、当時からの偏見や差別がさまざまな表象となって引きずられてきた。

そこで欧米では、一九五二年にアメリカ医師学会が「ハンセン病」と呼称することを提案した。世間で痴呆病などと呼ばれてきたアルツハイマー病という病名が最初の症例を報告したドイツのアロイス・アルツハイマーに由来するように、らい菌を発見した医師の実名を使うことによって、癩は初めて医療的な病名「ハンセン病」になったのである。人名だから「ハンセン氏病」とも言ってきた。このとき、日本でも療養所入所者を中心に差別的な歴史背景をもつ癩病という名称を変更したいという動きがあったにもかかわらず決定的にはならず、厚生省は「癩」を平仮名表記する「らい病」とするにとどめた。専門学会も「日本らい学会」と名のっていた。

ハンセン病という病名がやっと日本語の正式用語となったのは、一九九六年に悪名高い「らい予防法」が廃止されてからのことである。この時期をもって日本らい学会も「日本ハンセン病学会」になった。

ハンセン病の症状は末梢神経と皮膚に出るため、生命の危険がないかわりに外見上の著しい損傷があからさまになる。

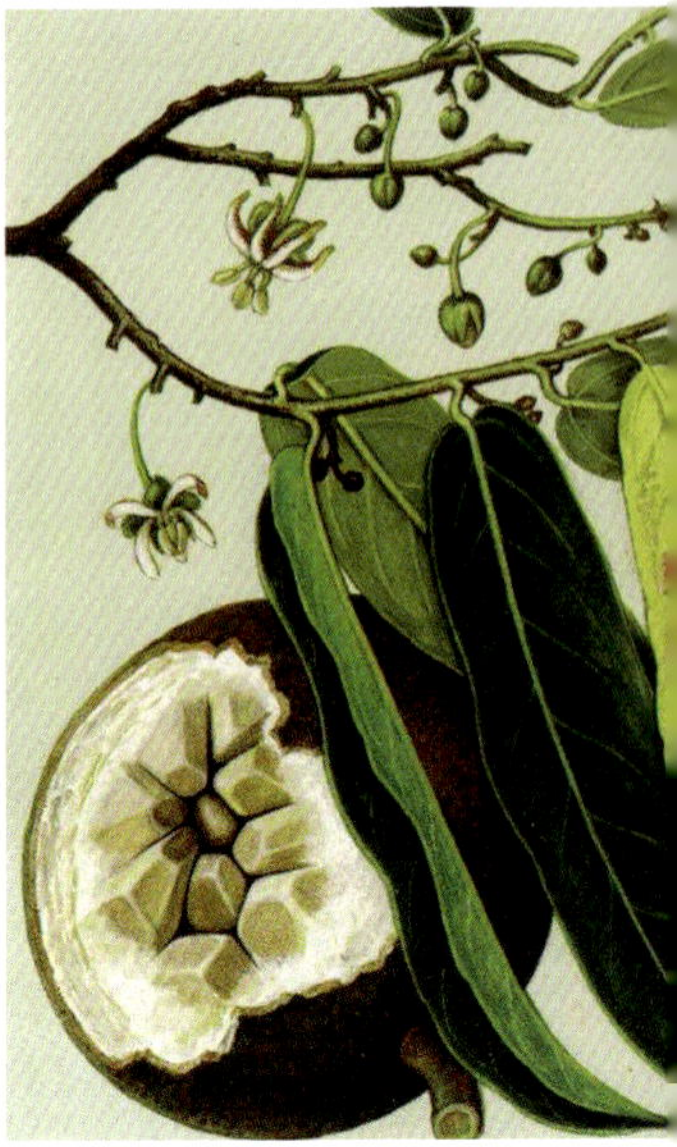

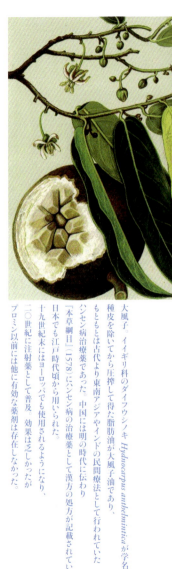

大風子。イイギリ科のダイフウシノキ *Hydnocarpus anthelmintica* が学名。種皮を除いてから圧搾して得た脂肪油が大風子油であり、もともとは古代より東南アジアやインドの民間療法として行われていたハンセン病治療薬であった。中国には明の時代に伝わり『本草綱目』(1578)にハンセン病の治療薬として漢方の処方が記載されている。日本でも江戸時代頃から用いられた。十九世紀末にはヨーロッパでも使用されるようになり、二〇世紀に注射薬として普及。効果は乏しかったがプロミン以前には他に有効な薬剤は存在しなかった。

一次症状は皮疹(斑状・結節・丘疹など)をもたらし、軽度の神経麻痺がおこる。二次障害では、顔面神経麻痺による兎眼、三叉神経麻痺による角膜障害がおこるとともに(失明に至ることも少なくない)、神経の機能不全を併発して強度な神経痛が発症する。その激痛は体をかきむしるほどであるという。脱毛、変形、足底の難治性潰瘍に進むことも多く、皮膚の発汗作用が阻害されるため、乾皮症にもなりやすい。

しかし、ハンセン病は遺伝病ではないし、法定伝染病でもない。感染病ではあるが、仮に一〇〇〇人に感染がおこってもそのうちの一人が発症する程度の稀薄な感染力である。「らい菌」の至適温度は三〇~三三度なので、肝臓・脾臓・腎臓などに病変が生じてもめったに症状は出ないのだ。

やがて画期的な治療薬が次々に発見され、開発された。一九四一年にはプロミン(グルコスホン・ナトリウム)が、ついでダプソン(DDS)が経口投与できるようになり、一九六五年にリファンピシン(RFP)が「らい菌」を殺菌することがわかってくると、いよいよ一九八一年からはDDS、CLF(クロファジミン)、RFPの三種の薬剤を計画的に併用するMDT(多剤併用治療法)が確定して、その後、ハンセン病は「完治する病気」となった。

MDTは劇的な治癒力を発揮した。このことにいちはやく注目した笹川記念保健協力財団、日本財団はWHOとともにMDTの提供の先頭を切って、日本財団が資金を含めてこれをバックアップした。これによって世界各地でのハンセン病の制圧が加速したことは、いまではよく知られている。

しかしながらこのような薬剤の普及は、それ以前の長くも忌まわしい「癩」の歴史からするとごくごく最近のことなので、すでにして多くの患者たちが悶え、苦しみ、その不運に嘆き続けたのだった。それは人類の存在にかかわる本来のアイデンティティが業病を抱えたようなものだった。

3　ヨーロッパでの差別

なぜ「癩」は東西の長きにわたる歴史のなかで嫌悪され、つねに偏見をもって見られてきたのだろうか。なぜ「癩」や「レパー」は偏見と差別のための別称であり蔑称になったのだろうか。

このことをめぐることは容易ではないけれど、この問題をネグレクトして、どんな差別問題も平等問題も偏見の起源も、説明できないはずなのである。

すでに聖書が「癩」めく症状を「穢れた病気」として扱っていたのだから、偏見と差別の歴史はそれほど古かったわけである。最初の誤解や解釈違いがどこから始まったにせよ、癩と業病とスティグマが分かちがたく結びついていったことだろうことは、ゴッフマンを持ち出さずとも、いまやどんなことをしても隠せないほどの「負の集積」になってしまったのである。

実際の癩患者も時代がすすむにしたがって、かなりふえていった。とくに民族大移動と十字軍遠征後のヨーロッパ中世では、痘瘡・ペスト・麻疹・結核・ジフテリア・炭疽・麦角熱とともにハンセン病の数が急速に増大し、十一世紀から十三世紀がピークになった。まとめて「聖アントニウスの火」と恐れられたのだが、なかでもハンセン病は「ミゼル・ズフト」（貧しき不幸の病）と呼ばれ、南フランスやチューリンゲンやエルサレムに収容所「ラザレット」（ルカ伝のラザロに因む命名）がつくられ、イギリス、スイスその他の各地に教会付設の施設が用意され、癩患者が収容された。癩の撲滅に生涯の多くを捧げた岩下壮一神父は、フランスだけでも一〇〇〇か所以上の癩収容施設ができたのではないかと言っている。

患者の急増や収容施設の増設にともなって、差別と偏見も広がっていった。

民衆図には癩者が頭巾をかぶり、マントを着て手袋をはめ、鳴子《なるこ》と器を持っている姿がはっきり描かれた。鳴子でカラカラと音をたて、行く先々で自分が来たことを知らせ、施しものを貰っているという屈辱的な図であった。スティグマは周囲に知らせなければならない社会記

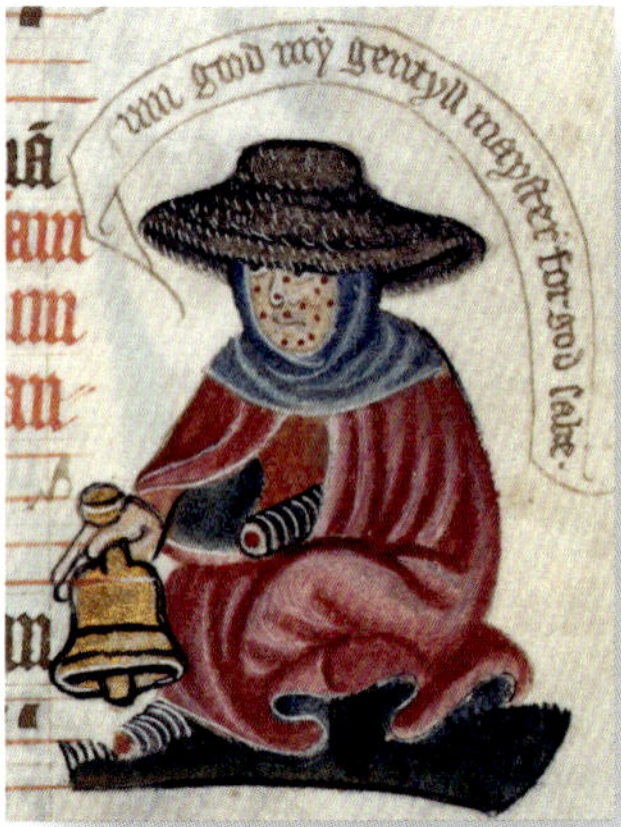

グリューネヴァルト『イーゼンハイムの祭壇画』に描かれた「聖アントニウスの火」。麦角熱の症状をあらわしたものだとされている。

号でもあったのだ。手袋は指の摩滅を隠すためなのだが、逆に日常の日々で「手袋をとらない者」に対するスティグマになったのである。

一部の教会で「癩者のミサ」がおこなわれていたこともよく知られている。ミサとはいえ、癩者が生きながら埋葬される儀式だったようだ。チョーサーの『カンタベリー物語』には癩者の世話をする修道士が出てくるが、他のひどい病気より癩者の数のほうが多かったというふうに書いてある。

他方、さまざまな救済活動も試みられた。フランシスコ会はアッシジに「らい村」を建設し、ハンガリー国王の娘だったエリザベート聖女は救済活動を指導した。ラザロ看護騎士団はイギリス・フランス・スペインで慈善活動を展開した。これらのことは犀川一夫・森修一・石井則久の『世界ハンセン病疾病史』などがある程度のことを集成しようとしているが、まだ十分なものにはなっていない。

十四世紀をすぎるとヨーロッパのハンセン病患者はしだいに減っていったことがわかっている。理由はいくつか推測されてきた。

①患者を首尾よく追放できた、②社会経済が発達した、③石鹸と水道水が普及した、④過密居住がじょじょに解消された、⑤食事が改善されて栄養がもたらされた、⑥免疫が形成された、⑦隔離施設がゆきとどいた、⑧患者が西ヨーロッパの外へ移動した、等々だ。

けれども、このうちどの要因が決定的だったかは、まだわかっていない。

ヨーロッパの癩病が少なくなっていったとはいえ、地域的な流行はなかなか収まらない。一六五六年設立のパリの総合施療院には設立まもなく六〇〇〇人をこえる癩病患者が収容されたのだが、これはパリ市民の一〇〇人に一人がハンセン病に罹ったという数字だった。さすがにこういう数字がヨーロッパの共同体のリーダーたちを驚かせ、その対策に乗り出させたにちがいない。

4 日本の癩とその救済

日本の「癩」についての記述は、けっこうのこっている。調べていけばいくほど、いちいち胸ふさぐところが凄まじいのだが、私はここには日本の「負の歴史」が劇的にネガティブ・ナレーションされてきたと見てきたので、その一端を『フラジャイル』という本にも響かせるようにした。

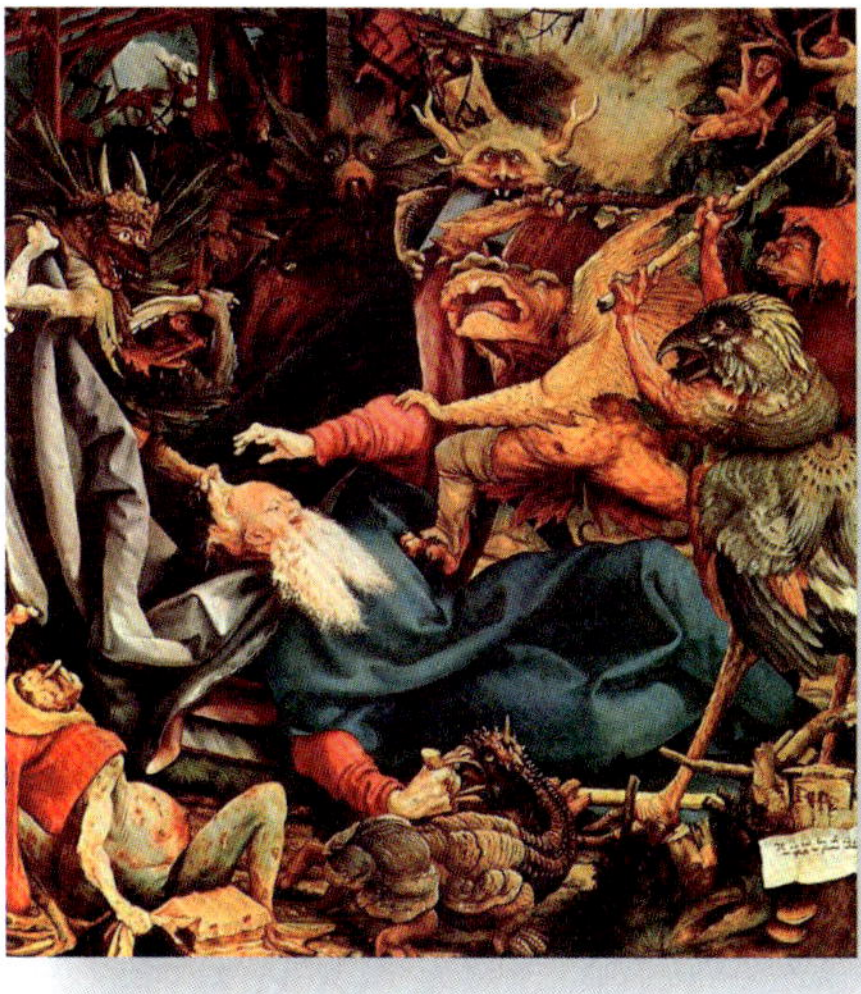

グリューネヴァルト『イーゼンハイムの祭壇画』に描かれた「聖アントニウスの火」。麦角熱の症状をあらわしたものだとされている。

ネガティブ・ナレーションの最初はすでに『日本書紀』や『令義解《りょうぎのげ》』に「白癩」「白人」の記述があって、不治の病いとみなされたことに始まっていた。書紀では百済から「白癩の者」が渡来したというふうにはっきり記述されている。この者は芝喜麻呂《しきまろ》というのだが、造園の才能があったので遺棄されず、仏教庭園に須弥山《しゅみせん》や呉橋《くれはし》を造営する路子工《みちのこのたくみ》として認められた。

『令義解』は九世紀の律令注釈書だ。そこには疾病や不具の分類が明記されていて、「残疾・廃疾・篤疾」に分けている。篤疾のうちの重度の篤疾が「悪疾・癲狂・二支廃・両目盲」になっている。その悪疾については「白《しら》癩《はたけ》なり。この病、虫有りて人の五臓を食む。或は眉睫堕落し、或は鼻柱崩壊す。或は語声嘶変《せいへん》し、或は支節解落す」と説明される。読めば読むほどギョッとする。

歴史記述だけではない。大祓《おおはらえ》の祝詞《のりと》でも、胡久美《こくみ》と白人を国津罪とみなしていた。胡久美は瘤のある症状のことを、白人はほぼ「癩」をさしていたとおぼしい。ただし最初から祝詞にこれらが入っていたのではなく、八〇四年の弘仁式が確立したころに祝詞化され、九二七年の延喜式のあとにおおっぴらになっていったと思われる。大祓は大内裏にも伊勢神宮にも共通するものなので、この時点で「国」が「癩」をケガレとみなしたということとなのだ。

なぜ白人や白癩が国津罪とみなされたのかということについては、正確にその経緯が辿れないでいるのだが、横井清・小林茂文・藤原良章らの研究では仏教経典の『薬師経』や『大智度論』の影響があったというふうになっていて、そうだとすると仏教界が「業病」とみなしてきたものに「癩」があって、それがしばらくして日本的な神祇を覆ったのだろうということになる。業病とは前世からの宿痾（カルマ）による発病のことをいう。

神仏習合の中世日本で、「癩」がケガレ（穢）とみなされたのは決定的なことだった。ただちに癩者を「非人」として扱うことが始まったのだ。

芥川龍之介もそんな感想をのこしているけれど、今昔物語が伝えている話にはしばしば胸が傷む。巻二十第三五に比叡山の心懐が現報を得た話がある。この話は心懐《しんかい》という僧が白癩に罹ったため、仮の母として約束した女からも「穢なむ」として寄せつけられず、やむなく清水の「坂の者」として清水坂の坂下に住むことになり、そこの片輪者にすら蔑まれたという顛末になっている。

心懐が現報をうけたのは、仏徳をないがしろにした仏法誹謗の罪によるものだったと書いてあるのだが、どうみてもそんなことではなく、奇怪な外見や悪臭を放った白癩のせいだった。

こうした「癩」を強く差別化する傾向は、今昔物語の説話が成立した前後の十二世紀以降の起請文《きしょうもん》にもあらわれる。起請文というのは、差出人が相手との約束や契約の内容を書いて、そこに差出人が信仰する神仏の名を列挙し、約束を破ったばあいはこれらの神仏による罰をうけることを明示した文書のことであるが、時代がすすむにしたがってその文書に、約束を違えたときは「白癩・黒癩」の罰をうけてもやむをえないというふうになっていったのだった。『鎌倉遺文』には「諸神等の罰を一々の身の毛穴ごとに蒙るべきものなり。現には忽ち白癩の病を受け、人に交わざるるの果報を感得す」というふうにさえ書かれていた。

約束を破ると「癩」になるという言い方が広まっていったのは、世間における癩に対する烙印をさらに忌むべきものにしていった。日本ではスサノオがアマテラスとの約束（ウケヒ）を破って根の国に追放されるという神話があって、神罰はタタリ（祟り）というふうに解釈されてきた。そこに仏教が入ってきて仏罰が加わり混じりあい、これらが「バチが当たる」と見るようになった。

このような解釈が起請文を通して、「癩の罰」として広まり、中世日本の説話や物語に組みこまれていったのである。

一方、救済の取り組みも次々に始まっていた。業病をなんとか癒そうとした者たちの記録も少なくない。『元《げん》亨釈書《こうしゅくしょ》』には光明皇后が「施薬院」や「悲田院」をおこして癩者とともに湯浴をしたとか、患者の膿を口で漱いだというなどの有名な伝承的記述もあるし、中世では、真言律宗の叡尊と忍性による身を挺した救済活動や、薬師寺の近くの西山光明院での癩者庇護などもあった。叡尊と忍性は日本のアッシジのフランチェスコであり、ダミアン神父であったろう。

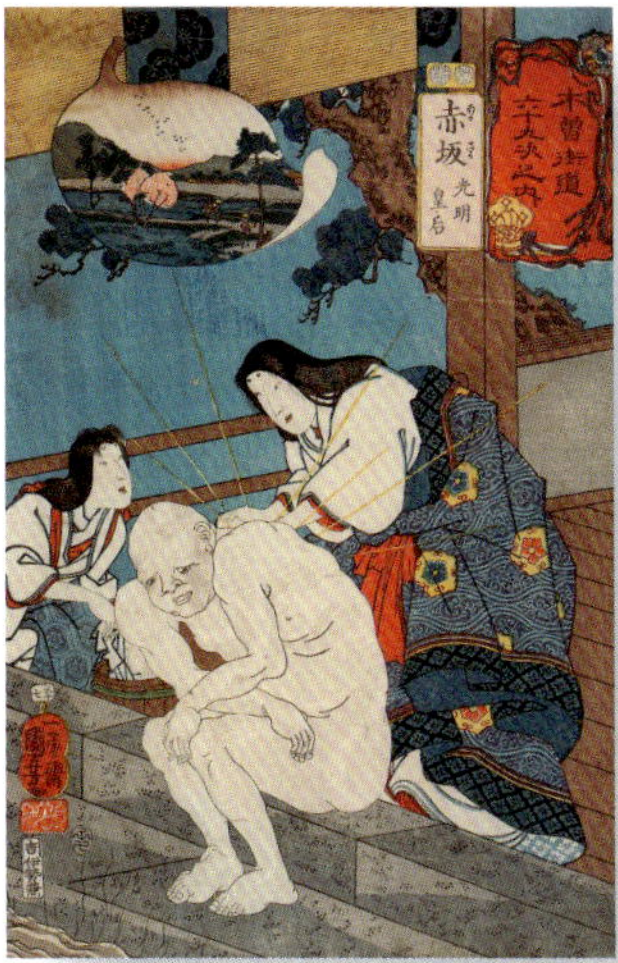

歌川国芳「木曾街道六十九次之内　中仙道の美濃赤坂宿」に描かれた「光明皇后伝説」。

奈良の西大寺を再興した叡尊《えいそん》は多様な信仰力をもっていた学僧である。後嵯峨天皇・亀山上皇・後深草天皇の篤い帰依をうけただけでなく、病人や非人の帰依も多かった。

一二六七年に般若寺の文殊菩薩像の造像を発願し、十年後に開眼供養をするとその場に非人を集めた無遮大会《むしゃだいえ》を催した。その後、般若寺近くの奈良坂には多くの癩者が集住した。

忍性《にんしょう》は叡尊の弟子で、叡尊教団の斎戒僧として西大寺の再建にかかわり、般若寺でも信仰者の支援に従事したのち慈善活動や救済活動に徹するようになると、悲田院・施薬院・福田院の創設や再興を率先し、鎌倉の極楽寺でも癩者の救済をおこなった。

忍性は叡尊と出会う前から文殊信仰をもっていた。私はその信仰力が非人を文殊菩薩とみなすという格別の仏教的救済力につながったと見ている。とくに五一歳で鎌倉極楽寺を任せられたころからの忍性の「慚愧《ざんき》」を思う救済活動は、目を見張る。

慚愧とは『法苑珠林』に「悔罪には、要らずまさに慚愧を本とすべし」とあるように、衆生を救う方法として自

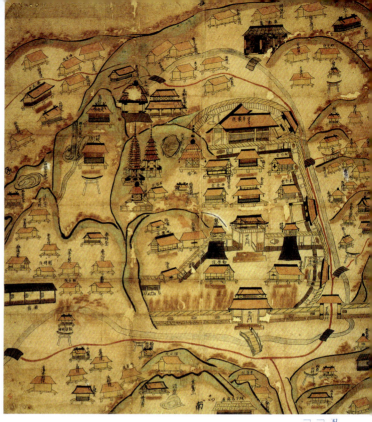

忍性が救済活動を行った鎌倉極楽寺。「極楽寺境内図」（十七世紀）より。画面右側に「癩宿」「療病院」などが描かれている。極楽律寺所蔵。

らを恥じる「慚《ざん》」と人に向かって発露する「愧《き》」とを交えていくもので、「人に羞ぢて慚となり、天に羞ぢて愧となる」ことをまっとうしようとする信仰力をいう。私は「慚愧」の思想が「慈悲」と結びついていったことこそ、日本の癩文化や癩表現の文法になってきたのではないかと思っている。

叡尊や忍性だけではない。『一遍上人聖絵』には、時衆《じしゅう》にまじって非人や癩者が描かれて、あきらかに区別した描き方になっているのだが、そのぶん一遍の教団の者たちが貧困者や非人や癩者や乞食の救済に身をのりだしていたことを物語る。

こうした仏教者による救済活動がどのように癩者とかかわってきたかは、横井清・池見澄隆・小林茂文らの研究が深い。

さてその後、日本の癩者の動向とそのあらわし方については、説経節《せっきょうぶし》の『しんとく丸』『小栗判官』『愛護若《あいごのわか》』などに躍如した。

説経節は中世に発生した語りもの芸能で、もともとは仏教社会の唱導（説経）を担った唱導師が声明や梵唄《ぼんばい》や和讃や講式をとりいれ、そこに琵琶法師の平曲を模倣しながら発展したものである。

なかでも『しんとく丸』は身毒丸・俊徳丸の物語で高安長者伝説と言われてきたもの、『小栗判官』は小栗判官と照手姫の愛の救済物語、『愛護若』は穴太《あのう》に伝承される違例者の杖の物語が発展したもので、いずれも民衆の語り継ぐ哀切をともなう代表的な語りものとなった。私はとくに『しんとく丸』と『愛護若』に、日本の「負の物語」をどのように捉えるかというきわめて重要な考え方や構成編集力がひそんでいたと思っている。

これらの物語は各地を放浪する乞食（かたい・かったい）の伝承や遊行者の伝承と習合したところも多かった。そのため説経節はさまざまに換骨奪胎されて、能の『弱法師《よろぼし》』や歌舞伎の『摂州合邦辻《せっしゅうがっぽうがつじ》』ともなった。いずれも嗚咽と涙をさそう物語だが、説経節に語られた癩者の物語は「負のスティグマ」を劇的に転倒させたみごとなドラマトゥルギーでもあった。

5 説経節が訴えている

かつて私が『フラジャイル』や『日本流』で問題にしたことは、日本の歴史のなかでどのように「境の者《さかいのもの》」や「道々外在人《みちみちげざいにん》」のような者たちが際立ってきたのかということだった。また、それらの者をアジールのように匿ったり、ケガレとして差別視したり、その一方で俊徳丸の物語などがそうだったのだが、格別の浄化能力の持ち主として物語にしたりしてきた背景には、どんな社会観や思想があったのかということだった。

このことはすでに横井清の『中世民衆の生活文化』、赤坂憲雄の『境界の発生』、藤野豊編著の『歴史のなかの癩者』などにおいてもさまざまな角度と論証をもって指摘されてきたことだが、大きくまとめると、日本の「負の烙印」には微妙な二重性や反転性があったということだ。私はそこに日本独特のリバース・エンジニアリングが機能していると見ている。

そのことをわかりやすく把握するために、『しんとく丸』と『愛護若』の筋書きを紹介しておきたい。

俊徳丸は河内国の高安の長者（信吉長者）の子に生まれたのだが、継母の呪いによって失明し、落魄してしまう。艱難辛苦はあるものの、恋仲であった乙姫の助けで四天王寺の観音に祈願することで病いが癒える。粗筋はこういうものなのだが、いろいろ伏線と細部がある。

長者の信吉には子供がいなかったので、清水の観音に願をかけたところ俊徳丸をさずかった。俊徳丸は顔も身なりも美しく、四天王寺の稚児舞楽を舞うことになり、その舞楽を見た隣村の蔭山長者の娘の乙姫が見染めたのである。二人は一緒になることを誓いあうのだが、継母は自分の産んだ子を世継ぎにしたいと思っていたため、俊徳丸の成長を妬み、その辛苦に堪えられない俊徳丸はついに失明してしまう。あまつさえ「癩者」となり、家からも村からも追放された。なんとか行き着いたのが四天王寺だった。俊徳丸はそこで物乞い（かったい）をしながら貧窮の日々をおくっていた。

この噂が蔭山長者の乙姫にも聞こえてきた。乙姫は四天王寺に駆けつけ二人は再会をよろこび、涙ながらに観音菩薩に祈願したところ盲目が治り、体全体を冒していた「癩」も癒えた。二人は結ばれて蔭山の家を相続した。一方、信吉長者のほうは家運が休息に衰え、継母は物乞いとなり蔭山長者の施しを受けることになった……。

話の全体に観音信仰がベースになっていることがわかるであろう。当時の観音信仰とは「逆境からの救済」を暗示する。それを念彼観音力《ねんぴかんのんりき》とも言った。また、いっそのこと逆境をこえて補陀落浄土《ぼだらくじょうど》（観音浄土）に行ってしまいたいという願望も暗示する。乞食であることと癩者であることが同一視されていることにも気がつくだろう。

中世日本では乞食も癩者もケガレの扱いだったのである。ときには盲者もそこに含まれた。ケガレの者は非人扱いでもあった。

しかし、このくらいでは『しんとく丸』の深い因縁が何を語ろうとしているのかは、まだ掴めない。なぜ行き着いた先が大坂の四天王寺だったかもわからない。この物語の発展系を見る必要がある。

説経節『しんとく丸』は観世元雅によって『弱法師《よろぼし》』になった。元雅の作劇は悲劇性をさらに高めたものになっている。俊徳丸は祈っても視力が回復しないのだ。回復したような錯覚に陥るだけなのである。

俊徳丸の父の通俊は人の讒言《ざんげん》を聞いたばかりに、わが子を家から追放してしまう。俊徳丸は悲しみのあまりに盲目になる。やむなく乞食として暮らすようになるのだが、盲目ゆえによろよろとしか歩けず、周囲は「弱法師」と呼んだ。陰暦二月の彼岸の中日、俊徳丸は夕陽が真西に沈む四天王寺を訪れた。この寺の西門は極楽浄土の東門と向かい合っていると信じられていたので、この日は人々が日想観にひたるため賑わっていた。

そこに父の通俊があらわれた。父は俊徳丸を追い出したことを悔い、その罪滅ぼしをするべく四天王寺で貧しい者に施しをしようとしていた。ふと見るとわが子が乞食の姿となってそこにいる。そんな姿の子に話しかけるのを憚って日が暮れるのを待つことにした。

俊徳丸が日想観をおこなうと、祈りが通じたのか目が見えるようになった。高揚した俊徳丸はあちらこちらを歩きまわって喜びを満喫しようとするのだが、あいかわらず行き交う人々にぶつかってしまう。目が見えたと思ったのは幻想だったのである。錯覚だったのだ。

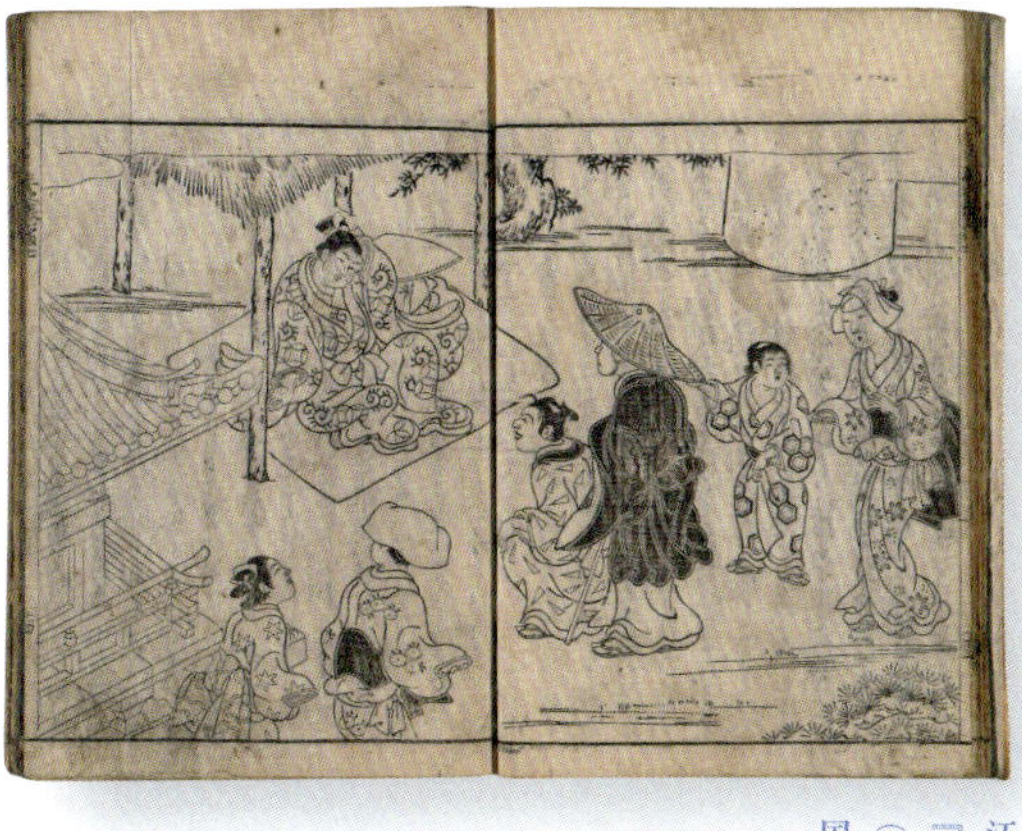

江島其磧『俊徳丸一代記』(1788)より。国立国会図書館所蔵。

そんな俊徳丸を人々は嗤う。俊徳丸は二度と浮かれまいと暗澹たる気分になっていた。

そこで父が話しかけた。俊徳丸は乞食の我が身を羞じてよろよろとあらぬ方へと逃げていく。父は追いつき、わが子を家へと連れて帰ろうとした……。

謡曲『弱法師』では「癩」は出てこない。しかも盲目すら治らない。いったん失明が治ったと思ったら、それは錯覚だったのである。ずいぶん惨い話にしたものだが、これは「物語が反転している」と読むべきである。

世界宗教学のミルチア・エリアーデが夙《つと》に指摘していたように、神話や説話や信仰物語では、しばしば「反対の一致」ということがおこる。王に就任した話は王殺しとして伝えられ、富を得る話は貧しい者が富んで富んだ者が貧しくなる話に転換され、しばしば対比的に伝承されたのだ。こうしてシンデレラの「いじめ」が「しあわせ」に、醜いアヒルの子が美しい白鳥に転化し、花咲爺が富み、鉢かつぎ姫が立派に成長していくのである。

「聖と俗」とはその語り方によってはつねに反転し、捻転していったのだ。それが日本の説話や語りものにおいては、しばしばケガレ（穢れ）を描くことがキヨメ（浄化）につながったのである。『弱法師』ではこれらのことを劇的に暗示するために四天王寺の日想観が採り入れられた。錯覚でかまわなかったのである。目が見えるか見えないかということより、西方浄土に通じられたかどうかが主題になったのだった。

『しんとく丸』や『弱法師』はさらに人形浄瑠璃や歌舞伎の『摂州合邦辻《せっしゅうがっぽうがつじ》』になると、さまざまなヴァージョンを生んだ。

高安通俊の後妻の玉手御前と俊徳丸と浅香姫のあいだの恋ならぬ恋がメインになって、俊徳丸の兄の次郎丸や誉田主税や僧の合邦も登場する。かなり複雑なプロットが組み合わさっているのだが、とはいえ住吉神社や四天王寺や月江寺などの舞台にはかつての救済を求める中世人たちの残映が色濃く、芝居全体にはなんともいえない「巷の菩薩感覚」や「俗化した念彼観音力」がすだくのだ。

また同じ題材を扱って、民俗学者で歌人でもあった折口信夫は表題を『身毒丸』にして、主人公の俊徳を先祖伝来の業病をもつ田楽師の子に設定した。これは、この物語にひそむもともとの「業」と「病」の関係を日本の語り部の根底に据えてみようというものだった。折口は日本の語り部には「負のスティグマ」が付されていたと見たのである。

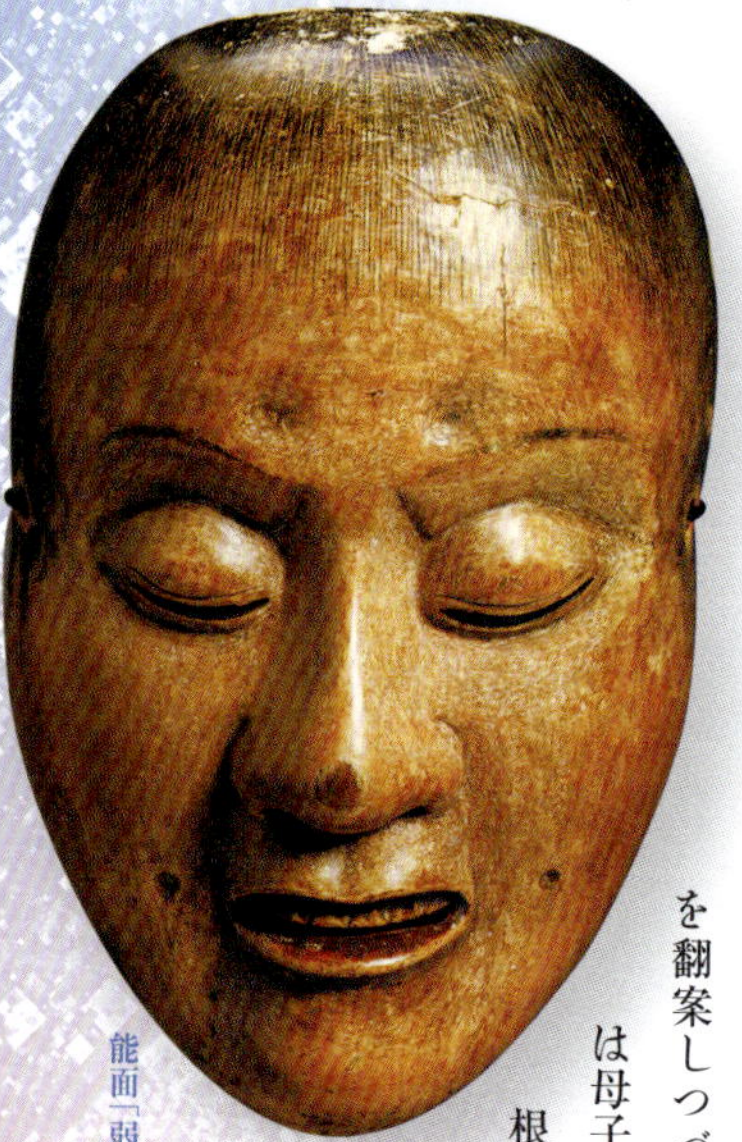
能面「弱法師」。

これは日本においては、真の物語作法がスティグマとともに秘められてきたことを告げていた。

その後、三島由紀夫も『近代能楽集』に『卒塔婆小町《そとばこまち》』や『葵の上』などとともに『弱法師』を現代劇に仕立て、家庭裁判所で川島・高安の二組の夫婦が俊徳の親権を争っている場面に移し替えた。寺山修司と岸田理生も前衛劇『身毒丸』に翻案してみせた。寺山戯曲は蜷川幸雄による初演の演出が継母を白石加代子に、俊徳丸を藤原竜也の舞台デビューにあてがって話題をとったものだった。近藤ようこの漫画にも『妖異星　身毒丸の物語』があった。

なぜ、これらの第一等の表現者たちが『しんとく丸』を翻案しつづけたかというと、ひとつには母子関係および父子関係の危うい根本が問われているからであろうが、それとともに日本的な「宿命」や「救済」はどのように逆転表現されうるのかという構図がここに蟠《わだかま》っていたからだった。

そのことはもうひとつの説経節『愛護若《あいごのわか》』を見ると、さらに際立ってくる。

6　『愛護若』にひそむ意味

説経節『愛護若』はふつうに読むと、まことに理不尽な物語に感じるようになっている。主人公はたんに若と呼ばれる。

若は早くに母を亡くした十三歳の少年で、長谷観音の申し子である（やはり観音信仰が前提だ）。けれども若は継母の恋慕に堪えられずに家を出て、比叡山にいる伯父の阿闍梨《あじゃり》を頼る。途中、さまざまな苦難に出会うのだが、それでも協力者たちも出てくる（中世は「道」の途次においてこそ人々のネットワークがおこるのである）。

だから若はきっと叡山で阿闍梨に出会えるだろうと思えるのだが、それなのに、なぜか滝に飛び込んで自殺してしまうのだ。それだけではなく、若の協力者を含めて若にまつわる大半の者たちが自殺してしまう。その数が一〇八人に及ぶのだ。

大筋はこういう話なので、おそらくこれだけ聞くとこれほど理解に苦しむ物語はないと思うにちがいない。しかも説経節におなじみの観音による救済がおこらない。話ははなはだ絶望的なのだ。

では、もう少し詳しく見るとどうなるか。舞台は嵯峨天皇時代、二条蔵人前大臣清平の家には「刃《やいば》の太刀」と「唐鞍《からくら》」という秘宝が伝わっていた。この秘宝を帝《みかど》が褒め、そのことが六条判官行重には面皮を欠く思いをさせた。そこで行重はわが子の「よしなが」による自慢合戦をしようと、帝に子比べを申し出る。清平夫婦は子に恵まれず、奈良の長谷観音に詣でてやっと男の子を得た。名を「若」（稚）といい、父母の愛護に守られて育ったが、いつかは「よしなが」と決着をつけなければならなかった（ここまでは跡継ぎこそが日本の「家」の重大事であること、その「家」には家宝のような呪力がひそんでいることを告げている）。

若は十三歳のときに母を亡くした。清平は後妻を迎え、その継母が月小夜をつかって若に懸想文《けそうぶみ》（恋文）をおくるようになった。それを若が拒絶すると、継母は秘宝を人に頼んで売らせ、その仕業を若のせいにした。

清平は若を責め木に縛りつけたところ、冥土の実母が鼬《いたち》に姿を変えてあらわれて、若を縛った綱を断ち切って手白の猿とともに逃がすようにした。若は伯父の阿闍梨を頼って比叡をめざし木の根を枕に艱難をこえていく（比叡山の阿闍梨とはこの地が天台法華の頂点であることを物語る）。

若は途中に田畑之介兄弟に会ってふるまいを受け、「細工」の部落にさしかかり、夫婦のもてなしを受けた。

細工の夫婦とともに叡山をめざすと、吹上げ松のところに三枚の禁制の札が立っていた。女人は禁制、三病の者は禁制、細工者は禁制というお触れ書きである。やむなく若は一人になってさらに分け入り、穴太《あのう》の里で桃の実を盗んで食べようとした。このとき、ものすごい姿をした老婆が「いれいじゃの杖」をもって若を打った。逃げ惑う若は隠れるものの強い風が吹いて姿が隠せず、次々に打たれる。

こうして打ち続く痛みと苦しさにしだいに堪えきれなくなった若は、ついに思いあまって「きりうの滝」に身を投げた。若の死後、遺書が清平の手に入った。真相の一端を知った清平は後妻（継母）と月小夜を殺し、自身も「きりうの滝」に入水する。すると阿闍梨もその弟子も、滝に実を投げた、そこへ穴太《あのう》の老婆も悔いて身を投げ、田畑之介たちも手白の猿まで身を投げた。「きりう」は「霧降」である。この話を聞いた比叡の大僧正は、若を山王権現に律することにした……。

この奇妙な話がなぜ本稿の主題にかかわるのか、一挙に解説しなければならないが、この物語はその前提が貴種流離になっている。貴人にひそむ「奇瑞《きずい》のあらわれかた」がテーマなのである。そこには「家」があり「跡継ぎ」の問題がある。そこをどうするか。奇瑞を待つのだ。ここまでは折口信夫もかつて解説した前段である。なかなかあらわれない奇瑞は、なんらかのスティグマで封印されていたとおぼしい。

貴人たる「若」は、しかし流謫《るたく》した。放浪したのだ。流謫の途中で、一方では「もてなし」を受け、他方では「いれいじゃの杖」で打たれた。重要なヒントがこのあたりに隠されている。

若をもてなした「細工」とは河原細工者のことで、おそらくは革細工にかかわっていた非人だった。しかし、かれらは若をもてなした。ところがその行方は三枚の立札で断たれてしまったのである。「三病」とは業病に罹っている者のことで、当然に癩者がここにかかわっている。細工者の進入も禁じられていた。かれらはともに非人扱いなのである。

説経節は仏縁による奇瑞がどのようにおこるかということを、民衆を代表する説経太夫が語ってきたものだった。俊徳丸の物語では「業病からの回復」が仏縁と奇瑞になっていた。愛護の若の物語はもっとメタレベルの仏縁と奇瑞を扱って、外側の通りいっぺんの筋書きからはその意図がすぐにはわからないようになっている。それゆえ物語にひそむプロットやアイテムや出入りの反転関係や捻転関係を、しばしばリバース・エンジニアリングして解読する必要がある。

苦労する若の前に出現したのは「桃」だった。桃は再生の実のことだ。また時を蘇生する果実のことである。イザナギの黄泉平坂《よもつひらさか》の冥界下りの神話にも、桃太郎の民譚にも、桃の象徴力が語られる（中国では西王母の不老不死のシンボルになっている）。けれども若はその永遠の果実の着手に失敗し、老婆の「いれいじゃの杖」で叩かれる。この杖は何なのか。

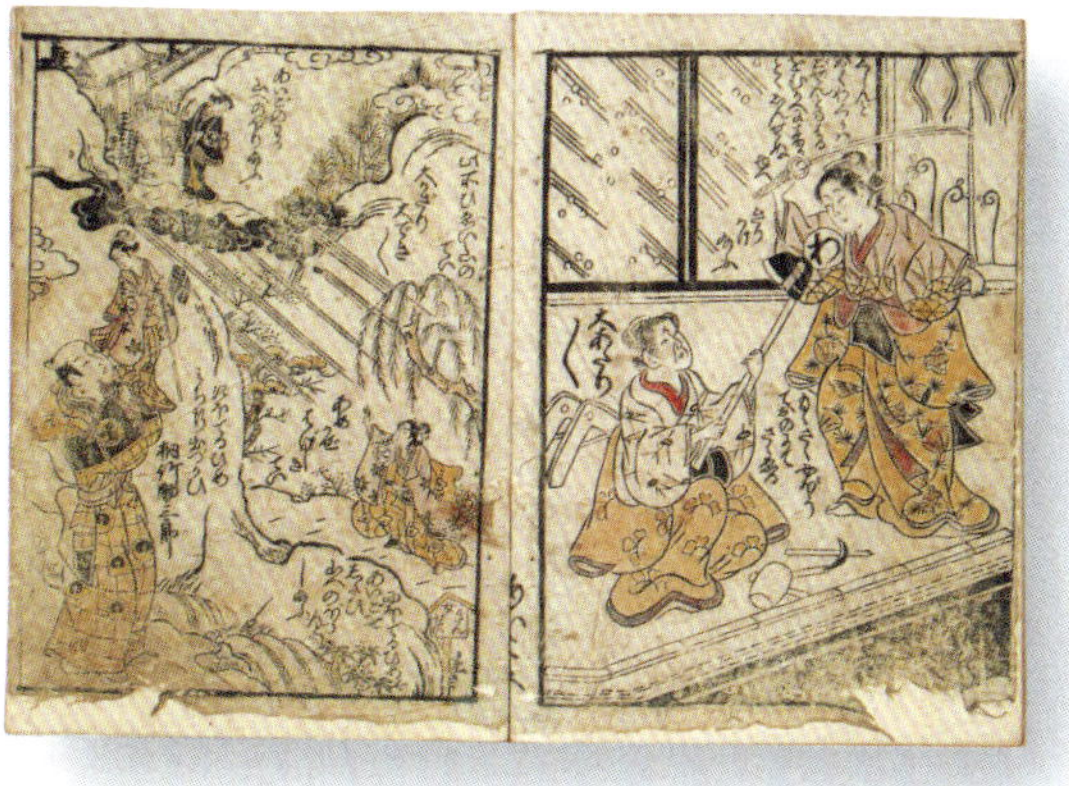

山本義信『愛護稚名歌勝関』(1788)より。早稲田大学図書館所蔵。

「いれいじゃ」とは「違例」のことである。「異例」にも「異霊」にも通じる違例とは、身体の調子が通常ではないことをいう。貴人のばあいの違例は貴人が病気に罹ることをさす。ときに「不例」とか「御不例」とも言った。違例者とは、その違例がずうっと負荷されている者たちのことで、ここでは業病に罹ったまま、身体異例が継続している者たちのことをさす。つまり老婆は癩者あるいは癩者のシンボルだったのである。

おそらく穴太の里が違例者たちの一時的なアジールかコロニーだったのだと思われる。のちに穴太は石工の里として知られるが、王朝期から中世初期までは非人の里であったのだろう。「いれいじゃの杖」は、このアジールあるいはコロニーと世間とを分ける象徴の杖だったのである。このような杖が東西の神話や説話の中に、生と死、あるいは聖と俗を分ける場面に頻繁に出てくることについては、赤坂憲雄の『境界の発生』や私の『フラジャイル』などを読まれたい。若はその「境界を分ける杖」で叩かれたのだ。

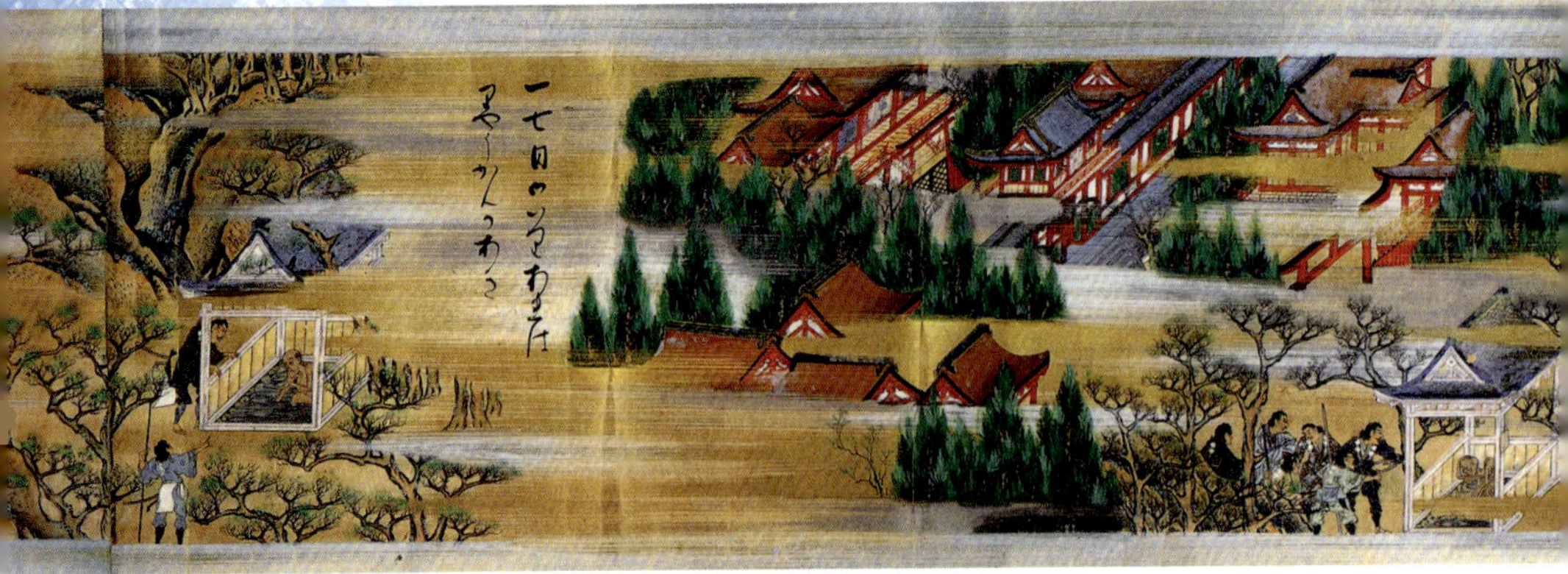

若は、話の上ではこの違例者の何か大切なものや心を踏みにじったか、ないしは扱いをまちがったのである。こうして、若をはじめとするすべての登場人物が悔恨をもって入水することになったのだった。それは「慚愧《ざんき》」の儀式というべきものだった。

『愛護の若』にはダイレクトに癩者が出てこない。しかしながら、この物語には「癩」というものがどのようにカウンターソーシャルに象徴付けられていたかを、まことに劇的に跡付けていた。

いいかえれば、癩者の救済は違例とともにあり、その違例すれすれのところで「慚愧による救済」が成り立つのだということなのである。違例が慚愧をもたらし、慚愧が救済をもたらしていく。『愛護若』にはそんなジャパン・マザーが語られていた。

7　北條民雄・明石海人・桜井哲夫

さて、近代国家が確立すると、ヨーロッパ列強は本国においても植民地においても、癩病患者を隔離する政策をとった。癩患者は人目から遠ざけられ、病院や療養所に〝幽閉〟されるようになった。都市や町の中の施設に収容されるだけでなく、ハワイのモロカイ島、フィリピンのクリオン島をはじめとして、「島」全体を隔離療養施設とするところもふえた。それらを町中の地区を含めて、しばしば「ハンセン病コロニー」という。療養所ができたところは、コロニーとは言わない。

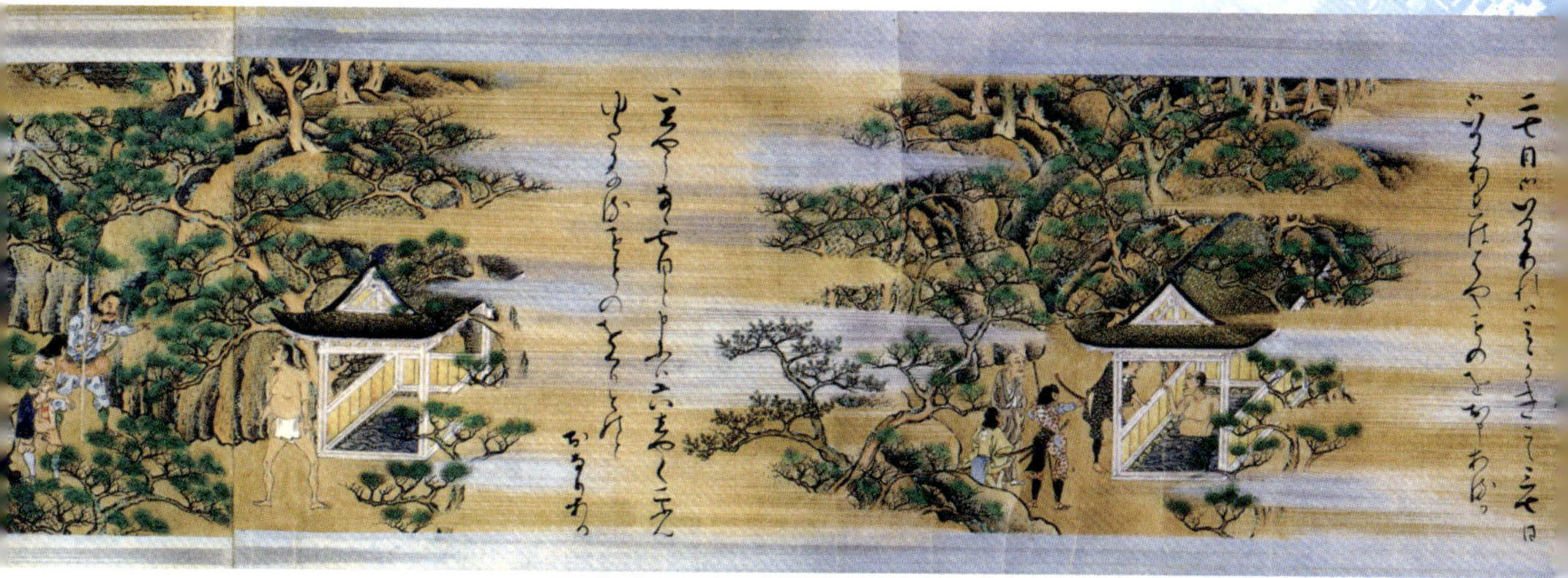

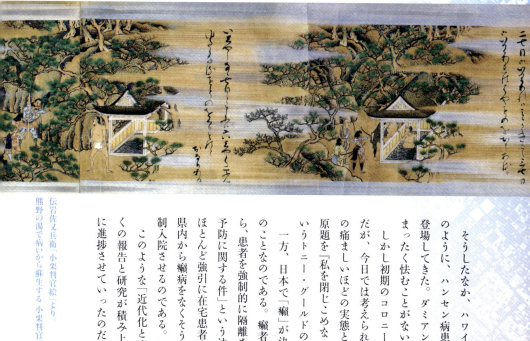

伝岩佐又兵衛「小栗判官絵」より。熊野の湯で病いから蘇生する 小栗判官。宮内庁三の丸尚蔵館所蔵。

そうしたなか、ハワイのダミアン神父やその使途のジョゼフ・ダットンのように、ハンセン病患者の手当と救済と支援に全生涯を捧げる救済者も登場してきた。ダミアン神父はその途中に自身がハンセン病に罹ったが、まったく怯むことがない活動をまっとうした。

しかし初期のコロニーもその後の隔離療養施設も、むろん例外はあるのだが、今日では考えられないような差別と虐待と放置がおこっていた。その痛ましいほどの実態と難病救済に立ち向かった人々の軌跡については、原題を『私を閉じこめないで』(Don't Fence Me In:Leprosy in Modern Times)というトニー・グールドの大著『世界のハンセン病現代史』に詳しい。

一方、日本で「癩」が決定的に差別の対象となっていったのは明治以降のことなのである。癩者を放置しているのは文明国ではないという判断から、患者を強制的に隔離させるようになったのだ。明治四〇年(1907)には「癩予防に関する件」という法律を、昭和四年(1929)には「癩予防法」を制定し、ほとんど強引に在宅患者を療養所に〝入院〟させた。無癩県運動もおこった。県内から癩病をなくそうというのではなく、癩者を摘発するようにして強制入院させるのである。

このような「近代化と癩病」の相互呪縛的な関係については、すでに多くの報告と研究が積み上げられてきた。「らい予防」が「らい隔離」を深刻に進捗させていったのだ。私もこの手の本をいろいろ読んできたが、澤野雅樹の『癩者の生――文明開化の条件としての』が痛々しくも参考になった。

そうした苛酷な近現代日本の癩の状況のなか、静かではあったが、癩者の日々を訴える者の活動もあった。文芸化もされた。なかでも北條民雄の名作『いのちの初夜』が出版されたことが大きかった。「癩病院」に入る前後の絶望的な心境を、克明な経緯とともに綴ったもので、高校時代に初めて読んだときは、手のひらにのる短いものでありながら、何度も躓いてしまった。

併合中の朝鮮京城に生まれて徳島に育った北條（本名は原則としてあかされていない）は、昭和八年（1933）に発病した翌年、すぐさま多摩東村山の全生園に収容された。この作品はそのときの恐ろしい体験を綴ったものだ。何度も死にたくなる主人公の尾田と、「癩者として生きることだ」と言う先輩入居者の左柄木との壮絶な会話を通し、最後の一行で尾田がやっと生きる決断をするという筋立てになっている。

北條は入園後に作家活動を始め、『間木老人』が川端康成によって認められると、三年後の『いのちの初夜』で第二回文學界賞をとった。川端の奔走によるものと言われる。その後も『癩家族』『癩院受胎』などを発表したが、結核のため二三歳で夭折した。髙山文彦がその跡を精密真摯に追って『火花――北條民雄の生涯』をまとめている。

北條とともに特筆しておきたいのは、明石海人である。大正十二年に結婚して二女をもうけたのち昭和三年にハンセン病と診断され、栗生楽泉園に入った明石海人は、その後は岡山の長島愛生園に移って歌人として活躍した。慟哭するほど美しい歌を詠んだ。そこには次のような覚悟があった。

「私自身は人間である以上に癩者です。私が作る芸術作品は世にいくらでも作る人があります。けれども、癩者の生活は我々が歌わなければ歌う者がありません」。そしてまた「深海の魚族のように、自らが燃えなければ何処にも光はない」。

みめぐみは言はまくかしこ日の本の
　癩者に生まれて　我が悔ゆるなし

そのかみの悲田施薬まおん后
　いまも坐すかと　をろがみまつる

梨の実の青き野径に遊びてし
　その翌の日を　別れきにけり

拭へども拭へども去らぬ眼のくもり

物言ひかけて　声を呑みたり
さくら花かつ散る今日の夕ぐれを
幾世の底より　鐘のなりくる
たまたまに逢ひ見る兄や在りし日の
父さながらの　ものの言ひさま

岩波文庫になった明石海人の歌集『白描』の序文からは、目を見張る言葉が突き刺さってくる。たとえば「癩は天刑である」「深海に生きる魚族のように、自ら燃えなければどこにも光はない」「人の世を脱《の》がれて人の世を知り、骨肉と離れて愛を信じ、明を失っては内にひらく青山白雲を見た」「癩はまた天啓でもあった」などというフレーズだ。ものすごい言葉の力だ。

その後、多くのハンセン病文学が綴られてきた。その精華は『ハンセン病文学全集』全十巻になっている。皓星社の努力によるもので、加賀乙彦・大岡信・鶴見俊輔・大谷藤郎が編集した。

意外な作品もある。松本清張のベストセラー『砂の器』もハンセン病を「業病」として扱った。その作品中の表現にはいくつも問題があると指摘されたが、その後、清張はこのことについて弁明をしなかった。

野村芳太郎の同名の映画では、加藤剛の子供時代を演じる子役にシミのあるメイク、ぼろぼろの衣裳、脱げそうな手袋の表現（ハンセン病患者の手はしばしば指先などが摩滅している）などを施して、ハンセン病の「姿」と「手」をあらわしてはいたが、これらは昭和一五年の『小島の春』や昭和三〇年の『ここに泉あり』と共通する映画表現の紋切り型だった。

一方、宮崎駿の『もののけ姫』にはタタラ場が象徴的に扱われ、そのタタラ場には包帯で全身をおおった病者が登場する。エボシ御前はかれらは「業病」の持ち主だと説明する。それ以上の説明も表現もないのだが、宮崎はスタッフたちに、しばしば「全生園に行ってごらん。それまでの人生観が変わるから」と言っていたという。

癩者を克明に絵にしたアーティストもいた。木下晋である。二〇〇五年、木下はハンセン病に冒されてきた桜井哲夫を鉛筆で描く決心をした。桜井は本名を長峰利造という。津軽でリンゴ園をしていた家に生まれ育ったのだが、十七歳で発病した。

青年になりつつあった桜井は進学をあきらめ、草津の国立療養所「栗生楽泉園」に入所した。それが宿命となった。そのまま六〇年以上を療養所六畳の部屋でずっと

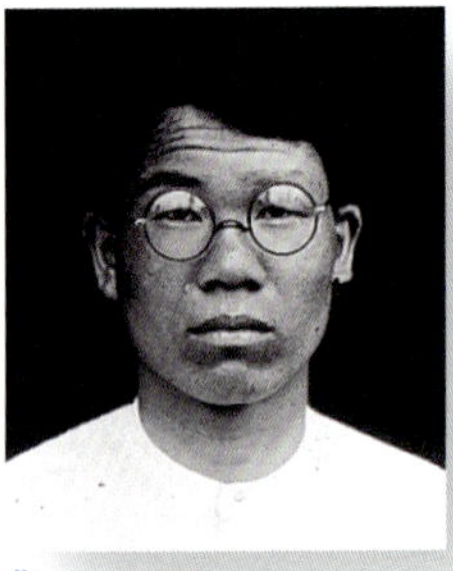

北條民雄（1914～1937）。

暮らした。途中、昭和二八年に失明した。

二二歳のとき、桜井は療養所の真佐子と結婚した。ハンセン病患者は結婚するときは「らい予防法」によって断種手術をしなければならなかった。優生保護法が適用されていたのだ。それが結婚の条件なのである。桜井は断種手術したが、失敗だった。六年すぎて真佐子は妊娠した。法律は六カ月の胎児を殺した。桜井は殺された胎児に「真理子」という名を付けた。二六歳で妻の真佐子が死んだ。

五〇歳をすぎて、桜井は詩を書きはじめた。書くといっても、ペンを持てず、発音も甚だ不明瞭な桜井は、週一回、代筆者が来る日まで、アタマの中で言葉を紡ぎ、推敲し、なんとか保存しておくのである。

こんな詩をものしている。第一詩集『津軽の子守唄』に収められた「天の職」という詩だ。

おにぎりとのしイカと林檎を包んだ唐草模様の紺風呂敷を
しっかりと首に結んでくれた
親父は拳（こぶし）で涙を拭い
低い声で話してくれた
らいは親が望んだ病いでもなく、お前が頼んだ病気でもない
らいは天が与えたお前の職だ
長いながい天の職を
俺はすなおに務めてきた
呪いながら、厭いながらの、長い職
今朝も雪の坂道を務めのために登りつづける
終わりの日の喜びのために

その後、ハンセン病は組み合わせ特効薬ともいうべきMDTを服用することで、完治するようになった。けれども体中の変形はそのままなのである。完治しても、その外見は以前とはまったく変わらない。それでも大いに自身の「したいこと」に徹することにした。

盲人将棋は四段の腕前になった。第二詩集は『ぎんよう』になった。第三詩集は『無窮花抄』になった。キリス

ト教にも入信した。こんなふうに言っている。「俺はいまなぜここにいるのかっていうことを解き明かすために洗礼を受けたわけだ。なぜ癩病であるのが俺でなければならないのかっていうことをね。誰だっていいわけなのに、俺でなければならないっていう、それがどこにあるのか。聖書の中では癩病であるのは、本人の罪でもなければ、親の罪でもないって言ってるでしょう。神の愛を証にするためにあるんだっつうわな。神さんもいいかげんだなっていう理屈は通るわけ。そんなに証にしたいんだったら、治せばいいじゃないか、治ることが愛だと思ってた」。

8 バラードの仮説

幾つか、書きのこしたことを加えておきたい。

私にハンセン病のことを示唆してくれたのは、実は一人のイギリス人作家だった。ジェームズ・グレアム・バラード、日本ではもっぱらJ・G・バラードとして知られるニューSFの異色の旗手である。そのバラードに『結晶世界』というすばらしい作品があることは、武満徹と杉浦康平の二人からほぼ同時に聞いた。さっそく読んだ。私が二八歳の頃だ。

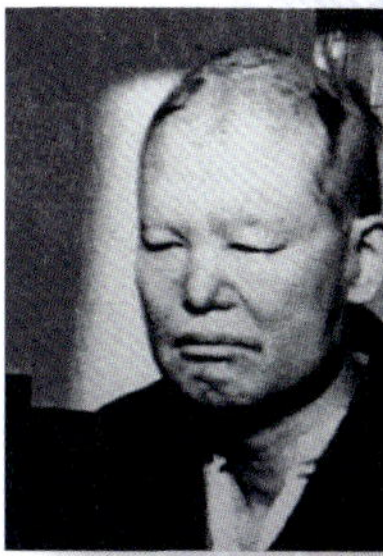

明石海人（1901～1939）。

かつて関係をもった女性（友人の妻）と会うために、アフリカとおぼしい或る港を訪れた医師のエドワード・サンダーズは、その港に体が結晶化しつつある死体が打ち上げられたことを知る。調べてみると森の中でさまざまなものの結晶化が始まっている。草も花も少しずつガラス質のような形質を見せつつあるばかりか、小動物たちの体表の一部にも結晶化がおこっている。

すべてはまったく謎に満ちているのだが、物語はこの結晶化現象とサンダーズの医師としての仕事や研究とが重なりあっているように進行する。サンダーズは癩病院の副院長なのである。

やがてサンダーズは一つのぼんやりとした仮説をたてる。われわれは地球の歴史とともにさまざまな生物を分岐させてきたが、それらに共通するもののひとつにウィルスがあった。生物は進化の過程で形を変え、機能を変

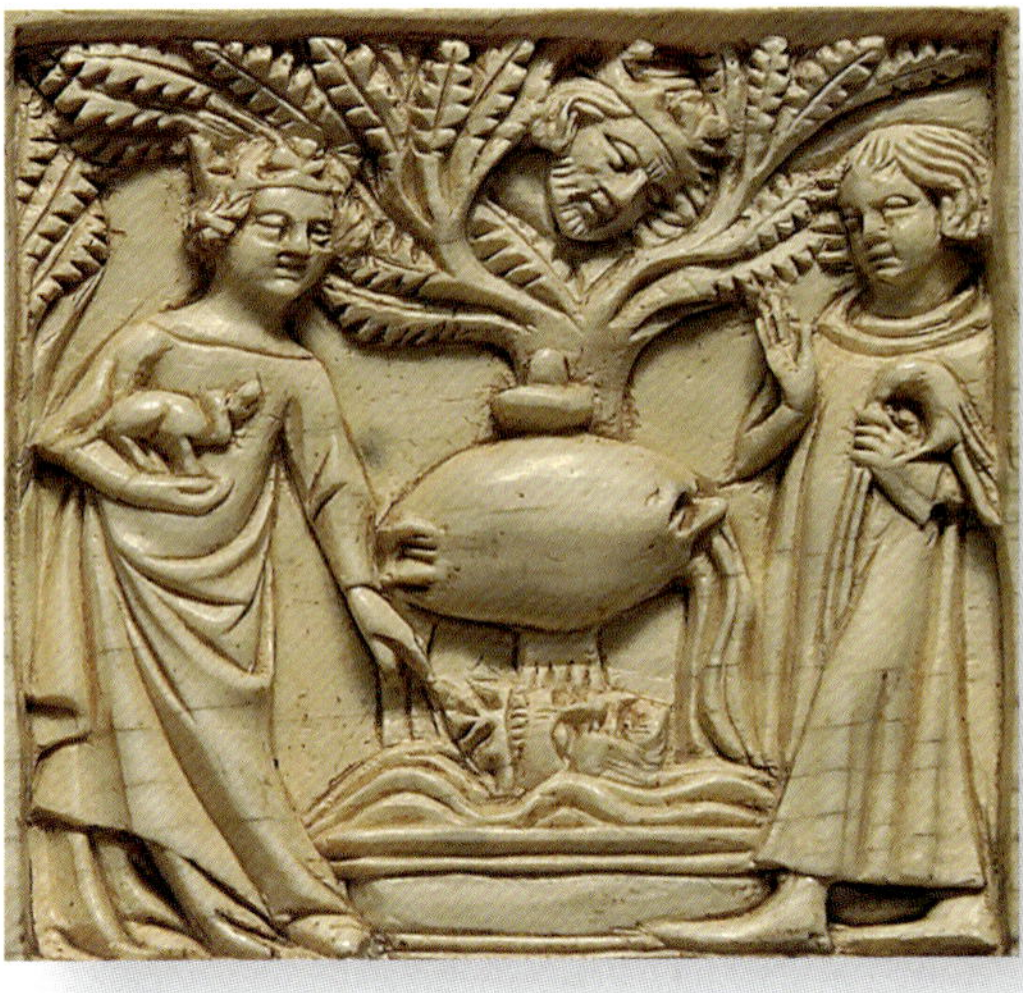

象牙細工で表現された「トリスタンとイゾルデ」の一シーン。十四世紀パリ。

え、寿命を変え、ときに絶滅してきたが、ウィルスだけは生物たちをまたいでずうっと生きながらえてきた。それればかりかウィルスはウィルス自身を強化させ、変質させてきた。

どんな生物もこのウィルスからは逃れられない。耐性をつくるか、人間の文明のようにワクチンをつくるか、新たな薬剤を用いるしかない。しかし、それらをへてもなおウィルス自身は地球と生物の「時」を超えていく。そうだとすると、そこにはきっと「時間の病い」のようなものがひそんでいて、われわれ人間もこれまでの歴史の中でのさまざまな配合ミスによって、また環境との誤差を決定的にする相互作用によって、この「時間の病い」を体内にとりこんできたというふうに推定できる。

サンダーズは自分がかかわってきたレプラの異様な症状を見てきた経験と、この森に発祥した結晶化の現象がどこかでつながっているのではないかと思うようになっていく……。

『結晶世界』には「癩者のためのサラバンド」という章があって、森をさまよう病者たちの姿と森の結晶化の進行とを重ねて描写しつつ、そこにヨーロッパの「負の歴史」を読み変え似せていくという、バラードならではの描写もあって、私は大いに考えさせられたのである。のちに私はロンドンの郊外にバラードを訪ねた最初の日本人となるのだが、そのときもこの「レプラの森」の話を交わすことになった。バラードはこう言った、「ああ、あの場面はトリスタンとイゾルデです」。

バラードはハンセン病が感染から発症までに時間がかかることを作家なりの想像力で、森と生物の結晶化という物語に埋めこんだのだ。それが『トリスタンとイゾルデ』からのヒントであったことは、そう言われるまで気が付かなかったけれど、のちにアルノ・ポルストの『中世の巷にて』や澤野雅樹の『癩者の生』を読んで、ああ、やはりヨーロッパはこの「時間の病い」とずうっと闘ってきたのだなと思わされたものだった。

サトクリフ版の『トリスタンとイゾルデ』では、イゾルデが火あぶりにされかかったとき、トリスタンは「レプラーのマント」を来て助け出したのであり、一般に流布している物語ではイゾルデが森の中の板の橋を渡るときに癩者の助けを借りている。

私は本稿で、あえて日本中世の説経節が描いた「癩」の表現方法に注目して、そこに「違例と救済」の独特の反転現象が投影されていたことを強調し、とくに自身を恥じる「慚《ざん》」と他人（天）に向かって羞じる「愧《き》」とが慚愧の文芸になってきたことを指摘しておいた。おそらくこのようなことはトリスタンとイゾルデの中世ヨーロッパにも、また他の民族や他の国々でもおこっていたことなのだろうと思う。

このことは何を暗示しているのだろうか。

ひとつには、われわれには長い「時の歴史」の中で罹ってきた疾患というものがあったということである。それはまさしく「文明の病い」ともいうべきもので、われわれはそれを除外したり、差別したり、遺棄してはならないということだ。そこにはウィルスだけではなく、もっといろいろな地球や生物とのかかわりも記録されていたはずなのである。

もうひとつには、われわれの歴史における重大な救済の瞬間にはたいてい「厄災」や「苦痛」が関与していたので、その救済を語るにはしばしば「違例」をもってあらわすしかなかったということである。このとき「レプラ」や「癩」が長らく象徴的に扱われてきたのだった。

いまや、このような方法が妥当ではなくなっていることはあきらかである。しかしそれでも、今日の社会にいまなお「スティグマ」が刻印されているのだとしたら（まだまだ多くのスティグマが世の中で大手をふっているが）、われわれは断乎たる思いで「文明の病い」と「スティグマの歴史」に対して、何であれ敢然と向かっていかなければならないだろうということだ。

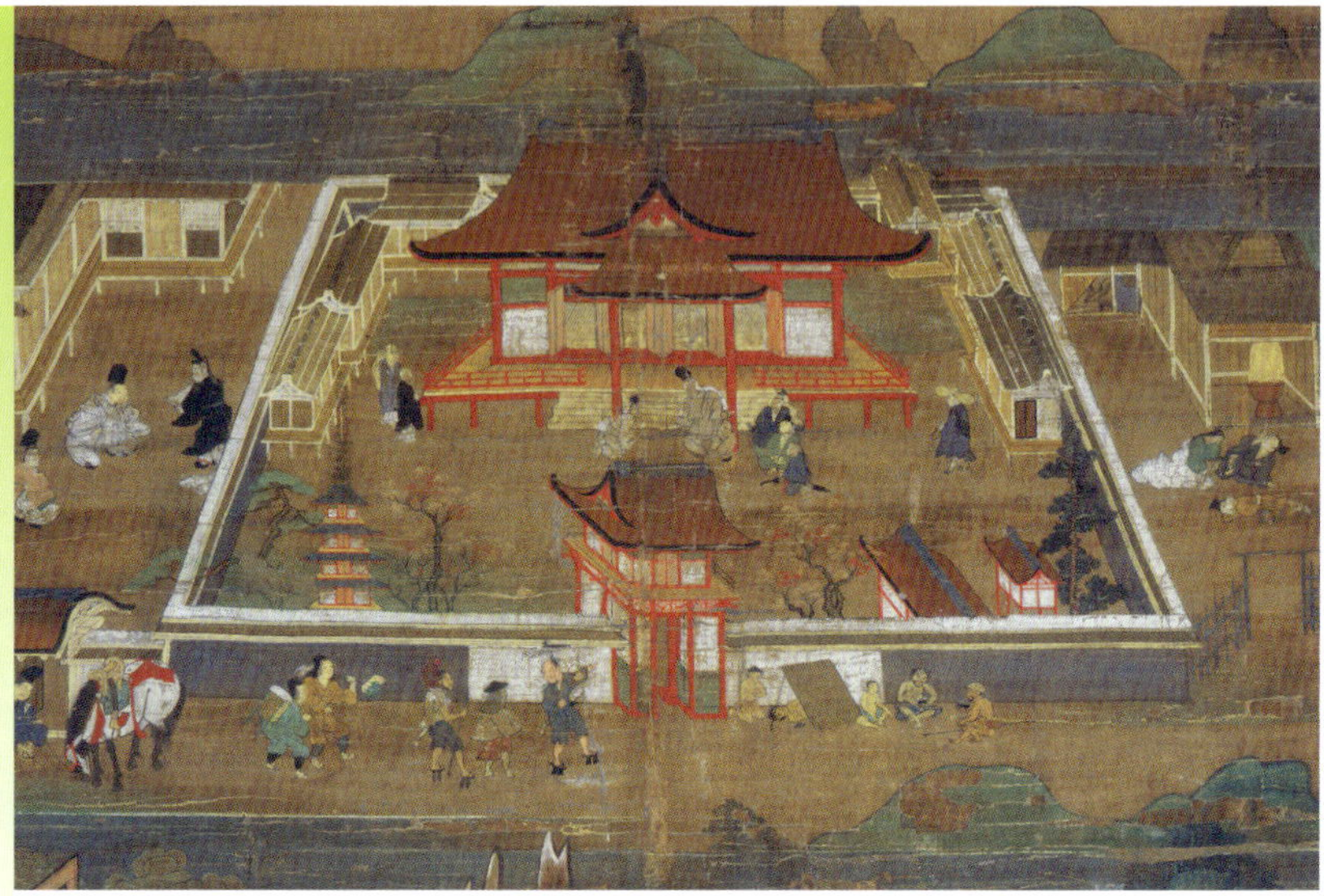

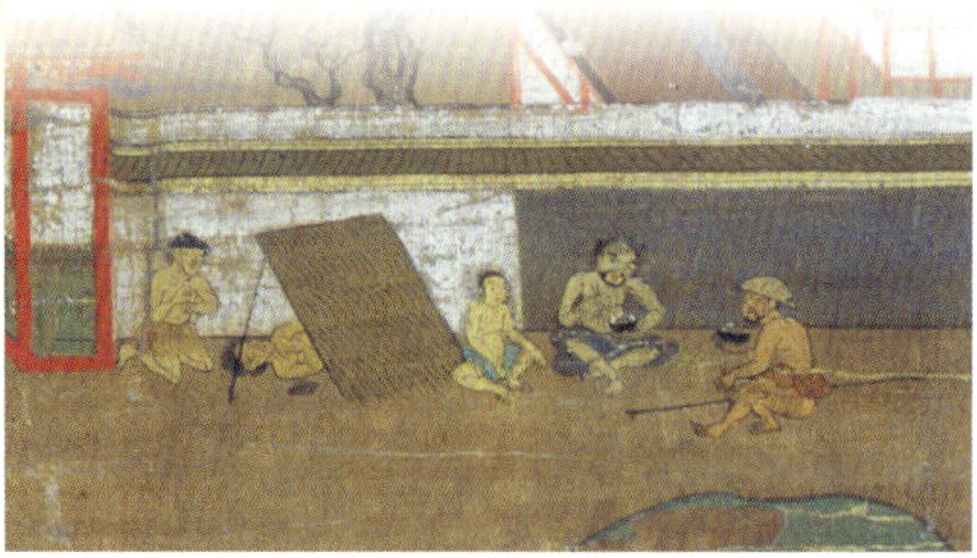

『聖徳太子絵伝』のうち「善光寺如来絵伝」（鶴林寺所蔵）。下はその部分。楼門前に乞食、病者が描かれている。

資料篇

歴史といまを知り、
明日を考えるために。

ハンセン病年譜［西洋と日本を中心に］

●——史料には、ハンセン病は東あるいは西アジア起源であることを推測させるものが多いが、らい菌遺伝子の解析研究によれば、らい菌は東アフリカで誕生したとされる。

●——インドでは、古来よりハンセン病は遺伝病であるとされていた。

●——ハンセン病は、古くから、小アジア、特にペルシアに存在していたとする記述は多い。ペルシアでは「レプレ」「ルーケ」などと呼ばれた。

●——「ギルガメシュ」（BC2600頃以降）「オーメン文書」にハンセン病の記述があるとの指摘があるが、ほぼ否定されている。

●——「旧約聖書」に記載された皮膚病「ツアーラハト（Zaraath）」が、英語訳聖書では「Leprosy」、日本語訳聖書では「らい病」と訳されていたが、今日のハンセン病ではないことは学会の定説となっている。

西アフリカ → ？ → 小アジア → ？ → 南アジア

【エジプト】

BC1550頃●エジプト最古の医学文献「エーベルス・パピルス」の「ウケドウ」「コン」をハンセン病とする説がある。

アレクサンダー大王東征

BC4C頃●アレクサンダー大王の東征、あるいはプトレマイオス一世（在位BC305～282）のパレスチナ遠征により、ハンセン病がパレスチナに流入。また、アレクサンダー大王の東征やマケドニアのフィリッポス二世（在位BC359～336）の東征で、東方地域のハンセン病が地中海沿岸地域に持ち込まれたとする説もある。

【ギリシア・ローマ】

▼ギリシア・ローマでは、ハンセン病は経験的に伝染すると考えられた。

▼アテネでの近隣諸国での奴隷使用の普及が、ハンセン病を各地に拡げた。ローマでも奴隷制度がハンセン病が流入する一つの原因となった。

奴隷制度

BC4C頃●ヒポクラテスによれば、ハンセン病はフェニキアで風土病となっていた（フェニキア病）。フェニキアの交易が、各地にハンセン病を拡げた可能性が大きい。

BC2C●ユグルタ戦争（BC112〜105）やミトリダテス戦争（BC1C）によりハンセン病がローマに侵入したとする説もある。

BC1C末〜2C●ローマ帝国の領土拡大とともに、ヨーロッパ内陸部各地にハンセン病拡散。

ローマ帝国領土拡大

▼ローマ時代、ハンセン病は「象皮病（Elephantiasis）」（ガレノス）あるいは「獅子顔症（Erysistratos）」（アリストテレス）と呼ばれた（現在、象皮病の名称は、寄生虫による別の症状を指すのが一般的）。

【西洋】

260頃●南フランスで教会が患者救済施設「ラザレット（Lazaret）」を設置（隔離の施設ではない）。

キリスト教会による患者救済

313●「ミラノ勅令」以降、各地の教会に「ラザレット」が附設され、弱者保護施設である「ホスピタル」にもハンセン病患者救済（隔離）施設「Lepro-spital」（後の「Leprosarium（らい院）」）が併設された。

375●ゲルマン民族の大移動で、患者がさらにヨーロッパ全土に拡がる。

ゲルマン民族大移動

4C●コンスタンチノープルの教皇聖グレゴリウスが、各教会にハンセン病患者救済を積極的に進めるように指示。

東アジア

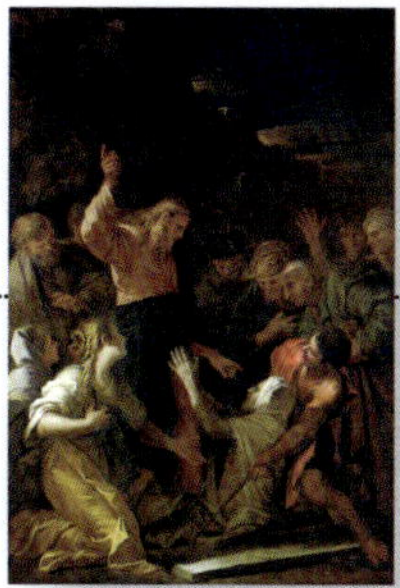

Jean-Marie Melchior Doze
「らい者を癒すキリスト」（1864）

中世

5C●ヨーロッパ各地に「ラザレット」設置。

511,549●第一、第二回のオルレアン会議で「ラザレット」増設問題を協議。

オルレアン会議とラザレット

588●第三回オルレアン会議で、患者家族の扶養は教区の司教の責任で行い、収容患者の諸費は教区が負担、教会員は患者に対し物質的精神的援助を行うことを定める。

643●ランゴバルド王国で患者の市民権剥奪と「らい院」への強制入所を定めたヨーロッパ初の法律「ロタリ布告」が発せられる。

らい院

7C●オランダ、ベルギーでも蔓延。「らい院」が各地に設置。

7〜9C●バイキングによって、ノルウェーにハンセン病流入。

751●ボニファチウス司教が、教皇ガザリウスの指命を受け、教区内での患者の徘徊、物乞いの禁止、患者の施設入所を促進し、教会の患者への「ミサ」は健常者と別に行うことなどを定める。

8C●イスラム帝国の勢力伸長にともない、アラビア地方のハンセン病がヨーロッパ各地、および中国にも拡大した可能性がある。

イスラム圏拡大

8C●フランク王（757）、カール大帝（789）が勅令を出し、都市部の患者が農村の「らい院」に追放され、行政的な「患者隔離」政策が台頭。

古代

【日本】

594●聖徳太子が飛鳥に四天王寺を建立、悲田院、療病院、施薬院を併設。

悲田院

612●『日本書紀』「推古天皇二十年是歳条」に、百済から来た白癩ある者が造園の才能を認められ路子工（みちこのたくみ）と称された。

身体的変異が異能の象徴とされる

天武天皇の時代（673〜686）●「西山へ病院ヲ高市郡岡本ヨリ移サレ給フ」との記録あり。ハンセン病患者収容施設、西山光明院の起源か。

西山光明院

705●「大宝令」に「悪疫（あしきやまい）」の記載。

723●興福寺に施薬院と悲田院が置かれる。

730●皇后宮職に施薬院が設けられ光明皇后自ら看護を行ったという。

光明皇后伝説の起源

奈良朝時代●僧行基による病者の治療・救済活動。

9C●アイスランド、スイスに「らい院」設置。

954●ウェールズに「らい院」設置。

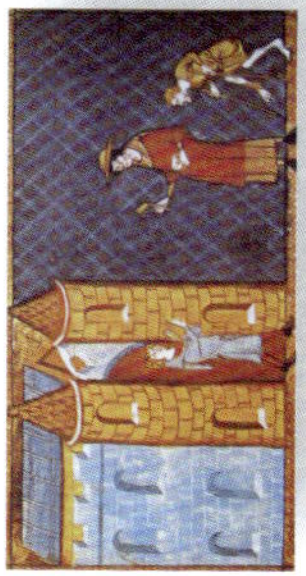

街に入ることを拒絶されるハンセン病患者（14C）

1096●十字軍派兵開始により、さらにヨーロッパに拡大。英国では十字軍帰還兵に患者が出て「らい院」が設置される。

▼パレスチナにあったヨーロッパからの巡礼者たちの宿泊施設で、ハンセン病患者の宿泊禁止令が出される。エルサレムにも「らい院」設置。

十字軍

11～12C●ロンドン（1011）、ウインケン（1106）、ゲント（1147）、スコットランド（1177）、フランスの主要都市、スペインやベネチア、サルデーニャ島、シシリー島などに「らい院」設置。

12C●ノルウェーからの移民によりアイスランドで患者拡大。

12C●ハルトマン・フォン・アウエ（1160頃～1210頃）が、ハンセン病を病んだ騎士の宗教叙事詩「哀れなハインリヒ」を執筆。

平安

825●皇后宮職の管轄下にあった施薬院が独立。

833●『令義解』に「大宝令」の「悪疫」を「白癩」とする記述あり。感染症とされる。当時の中国医書には伝染性とする記述はなかった。

876●清和天皇の皇后正子が嵯峨に大覚寺を建立、境内にハンセン病患者収容所、不壊化身院を設立。この頃、藤原一族が延命院と崇親院を設け、施薬院と並行して救済事業を行う。

927●『延喜式』の国津罪に、「白人」と「胡久彌」が挙げられる。『薬師経』の影響か。

930年代●『倭名類聚抄』に「癩」の記述あり。ただし他の皮膚病と混同。

984●丹波康頼『医心方』で、初期症状として感覚麻痺が指摘され、感染症（毒虫説）とされる。隋の巣元方撰『諸病源候論』の影響大。

984●源為憲『三宝絵』に、浴湯が風病を除くとある。

11C中頃●藤原明衡『新猿楽記』にハンセン病を思わせる記述あり。

1031●悲田院活動の最後の記録。国による悲田院の維持が困難になり、病者の乞食が増加。

1034●梶原性全、『頓医抄』で食物因説とともに業病説を採る。特効薬として「大風子油」とともに、日本の民間治療法として美濃国谷汲寺の仏の足の下の土油を塗ることを紹介。

悲田院・施薬院体制の崩壊

1051●施薬院の体制が変わり、救済施設の役割消失。

11C以降●清水坂非人が形成され、患者の集団化が進む。

患者の流浪化と差別の強化

12C初頭●患者への差別強化。誓約を神仏に誓い違背したときの罰

1209●ポルトガル国王アルフォンス二世がハンセン病で死亡したとされる。

1209●アッシジの聖フランシスコが「聖フランシスコ教団」を組織し、ハンセン病患者の救護にあたり、「らい村」（患者の自由意志を尊重）を開設。

フランシスコの「らい村」

1244頃●教会運営の「ラザレット」などの施設数、一九〇〇〇か所に上る。

1284●カスティーリャ王国のサンチョ四世による「患者隔離」法令。

13C●コンラート・フォン・ヴュルツブルク（1230～1287）によるハンセン病患者を扱った詩歌「engelhard」。

13C●フランスだけで一五〇〇～二〇〇〇か所の「ラザレット」や「らい院」が存在した。

13C●ハンガリー王女、聖エリザベートによる「救らい事業」。後の「ラザロ看護騎士団」や各国の「救らいミッション団体」に影響。

エリザベートの救らい事業

を記す「起請文」の罰文に、「白癩」「黒癩」の表現が増加。

1120頃●『今昔物語』では、白癩が穢れとされ、差別の対象となる。

1165●「珍慶温室田施入状」で「光明皇后湯施伝説」紹介。湯施伝説一般は『今昔物語』にもあり。

1191●『建久御巡礼記』で光明皇后伝説が阿閦寺縁起として物語られる。

12C以降●現報の病いが「白癩・黒癩」に限定される。

鎌倉—室町

1212頃●『古事談』に、智海法師が清水寺の橋の上で白癩の人と論争して負ける物語を収録。

1240●忍性、ハンセン病患者収容のため奈良坂に北山十八間戸を設立。

1262●忍性、鎌倉の浜と大仏の二か所に救済所を設ける。

1267●忍性、極楽寺の開基となり、境内に悲田院（桑谷療養所）を創立。

1269●叡尊、般若寺西南の野に施場を開く。

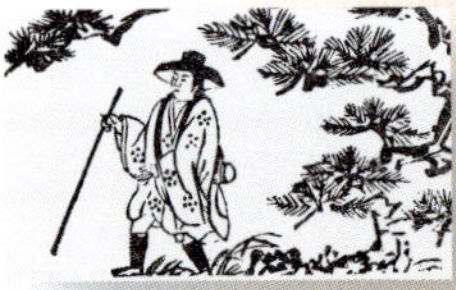

信徳丸。「せつきやうしんとく丸」挿絵より。

忍性・叡尊・一遍の活動

▼説経節「信徳丸」「小栗判官」「愛護若」などでハンセン病が重要なモチーフとなる。

13C●一遍などの僧侶も救済活動を行ったと伝えられる。

▼「一遍聖絵」「遊行上人縁起絵」「清水寺参詣曼荼羅」「八坂法観寺参詣曼荼羅」などの絵巻、参詣曼荼羅にハンセン病患者の姿が描かれる。

1347●エドワード三世、ロンドン市内の患者を郊外の「らい院」への収容するよう指示。

13～14C●住民が「らい院」に入所していない患者を告訴する「患者告訴」が始まる。

14C●フランスで「患者謀反事件」。ペストの流行をユダヤ人やハンセン病患者が毒を井戸に投入したという噂で、多くの患者が虐殺された。

患者告訴と患者謀反

14C●ポルトガルのドン・サンチョ王、個室で設備が整い開放性の高い大規模「らい院」を建設。

15C後半●インノケンティウス八世が、「聖ラザロ看護騎士団」と「聖ヨハネ看護騎士団」を合併。「らい院」における患者の減少が原因。

15C後半●デンマークで「患者隔離」法公布（17世紀以降消退）。

15C●モスクワに広がる。
▼中世ヨーロッパでハンセン病は「ミゼル・ズフト（貧しき不幸な病）」と呼ばれた。
▼中世、ポルトガルで巡礼者の宿舎が「ラザレット」化。
▼中世、教会で「死のミサ」（現世で一度死んで、現世の外「らい院」で余生を生きるための儀式）が行われた。「らい院」入所者に「仮装埋葬」を行う施設もあった。
▼ヨーロッパ内陸部ではハンセン病が13～14世紀に猖獗を極め、15～16世紀に消退していく。
1526●モスクワ郊外に「らい院」設置。

16C●ノルウェーの「らい院」一旦閉鎖。

16C後半～17C●ドイツで減少。
▼ヨーロッパでのハンセン病消退の原因説（定説はない）
患者追放説
社会・経済開発説▼石鹸、水道の普及／居住過密の解消／食餌、栄

13C●鎌倉、惟宗具俊『医談抄』で唐末・宋代の『蘇沈良方』を引用し「天ノ病マシムル病也」（天刑病）とする。
▼この頃、医書では風病（伝染病）説、民間では仏典による業病説が有力。
1322●虎関師錬『元亨釈書』で紹介された光明皇后伝説に、初めて「癩」が登場する。……重症の癩病患者の膿をみずから吸ったところ、その病人が阿閦如来であった。
▼ハンセン病患者の非人化がすすみ、その中でも最も不浄視されるようになる。
▼中世後期、清水坂の癩者は、長棟堂と呼ばれる建物に居住したため「長棟非人」と呼ばれるようになる。
14C●室町初期、熊野の湯、有馬温泉がハンセン病治療に霊験ありと喧伝。

温泉治療

1472●草津温泉の文献への初出。

戦国

戦乱で患者数増加

1552●『塵塚物語』で草津温泉のハンセン病への効能が記される。とくに「御座の湯」と「滝の湯」の効能に定評があった。

1567●北山十八戸間焼失。万治年間（1658～1661）に再建（十九戸となる）。

16C中期●初代曲直瀬道三が『授蒙聖功方』（1545）、『啓迪集』（1574）などで、中国医書の影響を受け、癩の風病説を提唱。ただし性行為や肉食を発病の引き金とした。

天正（1573～1593）年間●豊臣秀吉が施薬院を再興。秀吉の死と

養の改善
免疫説
患者隔離説
疫病説▼ペスト等による患者の死亡による
患者移動説▼フランスの患者が「患者謀反事件」を機にドイツや北欧に移動

▼ルネ・デュボスは、消退の理由を〈天候、栄養、生活習慣の改善及び環境衛生施設の整備、改善〉〈「らい院」等の施設による患者隔離の措置〉〈疫病、特にペストの流行〉〈患者の性行為抑制による小児感染の防止〉の複合によるものとした。

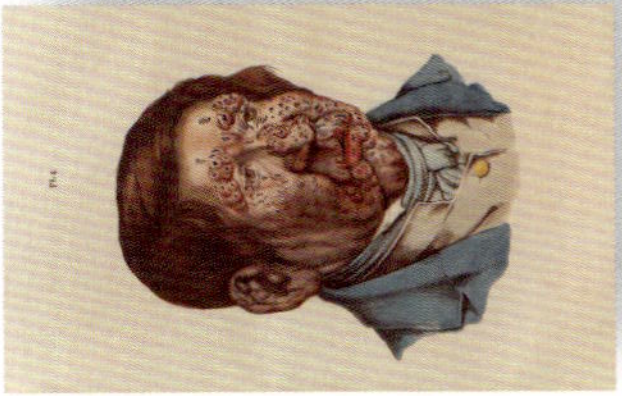

十九世紀の医学書に描かれたハンセン病患者。

近世

ヨーロッパでの鎮静化

17C●スイスで消滅。

17C●スコットランドでほぼ消滅。

17〜18C●ノルウェーでふたたび患者増加（西ヨーロッパからの患者の移動による）。

18C●イタリアから消滅。オランダでもほぼ見られなくなった。


ともに活動停止。

「キリシタン」による「らい院」建設

▶1592●イスパニア使節来日。以降、日本で建設したほとんどすべての修道院に「らい院」を附設。
1594●ハンセン病だったとされる大谷刑部が草津で静養。

1594●フランシスコ会が大坂に「らい院」を設立。以降、肥前、長崎（1595：サンラザロ病院）、京都、伏見、江戸（1599）、広島、和歌山（1608：浅野幸長寄進）等にも建設。

江戸

1603●『日葡辞書』で「カッタイ」「コジキ」が「癩人」の意味とされる。また「カワラノモノ」「チャウリ」は癩人に対する監督権を持つ者とされる。

17C初頭●長棟非人が門付け勧進をする「物吉」となる。鴨川東にあったその住居は物吉村と呼ばれた。

17C初頭●戦乱の終結とともに患者数減少。

1611●四旬節に、大坂の教会に患者が招かれ、馳走を受ける。

1613●広島で福島正則がイエズス会に「らい院」寄贈。

1620●キリシタン禁制により、すべての「らい院」廃止。

1635以降●キリシタン棄教の誓書で、誓いを破ると「白癩・黒癩」になるとの文章が定型となる。

1640以降●起請文から「白癩・黒癩」の文言消える。

1687以降●徳川綱吉「生類憐み令」で、病人をはじめとする弱者保護政策を発布。以降その基本方針は幕府によって引き継がれる。

生類憐み令

18C●イギリスでほぼ消滅。

1815●カナダのニューブランズウイックとその近郊でハンセン病流行。

近代

19C●16Cに終熄を迎えたポルトガルで、再び患者数拡大。

19C半ば●移民により米国にハンセン病がもたらされる。

19C●カナダ、ハワイ、ノルウェー、ドイツでハンセン病流行。

1860年頃●ノルウェーの患者約三〇〇〇人(1950には十一人)。

1860●ジュール・ミシュレ『魔女』。「貴方たちは罪を犯したのだから、神は貴方たちを辛い目に合わせているのだ。感謝しなければならない。感謝すれば感謝するだけ、貴方がたの苦しみは減るのだから。諦めるがよい。苦しむがよい。死ぬがよい。教会は死者たちに必ず祈りを捧げよう」。

1842●シンプソンが、ハンセン病は家系に関わる遺伝病であると主張。

遺伝説

1844●カナダ、シェルドレイク島に男女別のバラックが建設され患者三〇人が収容される。

1849●カナダ、トラカディー療養所でシェルドレイク島から患者を引き継ぐ。

1848,1866●ドイツのメール(現リトアニア)でハンセン病が流行。

1850年代●ハワイでハンセン病が大流行。王族にも感染。

1849●ダニエルセンによるノルウェー政府への隔離政策提案により、「レプロサリウム」(ランゲンガーデン)(相対隔離、一部強制)が開設される。


1688●岡本一抱『万病回春病因指南』で、「家筋」(遺伝病)説を唱える。

17C後半●庶民レベルで「家」の意識成立。

「家筋」説

17C末頃より●経験医療を重視する「古方派」によって病因として「毒」を重視することが主流になる。毒は血の中に存在すると考えられ、灸や温泉療法が推奨された。ハンセン病では、「毒」を含んだ「悪血」が「血脈」として子々孫々まで伝わるとする考え方が普及。草津温泉でも、入浴とともに灸による治療が行われた。

18C半ば以降●焼針治療や瀉血治療が行われるようになる。

1831●京都刊行の『商人買物独案内』に「風癩丸」という癩薬の広告が掲載。

1862●『花洛名勝図会』に観光地としてハンセン病患者が集合する「物吉村」が記載される(1871：物吉村廃止)。

▼梅か香や乞食の家ものぞかるる――其角
▼明治維新により、北山十八戸間ほか閉鎖。
▼近世以降近代初期まで、四国八十八か所の遍路に出ることが多くの患者の姿だった。また「サンカ」集団に保護されるものも少なくなかった。
▼明治から大正にかけ、「浮浪患者」が集合することで知られた場所は、熊本本妙寺(清正公)、香川金刀比羅宮、神戸湊川神社、神戸布引の滝、和歌山熊野本宮、山梨身延山、東京池上本門寺、東京浅草寺、千葉県七里法華、群馬草津温泉、群馬白旗神社など。
▼日蓮宗の熊本本妙寺周辺、山梨身延山久遠寺周辺などに多くの患者が集ったのは、「法華経」を誹謗した前世の罪業によりハンセン病に罹ったので、日蓮宗を信仰すれば治癒するという俗信のため。

1862●ロンドンで世界初のハンセン病国際委員会「らい原因究明委員会」開催。らいは伝染する証拠はないと報告。インド以外の大英帝国の一部地方の多くのらい収容所は閉鎖された。

らい原因究明学会

1865●ハワイ、モロカイ療養所設置（強制／絶対隔離）。

モロカイ療養所

1873●ベルギーのダミアン神父、患者救済のためモロカイ療養所へ。八〇年代半ばにハンセン病発症。

1873●ハンセンによる「らい菌」発見（報告は1876）。ノルウェーではハンセンらによる「患者隔離」政策が進む。

らい菌の発見

1874●キリスト教伝道師、ベイリーがMTL（英国救らいミッション）を設立。インドなど英国植民地を中心に、多くの国にターミナルケアなど患者救済の活動を展開していく。

MTL

1875●英領ギアナで「らい委員会」開催、「らいは伝染する」と結論。

1884●ドイツ、カルケルベックで、ハンセン病が流行。

1884●南アフリカで「らい対策法」成立。ロッペン島への隔離が始まる。1890より強制隔離。

1885～1887●インドで「インドらい委員会」が開催され、感染説派と遺伝説派の論争が繰り広げられ、「らいは遺伝病ではなく、自然に消滅する傾向にある。伝染病であるが感染力は弱い。隔離は強制ではなく任意とすべきである」との報告がなされた。

1894●ハワイ王朝終焉（1898米国に併合）。

1894●ルイジアナ州カーヴィルらい療養所開設（州政府は患者の死

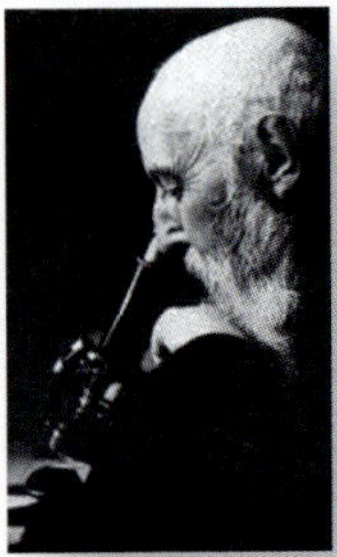

らい菌の発見者、アルマウェル・ハンセン。

近代

1869●草津温泉大火、浴客激減で、温泉復興策としてハンセン病への効能を宣伝。多くの患者が集ったが、一般客から忌避されるようになる。

1874●遠山道栄、岐阜県土岐町に「回天病院」を開業（大正まで運営）。

1875●後藤昌文、東京猿楽町に「起廃病院」を開設。ハンセン病治療にあたった。治療は薬剤による「血の改良」、薬湯入浴、滋養物摂取など。

「回天病院」と「起廃病院」

1879●高橋お伝処刑。夫高橋波之助のハンセン病の治療費を賄うために殺人を犯したとの話が流布（仮名垣魯文、河竹黙阿弥など）。

1881●福澤諭吉『時事新報』でハンセン病遺伝病説を強調。

1882●荒井作、東京本所に「衆済病院」を設立（1885に千駄木に移転）。

1883●英国の富豪夫妻がハンセン病治療のため「起廃病院」に滞在。全癒したとされる。

1887●草津町当局がハンセン病患者を湯之沢地区に移転させる。湯之沢では患者による自治が行われた。

1889●不平等条約改正により、欧米人の「内地雑居」が進み、寺社に場所として認識）。

カーヴィル療養所

1897●ベルリンでウイルヒョウを会長とする「第一回国際らい会議」を開催。ハンセンが強制隔離の必要性を強調。

第一回国際らい会議

1898●インドで英国主導の隔離法「レパー法」成立。インドでは、MTLによる療養所とコロニーを中心とした半隔離状態が続く。

▼近代以前の治療法

下剤療法▼松脂や鉱物性下剤など。
鍼灸療法
温泉療法
外用薬療法▼マムシ酒、ハンミョウ軟膏など。
大風子療法▼インドではBC6C、ミャンマーではBC5C、中国では16C、日本では17Cより。

▼近代における治療法

薬物療法▼ヨード、水銀、銀、ヒ素、チモール、セファランチン、サルバルサン、大風子油等。
細菌毒素▼ツベルクリン、患者結節乳剤など。
血清療法▼患者結節免疫馬血清
理学療法▼X線、高周波。
免疫療法▼リポイド蛋白免疫法。

1906●米国がフィリピンの患者撲滅のためにクリオン島（首都マニラから船で二昼夜の距離）に患者隔離を開始。

1906●ニューヨークでMTLのベイリーの呼びかけで、インドと東洋の患者救済のための諮問委員会（後のAML）が設置される。

の門前で物乞いする患者が多くの欧米人の目に触れるようになる。
国辱意識の醸成。

外国人キリスト者による診療所建設

1889●静岡県富士岡村にフランス人神父テスト・ウィードが「神山復生病院」を建設。

1894●米国長老派のケート・ヤングマンと日本人信徒組織が東京目黒に「慰廃園」を開設（1942閉鎖）。

1895●英国聖公会のハンナ・リデルが本妙寺周辺で物乞いする患者を見て、熊本市郊外に「回春病院」を開設（1941閉鎖）。

1898●フランスのカトリック宣教師、ジョン・メリー・コールが熊本市郊外に「待労院」を設立。

1899●東京市内の窮民・浮浪者の収容施設だった養育院医師の光田健輔が院内に「回春病院」を開設、院内隔離を始める。

1899●帝国議会で憲政党が「癩病患者及乞食取締ニ関スル質問」を行い、政府側（内相西郷従道）がハンセン病が伝染性疾患であることを認める。

1900●内務省による初の全国ハンセン病患者調査を実施。患者総数三万三五九人、「血統戸数」一九万九〇七五戸、「血統家族人口」九九万九三〇〇人との結果が報告される。伝染病であることを認めつつ、遺伝病とする認識は残存。

1901●東京市養育院（院長、渋沢栄一）内に「回春病院」建設。

1902●木下藤一が「衆済病院」を買い受け、「木下専門病院」と改称（1923まで診療）。

1902●帝国議会で「癩病患者取締ニ関スル建議案」が可決。

1905●ハンナ・リデル上京、病院への援助を大隈重信と渋沢栄一に申し出る。

1906●帝国議会に議員立法案「癩予防法案」提出、時間切れ審議未了。

1906●網脇龍妙が久遠寺の状況を知り、「深敬園」を設立。

大風子油

1909●ハンセンを会長としてノルウェーで「第二回国際らい会議」開催。日本からは北里柴三郎が報告。

1910●光田健輔が大風子油の投与方法などの研究により治療効果を高める。

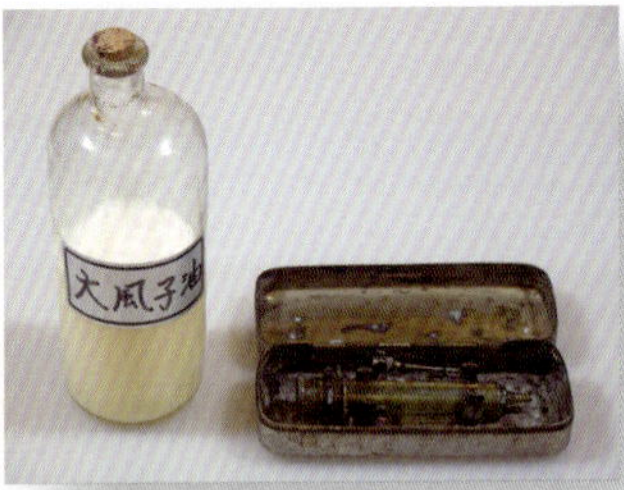

大風子油とその注射器。
写真提供▼国立ハンセン病資料館

1912●南太平洋のナウルにハンセン病が入り、1924には全人口の24%が発症。同時期、ニューギニアでも流行、ピーク時には全人口の15%が発症。

1914●イギリスで海外からの帰国者にハンセン病患者が発生したため、保護と治療を目的としたセントジャイルズホームを開設。

1916●日本統治下の韓国小鹿島（ソロクト）療養所で患者隔離（1945閉鎖）。

1917●諮問委員会を「AML」と改称、インド、アフリカ、中国、日本、フィリピン、タイ、ミャンマー、南米、欧州へと支援地域を拡大。

1907●帝国議会に政府案「癩予防ニ関スル件」（癩予防法）が提出され、成立。

癩予防法

1907●横浜の都市スラムでハンセン病治療に当たっていた増田勇が『癩病と社会問題』を著し、ハンセン病問題が「人道問題」であることを主張。

1907●神山復生病院のドルワル・ド・レゼー、患者への取締強化を警戒し『癩予防法実施私見』を刊行。

1908●治療通信社の仲村鉄太郎が『癩者の福音』で、法律が弾圧法になることを予見。

1908●ローベルト・コッホが日本のハンセン病政策を批判（患者の早期発見と隔離の必要性を強調）。

1909●四月一日より「癩予防ニ関スル件」施行。全国は五ブロックに分けられ、第一区「全生病院」（東京・定員350）、第二区「北部保養院」（青森・定員100）、第三区「外島保養院」（大阪・定員300）、第四区療養所（香川・1910に「大島療養所」と改称・定員170）、第五区「九州癩療養所」（熊本・1911に「九州療養所」と改称・定員180）の五施設が開設された。いずれも国立ではなく、各地方の連合道府県立だった。

五つの公立療養所設置

1911●動物学者、丘浅次郎が、ハンセン病は遺伝しなくても病気に罹りやすい体質は遺伝するため、広義の遺伝病と言える旨の発言。

1915●療養所長会議で、二代目全生病院長の光田健輔が、所長に患者への懲戒権を与えることを求め、翌年の帝国議会で「癩予防ニ関スル件」が改正され、所長の患者への懲戒・検束権が与えられた。

1915●光田健輔が全生病院で男性患者への断種手術を開始（法的根拠はないが内務省は黙認）。1938までに同病院で三四六人が手術さ

現代

1920●ロジャースが大風子油製剤「アレポール」の開発に成功。

1922●カーヴィル療養所が国立療養所となる。

1922●ブラジル、リオデジャネイロで「第一回汎アメリカらい会議」開催。人権を尊重した「自発的隔離」への転換を宣言。

1922頃●モロカイ療養所、クリオン療養所を中心にパロールシステム（菌陰性となった患者の療養所からの解放）の実稼動が始まる。ただし大風子油およびその製剤による治療は、その後高い確率で再発することが明らかになり、再び隔離が強化される。

パロールシステム

1923●オルドリーブとロジャースが、医学的課題の実行を目的とするBELRA（英帝国救らい協会）設立。PTS（宣伝・治療・調査）方式を推進。

BELRA

1923●フランス、ストラスブールで「第三回国際らい会議」開催。日本からは光田健輔が出席。パロールシステムが検証され、否定的な結論となる。

1925●米国で「ハワイ法」（ハンセン病予防法）（強制入所規定）公布。

1928●ナイジェリアに実験的らいコロニー設置（患者の自主性を尊重した運営）。一方、南アフリカでは苛酷な絶対隔離と患者の隠蔽が継続。

1920年代●アフリカでMTLとBELRAによる救済活動始まる。

1930●「第三回国際らい会議」の決議を受け、ハンセン病研究促進を目的として「レオナルド・ウッド・メモリアル財団」が発足。宗教組織から公衆衛生組織へ。

れたが、一部は強制。

1916●西山光明院廃止。

1916●全生病院による全国の癩部落、癩村調査。

1916●保健衛生調査会で光田健輔がすべての患者を隔離する「絶対隔離」を主張。その場所として離島を候補に挙げた。

絶対隔離論

1916●朝鮮総督府が、小鹿島慈恵病院を開設。

1917●英国宣教師コンウォール・リーが草津湯之沢地区に「聖バルナバ医院（ホーム）」を開設（1941閉鎖）。

1920●保健衛生調査会「根本的癩予防策要項」を決議。まもなく「民族浄化論」へと発展する。

1920●内務省衛生局による全国の癩部落、癩村調査。十二地区で婚姻忌避されているが、患者がいたのは一地区のみ。

1922●的ヶ浜事件。大分県別府で、ハンセン病患者を含むサンカ集落が警察官により焼き払われる。

1926●三上千代、草津町滝尻原に「鈴蘭園」開設（1931閉鎖）。

1928～1931●南洋庁によりヤルート（1928）、サイパン（1929）、ヤップ（1930）、パラオ（1931）にハンセン病療養所開設。

1929●「癩予防ニ関スル件」改正。国立療養所の設置が明記される。

1929●愛知県で「無癩県運動」始まる。その後、岡山、山口などへ波及。

1930●貞明皇后によるハンセン病医療のための「下賜」が始められる。

1930●岡山県長島に初の国立療養所、「長島愛生園」開設。翌年より患者収容。初代園長は光田健輔。

1931●国際連盟保健機構が「らいの公衆衛生の原理」（隔離と治療の重視）を決議。

1931●フィリピン、マニラでレオナルド・ウッド・メモリアル財団による「ILA（国際らい学会）」が開催。学術知見の蓄積に基づき、ハンセン病研究の国際的統合を目指し、予防策、治療法の統一を模索する試み。

1932●「フィリピンらい管理諮問委員会」が主催した科学者会議で、大風子油およびその製剤の効果が否定され、パロールシステムの修正の必要性が提案された。

1938●エジプト、カイロで「第四回国際らい会議」開催。「らい管理」（発見、隔離、教育・宣伝、治療、フォローアップ）が主題とされた。

1930年代●米国主導で、ハワイ、カーヴィル、クリオンで近代化が進む（断種手術は行われた）。

1930年代●英国およびその支配地域、MTLの展開する国々でコロニー隔離を中心とした相対隔離政策が進展、BELRAによる「らい管理」も実践された。

1941●米国カーヴィル療養所で、プロミンによる治療始まる。

1943●ファジェットがプロミンの薬効を報告。

プロミン

国立長島愛生園

1930●台湾総督府が「楽生園」を開設。

1931●三上千代、宮城県に未感染児童保育所開設（「第二鈴蘭園」、1933廃止）。

1931●「癩予防ニ関スル件」が大きく変更され「癩予防法」として施行。隔離の対象を放浪患者からすべての患者に拡大。

1931●財団法人「癩予防協会」設立（渋沢栄一会長）。無癩県運動を推進。

1931●草津に「栗生楽泉園」開設。

1931●沖縄「嵐山事件」。療養所建設が地元住民の排斥運動で中止に。

1931●沖縄県宮古島に「沖縄県立宮古保養院」開設。

1933●「宮古保養院」が県立から国立に移管、「臨時国立宮古療養所」となる。

1933●満州国国立ハンセン病療養所、「同康院」開設。

1934●「外島保養院」が室戸台風により崩壊。患者一七三名、職員とその家族一四名が犠牲となる。川の中洲にあり危険な立地であることは認識されていたが移転候補地の反対にあい、実現されない中の出来事だった。

1935●鹿児島に「星塚敬愛園」開設。

1936●長島事件。「長島愛生園」での患者作業のボイコット。自治会が「自助会」として認められる。

1936●安村事件。ワゼクトミー反対騒動のリーダー両足切断の安村が、看護師たちによって河原に放置された。

特別病室

1938●草津の「栗生楽泉園」に「特別病室（通称：重監房）」開設。1947の廃止まで九三人が監禁された。

1938●「長島愛生園」医官、小川正子による『小島の春』がベストセ

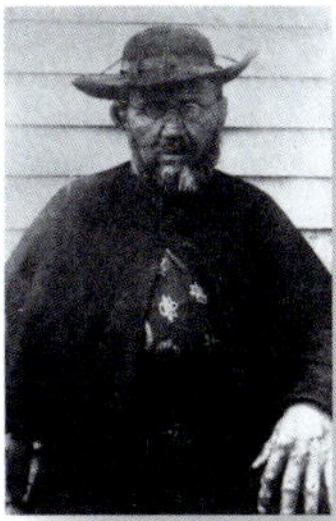

晩年のダミアン神父。

1944●「ダミアン・ダットン協会」設立。

1946●ブラジル、リオデジャネイロで「第二回汎アメリカらい会議」開催。プロミンの治療効果が絶賛される一方、疑問視する意見も少なくなかった。

1947●韓国で定着村をつくり、患者・回復者を自活させる「希望の村運動」が始まる。同時に「韓国救らい協会」成立。

1947頃より●プロミンの有効成分であり経口薬であるダプソン（DDS）の治験がナイジェリア、ブラジルで行われた。

1948●ハバナで「第五回国際らい会議」開催。プロミン効果が検証され、副作用の大きさが指摘され、ダプソンの高い治療効果と副作用の少なさが報告された。

1948●米国「カーヴィル療養所」で鉄条網が撤去。

1940年代●米国の絶対隔離政策と、英国のミッション系の相対隔離の融合が始まる。

1951●英国で短期治療施設「ジョーダン病院」開設。

1952●リオデジャネイロで「WHO第一回らい専門委員会」開催。化学療法（ダプソン）を主とする外来治療の推進と、ハンセン病の特殊性の是正の必要が宣言された。

ラーに。1940に映画化。

1938●沖縄県立国頭愛楽園開園。

1940●厚生省より都道府県宛で「無癩県運動」の徹底の指示。

1940●本妙寺事件。熊本本妙寺周辺の患者を一斉検挙。

無癩県運動の徹底

1941●公立ハンセン病療養所を国立に移管。「北部保養院」は「松丘保養園」に、「全生病院」は「多磨全生園」に、「大島療養所」は「大島青松園」に、「外島保養院」から長島に移設された「光明園」は「邑久光明園」に、「九州療養所」は「菊池恵楓園」に改称された。

1941●熊本の「回春病院」、草津「聖バルバナ医院」閉鎖。草津湯之沢地区が当局により解散させられる。

1941●京都大学の医師、小笠原登が「中外日報」に「癩は不治でない、伝染説は全信できぬ」と題した談話を発表。療養所の医師たちから反論されたが、通院治療を継続した。

1943●全国癩療養所所長会議で「大東亜癩絶滅ニ関スル意見書」がまとめられる。

1943●「奄美和光園」設立。

1944●10・10空襲で沖縄愛楽園破壊。

戦後

1945●第二次世界大戦終結。

1946●沖縄でアメリカ軍政府により、愛生園復興と戦争で離散した患者や新発生患者の強制隔離の方針を布告。

1947●「栗生楽泉園」の「特別病室」廃止。

1948●「優生保護法」成立。ハンセン病患者への断種の是非については議論されず。

WHO第一回らい専門委員会

1952●フランスのパリ社会福祉競技会総裁、ラウレル・フォローが国連総会議長に、世界のハンセン病の実状を視察した結果をふまえた請願を提出。

1953●ダミアン・ダットン協会が「ダミアン・ダットン賞」創設。

1953●スペイン、マドリードで「第六回国際らい会議」開催。

1953●インド、ラクノーでMTLとAMLの合同国際会議開催。両ミッションが主としてきた「施設収容」「施設救護」を修正。

1954●ラウレル・フォロー「世界ハンセン病デー（World leprosy day）」（毎年一月最終日曜日）を設置。世論に対して患者の支援を訴えた。

1956●ローマで「マルタ騎士会」主催「ローマ国際会議」が開催。化学療法の時代における、ミッションの果たすべき役割が議論される。

1956●ヨーロッパの救らい団体（一部米国）を統合する「ELEP（ヨーロッパ救らい団体連合）」発足。

1958●東京で「第七回国際らい会議」開催。従来の患者隔離政策を廃止、外来治療を実施すべきとの決議。WHOは、この決議を指示。

1967●英国、ジョーダン病院閉鎖。現在はセントジャイルズホームも廃止。

1972●ダプソン治療の再発率が約三〇%、新規のリファンピシンにも耐性が生じることから、WHOが新薬開発を目的とした「THELP」とワクチン予防研究を目的とした「IMMLEP」を設置。

1974●「笹川記念保健協力財団」発足、翌年ELEPに加入。

1974●ELEPが「ILEP（国際救らい団体連合）」に改称。西洋中世に始まる患者救済活動が、宗教と科学の融合による救らい

1948●「多磨全生園」で自治会を中心に「プロミン獲得促進委員会」結成。

1948●「敬愛園」「恵楓園」「駿河療養所」「東北新生園」の自治会により「五療養所患者連盟」が結成。1951には「全生園」「楽泉園」が加わり「全国国立癩療養所患者協議会」（全患協）が結成され、まもなく「愛生園」「光明園」「青松園」自治会も加わる。その後名称が変更され、1983以降は「全国ハンセン病患者協議会」。1986以降は「全国ハンセン病療養所入所者協議会」（全療協）。

全患協

1948●山梨県巨摩郡でハンセン病患者を含む一家九人が心中。

1951●藤本事件。ハンセン病患者、藤本松男による爆破事件とされた。

1952●「藤楓協会」設立（初代総裁高松宮宣仁親王）。

1952●全患協が、「癩予防法」改正に向け、「癩」の呼称を「ハンゼン氏病」に改め、患者の人権を重視する方針を策定。

1953●「らい予防法」成立。

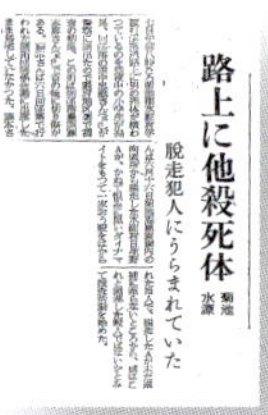
路上に他殺死体
脱走犯人にうらまれていた
菊池 水源

水源殺人・藤本事件第一報。提供▼熊本日々新聞

らい予防法

1953●黒髪校事件。熊本の菊池恵楓園付属龍田寮の児童の通学が、黒髪小学校のPTAらにより拒否される。

1953●熊本地方裁判所が、ハンセン病患者、藤本松男に充分な審理がなされぬままに死刑を宣告。執行は1962。

1953●熊本の「菊池恵楓園」に「菊池医療刑務所」（らい刑務所）が開設される。

活動へと変化を遂げる。

1975●日本財団によるWHOハンセン病プログラムの支援開始。WHOハンセン病対策部門の拡大を促し、その活動を進展させる。

1978●クリオン島内で患者家族が暮らすことが許可され、家族移住が進む。

1981●ジュネーブのTHELP会議で、ダプソン、リファンピシン、クロファジミンの三剤を利用したMDT（Multidrug therapy）が提唱される。

MDT

1984●インド、デリーで「第十二回国際らい学会」開催。研究者以外の対策従事者が参加。

1991●「第四四回WHO総会」で「ハンセン病制圧宣言」。公衆衛生上の問題としてのハンセン病制圧を2000年末までに完了することが目標となった。

1993●米国、オーランドで「第一四回国際らい学会」開催。ハンセン病回復者の参加が始まる。社会面での対策強化。

1995～1999●笹川記念保険協力財団によるMDT無償供与のための資金提供（2000以降、無償供与は「ノバルティス財団」が引き継ぐ）。

1998●北京で「第一五回国際らい学会」開催。「ハンセン病のない世界を目指して」の標語が掲げられる。この標語は現在では「ハンセン病がもたらす医療的、社会的な問題のない世界」を意味する。本学会長であった湯浅洋により提唱された。

2001●第一回WHOハンセン病制圧グローバルアライアンス会議（インド・ニューデリー）。

2002●世界保健総会が笹川陽平を「WHOハンセン病制圧特別大使」に任命。

2002●パリで「国際らい学会専門家会議」開催。

1959●全患協名称中の「ハンゼン氏病」を「ハンセン氏病」に変更。

1961●沖縄で治療を主体とし、入所者の対所と在宅治療を認める「ハンセン氏病予防法」施行。

1971●犀川一夫が、沖縄の日本復帰に伴い患者の強制隔離を定めた「らい予防法」適用に反対、沖縄だけは在宅治療を続けることを国に認めさせた。「沖縄振興開発特別措置法」。

1972●沖縄の「宮古療養所」、日本復帰に伴い厚生省に移管、国立療養所「宮古南静園」と改称。

1982●国会でハンセン病に対する差別と偏見の問題についての質疑。

1983●厚生省「らい予防事業対策調査検討委員会」発足。

1983●全患協名称中の「ハンセン氏病」を「ハンセン病」に変更。

1988●長島本州架橋工事竣工。「人間回復の橋」と呼ばれる。

1993●「多磨全生園」内に「高松宮記念ハンセン病資料館」建設（初代館長・大谷藤朗）。

1994●大谷藤朗が「らい予防法は廃止すべき」と個人的見解（大谷見解）。

「らい予防法」廃止

1996●「らい予防法の廃止に関する法律」施行により、「らい予防法」廃止。

1996●菅直人厚生大臣が全患協に謝罪。

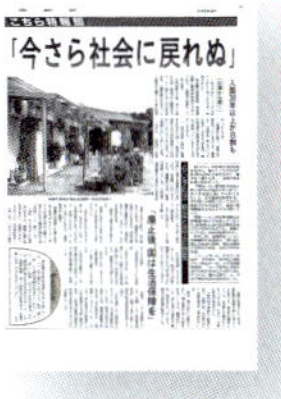

らい予防法廃止をめぐる記事。
提供▼東京新聞

1996●日本らい学会が「日本ハンセン病学会」に改称。

1998●国立ハンセン病療養所（「星塚敬愛園」「菊池恵楓園」）の入所者一三名が国を相手取り『らい予防法』違憲国家賠償請求訴訟」を熊本地裁に提訴（ハンセン病国賠訴訟）。

▼WHOハンセン病制圧特別大使の主な任務

▼各国の政府指導者との接触を通し、ハンセン病対策が国の保健政策の中で主要な政策であるように政府の理解を取り付ける。

▼記者懇談会、メディアを通じてハンセン病の正しいイメージやメッセージを社会に示す。

▼各種媒体を通じWHOの立場からハンセン病問題の重要性を社会に訴える。

▼蔓延国訪問を通じて、草の根の制圧活動を促進・強化していく。

▼蔓延国で開催される会議・セミナー出席を通じて、ハンセン病患者・回復者・家族に対する偏見・差別の不当性を訴える。

2005●笹川記念保健協力財団、インドハンセン病回復者全国ネットワーク（ナショナル・フォーラム）関連事業開始。

2006●ハンセン病差別撤廃のための第一回「グローバル・アピール」開催。

グローバル・アピール

2007●日本財団の笹川陽平会長が日本政府のハンセン病人権啓発大使に任命される。

2013●タイで日本財団とWHO主催「国際ハンセン病サミット」を開催。

2013●日本財団、台風で大きな被害を受けたクリオン島に学生ボランティアを派遣。

ハンセン病国賠訴訟

2001●ハンセン病国賠訴訟で熊本地裁が国の隔離政策の継続は違憲であると判断。小泉純一郎首相が政府は控訴しないと表明。

2003●「藤楓協会」解散、「ふれあい福祉協会」設立。

2003●熊本の黒川温泉ホテルでハンセン病元患者宿泊拒否事件。

2007●「高松宮記念ハンセン病資料館」が「国立ハンセン病資料館」へ。

2015●家族の苦痛への責任を問う国賠訴訟。

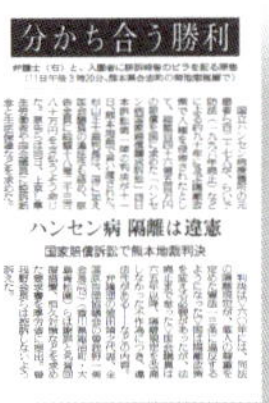
分かち合う勝利

ハンセン病 隔離は違憲

国家賠償訴訟で熊本地裁判決

国賠訴訟勝利。提供▼読売新聞

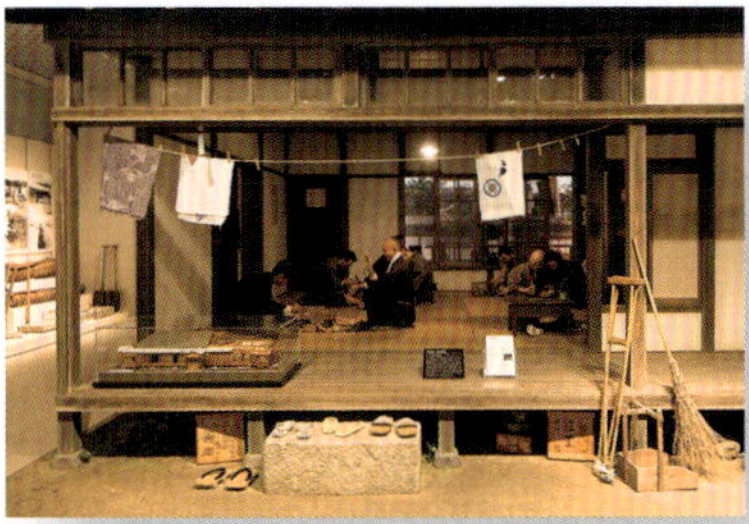
国立ハンセン病資料館展示室。

【参考文献】
山本俊一『増補日本らい史』東京大学出版会（1997）
藤野豊編『歴史のなかの「癩者」』ゆみる出版（1996）
犀川一夫ほか『世界ハンセン病疫病史』皓星社（2012）

グローバル・アピール［Global Appeal to End Stigma and Discrimination against People Affected by Leprosy］

●ハンセン病に対するスティグマ［社会的烙印］と差別をなくすためのグローバル・アピール

ハンセン病にまつわる人権問題に関する
啓発活動の一環として日本財団は、
WHOハンセン病制圧大使／日本政府ハンセン病人権啓発大使である
日本財団会長笹川陽平の主導により、毎年一月の最終日曜日の
「世界ハンセン病デー」に、ハンセン病と差別の問題について世界に訴える
「グローバル・アピール」を発表しています。
このアピールは、国際機関、各国政府、一般市民を対象に、
ハンセン病が治る病気であること、
治療は無料で受けられること、差別は不当であること等、
ハンセン病に対する社会の誤解を解く必要性を訴えるものです。

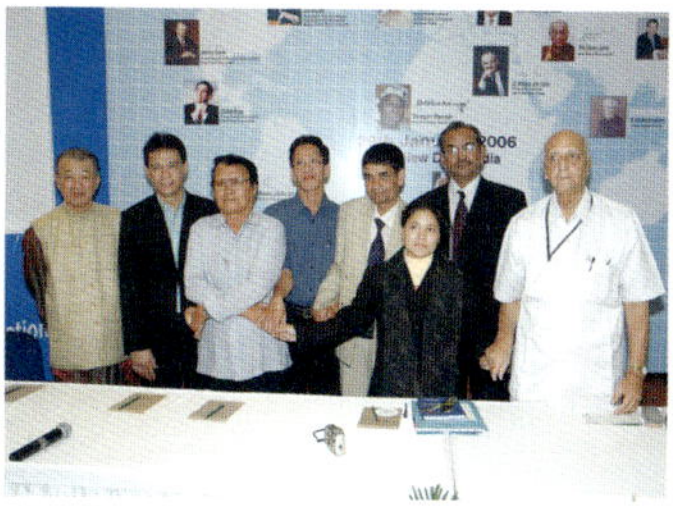

第一回グローバル・アピール2006

インド・ニューデリーで開催。記念すべき第一回のグローバル・アピールは、チベット仏教の最高指導者ダライ・ラマ十四世、ジミー・カーター元米国大統領、デズモンド・ツツ大司教など、ノーベル平和賞受賞者を含む世界のリーダーたちによって、署名、宣言されました。宣言文では、国連人権委員会に対し、差別撤廃のための基本原則、ガイドライン作成を求めるとともに、世界中の人たちに、みずからの認識を変えていくよう訴えかけました。

第二回グローバル・アピール2007

フィリピン・マニラで開催。フィリピン、インド、アメリカ、日本など、世界十三か国から集まったハンセン病回復者の代表により、署名、宣言されました。スティグマと差別を撤廃するために、当事者である回復者自身が声をあげたという事実は、世界に対して強いインパクトを与えました。

第三回グローバル・アピール2008

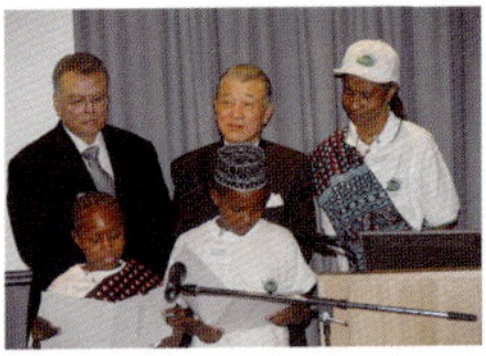

イギリス・ロンドンで開催。二〇〇八年は、世界人権宣言から六〇周年を迎える年であることから、アムネスティ・インターナショナルや、セーブ・ザ・チルドレンなど、世界的な人権NGOの賛同を得て署名、宣言が行われました。ハンセン病にまつわるスティグマや差別を「人権問題」としてとらえるというスタンスが、多くの賛同と共感を生みました。

第四回グローバル・アピール2009

イギリス・ロンドンで開催。世界的宗教指導者十七名が集まり、署名、宣言を行いました。ハンセン病が書かれた最初の書物は紀元前六世紀のインドまでさかのぼると言われ、手足や顔に変形をともなうことから、長年、神からの罰や業病として、差別の対象となってきました。世界中の宗教指導者が、そのような差別をしてはならないというメッセージを発し、人々を啓発したことは、大きな意義をもつできごとでした。

第五回グローバル・アピール2010

インド・ムンバイで開催。この年のグローバル・アピールは、トヨタ自動車、ヴァージン・グループ、タタ・グループ、ジョンソン&ジョンソン、ルノー、ノバルティスなど、世界的企業のトップが、ハンセン病患者、回復者の経済力向上の必要性を訴えました。物乞いで生計を立てることを余儀なくされているハンセン病患者、回復者が就労に関する差別を受けることなく、経済的に自立していくことは、とても重要な課題のひとつです。

第六回グローバル・アピール2011

中国・北京で開催。世界各国、百以上に及ぶ大学の学長が賛同し、署名、宣言を行いました。この宣言には、社会的差別をなくしていくための第一歩として、教育が果たす重要性を再認識するという意味がありました。スティグマや差別をなくすためには、まず正しい知識を得ることから、という原則には、これからも変わりはありません。他者の痛みに気づき、自分自身の問題として捉える倫理観は、教育によって養われるものだからです。

第七回グローバル・アピール2012

ブラジル・サンパウロで開催。ハンセン病患者を隔離する医学的根拠が存在しないことを訴える世界医師会、および五〇か国の医師会により、署名、宣言されました。ハンセン病は、一九八二年にMDTという治療法が確立され、治癒可能になりました。にもかかわらずなくならない差別を、科学的根拠のあるメッセージによって正していこうというのが、その狙いです。ハンセン病は非常に感染力の弱い病気で、軽い接触によって感染することはなく、隔離などの必要もまったくないのです。

▼「グローバル・アピール2012」は、ポルトガル語、中国語、インドネシ

ア語、アムハラ語、ネパール語、スペイン語、スワヒリ語、フランス語、ドイツ語、ロシア語、日本語、ヒンディー語、ベンガル語、その他複数のインド語派言語などに翻訳され、世界中から広く共感を集めました

第八回グローバル・アピール2013

イギリス・ロンドンで開催。国際法曹協会および各国・地域の法曹協会の賛同を得て、署名、宣言されました。宣言にはハンセン病に関する差別的な法律や、規則などの廃止を呼びかけるメッセージも盛り込まれています。これはハンセン病患者や回復者のためであると同時に、私たち一人ひとりが、知らず知らずのうちに彼らを傷つけていることに気づかなければいけないという、二重の意味をもったメッセージでもあるのです。法曹協会とのパートナーシップは、患者や回復者にとっても、非常に心強いものになっていくことでしょう。

第九回グローバル・アピール2014

インドネシア・ジャカルタで開催。世界三九か国の国家人権機関の賛同を得て署名、宣言が行われました。ハンセン病患者、回復者が人間として尊厳をもって生きられる世界を実現するためには、さまざまな人権侵害の事例調査、政府への進言、国内関係者や市民社会と協力して継続的な啓発活動とキャンペーンを行うことなどが欠かせません。各国の人権機関は、そのための強力なパートナーとなってくれるはずです。すでにNGOや各国政府と協力し、活動を行っている人権機関も数多く存在しています。

第一〇回グローバル・アピール2015

国際看護師協会および各国の看護協会の賛同を得て、二〇一五年一月に東京（日本）で発表されました。アピールでは「ハンセン病は治る病気だが、社会に蔓延するスティグマにより患者・回復者さらには家族までもが社会から排除され、耐えがたいほどの苦難を強いられている」と指摘、「看護職はハンセン病患者や回復者の治療やケアを受ける権利を支持し、差別がなくなることを訴える」と宣言されました。

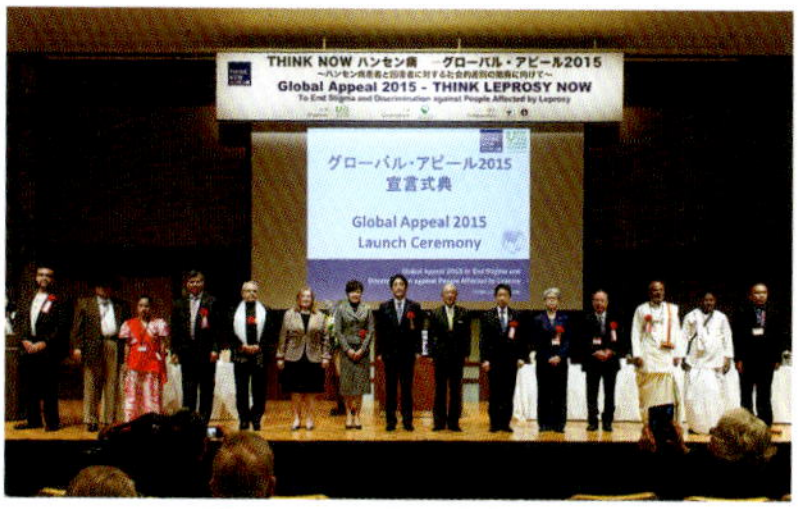

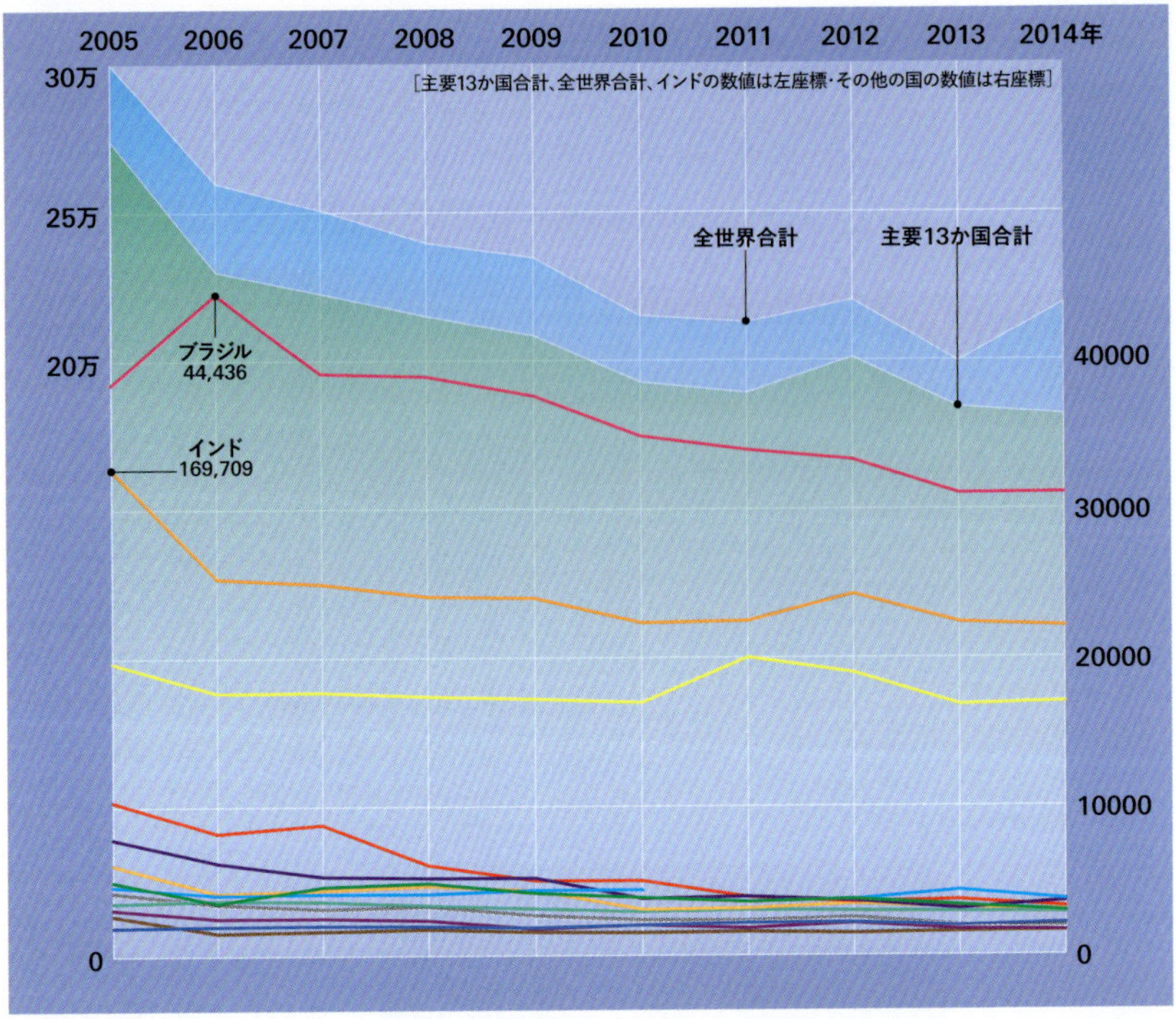

国名	年間新規診断患者数［人］									
	2005年	2006年	2007年	2008年	2009年	2010年	2011年	2012年	2013年	2014年
主要13か国合計	**277,508**	**240,995**	**234,922**	**228,435**	**222,961**	**209,937**	**206,942**	**216,773**	**202,925**	**200,808**
全世界合計	**299,036**	**265,661**	**258,133**	**249,007**	**244,796**	**228,474**	**226,626**	**232,857**	**215,656**	**231,899**
●インド	169,709	139,252	137,685	134,184	133,717	126,800	127,295	134,752	126,913	125,785
●ブラジル	38,410	44,436	39,125	38,914	37,610	34,894	33,955	33,303	31,044	31,064
●インドネシア	19,695	17,682	17,723	17,441	17,260	17,012	20,023	18,994	16,856	17,025
●ナイジェリア	5,024	3,544	4,665	4,899	4,219	3,913	3,623	3,805	3,385	2,983
●エチオピア	4,698	4,092	4,187	4,170	4,417	4,430	-	3,776	4,374	3,758
●バングラデシュ	7,882	6,280	5,357	5,249	5,239	3,848	3,970	3,688	3,141	3,622
●コンゴ民主共和国	10,369	8,257	8,820	6,114	5,062	5,049	3,949	3,607	3,744	3,272
●ネパール	6,150	4,235	4,436	4,708	4,394	3,118	3,184	3,492	3,225	3,046
●ミャンマー	3,571	3,721	3,637	3,365	3,147	2,936	3,082	3,013	2,950	2,877
●スリランカ	1,924	1,993	2,024	1,979	1,875	2,027	2,178	2,191	1,990	2,157
●フィリピン	3,130	2,517	2,514	2,373	1,795	2,041	1,818	2,150	1,729	1,655
●タンザニア	4,237	3,450	3,105	3,276	2,654	2,349	2,288	2,528	2,005	1,947
●マダガスカル	2,709	1,536	1,644	1,763	1,572	1,520	1,577	1,474	1,569	1,617

世界のハンセン病の制圧状況

●1991年の第44回WHO総会で、2000年末までに公衆衛生上の問題としてのハンセン病を制圧することが決議されました。この会議で、公衆衛生上の問題としてのハンセン病の制圧とは、人口1万人当たりの患者数が1人未満となることと定義されました。このWHO総会で設定された制圧目標は、2000年末に世界レベルでは達成されました。2014年末の時点で、ブラジルを除いて、すべての国で達成されています。今日までに世界で1600万人以上がMDTによって、ハンセン病から治癒し、そのうち400万人の障害を防ぐことができました。ただし、制圧目標は、人口100万人以下の国が除外されており、南太平洋島嶼国の一部や、制圧が達成された国でもホットスポットと呼ばれる地域では、患者数比率が高いケースもあります。また様々な問題により、調査が不充分な地域も少なくなく、隠れた患者を発見することも、大きなテーマとなっています。

2015年初頭の世界の
年間新規診断患者数

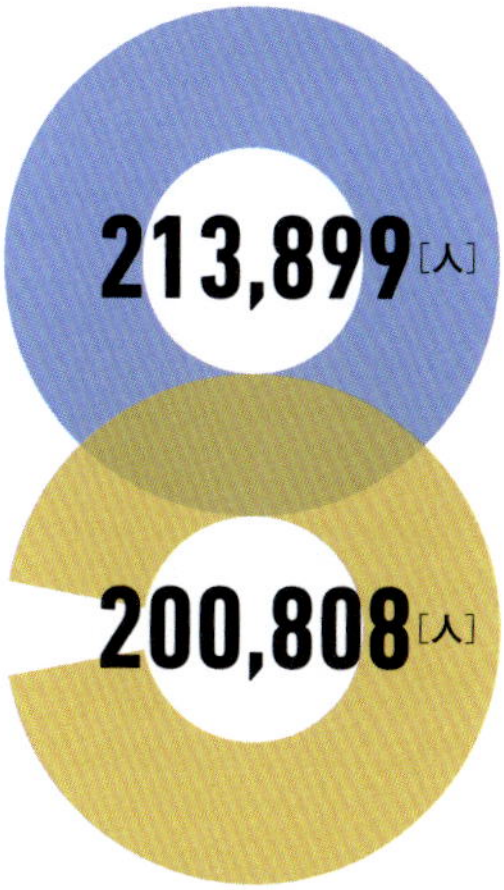

うち主要13か国の
年間新規診断患者数
［全体の94%］

1985年から2008年に
多剤併用療法（MDT）により
治癒した人の数

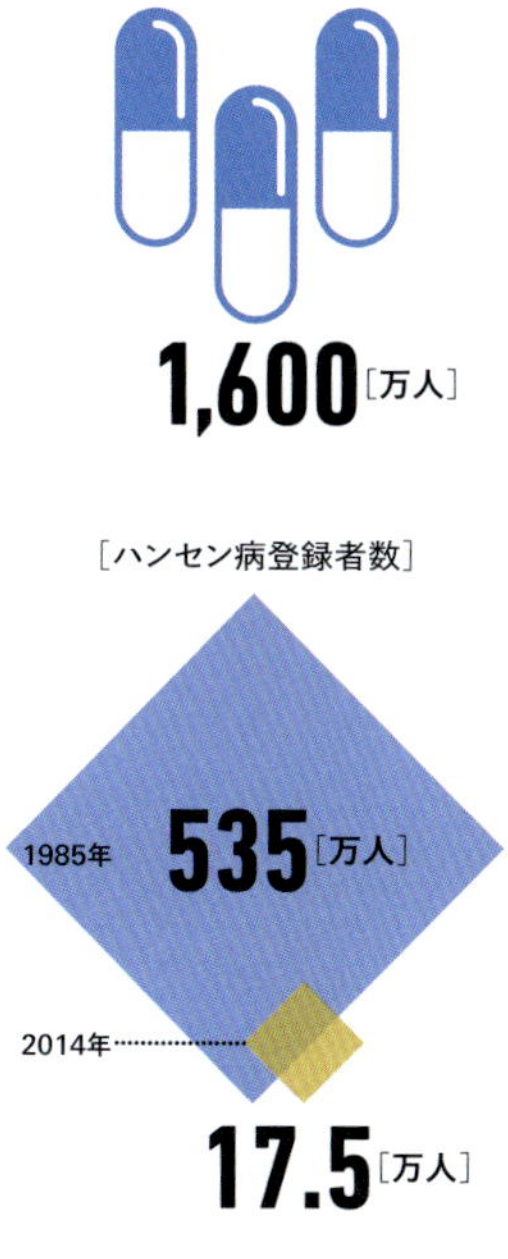

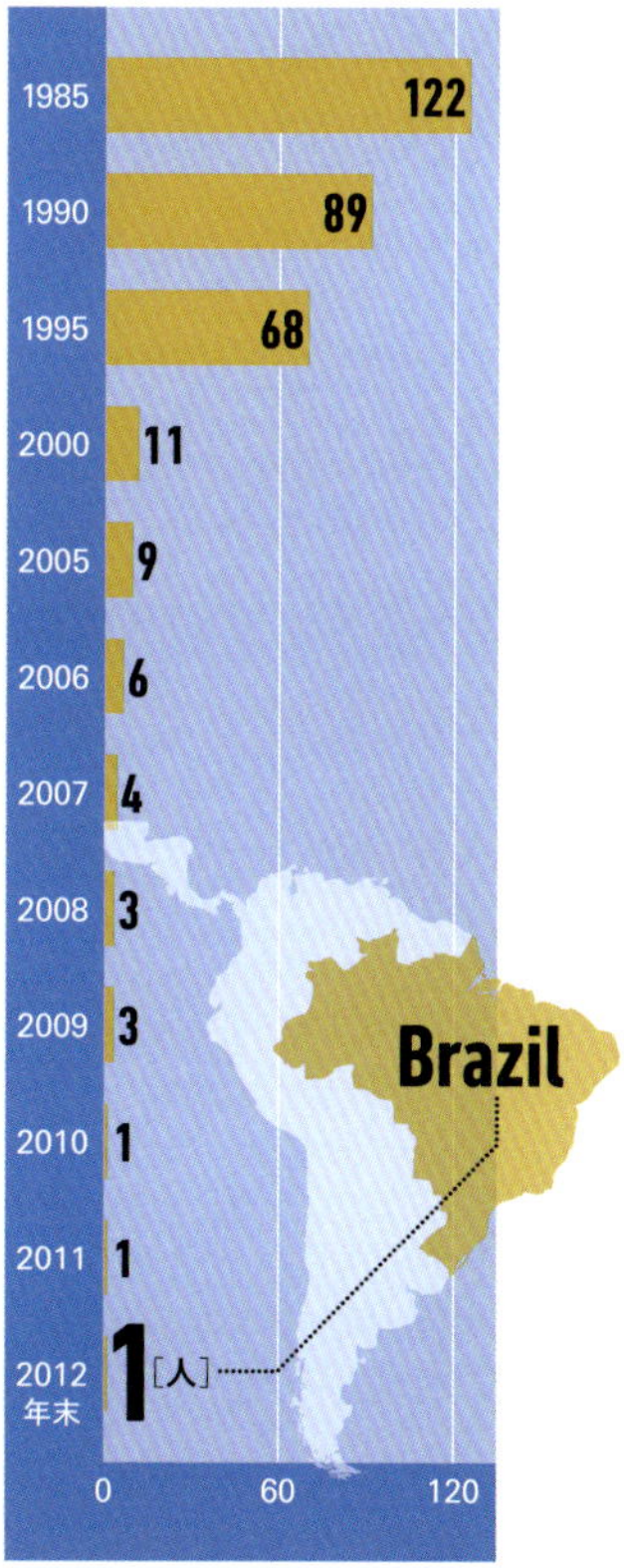

7 | モロカイ島［ハワイ・アメリカ合衆国］

ハワイ諸島での蔓延への危機感から、1865年に患者の強制隔離を始めた。1969年、隔離を定めた州法が廃止されるまでに約8,000名を収容。クリオン、長島愛生園はこの療養所「カラウパパ」をモデルとした。1873年、ダミアン神父が赴任、設備環境は改善されたが、彼も発病し、この島で亡くなった。

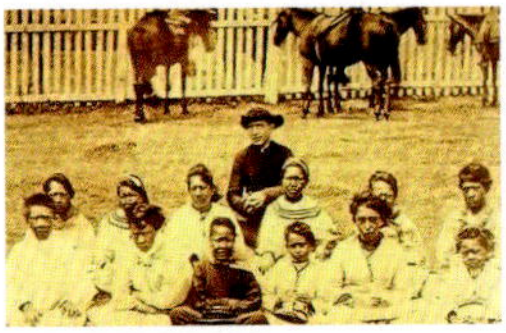

ダミアン神父と患者たち

8 | 大衾島（大襟島）［中華人民共和国］

米国バプテスト教会により1924年に開設、最大600名の患者が生活した。現在、中国内には600以上のハンセン村が存在するが、島に設けられているものも少なくない。

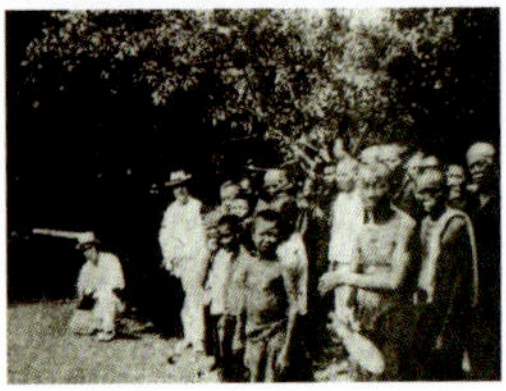

大衾島で生活する患者たち

9 | ヘイリンチャウ島［香港］

1940年代後半、香港に中国本土の移民が流入し、患者数が増加。1954年、香港政庁はキリスト教団体と協力し、当時無人であった尼姑島に療養施設を開設。島は新しく「ヘイリンチャウ」と名付けられた。

10 | ダーシー島［カナダ］

1891年、5人の中国人移民労働者が発病し、ヴィクトリア市内に隠れ住んでいるのが発見され、無人島、ダーシー島に強制的に移住させられた。外部との接触は、3か月に一度、治療や介護は行われなかった。

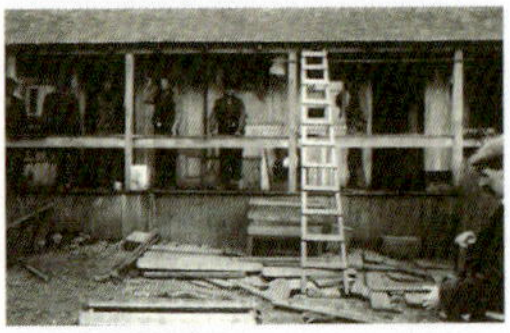

ダーシー島の患者住宅

11 | シャカシャカーレ島

［トリニダード・トバゴ共和国］

トリニダード・トバゴでは当初、患者を首都郊外に隔離したが、患者管理の厳格化のためシャカシャカーレ島に移設、1924年、カトリック修道会により施設が完成した。

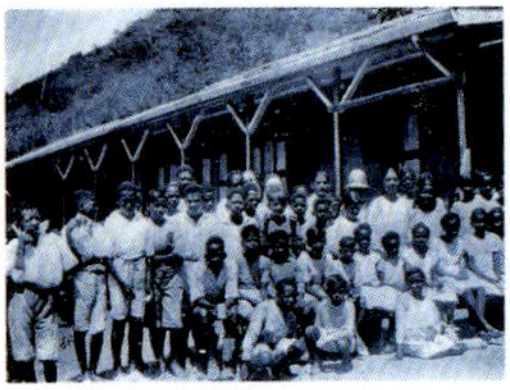

患者と修道女（年代不明）

12 | ペニキース島［アメリカ合衆国］

1905年、マサチューセッツ州政府が全島を購入、患者の隔離施設を建設し、1921年の閉鎖までに延べ37名が入所。州当局は隔離の必要性は認めていなったが、住民の隔離への要望が強く、施設は存続した。

13 | クリオン島［フィリピン共和国］

アメリカ統治下の1906年、ハワイのモロカイ島、カラウパパ療養所をモデルに開設。1910年には5,000名を超える世界で最大規模の療養所となった。1920年、仮退所基準ができ、終世隔離の場ではなくなった。

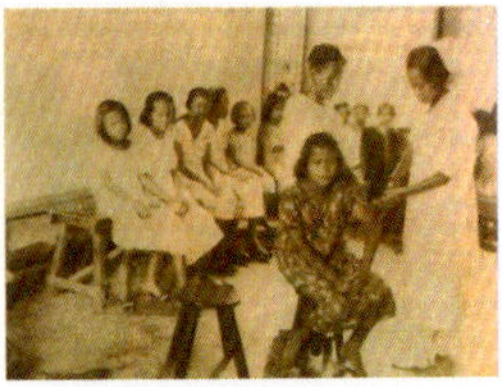

クリオン島での少女患者の治療

14 | ピール島［オーストラリア］

1800年代半ば、中国人労働者の流入で南太平洋地域に患者が増加。1893年、政府は白人への感染の恐れから「らい対策法」を施行、1907年、周辺の海にサメが多く、逃走が困難なピール島に療養所が設置された。

15 | ジェレジャック島［マレーシア］

マレーシアでは、中国人やインド人労働者の流入により患者が増加したため、1871年、強制隔離のために設置された。1930年まで周辺の隔離施設の中心的な存在だった。

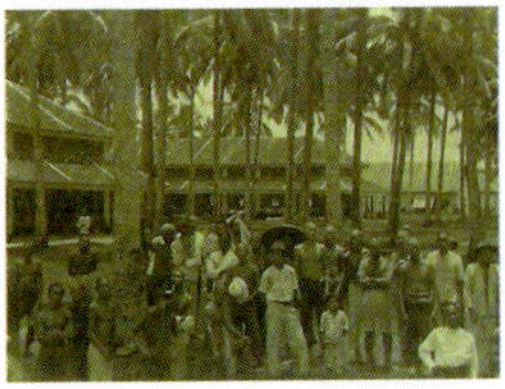

棄民の島――「海」という壁に隔てられて

●有史以来、ハンセン病患者の隔離施設は、世界各地に存在しました。その数はのべ数千、数万の単位に上るともいわれています。島につくられることも多く、日本のいくつかの療養所も島に設置されました。多くの場合、そこには、病いへの怖れと差別の意識が色濃く反映されています。療養と保護に手をつくしたケースもありますが、日常生活からも意識からも病いを排除し、病者を捨てる場所として孤島や離島が選ばれたのでしょう。記録に残らなかった島も多く存在したと思われます。ここでは、世界の代表的な「隔離の島」の一部を紹介します。これら海外の療養所の多くは、化学療法の確立以降、様々な施設に転用され、新たな歴史を刻みつつあります。

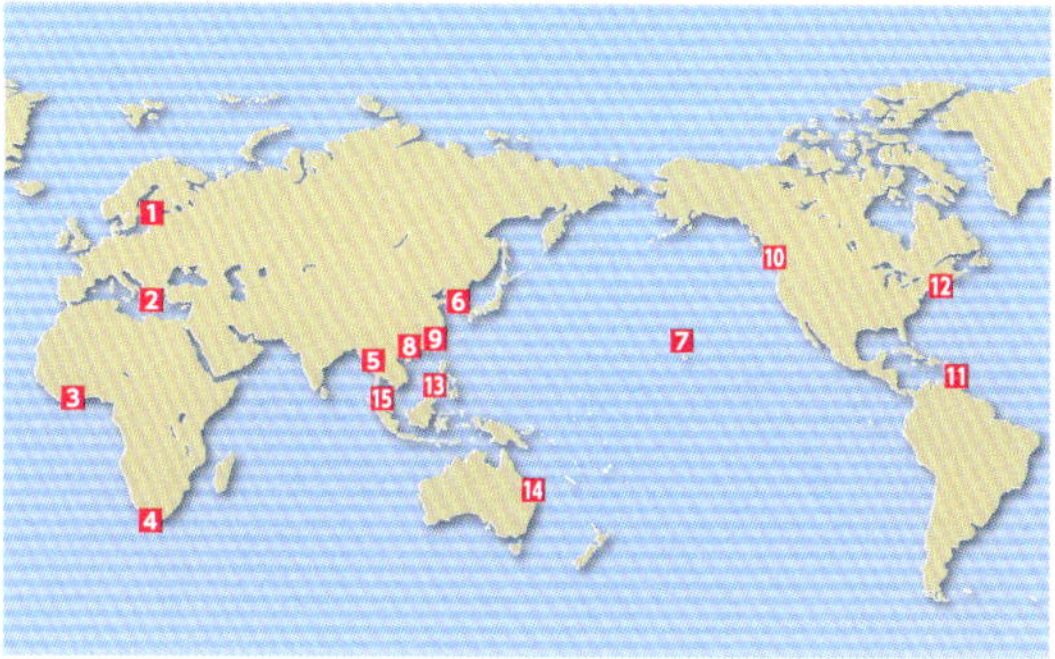

1｜サーレマー島［エストニア共和国］

エストニアでは19世紀後半より患者が増加。特にこの島では30歳以下の患者が多数確認され、国内を対象に隔離法を制定し、患者の隔離を行った。

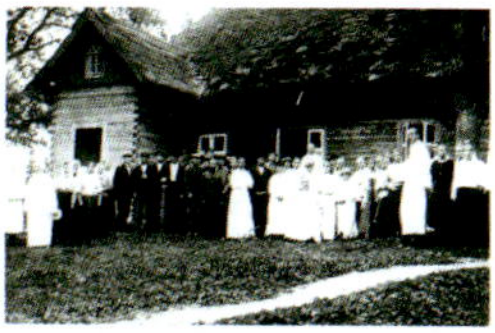

サーレマー島の施設の様子（1935）

2｜スピナロンガ島［ギリシャ共和国］

クレタ島では、1900年の調査で360人の患者が確認された。1903年、クレタ共和国により、スピナロンガ島をハンセン病患者のコロニーとする決議がなされた。

3｜デシレ島［コートジボワール共和国］

1900年代初頭、この島の近くに修道女を乗せた飛行機が不時着し、偶然この島で生活する患者の生活に触れ、その劣悪な生活環境に驚愕した。

4｜ロベン島［南アフリカ共和国］

オランダ植民地時代より流刑地やハンセン病患者の隔離の地として使われた。20世紀後半には、ネルソン・マンデラをはじめ多くの人々が政治犯として収監された。

5｜マッケーン・ハンセン病センター［タイ王国］

北部タイでは、患者は放浪を強いられており、宣教医師ジェームス・マッケーンが、チェンマイ王室から、「中之島」の使用許可を得、1908年、治療と生活の場をもつ施設を開設。

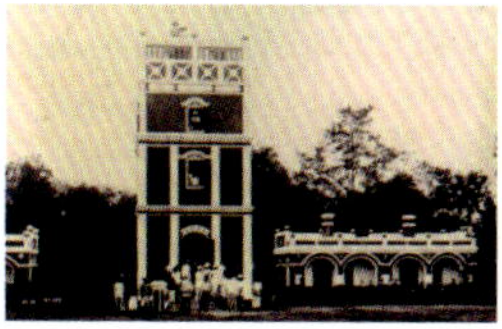

かつてのマッケーン・センター療養所

6｜小鹿島［大韓民国］

1916年、朝鮮総督府が「小鹿島慈恵病院」を開設。入所者の強制労働で施設を拡張、最大6,000名超の患者を収容。懲罰断種や職員からの暴力など生活は過酷を極めた。

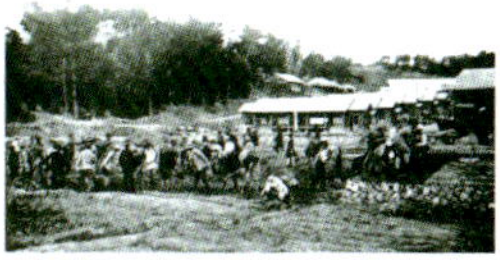

患者作業による道路建設

国立療養所松丘保養園	038-0003	青森県青森市大字石江字平山19	017-788-0145
►http://www.nhds.go.jp/~matuoka/			
国立療養所東北新生園	989-4692	宮城県登米市迫町新田字上葉ノ木沢1	0228-38-2121
►http://www.nhds.go.jp/~sinseien/index.html			
国立療養所栗生楽泉園	377-1711	群馬県吾妻郡草津町大字草津乙647	0279-88-3030
►http://www.nhds.go.jp/~kuriu/			
国立重監房資料館	377-1711	群馬県吾妻郡草津町草津白根464-1533	0279-88-1550
►http://sjpm.hansen-dis.jp/			
国立療養所多磨全生園	189-8550	東京都東村山市青葉町4-1-1	042-395-1101
►http://www.nhds.go.jp/~zenshoen/			
国立ハンセン病資料館	189-0002	東京都東村山市青葉町4-1-13	042-396-2909
►http://www.hansen-dis.jp/			
国立駿河療養所	412-8512	静岡県御殿場市神山1915	0550-87-1711
►http://www.nhds.go.jp/~suruga2/			
国立療養所長島愛生園	701-4592	岡山県瀬戸内市邑久町虫明6539	0869-25-0321
►http://aiseien.go.jp/			
国立療養所邑久光明園	701-4593	岡山県瀬戸内市邑久町虫明6253	0869-25-0011
►http://www.nhds.go.jp/~komyo/			
国立療養所大島青松園	761-0198	香川県高松市庵治町6034-1	087-871-3131
►http://www.nhds.go.jp/~osima/			
国立療養所菊池恵楓園	861-1113	熊本県合志市栄3796	096-248-1131
►http://www.nhds.go.jp/~keifuen/			
国立療養所星塚敬愛園	893-0041	鹿児島県鹿屋市星塚町4204	0994-49-2500
►http://www.nhds.go.jp/~keiaien/			
国立療養所奄美和光園	894-0007	鹿児島県奄美市名瀬和光町1700	0997-52-6311
►http://www.nhds.go.jp/~amami/			
国立療養所沖縄愛楽園	905-1635	沖縄県名護市字済井出1192	0980-52-8331
►http://www.nhds.go.jp/~airakuen/site/top.html			
国立療養所宮古南静園	906-0003	沖縄県宮古島市平良字島尻888	0980-72-5321
►http://www.nhds.go.jp/~miyako/			
神山復生病院／復生記念館	412-0033	静岡県御殿場市神山109	0550-87-3509（復生記念館）
►http://www.fukusei.jp/			

国内ハンセン病療養所・資料館マップ

◉2015年現在、日本国内にある国立ハンセン病療養所は全部で13か所。そこは日本のハンセン病政策が抱えていた問題、人々が何の疑問ももたずに抱いてしまいがちな差別という感情、こうしたものを教えてくれる、かけがえのない場所でもあります。

入所者数は、2015年5月現在で 1,718人、入所者の平均年齢は 83.9歳となっており、入所者の高齢化、介護といった問題に直面しています。

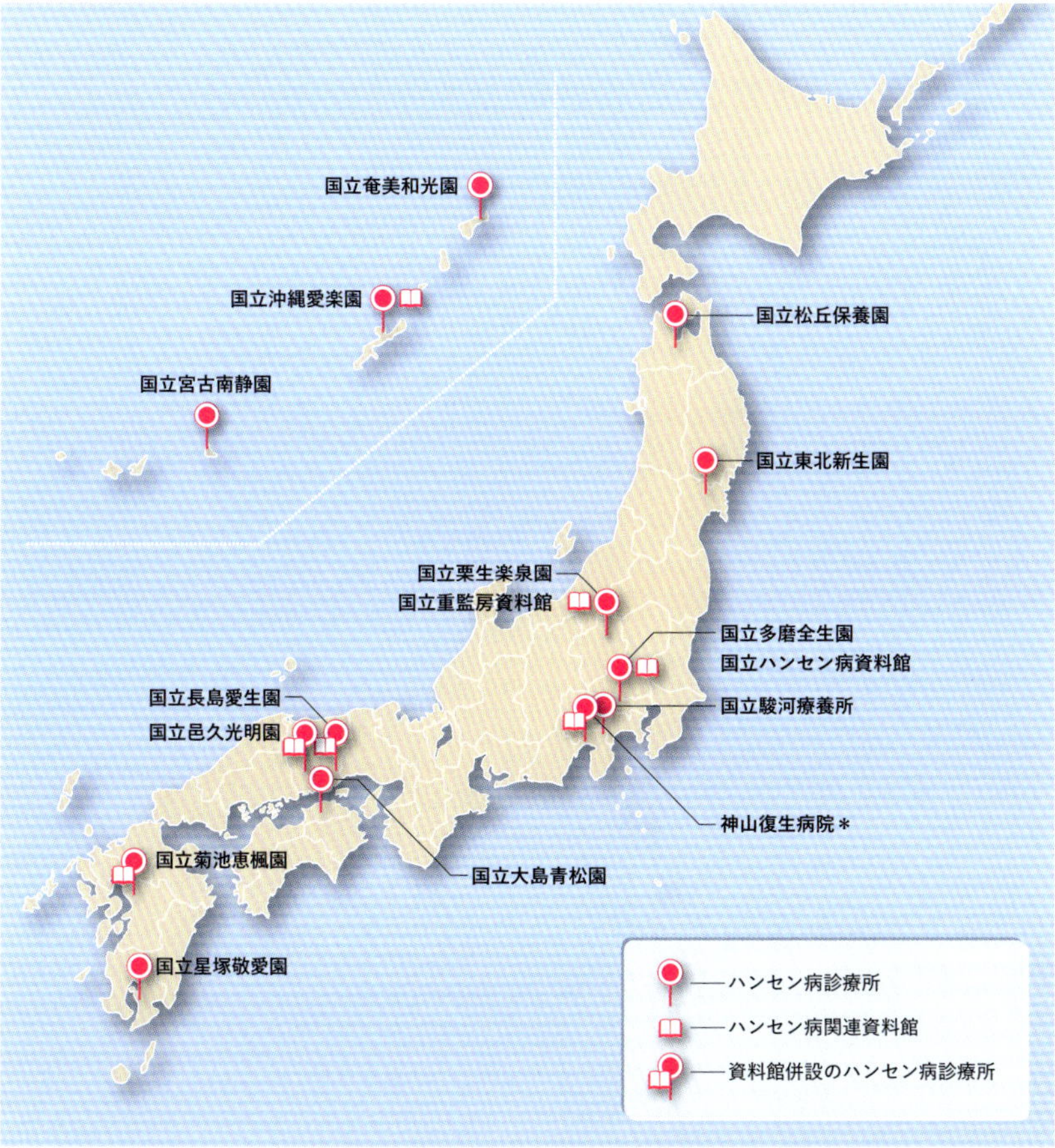

＊——神山復生病院は日本初のハンセン病療養所の歴史を持ち、現在は一般財団法人神山復生会によって運営されています。

ハンセン病を読む［Books & Movies］

ハンセン病・ハンセン病問題をめぐって、数多くの書籍や映画がつくられてきました。当事者である回復者の方々の手記やアカデミックな研究書もさることながら、意外な著者が言及したり、名作に登場していることも。◉本書の参考文献でもあります。

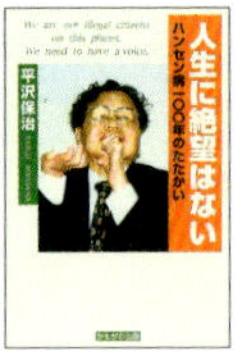

人生に絶望はない

平沢保治／かもがわ出版／1997

十四歳で東京・多磨全生園に入所し、今も療養所で暮らす著者は、国立ハンセン病資料館の「語り部」として、子どもたちに生きることの価値を伝え続ける。ハンセン病患者・回復者の権利運動やハンセン病資料館の設立に取り組んだ半生を綴った希望の書。

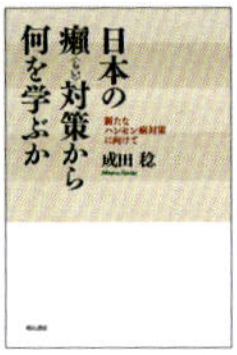

日本の癩《らい》対策から何を学ぶか

成田稔／明石書店／2009

明治期に始まる日本のハンセン病対策は、非人道的な絶対隔離主義に基づくものであったが、らい予防法廃止と国賠訴訟での原告勝訴によって、ひとまず終止符が打たれた。長く療養所でハンセン病患者と接してきた整形外科医でもある著者がその歴史を検証する。

かつて癩の診断を受けた患者は、〈癩を宣告された〉といった。
――『日本の癩対策から何を学ぶか』

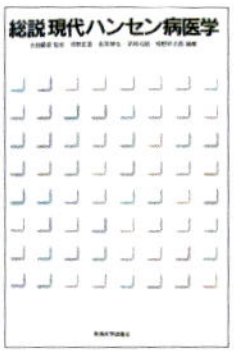

〔総説〕現代ハンセン病医学

大谷藤郎監修／東海大学出版会／2007

ハンセン病に関わる問題のほとんどは、病気そのものへの間違った知識と無理解に原因がある。ハンセン病医学の第一人者たちが、最新の医学状況をもとに医学生物学的側面から「病い」を解く。監修はハンセン病資料館初代館長の大谷藤郎。

「ごうぞ、先生、ご自分でご覧になってきてください」——『ハンセン病重監房の記録』

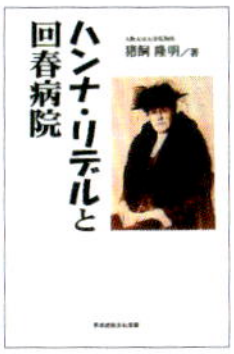

ハンナ・リデルと回春病院

猪飼隆明／熊本出版文化会館／2005

明治期にイギリスの宣教師として来日し、熊本でハンセン病患者の悲惨な姿を見たハンナ・リデルは患者の救済活動を決意する。当時の日本の政財界の重鎮から支援を受けながら回春病院を運営し、日本における患者救済の母となった女性の稀有な生涯を綴る。

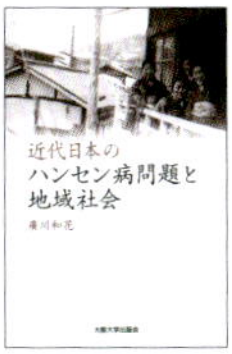

近代日本のハンセン病問題と地域社会

廣川和花／大阪大学出版会／2011

ハンセン病に関わる法制度と政策の変遷、草津の湯之沢部落と地域との関係、「聖バルナバミッション」に見る救療事業活動、戦前・戦中期のハンセン病医学など、膨大な資料をもとに、病と社会・科学技術・環境との関係を明らかにした「病者の社会史」。

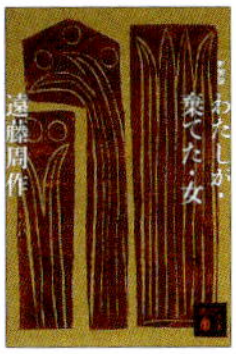

［新装版］わたしが・棄てた・女

遠藤周作／講談社文庫／2012

大学生の吉岡努が遊び棄てた森田ミツは、一時ハンセン病と診断されるが、後に誤診と判明する。しかしミツは療養所に留まり、患者たちに献身的に尽くす生き方を選ぶ。社長令嬢のマリ子と結婚した吉岡だったが……。一九六三年に発表された長編。

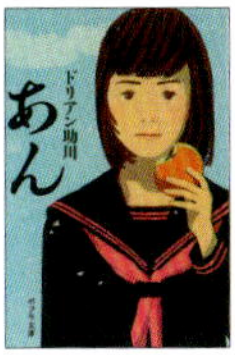

あん

ドリアン助川／ポプラ文庫／2015

小さなどら焼き店でアルバイトとして働く手が不自由な老女、吉井徳江。彼女が練る餡は評判を呼んで、店は大勢の客で繁盛する。しかし徳江の「過去」が明らかになったとき、幸せな時間は終わりを告げる……。樹木希林主演の映画『あん』の原作小説。

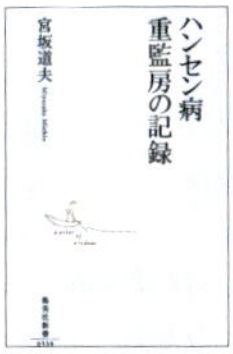

ハンセン病重監房の記録

宮坂道夫／集英社新書／2006

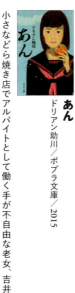

群馬県草津に、一九三八年から四七年まで設置されていた特別病室は、全国の療養所から特に反抗的と見なされた患者が送り込まれた「重監房」であった。九三人が収監され、うち二三人が亡くなった重監房をめぐる隠された実態を解き明かす。

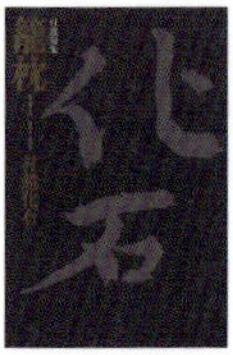

籠枕

村越化石／文學の森／2013

著者は静岡県生まれの俳人。旧制中学時代にハンセン病を発症し、一九四一年から栗生楽泉園で療養所生活を送る。治療薬プロミンの副作用で視力を失うも精力的に俳句を詠み続け、「魂の俳人」と呼ばれた。本書は九つの句集から化石自らが選んだ決定版。

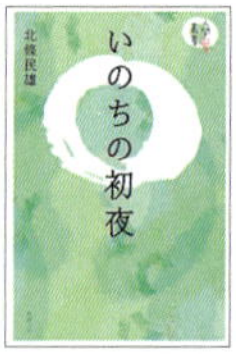

いのちの初夜

北條民雄／勉誠出版／2010

二十歳でハンセン病を発症し、療養所に収容された文学青年は、本格的に創作活動を開始。自らの体験をもとに小説「いのちの初夜」を発表すると、川端康成に絶賛され、一九三六年、第二回文學界賞を受賞。北條民雄は筆名であり、二〇一四年まで本名は明かされなかった。

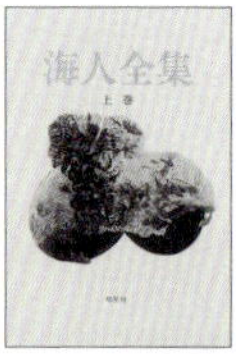

海人全集[上・下・別巻]

明石海人／皓星社／1993

北條民雄と並んでハンセン病文学を代表する歌人・明石海人は長島愛生園に入所後から精力的に和歌を発表。その才能を絶賛されるも三七歳で死去。短歌、詩、随筆、歌論、小説、日記、書簡を完全収録するとともに、伝記的事項も初めて明らかにした決定版全集。

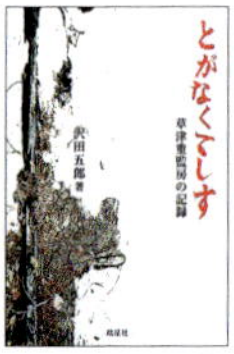

とがなくてしす

沢田五郎／皓星社／2002

かつて草津の栗生楽泉園内に設置され、全国のハンセン病療養所から反抗的な患者が送り込まれていた「特別病室（重監房）」は、どのような施設であったのか。当時楽泉園に入所し、特別病室の実態を目撃した著者による執念の記録。

除夜の湯に肌触れあへり生くるべし――『籠枕』

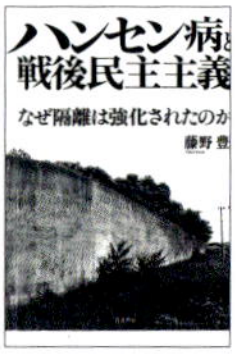

ハンセン病と戦後民主主義

藤野豊／岩波書店／2006

戦時体制下で確立した日本のハンセン病患者に対する隔離政策は、戦後に治療薬プロミンが普及し始めても、なぜ継続されたのか。一九五三年の「らい予防法」成立過程に焦点を合わせながら、戦前から戦後に至るハンセン病政策の問題点を告発する。

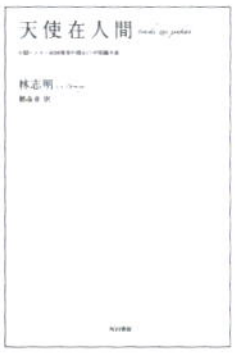

天使在人間

林志明／鄧晶音訳／河出書房／2015

中国のハンセン病回復者による短編小説集。著者本人や周囲の回復者の凄絶な体験や見聞をもとに書かれており、中国のハンセン病史でもある。著者が来日したことをきっかけに日本語版出版プロジェクトが立ち上がり、日中双方からの支援によって刊行された。

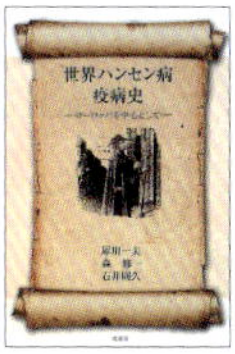

世界ハンセン病疫病史

犀川一夫他／皓星社／2012

古代、中世から、近代、現代まで、ヨーロッパを中心とした疫病としてのハンセン病通史。人類の歴史とともに存在してきたハンセン病が、どのように各国に広がり、どのような対策がとられたかを、詳細に記述した「ハンセン病医療ひとすじ」に歩んだ著者の遺作。

七月×日
子どもたちとこの間の溝は
なかなか埋まらぬ。――『「らい学級の記録」再考』

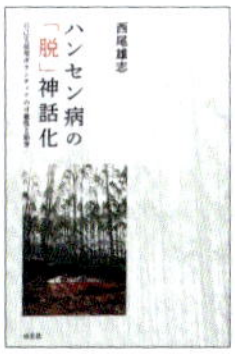

ハンセン病の「脱」神話化

西尾雄志／皓星社／2014

「身体の不調」を臨床社会学や医療人類学からのアプローチによって考察し、ハンセン病差別がなぜ生まれるのか、その原因を探る。さらに中国のハンセン病回復者村での学生ボランティアの活動に焦点を当てながら、ハンセン病問題をなくす具体的方法を考察する。

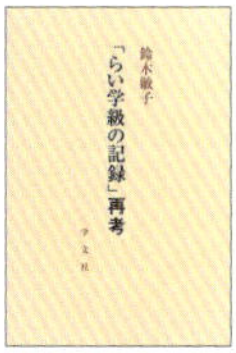

「らい学級の記録」再考

鈴木敏子／学文社／2004

一九六〇年に多磨全生園にある分教室小学校に赴任した女性教師が、三年間の学校生活を日記形式で綴った「らい学級の記録」（一九六三）を再録。加えて、らい予防法廃止後の状況をふまえ、改めてハンセン病問題に向き合った諸論文を収録している。

草津「喜びの谷」の物語

中村茂／教文館／2007

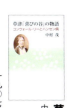

一九〇七年、宣教師として来日したコンウォール・リーは、全国から集まったハンセン病患者が生活する草津の湯之沢を訪れたことをきっかけに、患者の救済活動（聖バルナバミッション）に取り組む。生涯をハンセン病患者の救済と伝道に捧げたリーの評伝。

「やっぱり産んでもらってよかった」
――『ハンセン病とともに　心の壁を超える』

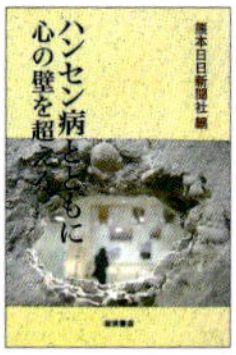

ハンセン病とともに 心の壁を超える
熊本日日新聞社編／岩波書店／2007

二〇〇三年、熊本で起きたハンセン病回復者へのホテル宿泊拒否事件は、らい予防法廃止と国賠訴訟の原告勝訴を経ても、社会の奥底に残る差別意識の存在を明らかにした。生きなおしをはかる回復者と彼らを支える若者たちの活動を追ったルポルタージュ。

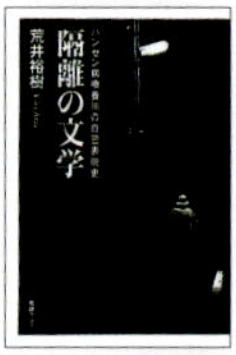

隔離の文学
荒井裕樹／書肆アルス／2011

ハンセン病患者への隔離政策が強化される一九三〇年代から、アジア・太平洋戦争期、そして戦後と、激動の時代を病者自身が描いた文学作品を考察。終世隔離に置かれた者が、抑圧された状況下で生きる意味を紡ぎだす原動力と方法を探る。

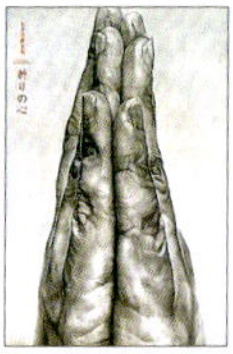

祈りの心
木下晋／求龍堂／2012

写真のような細密な鉛筆画で、人間の孤独や闇に迫る。元ハンセン病患者で詩人の桜井哲夫、瞽女の小林ハルや谷崎『痴人の愛』のナオミのモデル・和嶋せいなどを描く。宗教学者・山折哲雄らとの対談も収録。全国巡回展「木下晋展　祈りの心」公式図録兼書籍。

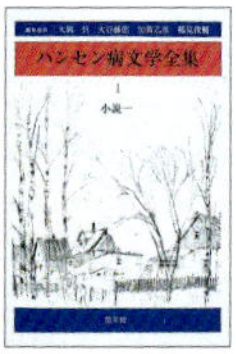

『ハンセン病文学全集』［全一〇巻］
皓星社／2002～2010

世界文学史上、例を見ないほどの質・量を有するハンセン病文学全集。「小説」「記録・随筆」「詩」「俳句・川柳」……となって、ハンセン病患者・元患者の声が、日本の文学史に新たな光を当てる。鶴見俊輔、大岡信、加賀乙彦他が編集。

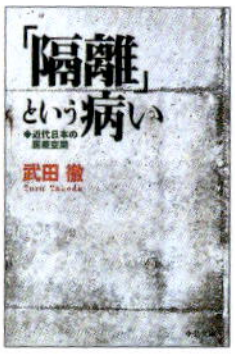

隔離という病い
武田徹／中公文庫／2005

ハンセン病患者への過酷な差別は、なぜ現代まで続いたのか？　近代日本における医療空間に光を当て、「排除のメカニズム」を分析的に考察し、人権思想と共存できる方策を探る。サントリー学芸賞受賞者による、ルポルタージュと批評の融合を試みた好著。

「善哉なれ、平癒あれ」——『新訳　説経節』

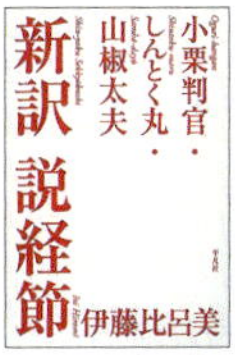

新訳　説経節
伊藤比呂美／平凡社／2015

中世から庶民の間で伝えられてきた「語り物」を代表する三作が、詩人・伊藤比呂美のリズミカルで力強い現代語で甦る。らい病を患い、湯で心身を癒した「小栗判官」、観音様のお告げでらい病が治癒する「しんとく丸」など、めくるめく説経節の世界へ誘う。

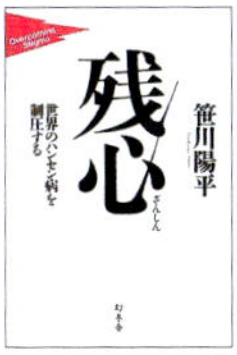

残心
笹川陽平／幻冬舎／2014

笹川良一の息子という宿命と、みずから選んだ使命とは。ハンセン病制圧とその差別撤廃への活動にまい進してきた著者が、歩んできた七五年間の道のりを克明に記す。その情熱、粘り強さ、行動力の源を垣間見る一書。

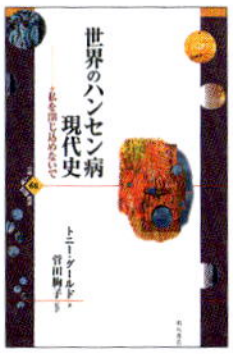

世界のハンセン病現代史
トニー・グールド／明石書店／2009

世界各国における過去二〇〇年のハンセン病の歴史が概観できる。綿密な資料調査にもとづき、医師や宣教師、療養所に隔離されながらも声を上げつづけた勇気ある患者や回復者たちの姿を描く。日本のらい予防法や国家賠償訴訟を含む、世界的な事例を記録。

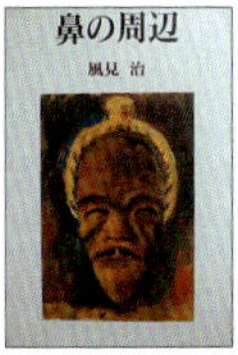

鼻の周辺
風見治／海鳥社／1996

顔の中心にある鼻は、所有者の人生にどんな影響を及ぼすのか。ハンセン病で欠落した鼻を修復しようと苦闘する男を通し、生への根源的な問いや不安、周囲の人びとのなかで葛藤する自我を描く。元ハンセン病患者の著者による、表題作ほか五編を収録。

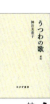

うつわの歌［新版］
神谷美恵子／みすず書房／2014

著者は昭和八年、十九歳で多磨全生園を訪ねて以来、ハンセン病療養所で働くことを希み精神科医を志した詩人、エッセイスト。長島愛生園での日々、ハンセン病患者たちに投げかける眼差しが垣間見える詩編も収録されている。二〇一四年に生誕一〇〇年を迎えた。

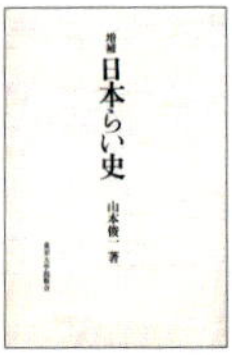

〔増補〕日本らい史
山川俊一／東京大学出版会／1997

過去一五〇〇年にわたる日本のハンセン病の歴史を通覧する労作。ハンセン病に関する貴重な資料をひろいあげ、明治四〇年の「法律第十一号」制定から八九年間におよんだ「らい予防法」廃止までの経過、一九九四年から九六年までの詳細な史料も収載。

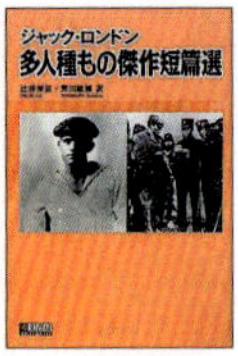

『ジャック・ロンドン多人種もの傑作短篇選』
ジャック・ロンドン／辻井栄滋・芳川敏博訳／明文書房／2012

極北ものや社会派SF、歴史ファンタジーなど、多ジャンルを股にかけて作品を残したジャック・ロンドン。ハンセン病にもテーマを見出し、短編を発表している。病者の悲しみと心理を描き出した「さよなら、ジャック」、「ハンセン病患者クーラウ」を収録。

死ぬことなんか、
くらべものにもなりませんよ
——『クローデル／ヴァレリー』

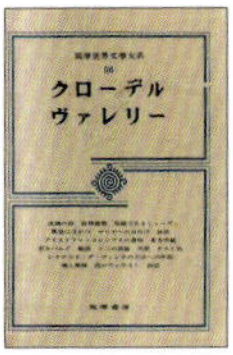

筑摩世界文学大系56『クローデル／ヴァレリー』
ポール・クローデル、ポール・ヴァレリー／渡辺守章、佐藤正章他訳／筑摩書房／1976

駐日フランス大使でもあり、劇作家・詩人として活躍したポール・クローデル。ハンセン病を発症する主人公と彼女をとりまく人びとを描いた戯曲「マリヤへのお告げ」を収録。かつてのヨーロッパにおけるハンセン病患者の生活と信仰を描く。

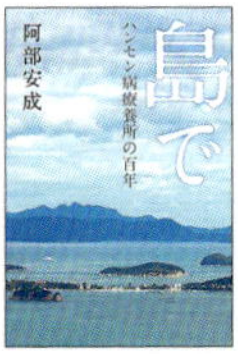

島で
阿部安成／サンライズ出版／2015

国立療養所大島青松園のキリスト教霊交会創立一〇〇年を記念して、ハンセン病をめぐる療養所と療養者の歴史を考察。大島青松園のキリスト教会に残された図書から患者四人の軌跡をたどる。園に一〇年間通い続けた著者による、丹念な人物誌と研究エッセイ。

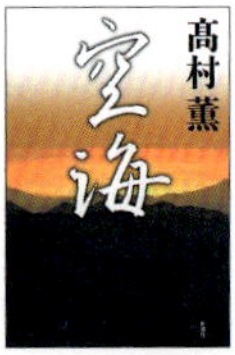

空海
高村薫／新潮社／2015

わが国の形而上学のパイオニア、治水事業の指揮者、劇場型宗教のリーダー……。八面六臂の活躍ゆえに全体像を捉えることの難しい空海の姿を、卓越した心理描写で定評のある著者が追う。元ハンセン病患者の間で生き続ける空海信仰をも描き出す。

ハンセン病講義

大野哲夫他編／現代書館／2013

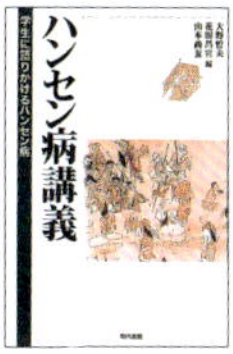

熊本大学で、二〇一〇年度に行われたハンセン病講義の内容を再編集。日本の歴史とハンセン病、社会復帰を果たした回復者が語る半生、日本の近代化と隔離政策、バングラディシュの状況の他、県内で起きた黒髪校事件についても詳しい。

ハンセン病者の生活史

坂田勝彦／青弓社／2012

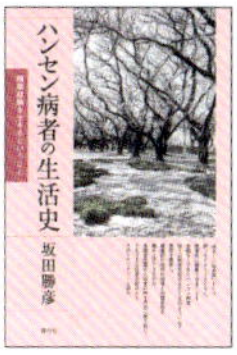

らい予防法による隔離政策の下、療養所内で生活することを余儀なくされたハンセン病者たちは、どのように生きてきたのか。多磨全生園の入居者に丹念に聞き取りを行い、療養所内での自治、戦後社会の変化、社会復帰、療養所外との関わりなどを追う。

火花

髙山文彦／七つ森書館／2012

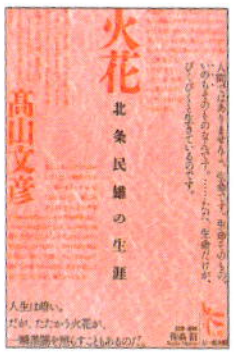

ハンセン病に苦しみながら文学の道を志し、川端康成に見出されて傑作「いのちの初夜」を残した民雄。その生涯を辿り、差別と病魔との闘いや絶望、生の輝きを綴る。大宅壮一ノンフィクション賞、講談社ノンフィクション賞受賞作。

「病いの経験」を聞き取る

蘭由岐子／皓星社／2004

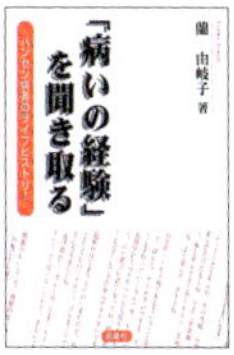

ハンセン病者の主観的世界である「病いの経験」を聞き取り、丹念に記録した労作。ライフヒストリーという手法を詳しく紹介するとともに、語り手との密な相互作用を通して、ハンセン病者たちの「家族」「悔い」「社会」「訴訟」などを描き出す。

会津が生んだ聖母 井深八重

星倭文子／歴史春秋出版／2013

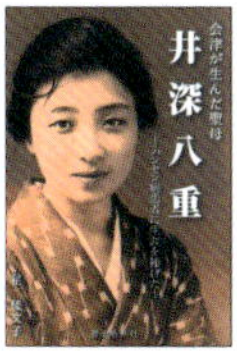

会津に生まれた井深八重は、ハンセン病と診断され静岡の神山復生病院に入院するも、後に誤診と分かる。ハンセン病患者の看護に人生を捧げた一人の女性。厳密な資料考証によって、遠藤周作『わたしが・棄てた・女』のヒロインのモデルとされる八重の生涯が甦る。

一九五三年に起きた黒髪校事件をご存じだろうか。

——『ハンセン病講義』

自分が病気だから医者になったの？

——「モーターサイクル・ダイアリーズ」

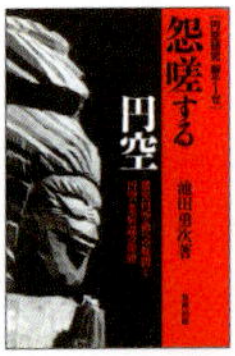

怨嗟する円空

池田勇次／牧野出版／1994

病いが、異能の象徴とされることがある。本書は、副題に「微笑円空佛への疑問と円空業病説の深層」とあるように、飛騨に伝わる円空〈らい〉伝説に触れつつ、従来、微笑であるとされてきた円空仏の表情が、世を呪い、差別に慟哭する怨嗟の表出であったことを立証する試み。

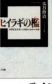

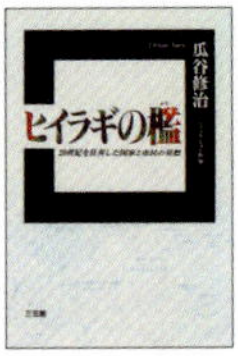

ヒイラギの檻

瓜谷修治／三五館／1998

かつてヒイラギの垣根で覆われていた多磨全生園。十二歳で入所し、理不尽な療養所生活を強いられてきた山下道輔は、ハンセン病図書館員としての活動に活路を見出す。一人の元ハンセン病患者の半生を振り返り、らい医療行政の過ちを追求する。

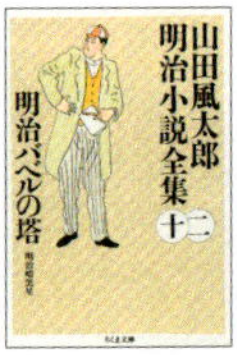

明治バベルの塔

山田風太郎／ちくま文庫／1997

正岡子規とともに二大病詩人と呼ばれた野口寧斎の妹婿、男三郎によって引き起こされたとされる猟奇事件が、ハンセン病に対するネガティヴ・イメージを増幅した。本書収録の「いろは大王の火葬場」では、風太郎ならではの手法で、事件の顛末が語られる。

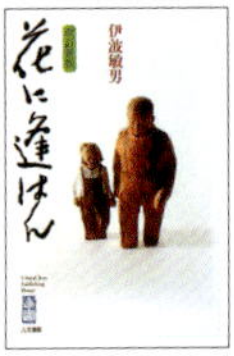

［改訂新版］花に逢はん

伊波敏男／人文書館／2007

アメリカ軍政下の沖縄でハンセン病を発症。療養所を「脱走」し、高校で学ぶことを夢見て本土に渡った著者。回復者であることを隠さずに、社会の中で生きていくことを決意。様々な障害と出遇うも、多くの人々に支えられ、成長していく姿が胸を打つ。

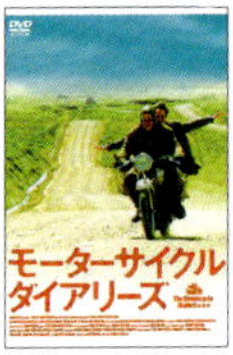

映画 モーターサイクル・ダイアリーズ

［監督］ウォルター・サレス
［制作国］イギリス・アメリカ合作
［配給］日本ヘラルド映画／2004

医学生エルネストは友人アルベルトと一台の中古バイクにまたがり、南米大陸横断の旅に出る。途中で出会うのは、インディオや最下層労働者、そしてハンセン病患者たち。南米社会の現実を目のあたりにする青年たちの心の旅。

映画 小島の春

［監督］豊田四郎
［配給］東宝／1940

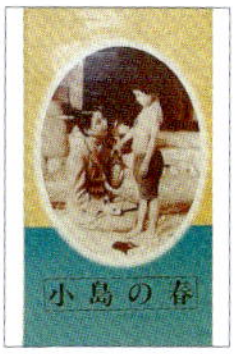

長島愛生園の医師であった小川正子による記録文学の映画化。女医の小山正子は戦前の瀬戸内の小さな島で、ハンセン病の正しい知識を広め、在宅患者を見つけて療養所に収容する旅に出た。高い評価を受けた一方、誤った認識を広めた点で批判も受けた作品。

映画 あん

［監督］河瀬直美
［配給］エレファントハウス／2015

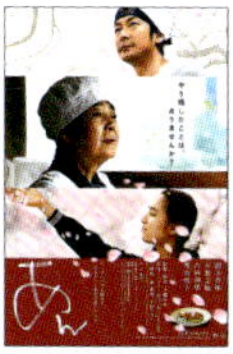

どら焼き屋「どら春」の雇われ店長の千太郎は、一人の老女・徳江の強い要望を聞き入れ、店の粒あん作りを任せることに。その美味しさに大繁盛するものの、元ハンセン病患者である噂が広まったため客足が途絶える。原作小説との違いも見どころ。

映画 ベン・ハー

［監督］ウィリアム・ワイラー
［制作国］アメリカ／1959

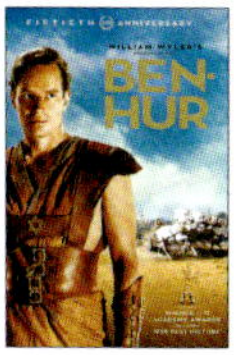

ローマ帝政時代、エルサレムの豪族の息子ベン・ハーは、旧友に裏切られ、奴隷の身分に落ちてしまう。苦しむ彼が出会ったのは、一杯の水で心身を癒す不思議な男。投獄され業病に侵された母と妹を、その男のもとへと連れて行く。スペクタクル史劇の代表作。

映画 パピヨン

［監督］フランクリン・J・シャフナー
［制作国］フランス・アメリカ合作／1973

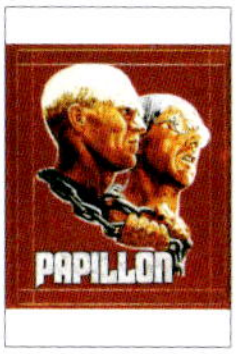

胸に蝶の刺青を入れた男〝パピヨン〟。無実の身でありながら終身刑の判決を下された彼には、孤島での過酷な強制労働が待っていた。脱獄を決意したパピヨンは、ハンセン病者が住む小島へ向かい、ボートや資金を提供してもらう。映画史に残る名作。

死の谷に行ってきました。
母と妹が捨てられている所です。――『ベン・ハー』

映画 ふたたび swing me again

［監督］塩屋俊
［配給］ギガ／2010

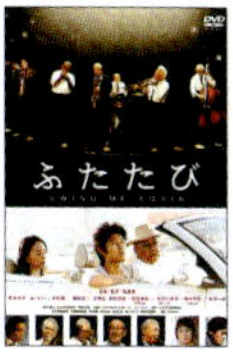

ハンセン病療養所を退院し、五〇年ぶりに家族と暮らし始めた健三郎。大学生の孫・大翔とともに、かつてのジャズバンドの仲間たちを探す旅に出る。往年のジャズナンバーをバックに、失われていた友人や家族との絆を取り戻していく、心温まるロードムービー。

●企画協力

山口和子（笹川記念保健協力財団）＋武部恭枝＋佐藤健太

●取材協力

国立ハンセン病資料館＋国立療養所多磨全生園＋多磨全生園入所者自治会＋国立療養所栗生楽泉園＋栗生楽泉園入所者自治会＋国立療養所長島愛生園＋長島愛生園入所者自治会＋国立療養所邑久光明園＋国立療養所菊池恵楓園＋菊池恵楓園入所者自治会＋リデル、ライト両女史記念館＋日蓮宗六条門流肥後本妙寺＋社会福祉法人聖母会＋国立療養所沖縄愛楽園＋沖縄愛楽園入園者自治会＋テレビマンユニオン＋エレファントハウス＋菊池一郎＋三浦博史＋カドベヤ（長津孝輔、古川護）＋三上美絵

●参考ウェブサイト

ハンセン病制圧活動サイト　leprosy.jp
THINK NOW ハンセン病　leprosy.jp/thinknow
日本財団　www.nippon-foundation.or.jp
笹川記念保健協力財団　www.smhf.or.jp

ハンセン病　日本と世界

発行日——二〇一六年二月一〇日
企画——日本財団
編者——ハンセン病フォーラム〔日本財団＋松岡正剛事務所＋工作舎〕
エディトリアル・ディレクション——松岡正剛
編集——米澤敬＋田辺澄江＋堤靖彦＋葛生知栄
写真——富永夏子＋川本聖哉＋永田陽一
エディトリアル・デザイン——宮城安総＋小倉佐知子
印刷・製本——株式会社精興社
発行者——十川治江
発行——工作舎　editorial corporation for human becoming
〒169-0072　東京都新宿区大久保2-4-12　新宿ラムダックスビル12F
phone▼03-5155-8940　fax▼03-5155-8941
www.kousakusha.co.jp　saturn@kousakusha.co.jp
ISBN978-4-87502-470-5